Algoritmos en Psicofarmacología

Guía clínica del Proyecto de algoritmos en Psicofarmacología del Programa de especialización en Psiquiatría de Harvard South Shore

2.ª EDICIÓN

Algoritmos en Psicofarmacología

Guía clínica del Proyecto de algoritmos en Psicofarmacología del Programa de especialización en Psiquiatría de Harvard South Shore

2.ª EDICIÓN

David N. Osser, MD
Associate Professor of Psychiatry
Harvard Medical School at the VA Boston Healthcare System
Brockton, Massachusetts

Wolters Kluwer
Philadelphia • Baltimore • New York • London
Buenos Aires • Hong Kong • Sydney • Tokyo

Wolters Kluwer

Av. Carrilet, 3, 9.ª planta, Edificio D - Ciutat de la Justícia
08902 L'Hospitalet de Llobregat, Barcelona (España)
Tel.: 93 344 47 18 Fax: 93 344 47 16 e-mail: consultas@wolterskluwer.com

Revisión científica
Jorge Luis Alvarado Alanís
Doctorado en Ciencias en la especialidad de Farmacología. Profesor-investigador, Departamento de Farmacología, Facultad de Medicina y Nutrición, Universidad Juárez del Estado de Durango (UJED), México

Traducción: Wolters Kluwer

Dirección editorial: Carlos Mendoza
Editora de desarrollo: María Teresa Zapata
Mercadotecnia: Pamela González
Cuidado de la edición y maquetación: Doctores de Palabras
Adaptación de portada: Zasa Design/Alberto Sandoval
Impresión: Mercury - Rochester, New York | Impreso en Estados Unidos

ISBN de la edición en español: 978-84-10871-53-3
Depósito legal: M-4839-2026
Edición en español de la obra original en lengua inglesa *Psychopharmacology Algorithms*, 2nd edition, de David N. Osser, publicada por Wolters Kluwer.

Two Commerce Square
2001 Market Street
Philadelphia, PA 19103
ISBN de la edición original: 978-1-975240-18-9

MPP0726

COLABORADORES

Harmony Raylen Abejuela, MD
Instructor in Psychiatry
Harvard Medical School
Atrius Health
Harvard Vanguard Medical Associates
Wellesley, MA 02481

Laura A. Bajor, DO
University of South Florida Morsani
School of Medicine and
James A. Haley VA Hospital
Tampa, Florida

Charmi Balsara, MD
GME/HCA FL Aventura Hospital
HCA Healthcare, East Florida Division
Aventura, Florida

Ashley M. Beaulieu, DO
Instructor in Psychiatry
Harvard Medical School
McLean Hospital
Belmont, Massachusetts

Anderson Chen, MD
Instructor in Psychiatry
Harvard Medical School
Massachusetts General Hospital
Boston, Massachusetts

Alesia Cloutier, DO
Department of Psychiatry
Harvard Medical School
Boston, Massachusetts
VA Boston Healthcare System
Brockton, Massachusetts

Frank Copeli, MD
Department of Psychiatry
Harvard Medical School
Boston Massachusetts
VA Boston Healthcare System
Brockton, Massachusetts

Lance R. Dunlop, MD
Acting Medical Director
Cambria County Mental Health/Mental
Retardation Clinic
Johnstown, Pennsylvania

Shivaun Gannon, MD
Department of Psychiatry
Harvard Medical School
VA Boston Healthcare System
Brockton, Massachusetts

Christoforos Iraklis Giakoumatos, MD
Instructor in Psychiatry
Harvard Medical School
Massachusetts General Hospital
Boston, Massachusetts

Soyoung Lee, MD
Department of Psychiatry
Brigham and Women's Hospital
Boston, Massachusetts

James J. Levitt, MD
Associate Professor of Psychiatry
Harvard Medical School
VA Boston Healthcare System
Brockton, Massachusetts

Theo Manschreck, MD
Clinical Professor of Psychiatry
Harvard Medical School
Corrigan Mental Health Center
Fall River, Massachusetts
Harvard Commonwealth Center of
Excellence in Clinical Neuroscience and
Psychopharmacological Research
Beth Israel Deaconess Medical Center
Boston, Massachusetts

Eran Metzger, MD
Assistant Professor of Psychiatry
Harvard Medical School
Chief of Psychiatry
Hebrew Senior Life
Boston, Massachusetts

Othman Mohammad, MD
Assistant Professor of Psychiatry
UMASS Medical School-Baystate
Worcester, Massachusetts

David N. Osser, MD
Assistant Professor of Psychiatry
Harvard Medical School
VA Boston Healthcare System
Brockton, Massachusetts

Robert D. Patterson, MD
Lecturer in Psychiatry
McLean Hospital
Harvard Medical School
Belmont, Massachusetts

Mohsen Jalali Roudsari, MD
Attending Psychiatrist
Taunton State Hospital
Taunton, Massachusetts

Sean R. Stetson, MD
Instructor in Psychiatry
Harvard Medical School
Director of Urgent Care Psychiatry
VA Boston Healthcare System
Brockton, Massachusetts

Edward M. Tabasky, MD
Medical Director
East New York Hub
Institute for Community Living
New York, New York

Michael Tang, DO
South San Francisco Medical Center
Daly City, California

Dana Wang, MD
Co-Founder
Rivia Mind PLLC
Madison Avenue
New York, New York

INTRODUCCIÓN Y CÓMO UTILIZAR ESTE LIBRO*

Esta 2.ª edición contiene reimpresiones de 15 artículos: una revisión sobre el valor y el sustento fundamentado de la utilidad de los algoritmos psicofarmacológicos, y 13 algoritmos revisados por expertos que se publicaron originalmente entre el 2010 y el 2024. Hay cinco nuevas reimpresiones que no estaban en la 1.ª edición: una actualización sobre el trastorno de estrés postraumático y nuevos algoritmos para la agitación en los episodios psicóticos y maniacos agudos, los síntomas conductuales y psicológicos de la demencia, el trastorno de ansiedad generalizada (TAG) en los adultos mayores y los síntomas principales del trastorno del espectro autista. El capítulo 15 al final contiene los programas de los cursos para la enseñanza de la psicofarmacología en el Programa de especialización en Psiquiatría de Harvard South Shore. Uno de los cursos, para residentes de 3.er año, se centra exclusivamente en estos algoritmos.

Todas las reimpresiones de algoritmos vienen seguidas de una nueva actualización que contiene cualquier cambio respecto al algoritmo original y una revisión de la nueva información que complementa o modifica el sustento de las recomendaciones anteriores. La intención del autor es que los lectores de este libro lean primero la publicación original y después el capítulo de actualización. Esto permitirá al lector apreciar el pensamiento reciente (en el momento en que este libro entró en la imprenta) sobre el algoritmo y las pruebas que lo sustentan.

Una nueva e importante característica del contenido en línea de esta edición (incluido en inglés en el libro electrónico) es **una conferencia y presentación de diapositivas sobre cada capítulo** impartida por el autor y grabada profesionalmente. Estas conferencias duran en la mayoría de los casos una hora, y algunas son algo más largas. Se terminaron en marzo del 2025 y presentan algunas ligeras actualizaciones con respecto al libro. No obstante, deben leerse los capítulos pertinentes de la obra, idealmente antes de escuchar la conferencia: el libro contiene muchos más detalles, especialmente en la discusión del sustento en la evidencia y los matices del razonamiento en situaciones clínicas en las que las pruebas eran relativamente débiles. El conocimiento de estos detalles será importante para tomar decisiones informadas sobre cómo aplicar los algoritmos y para las discusiones sobre el consentimiento informado con los pacientes cuando se describe el nivel de sustento para lo que se está recomendando. Las conferencias ofrecen un panorama general del contenido y son útiles para las personas que les resulta más adecuado aprender por este medio.

EL PRIMER PASO

El primer paso antes de prescribir medicación psiquiátrica a un paciente es realizar una evaluación psiquiátrica exhaustiva. Esto implica revisar los tratamientos anteriores y su eficacia, considerar los

*Agradezco al Dr. Robert D. Patterson por sus aportaciones a este capítulo introductorio en la 1.ª edición.

problemas médicos del paciente y comprender los tratamientos que recibe en la actualidad (o que no recibe, según el caso); se debe realizar una entrevista psiquiátrica que tenga en cuenta los síntomas principales, los antecedentes de las enfermedades actuales, pasadas y en desarrollo, los antecedentes psicosociales y de relaciones y la exploración del estado mental. Concluye con una formulación de las causas aparentes de los problemas de la persona y una impresión diagnóstica basada en los criterios del *Manual diagnóstico y estadístico de los trastornos mentales*, 5.ª edición, texto revisado (DSM-5-TR®), publicado en el 2022 (los criterios en sí no cambiaron con respecto al DSM-5®). Hay que evaluar al paciente en su totalidad para entender mejor el contexto de los trastornos específicos que podrían ser objetivo de los tratamientos farmacológicos.[1] Omitir cualquier parte de esto aumenta los riesgos de errores en la elección de los medicamentos. Es posible que esta evaluación deba extenderse a lo largo de varias reuniones antes de llegar a conclusiones definitivas (aunque todavía provisionales). Suelen requerirse 90 min para evaluar a un paciente nuevo de esta manera, incluido el tiempo para revisar el expediente clínico y redactar la evaluación. Puede requerir más o menos tiempo. A menudo, en el actual entorno de asistencia gestionada o en la atención en el sector público, los médicos no disponen de tanto tiempo (si están empleados) o pueden optar por dedicar menos tiempo (en la práctica privada) debido a las presiones financieras. La experiencia clínica puede convencer a los profesionales de que pueden hacer una evaluación psiquiátrica adecuada en menos tiempo del indicado y elegir el fármaco correcto para los diagnósticos correctos. Sin embargo, los pacientes no suelen dejarse engañar: muy a menudo pueden reconocer cuando alguien se ha tomado muy poco tiempo para evaluar problemas que sabe que son bastante complejos y les ha enviado con una receta (y una cita en 1 o 2 meses). Las consultas posteriores, muy breves, pueden reforzar la impresión del paciente de recibir una atención al estilo «comida rápida». Este tipo de práctica está debilitando la confianza del público en nuestra profesión. Las relaciones significativas con los pacientes se producen cuando el prescriptor escucha atenta y plenamente, reconoce y considera la historia de vida, incluidos los éxitos y los fracasos, y toma nota y explora los afectos exhibidos durante el encuentro.[2]

Para poder usar estos algoritmos, es necesario emplear los criterios diagnósticos del DSM-5-TR®. Esto no se debe a que creamos que es un sistema perfecto para el diagnóstico, sino que los estudios en los que se basan estos algoritmos están todos sustentados en pruebas derivadas de estudios de tratamiento psicofarmacológico de pacientes que cumplían estos criterios. Casi el 100% de las citas del libro se refieren a estudios de casos que cumplían estos criterios. Cualquier uso de los algoritmos en pacientes diagnosticados de forma idiosincrásica o mediante algún método improvisado que intente abreviar el proceso diagnóstico del DSM-5® dará lugar a un resultado menos fiable que no merece llamarse «práctica respaldada por la evidencia».

En muchos de los estudios anteriores citados, los pacientes cumplían los criterios diagnósticos del DSM-IV o el DSM-III. Cuando ha habido diferencias importantes entre los criterios del DSM más antiguos y los más recientes, los autores han hecho todo lo posible para ayudar a determinar la relevancia de estos estudios para los criterios actuales. Algunos criterios diagnósticos han cambiado relativamente poco y los criterios actuales siguen siendo en gran medida adecuados para aplicar los resultados de los estudios con criterios anteriores. La esquizofrenia es un ejemplo de esta situación. Sin embargo, los criterios del TAG han cambiado considerablemente y el algoritmo de este trastorno lo tiene en cuenta.

Muchos pacientes no llegan a cumplir los criterios del DSM-5® para uno o más diagnósticos que de otro modo parecerían adecuados. Estas pueden ser situaciones difíciles, y las reevaluaciones continuas pueden aclarar los diagnósticos correctos, pero puede ser razonable considerar las recomendaciones del algoritmo mientras se aprecia plenamente que no están tan respaldadas por la investigación en los casos totalmente comparables a los pacientes con diagnósticos por debajo del umbral.

TRATAMIENTO DE LOS SÍNTOMAS

No existe un sustento significativo en la evidencia para tratar los síntomas (p. ej., agitación, ansiedad, estado de ánimo depresivo, insomnio) fuera del contexto de los diagnósticos en los que se producen; sin embargo, parece ser una práctica habitual, sobre todo cuando los prescriptores tienen prisa.

«TODOS MIS PACIENTES SON COMPLEJOS Y TIENEN MUCHAS COMORBILIDADES, ASÍ QUE LOS ALGORITMOS NO ME AYUDARÁN»

A menudo se oye esta objeción al momento de considerar los algoritmos de la psicofarmacología basada en la evidencia. Con frecuencia, es una excusa para no estar informado sobre las mejores pruebas para tratar cada diagnóstico por separado. La respuesta a la objeción es la siguiente. En caso de comorbilidades, hay que delimitar los distintos diagnósticos presentes. A continuación, se determina (en colaboración con el paciente) cuál es la que parece estar contribuyendo más a la angustia o disfunción y se trata primero. Por ejemplo, los trastornos por consumo de sustancias activos y graves suelen merecer prioridad para el tratamiento. Incluso el trastorno por consumo de marihuana puede empeorar el trastorno bipolar y el trastorno de estrés postraumático,[3] y puede ser importante hacer un gran esfuerzo para persuadir al paciente de que afronte primero este problema antes de introducir o modificar los medicamentos prescritos para los otros trastornos. El trastorno bipolar de ciclos rápidos es otra afección que puede ser prioritaria para el tratamiento en muchos casos, lo que podría significar, por ejemplo, reducir y suspender un antidepresivo que se esté utilizando contra el trastorno obsesivo-compulsivo concomitante.

En cada algoritmo hay algo de información sobre el tratamiento de comorbilidades importantes y cómo la presencia de estas comorbilidades puede modificar el algoritmo principal. Cuando no haya pruebas útiles sobre cómo tratar el trastorno primario con las comorbilidades presentes, parece razonable tratar el diagnóstico primario de acuerdo con el algoritmo a menos que haya una buena razón para no hacerlo. Después, si hay cierto éxito en el manejo del problema primario, se aborda el siguiente diagnóstico más importante que esté causando angustia o discapacidad. Si no se tiene éxito con el primer diagnóstico, se vuelven a evaluar los diagnósticos diferenciales, y quizás en esta reconsideración aparezca que hay otro diagnóstico que es el más importante. Se continúa abordando un diagnóstico a la vez, y por lo general un cambio de tratamiento cada vez, hasta que todos los diagnósticos principales se gestionen de forma óptima. Con los pacientes complejos, este puede ser un proyecto que puede llevar muchos meses de cuidados bastante intensivos, pero puede ser gratificante para el prescriptor y el paciente ver un proceso de mejoría gradual de un componente tras otro de su compleja situación.

Hay otros factores que pueden afectar el orden de tratamiento de los diferentes diagnósticos presentes, como la voluntad del paciente para aceptar los riesgos de los efectos secundarios de los medicamentos, su disposición a aceptar el diagnóstico en sí (debido al estigma u otras consideraciones) y las interacciones entre medicamentos u otros factores médicos que pueden requerir que ciertos diagnósticos se traten primero.

Hay que recordar que un cambio en el tratamiento puede incluir la adición (o potenciación) de un medicamento o la sustracción de otro: ambos pueden tener efectos positivos y adversos significativos, por lo que es mejor no hacer dos cambios a la vez si es posible. Incluso la interrupción o reducción de la nicotina puede tener importantes efectos adversos neuropsiquiátricos.[4]

¿QUÉ OCURRE CON LA PSICOTERAPIA Y OTROS TRATAMIENTOS NO FARMACOLÓGICOS?

Estos algoritmos están diseñados para ayudar durante la selección de los medicamentos más respaldados por la evidencia *si el profesional decide emplearlos*. No debe entenderse que sugieren que la medicación es siempre el tratamiento preferido. Por lo general, no ofrecen orientación sobre cuándo elegir algún fármaco como tratamiento de primera línea, o cuándo combinarlo con la psicoterapia si es esta la que se elige como tratamiento de primera línea. Una vez acordado el uso del tratamiento farmacológico, estos algoritmos ayudan al prescriptor y al paciente a decidir qué fármaco debe elegirse en primer, segundo y tercer lugar.

¿QUÉ DETERMINA EL ORDEN DE LOS MEDICAMENTOS RECOMENDADOS EN LOS ALGORITMOS?

El orden de selección de los medicamentos en los algoritmos tiene en cuenta la eficacia (resultados en ensayos aleatorizados y controlados con placebo), la efectividad (resultados en estudios menos controlados u observacionales, series de casos y otros informes), la capacidad para mantener la eficacia inicial en condiciones reales e ideales y una carga de efectos secundarios que sea aceptable para los pacientes a corto y (lo que es significativo) a largo plazo. Todas estas son consideraciones importantes, con mayor o menor importancia dependiendo del nivel de resistencia al tratamiento del problema objetivo. Por ejemplo, los medicamentos que podrían elegirse para el primer tratamiento de un trastorno podrían ser fármacos que se ha constatado tienen eficacia algo inferior a otros pero que tienen tolerabilidad significativamente superior, mientras que los casos en los que han fracasado varios ensayos podrían necesitar probar una mediación que tiene efectos secundarios más graves pero mayores evidencias de eficacia. Cuando sea posible, los algoritmos de este libro ofrecen una selección de medicamentos en cada nodo que los autores consideran de eficacia y tolerabilidad aproximadamente iguales, aunque los detalles varían y la elección la harán el prescriptor y el paciente de acuerdo con lo que parezca ajustarse mejor a sus necesidades teniendo en cuenta los efectos secundarios a los que estarían más dispuestos a arriesgarse. A veces habrá opciones de primera línea en cierto nódulo, pero también algunas opciones de segunda línea que es razonable considerar si los efectos secundarios de las opciones de primera línea son todos inaceptables para el paciente o el prescriptor.

Ocasionalmente el costo será una consideración en el algoritmo, pero solo si se decide entre dos o más opciones de eficacia y seguridad aproximadamente iguales. En estos casos sugerimos que se elija la opción menos costosa.

SITIO WEB DE ESTOS ALGORITMOS

Las recomendaciones de los algoritmos de este libro también pueden obtenerse en línea en el sitio web www.psychopharm.mobi. Allí se puede encontrar una versión abreviada de la discusión del texto en cada nodo de cada uno de los algoritmos. No pretenden sustituir las discusiones más detalladas de los artículos y las actualizaciones de este libro. Más bien, el sitio web se emplea mejor para obtener un recordatorio ágil de las recomendaciones con las que el lector ya está familiarizado por haber leído el texto completo con el análisis matizado de la base empírica que conduce a las recomendaciones. A veces solo habrá preferencias sutiles por unas opciones sobre otras y esto solo puede apreciarse habiendo leído el texto completo del algoritmo. El sitio web puede no estar tan actualizado como el libro: la fecha de la última actualización de cada algoritmo se muestra en la página web.

MEDICINA BASADA EN LA EVIDENCIA: UN ARTE

La práctica de la medicina basada en la evidencia es un arte, ya que requiere tomar decisiones basadas en datos voluminosos, inciertos y muy difíciles de sintetizar.[5] Estos algoritmos ayudan a proporcionar a los usuarios las pruebas más importantes y pertinentes para la toma de decisiones en muchos escenarios clínicos. No obstante, el arte implica la capacidad para determinar hasta qué punto las evidencias se aplican a un paciente específico. Los profesionales competentes pueden «desviarse» de lo que sugieren las pruebas cuando estas no parecen generalizables a su paciente debido a comorbilidades o complejidades no abordadas por las pruebas disponibles. Los algoritmos de este libro intentan hacer frente a muchas de estas complejidades para que sean lo más útiles posible al mayor número de casos, pero habrá muchas lagunas. Además, los pacientes pueden no estar dispuestos a tomar los tratamientos más eficaces y más seguros o más adecuados. Parte del arte reside en la capacidad para persuadir a las personas para que tomen el tratamiento más basado en la evidencia. Parte de esta persuasión procede de que el paciente confíe en que el médico prescriptor ha escuchado bien, lo comprende en su totalidad y parece dispuesto a estar disponible oportunamente con soluciones prácticas para los efectos secundarios que puedan producirse.[6]

NO A TODOS LES GUSTAN LOS ALGORITMOS

A los clínicos que también son académicos y están especializados en ciertos diagnósticos puede que no les parezcan útiles algunos de estos algoritmos. Conocen la evidencia igual o mejor que los autores de estas publicaciones con algoritmos. Ven en consulta o tratan directamente, a muchos pacientes resistentes al tratamiento y aplican sus conocimientos lo mejor que pueden. Sin embargo, al médico general típico, que no puede dedicar una enorme cantidad de tiempo a convertirse en un experto en cada trastorno con el que se encuentra (evaluando de forma crítica las pruebas de cada trastorno y acumulando mucha experiencia clínica), le puede parecer razonable obtener asesoramiento de expertos que se dediquen a revisar y analizar la evidencia y a sintetizarla en algoritmos y directrices. Tiene que haber cierta confianza en que los expertos que redactan estos productos académicos (y los revisores que contribuyeron a su aceptación para la publicación) ofrecen opiniones de consulta fiables y viables.

Habrá más que decir sobre la experiencia clínica en el primer capítulo del libro.

¿QUÉ ALGORITMOS SE ESPERAN EN EL FUTURO?

En la actualidad, hay dos nuevos algoritmos que se están elaborando y que esperamos lleguen pronto: trastorno por déficit de atención e hiperactividad en adultos e insomnio secundario a trastornos psiquiátricos.

DECLARACIÓN DE CONFLICTOS DE INTERESES

El autor de este libro no ha recibido ninguna compensación de las compañías farmacéuticas. Se ganan regalías de este libro y de otro libro: *Psychopharmacology: A Concise Overview*, 3.ª edición, del 2020, publicada por Oxford University Press. Es un texto básico de psicofarmacología y no contiene algoritmos.

NOTA IMPORTANTE

La información presentada en este libro pretende ser un resumen o un panorama general de las sugerencias de prescripción para diferentes situaciones diagnósticas. El contenido debe ser utilizado por los médicos prescriptores como fuente de consulta, pero las recomendaciones no deben seguirse de forma rígida. Antes de prescribir, el médico debe realizar una evaluación reflexiva y exhaustiva de la idoneidad de las sugerencias aquí expuestas. El autor no presta servicios profesionales a través de este libro. Aunque se ha hecho todo lo posible para presentar el material con exactitud, no se hace ninguna declaración en cuanto a la exactitud o integridad de los contenidos. Puede haber errores tipográficos o de otro tipo, como hacer interpretaciones erróneas del sustento en la evidencia o no tener en cuenta algunos estudios no citados. Antes de prescribir cualquier fármaco, se debe revisar el prospecto del medicamento y este debe administrarse de acuerdo con la información pertinente. Los pacientes no deben realizar ningún cambio en su tratamiento con base en el contenido de este libro sin consultarlo con su médico.

REFERENCIAS

1. Baldessarini RJ. Status and prospects for psychopharmacology. In: Chemotherapy in Psychiatry. 3rd ed. Springer; 2013:251-263.
2. Zulman DM, Haverfield MC, Shaw JG, et al. Practices to foster physician presence and connection with patients in the clinical encounter. JAMA. 2020;323(1):70-81.
3. Mammen G, Rueda S, Roerecke M, Bonato S, Lev-Ran S, Rehm J. Association of cannabis with long-term clinical symptoms in anxiety and mood disorders: a systematic review of prospective studies. J Clin Psychiatry. 2018;79(4):17r11839.
4. Anthenelli RM, Benowitz NL, West R, et al. Neuropsychiatric safety and efficacy of varenicline, bupropion, and nicotine patch in smokers with and without psychiatric disorders (EAGLES): a double-blind, randomised, placebo-controlled clinical trial. Lancet. 2016;387(10037):2507-2520.
5. Worsham C, Jena AB. Decision Making and Problem Solving: The Art of Evidence-Based Medicine. *Harvard Business Review*. Harvard Business School, January 30, 2019.
6. Salzman C, Glick I, Keshavan MS. The 7 sins of psychopharmacology. J Clin Psychopharmacol. 2010;30(6):653-655.

AGRADECIMIENTOS

El autor desea agradecer a los numerosos colaboradores que han contribuido al desarrollo y la publicación de estos algoritmos, a quienes han proporcionado apoyo y ánimo en estos esfuerzos y a los que han ayudado a darlos a conocer a los clínicos y a otras personas para quienes han sido útiles.

En primer lugar, están los coautores de los artículos, que figuran en la portada de cada reimpresión de algoritmos. Estos autores (muchos de ellos residentes en formación en el programa de especialización en Psiquiatría de Harvard South Shore) dedicaron, en muchos casos, cientos de horas durante noches y fines de semana a buscar artículos, leerlos, comunicarse con los coautores para discutir su importancia y preparar borrador tras borrador de los artículos del algoritmo antes de su presentación y en respuesta a las críticas de los revisores. Sin su arduo trabajo y energía, estos artículos nunca se habrían redactado.

También doy las gracias a quienes revisaron cada artículo sin conocer las identidades de los autores. Aunque no sé quiénes eran, estas personas eran claramente expertas en la materia de los artículos e hicieron críticas sustanciales y sofisticadas que requerían la resolución y el logro de un consenso antes de que los artículos pudieran ser aceptados para su publicación. Estas revisiones añadieron validez significativa a las versiones finales de cada algoritmo en el sentido de que redujeron cualquier sesgo inicial detectado y ampliaron el número de personas que estuvieron de acuerdo con las interpretaciones de la bibliografía en la versión final publicada.

Quienes me han apoyado a lo largo de los años merecen mi más sincero agradecimiento. Los algoritmos son controvertidos y algunos médicos no aceptan la aparición de algoritmos del tratamiento farmacológico en psiquiatría, por más respaldados por la evidencia y revisados por expertos que estén. Tengo más que decir sobre esto en el capítulo introductorio. Los siguientes mentores y colaboradores de los Estados Unidos y de otros rincones del mundo han ofrecido un gran apoyo moral y práctico en diferentes momentos (o de forma continuada) a lo largo de los años (ordenados alfabéticamente): Arash Ansari, MD; Ross Baldessarini, MD; Mark Bauer, MD; Rogelio Bayog, MD; Mesut Çetin, MD (Turquía); B. Eliot Cole, MD; Joseph Coyle, MD; Anne Dantzler, MD; John Davis, MD; Lynn DeLisi, MD; Serdar Dursun, MD (Canadá); Jan Fawcett, MD; Eugene Fierman, MD; Ira Glick, MD; Shelly Greenfield, MD; Susan Gulesian, MD; Flavio Guzman, MD (Argentina); Kevin Hill, MD; Philip Janicak, MD; Kenneth Jobson, MD; Gary Kaplan, MD; Xiang-Yang Li, MD; Steven Locke, MD; Mansfield Mela, MD (Canadá); Herbert Meltzer, MD; John J. Miller, MD; Dean Najarian, RPh, BCPP; Jessica Oesterheld, MD; Jonathan Osser (mi hermano); Chester Pearlman, MD; Ronald Pies, MD; John Renner, MD; Raluca Savu, MD; Richard I. Shader, MD (mi primer y quizás más importante mentor en psicofarmacología); Miles Shore, MD; Tian-Mei Si, MD (China); Robert Sigadel, MD; Harvinder Singh, MD; Stephen Soreff, MD; Dan Stein, MD (Sudáfrica); Rajesh

Tampi, MD; Cheng-Hua Tien, MD (China); Ming Tsuang, MD; Xin Yu, MD (China); y Carlos Zarate, MD.

Un agradecimiento muy especial al personal de Wolters Kluwer Health que me ha ayudado durante la producción de las dos ediciones de este libro. Chris Teja desempeñó un papel decisivo en el desarrollo de la 1.ª edición, guiándola a través de los diversos procesos y superando el escepticismo de los directivos que afirman que los libros que contienen reimpresiones de artículos nunca se venden bien. Contó con la hábil ayuda de Ariel S. Winter, editor de desarrollo *senior*, que asumió el papel de director de la 2.ª edición tras la salida de Chris. Ariel y James Sherman han hecho nada menos que un trabajo tremendo colaborando conmigo en cada fase del proyecto. Ariel desempeñó un papel decisivo en la incorporación de la nueva característica de la 2.ª edición de las conferencias grabadas sobre cada capítulo. Se contrató a un fantástico productor para grabar las conferencias: Chris Merillo, de Bio Media Communications. Le estoy muy agradecido por haberse sentado conmigo durante 14 largas conferencias y haberlas corregido hábilmente según las necesidades.

A continuación, está quizás mi apoyo más significativo, colaborador, mentor general, amigo y el psiquiatra que más hizo por mucho para animarme a seguir produciendo estos algoritmos y que realizó esfuerzos extraordinarios (que nunca habría podido hacer por mí mismo) durante décadas para hacer circular los algoritmos en versiones informatizadas y a través de Internet utilizando interfases progresivamente mejoradas: el Dr. Robert D. Patterson. Sin su aportación, seguramente estos productos académicos nunca se habrían completado y mucho menos habrían alcanzado el nivel de reconocimiento, tal como es, que pueden haber logrado. Es el director del componente informático de este trabajo y es el creador de nuestro sitio web www.psychopharm.mobi.

Por último, quiero dar las gracias de todo corazón a mi querida y bella esposa desde hace 43 años, Stephanie, y a nuestros hijos Roselin y Daniel (ya mayores y con nuestros nietos), que soportaron mis muchas, muchas horas dedicadas a esta vocación, la práctica de la psiquiatría, durante estas décadas que han pasado volando.

David N. Osser, MD
Needham, Massachusetts
Abril del 2025

CONTENIDO

VIDEOCONFERENCIAS DE PRESENTACIÓN DE LOS ALGORITMOS

1) Ventajas y desventajas del uso de algoritmos para la selección del tratamiento psicofarmacológico
2) Algoritmo en psicofarmacología para la depresión bipolar
3) Algoritmo en psicofarmacológico para la manía bipolar
4) Algoritmo en psicofarmacología para la depresión unipolar no psicótica
5) Algoritmo en psicofarmacología para la depresión psicótica
6) Algoritmo en psicofarmacología para la esquizofrenia
7) Tratamiento farmacológico de la agitación aguda en la psicosis y la manía
8) Algoritmo en psicofarmacología para el trastorno de ansiedad generalizada
9) Propuesta de algoritmo en psicofarmacología para el trastorno de ansiedad generalizada en los adultos mayores
10) Algoritmo en psicofarmacología para el trastorno de ansiedad social generalizada
11) Psicofarmacología del trastorno de estrés postraumático
12) Algoritmo para el tratamiento farmacológico del trastorno obsesivo-compulsivo
13) Tratamiento psicofarmacológico de los síntomas conductuales y psicológicos en la demencia
14) Algoritmo en psicofarmacología de los síntomas principales del trastorno del espectro autista en los adultos

Sobre el valor de los algoritmos basados en la evidencia en psicofarmacología

David N. Osser, MD[1] y Robert D. Patterson, MD[2]

Lucian Leape llamó la atención a la elevada tasa de errores en las ciencias médicas.[1] Estos errores pueden deberse a «deslices» (equivocaciones involuntarias) o pueden ser el resultado de no obtener datos clave sobre los antecedentes del paciente o de no conocer o aplicar la mejor evidencia disponible para la atención óptima. Se dice que el remedio para esto es la práctica de la medicina basada en la evidencia (MBE), que fue definida por Sackett y cols. como «...la integración de la experiencia clínica con las mejores pruebas clínicas externas disponibles procedentes de la investigación sistemática».[2]

Sin embargo, con la MBE, una cosa es decirlo y otra es hacerlo. Para la psicofarmacología, se requiere un laborioso proceso de actividad y reflexión. Primero hay que establecer un diagnóstico basado en criterios del *Manual diagnóstico y estadístico de los trastornos mentales*, identificando subtipos, especificadores y comorbilidad que puedan afectar el tratamiento que se prefiera. Esto es necesario porque casi todas las pruebas psicofarmacológicas se derivan de estudios de pacientes cuidadosamente diagnosticados según estos criterios. A continuación, deben explorarse a detalle los antecedentes de tratamientos para comprobar la idoneidad y los resultados de los ensayos con el fin de evitar la repetición de abordajes ineficaces o perjudiciales utilizados en el pasado. Por último, es necesario buscar, encontrar, leer e interpretar la bibliografía pertinente. Este método idealizado de la práctica clínica es poco práctico porque lleva demasiado tiempo y requiere del uso de procesos cognitivos que pueden ser desconocidos para algunos clínicos.

Estas barreras han limitado la utilidad de la MBE en la práctica cotidiana de la medicina y la psicofarmacología.

En lugar de emplear la MBE, los médicos suelen recurrir a procesos de toma de decisiones más rápidos pero más propensos a errores.[3] Las decisiones reflexivas son aquellas que se toman sin considerar conscientemente ninguna alternativa, por lo general porque se tiene prisa. Bajo esta categoría se encuentran los juicios inducidos por prejuicios, que son decisiones motivadas por el exceso de confianza basado en algún prejuicio. También está la heurística de disponibilidad, que es tomar la primera idea que viene a la mente.[4,5] Otra causa de errores es la heurística de la afectividad, que es la tendencia de las experiencias prácticas cargadas de afecto (ya sea positivo o negativo) a ser mucho más influyentes que las consideraciones basadas en las pruebas científicas. Por ejemplo, si una vez se tuvo un paciente que presentó síndrome de Stevens-Johnson a causa de la lamotrigina, puede que el médico sea reacio a volver a recetar ese medicamento aunque sea una opción de primera línea para prevenir la recurrencia de la depresión bipolar. Si se presentan estadísticas sobre la baja frecuencia de este síndrome, no se creerán.

[1]Profesor Asociado de Psiquiatría, Facultad de Medicina de Harvard en la división de Brockton del Sistema Sanitario VA de Boston, 940 Belmont Street, Brockton, MA 02301, USA
Correo electrónico: david.osser@va.gov
[2]Profesor de Psiquiatría, Facultad de Medicina de Harvard, McLean Hospital, 115 Mill Street, Belmont, MA 02478, USA
Correo electrónico: bpatterson5961@gmail.com
Bulletin of Clinical Psychopharmacology 2013;23(1):XX-X

Estas decisiones rápidas e intuitivas a veces se excusan (o alaban) como parte del arte de la medicina. La fe en este arte forma parte de la cultura de la medicina, con profundas raíces históricas. Durante miles de años, el modelo del aprendiz dominó la formación en la práctica médica. El arte se transmite inicialmente por mentores más experimentados, y luego se complementa con la experiencia personal a medida que el practicante emergente comete sus propios errores. Como ha señalado Groopman, no queremos que los pilotos de aerolíneas aprendan de sus errores, sino que tomen siempre las decisiones correctas; sin embargo, el sistema sanitario sigue construyéndose con base en errores seguidos de «planes de acción correctiva».[3]

Los médicos muy ocupados suelen hacer una revisión limitada de los antecedentes y el estado mental del paciente, centrándose en ciertos síntomas o detalles históricos que parecen explicar el síntoma principal del caso, tras lo cual el plan de tratamiento «cae por su propio peso».[6] La práctica se centra en la fe en una colección de «reglas empíricas» que pueden aplicarse con rapidez y confianza. No obstante, el Dr. Michael O'Donnell, antiguo director del *British Medical Journal*, bromeó diciendo que este tipo de experiencia clínica puede dar lugar a «... cometer los mismos errores una y otra vez con confianza cada vez mayor durante un número impresionante de años».[7]

Existe una vía neurobiológica sobre cómo reaccionan las personas ante la información y la experiencia. La tendencia a asumir riesgos, por ejemplo, es un rasgo de personalidad fuertemente heredable (0.58 de heredabilidad en los gemelos).[8] Por lo tanto, mientras que algunos psiquiatras rara vez utilizarán la clozapina aunque esté claramente indicada por miedo a sus riesgos, otros pueden tener un miedo mínimo e incluso pasar por alto la supervisión necesaria. No obstante, esta no es la única razón por la que se prescribe poco la clozapina: se ha comprobado que cuando los abordajes terapéuticos validados científicamente y bien demostrados requieren más tiempo de lo que los médicos hacen en el momento actual y creen que funciona bien, no proporcionarán el tratamiento que requiere mayor inversión de tiempo.[9]

Otros problemas que plantea el uso de la experiencia clínica como base principal para la práctica son las muestras reducidas, de forma general, de la experiencia y las diferencias de muestreo, es decir, el paciente que se va a tratar ahora puede no ser en realidad en absoluto similar a los pacientes anteriores poco conocidos.

Las compañías farmacéuticas también influyen en la toma de decisiones, a veces en contra de la MBE, aprovechando el «sesgo de preferencia por la novedad», el «efecto de familiaridad» y el «sesgo de optimismo excesivo».[10] Sus representantes proporcionan instrucción que puede no ser ni objetiva ni exhaustiva, pero que es rápida, fácil y a menudo viene acompañada de muestras gratuitas. Las empresas farmacéuticas (usualmente en colaboración con la psiquiatría académica) producen la mayoría de los estudios psicofarmacológicos e influyen en su diseño, interpretación y publicación de forma que tienden a fomentar una valoración excesiva de los nuevos productos costosos.[11,12] Estos estudios suelen realizarse durante periodos cortos en pacientes por lo demás sanos y sin complicaciones que no son representativos de los casos más difíciles que se ven en la práctica habitual y que pueden ser suicidas, consumir sustancias y tener muchas comorbilidades médicas. Esto ha socavado la confianza en la aplicabilidad de gran parte del sustento en la evidencia,[13] y como mínimo exige que los profesionales de la MBE se vuelvan sofisticados en su capacidad para detectar los defectos y los sesgos de los estudios, de modo que no extraigan de ellos falsas conclusiones.

Esto nos lleva a la solución propuesta para estos problemas en la enseñanza y el aprendizaje de la psicofarmacología: algoritmos de psicofarmacología que estén informados por la evidencia y que destilen y sinteticen la investigación disponible y la organicen en un plan coherente para la práctica. Los algoritmos deben desarrollarse y actualizarse con frecuencia por consenso entre expertos en MBE respetados que se hayan distanciado del apoyo de las compañías farmacéuticas.

Deben indicar claramente la mejor práctica o la preferida para los casos de complejidad progresiva, y desde el tratamiento inicial hasta los escenarios muy resistentes al tratamiento. Deben proporcionar una estructura de andamiaje para organizar los datos relevantes para los distintos tipos específicos de pacientes. De este modo, si se publica un nuevo estudio o sale a la venta un nuevo medicamento, la información sobre estos avances puede combinarse y compararse con el resto de los conocimientos disponibles para ese punto de decisión. El médico puede decidir si la nueva información debe cambiar la práctica para un paciente típico en ese nodo del algoritmo, o esperar a la actualización del consenso de expertos. Los expertos han argumentado que la atención sanitaria necesita desesperadamente de este tipo de síntesis, y que la producción de estas debe ser reconocida como una metodología y un campo por derecho propio.[14,15]

¿Cuáles son algunas de las cualidades de estos algoritmos y directrices que indicarían que son lo suficientemente válidos para su uso clínico? El Institute of Medicine (IOM) de los Estados Unidos ha propuesto un amplio conjunto de estándares.[16] Pocas directrices existentes cumplen todos los criterios, que incluyen que los autores *1)* tengan pocos o ningún conflicto de intereses, *2)* proporcionen explicaciones del razonamiento que subyace a cada recomendación, *3)* obtengan revisión externa rigurosa antes de su publicación y *4)* se actualicen con frecuencia. A esto hay que añadir que las pruebas de seguridad a corto y largo plazo son consideraciones tan importantes como las pruebas de eficacia al motivar la secuencia de las recomendaciones de medicación.[17] Además, debe haber reconocimiento de otros algoritmos publicados con conclusiones diferentes y análisis del sustento de las diferencias con intentos de resolverlas.[17] Debe evaluarse el impacto de la comorbilidad, médica y psiquiátrica, incluido el efecto si la paciente es una mujer en edad fértil, y ofrecer recomendaciones.

Por último, cabe destacar que los algoritmos, por muy bien construidos que estén, no deben seguirse rígidamente como si representaran la verdad absoluta. Son auxiliares para el juicio y los profesionales deben tener libertad para determinar si son adecuados para aplicarlos a cierto paciente. A pesar de esta advertencia, vale la pena señalar que las pruebas procedentes de otros campos (p. ej., la ingeniería) sugieren que cuando se han comparado las decisiones basadas en algoritmos y el juicio de expertos individuales, los resultados han favorecido la adhesión a los algoritmos.[18, 19] Ocasionalmente, el experto hace un juicio «brillante» al desviarse del algoritmo que resulta correcto, pero lo más frecuente es que, cuando se desvía, el resultado sea un error. Un buen algoritmo o directriz ofrecerá y discutirá algunas de las alternativas que podrían considerarse en cada nodo y por qué no se favorecen como primera línea pero podrían ser razonables en algunas circunstancias.

¿Qué pruebas hay de que seguir los algoritmos de psicofarmacología mejore los resultados? Mientras que la atención estandarizada potenciada por algoritmos respaldados por la evidencia es un modelo que ha producido buenos resultados con otras enfermedades como la diabetes, la neumonía y las cardiopatías,[20] no se han realizado muchos estudios en psiquiatría y los resultados han sido moderados. Bauer examinó las pruebas de las directrices hasta el 2000 y descubrió que 6 de 13 estudios informaban mejoría de los resultados asociada al cumplimiento de las directrices.[21] Algunos estudios más recientes sobre algoritmos de psicofarmacología en la depresión fueron revisados por Adli y cols.,[22] quienes constataron que los pacientes tratados con el algoritmo se beneficiaron inicialmente más que el grupo de control, pero que con el paso del tiempo no se produjo necesariamente mayor desviación del «tratamiento habitual» .[23] Los primeros beneficios podrían haberse debido a una participación más intensa de los pacientes con el coordinador del proyecto en el grupo del algoritmo. En los estudios sobre esquizofrenia se han encontrado pequeñas ventajas al seguir un algoritmo (la directriz del Proyecto de Algoritmos de Texas y la

Sociedad Alemana de Psiquiatría), incluida la reducción de los efectos secundarios y menor polimedicación con antipsicóticos.[24,25] Las diferencias no fueron concretas quizás porque todos los estudios controlados hasta la fecha han comparado el uso de un algoritmo completo frente al tratamiento habitual. En un algoritmo hay múltiples recomendaciones. Los clínicos de los grupos de tratamiento habitual también suelen realizar la mayoría de ellos. Entre las recomendaciones que los médicos no siguen tan a menudo, las alternativas elegidas a veces producirán una diferencia significativa en el resultado y otras puede que no. En los estudios sobre esquizofrenia, los médicos rara vez cumplieron la recomendación del algoritmo de utilizar clozapina tras dos ensayos fallidos con los antipsicóticos adecuados. Los grupos de control tampoco usaron mucho la clozapina. Esto puede explicar la falta de diferencias marcadas en los resultados: ¡los médicos que siguieron el algoritmo no optaron por seguir la recomendación con la mayor probabilidad de producir un mejor resultado global para sus pacientes!

Los grupos de algoritmos de Texas y Alemania sí constataron que las discusiones intensivas regulares en contextos educativos sobre las directrices (que requieren el apoyo de la dirección del hospital y de la clínica) pueden superar algunas de estas barreras. Las conversaciones con los pacientes para convencerles del valor de las recomendaciones del algoritmo pueden ser otro factor crítico.

Una reciente objeción a la MBE en general y a los algoritmos y directrices derivados de la evidencia ha venido del nuevo énfasis en el potencial de la «medicina personalizada».[26] Dado que las pruebas se recopilan a partir de estudios de poblaciones heterogéneas de pacientes (p. ej., depresión mayor), solo puede ofrecerse una tasa de respuesta promedio o típica en dicho grupo; sin embargo, este conflicto entre la MBE y la medicina personalizada parece basarse en una falsa dicotomía. Cuando los marcadores biológicos específicos u otras pruebas permitan delimitar subgrupos con un tratamiento específico, esto se añadirá al proceso diagnóstico que precede a la aplicación del algoritmo, y el tratamiento personalizado se aplicará a quienes reúnan las condiciones para ello. Entonces, los demás miembros de la población serán candidatos adecuados para las recomendaciones generales.

Un problema sin resolver en el uso clínico incluso de los mejores algoritmos es que algunos médicos pueden sentirse presionados a realizar consultas precipitadas del diagrama de flujo resumido del algoritmo en lugar de leer el texto completo y apreciar todos los matices del juicio clínico. El resultado puede ser la apreciación muy inexacta de lo que se recomienda y errores significativos en la atención al paciente. Por otro lado, el aforismo *caveat emptor* (que el comprador tenga cuidado) resulta adecuado para advertir a aquellos demasiado entusiastas por utilizar algoritmos. Algunos de los algoritmos que se han presentado en diversas publicaciones están excesivamente simplificados, sujetos a sesgos significativos o pueden ofrecer consejos deficientes debido a errores de razonamiento.

El proyecto de algoritmos en psicofarmacología del programa de Harvard South Shore, con sede en la división de Brockton del Sistema Sanitario VA de Boston, lleva más de 20 años publicando y revisando algoritmos de psicofarmacología. Los más recientes parecen cumplir muchas de las directrices de calidad del IOM, pero no todas.[27-33] La mayoría están disponibles en el sitio web del proyecto: www.psychopharm.mobi. Su característica más destacada es que los hechos citados, el análisis de la bibliografía y el razonamiento son estudiados en un proceso de revisión por pares sin saber la identidad de los autores por hasta cinco expertos en contenidos seleccionados por los editores de la revista. Si el razonamiento, basado en las interpretaciones de las pruebas aportadas, resultaba viable para todos los revisores, entonces se mantenía. Cuando hubo diferencias de opinión, se hicieron ajustes o se exploraron más a fondo las pruebas pertinentes hasta lograr un consenso o componer un argumento más sólido en apoyo de la interpretación de los autores.

Los algoritmos tendrán más valor práctico cuando sus consejos más importantes (los que difieren de la práctica habitual y pueden dar mejores resultados) puedan proporcionarse al médico prescriptor en el punto de atención como parte de una historia clínica electrónica y un sistema de introducción de órdenes. Los sistemas informáticos expertos todavía no son de uso habitual en la práctica de la psiquiatría, aunque sí lo son en muchas otras tareas complejas como pilotear aviones, navegar barcos, conducir automóviles para llegar a un destino concreto, cumplir las leyes fiscales y analizar la jurisprudencia para elaborar los mejores argumentos jurídicos. Los resultados de los pacientes podrían mejorar si se desarrollaran aplicaciones informáticas basadas en algoritmos para ayudar a la práctica de la psicofarmacología y luego fueran usadas por los clínicos.

REFERENCIAS

1. Leape LL. Error in medicine. JAMA. 1994;272(23):1851-7.
2. Sackett DL, Rosenberg WM, Gray JA, Haynes RB, Richardson WS. Evidence based medicine: what it is and what it isn't. BMJ. 1996;312(7023):71-2.
3. Groopman J. How Doctors Think. Boston: Houghton Mifflin Company; 2007.
4. Tversky A, Kahneman D. Judgment under Uncertainty: Heuristics and Biases. Science. 1974;185(4157):1124-31.
5. Kassirer JP, Kopelman RI. Derailed by the availability heuristic. Hosp Pract (Off Ed). 1987;22(6):59-60, 5-9.
6. Patel VL, Arocha JF, Kaufman DR. A primer on aspects of cognition for medical informatics. J Am Med Inform Assoc. 2001;8(4):324-43.
7. O'Donnell M. A Sceptic's Medical Dictionary. London: BMJ Publishing Group; 1997.
8. Ebstein RP, Zohar AH, Benjamin J, Belmaker RH. An update on molecular genetic studies of human personality traits. Appl Bioinformatics. 2002;1(2):57-68.
9. Buchman TG, Patel VL, Dushoff J, Ehrlich PR, Feldman M, Feldman M, et al. Enhancing the use of clinical guidelines: a social norms perspective. J Am Coll Surg. 2006;202(5):826-36.
10. Makhinson M. Biases in medication prescribing: the case of second-generation antipsychotics. J Psychiatr Pract. 2010;16(1):15-21.
11. Osser DN. Cleaning up evidence-based psychopharmacology. Psychopharm Review. 2008;43(3):19-26.
12. Sen S, Prabhu M. Reporting bias in industry-supported medication trials presented at the American Psychiatric Association meeting. J Clin Psychopharmacol. 2012;32(3):435.
13. Levine R, Fink M. The case against evidence-based principles in psychiatry. Med Hypotheses. 2006;67(2):401-10.
14. Dickersin K. Health-care policy. To reform U.S. health care, start with systematic reviews. Science. 2010;329(5991):516-7.
15. Davidoff F, Miglus J. Delivering clinical evidence where it's needed: building an information system worthy of the profession. JAMA. 2011;305(18):1906-7.
16. Ransohoff DF, Pignone M, Sox HC. How to decide whether a clinical practice guideline is trustworthy. JAMA. 2013;309(2):139-40.
17. Osser DN, Patterson RD. Algorithms for psychopharmacology. In: Shader RI, ed. Manual of Psychiatric Therapeutics, Third Edition. Boston: Little, Brown and Co.; 2003:479-84.
18. Dawes RM. The robust beauty of improper linear models in decision making. In: Kahneman D, Slovic P, Tversky A, eds. Judgment Under Uncertainty: Heuristics and Biases. New York: Cambridge University Press; 1983:391-407.
19. Dawes RM, Faust D, Meehl PE. Clinical versus actuarial judgment. Science. 1989;243(4899):1668-74.

20. Mullaney TJ. Doctors wielding data. Business Week. 2005;94:98.
21. Bauer MS. A review of quantitative studies of adherence to mental health clinical practice guidelines. Harv Rev Psychiatry. 2002;10(3):138-53.
22. Adli M, Bauer M, Rush AJ. Algorithms and collaborative-care systems for depression: are they effective and why? A systematic review. Biol Psychiatry. 2006;59(11):1029-38.
23. Trivedi MH, Rush AJ, Crismon ML, Kashner TM, Toprac MG, Carmody TJ, et al. Clinical results for patients with major depressive disorder in the Texas Medication Algorithm Project. Arch Gen Psychiatry. 2004;61(7):669-80.
24. Miller AL, Crismon ML, Rush AJ, Chiles J, Kashner TM, Toprac M, et al. The Texas medication algorithm project: clinical results for schizophrenia. Schizophr Bull. 2004;30(3):627-47.
25. Weinmann S, Hoerger S, Erath M, Kilian R, Gaebel W, Becker T. Implementation of a schizophrenia practice guideline: clinical results. J Clin Psychiatry. 2008;69(8):1299-306.
26. de Leon J. Evidence-based medicine versus personalized medicine: are they enemies? J Clin Psychopharmacol. 2012;32(2):153-64.
27. Ansari A, Osser DN. The psychopharmacology algorithm project at the Harvard South Shore Program: an update on bipolar depression. Harv Rev Psychiatry. 2010;18(1):36-55.
28. Bajor LA, Ticlea AN, Osser DN. The Psychopharmacology Algorithm Project at the Harvard South Shore Program: an update on posttraumatic stress disorder. Harv Rev Psychiatry. 2011;19(5):240-58.
29. Hamoda HM, Osser DN. The Psychopharmacology Algorithm Project at the Harvard South Shore Program: an update on psychotic depression. Harv Rev Psychiatry. 2008;16(4):235- 47.
30. Osser DN, Dunlop LR. The Psychopharmacology Algorithm Project at the Harvard South Shore Program: an update on generalized social anxiety disorder. Psychopharm Review. 2010;45(12):91-8.
31. Tang M, Osser DN. The Psychopharmacology Algorithm Project at the Harvard South Shore Program: 2012 update on psychotic depression. Journal of Mood Disorders. 2012;2(4):167-79.
32. Osser DN, Jalali-Roudsari M, Manschreck T. The Psychopharmacology Algorithm Project at the Harvard South Shore Program: an update on schizopnrenia. Harv Rev Psychiatry. 2013;21(1):18-41.
33. Mohammad OM, Osser DN. The Psychopharmacology Algorithm Project at the Harvard South Shore Program: an algorithm for acute mania. 2013:Submitted.

Proyecto de algoritmos en psicofarmacología del programa de Harvard South Shore: Actualización sobre la depresión bipolar

Dana Wang, MD[1] y David N. Osser, MD[2]

Resumen

Antecedentes: *el proyecto de algoritmos en psicofarmacología del programa de especialización en Psiquiatría de Harvard South Shore publicó algoritmos para la depresión bipolar en 1999 y el 2010. La evolución a lo largo de los últimos 9 años sugiere que es necesaria otra actualización.*

Métodos: *se reevaluaron el algoritmo del 2010 y las referencias asociadas. Se realizó una búsqueda bibliográfica en PubMed de estudios recientes y artículos de revisión para ver qué cambios se justificaban en las recomendaciones. Se consideraron las excepciones al algoritmo principal para las poblaciones especiales de pacientes, incluidos aquellos con trastorno por déficit de atención e hiperactividad, trastorno de estrés postraumático, trastornos por consumo de sustancias, trastornos de ansiedad y mujeres en edad fértil, y aquellos con comorbilidades médicas comunes.*

Resultados: *la terapia electroconvulsiva sigue siendo la opción de primera línea para los pacientes que necesitan tratamiento urgente. Se recomiendan cinco fármacos para su uso precoz en la depresión bipolar aguda, solos o en combinaciones cuando fracasa la monoterapia; el orden se determinará en función de consideraciones como la vulnerabilidad a los efectos secundarios y la preferencia del paciente. Los cinco son lamotrigina, lurasidona, litio, quetiapina y cariprazina. Tras probarlos, entre las posibles opciones se encuentran los antidepresivos (se prefieren el bupropión y los inhibidores selectivos de la recaptación de serotonina) o el valproato (poco sustento en la evidencia). En la depresión bipolar II, el sustento de los antidepresivos es un poco más fuerte, pero la depresión con rasgos mixtos y los ciclos rápidos generalmente llevarían a posponer más los antidepresivos. La olanzapina con fluoxetina, aunque aprobada por la Food and Drug Administration (FDA) de los Estados Unidos para la depresión bipolar, no se considera hasta pasado este punto, debido a los efectos secundarios metabólicos. El algoritmo concluye con una tabla de otros posibles tratamientos que cuentan con algún sustento.*

Conclusiones: *esta revisión incorpora los últimos tratamientos aprobados por la FDA (lurasidona y cariprazina) e importantes estudios nuevos, y además organiza las pruebas de forma sistemática.*

Palabras: algoritmos, depresión bipolar, cariprazina, lurasidona, psicofarmacología.

[1]Rivia Medical PLLC, New York, NY, USA
[2]Departamento de Psiquiatría, Facultad de Medicina de Harvard, división de Brockton del Sistema Sanitario VA de Boston, Brockton, MA, USA
Correspondencia: David Osser, 150 Winding River Road, Needham, MA 02492.
Correo electrónico: davidosser0846@gmail.com
DOI: 10.1111/bdi.12860

INTRODUCCIÓN

La *depresión bipolar* (D-BP) es el estado de ánimo predominante en los pacientes con trastorno bipolar y se asocia a un deterioro a largo plazo significativamente mayor del funcionamiento psicosocial y la calidad de vida en comparación con la depresión unipolar.[1] La depresión unipolar y la bipolar difieren en la respuesta al tratamiento farmacológico.[2] La D-BP puede presentarse en trastornos bipolares I o II, con rasgos mixtos o ciclos rápidos. Existe una prevalencia a lo largo de la vida de hasta el 20% de comorbilidad con el trastorno de estrés postraumático (TEPT), el 47% con los trastornos por consumo de sustancias[3,4] y el 75% con los trastornos de ansiedad.[5] Estas comorbilidades complican el diagnóstico y la selección de la farmacoterapia.

Hay pocas opciones de tratamiento respaldadas por la evidencia. Solo cuatro medicamentos han recibido la aprobación de la Food and Drug Administration (FDA) de los Estados Unidos para la D-BP aguda. La combinación de olanzapina y fluoxetina (COF) fue la primera aprobada, en el 2003. La quetiapina se autorizó en el 2006. En el 2013, se aprobó la lurasidona como monoterapia y como complemento del litio o el valproato en curso contra la depresión bipolar I. El cuarto, la cariprazina, se autorizó en el 2019. La lamotrigina recibió aprobación para la prevención de recaídas en el trastorno bipolar I (principalmente contra la D-BP), aunque los estudios no proporcionaron suficiente respaldo para su aprobación en los episodios agudos. El litio está autorizado por la FDA para la manía aguda y para la prevención de episodios del estado de ánimo bipolar, pero no para la D-BP aguda. Existe una gran variedad de opciones sin pruebas concretas de eficacia ni etiquetado de la FDA para la D-BP, incluidos los antidepresivos tradicionales. La experiencia clínica y otras heurísticas contribuyen a la decisión de preferir estrategias menos probadas.[6] En este documento se presenta un abordaje de tratamiento que tiene en cuenta la evidencia más actualizada y muestra la mejor manera de aplicarla en una variedad de escenarios clínicos que van desde el tratamiento inicial hasta los casos más resistentes, teniendo en cuenta algunas de las comorbilidades que se encuentran con frecuencia.

Se trata de una actualización del algoritmo del 2010 del proyecto de algoritmos en psicofarmacología del programa de Harvard South Shore (PAPHSS).[7] Incluye nuevas recomendaciones para la D-BP con trastorno por déficit de atención e hiperactividad (TDAH) concomitante, TEPT, trastornos por consumo de sustancias, trastornos de ansiedad y mujeres en edad fértil o embarazadas y algunas afecciones médicas.

MATERIALES Y MÉTODOS

Los métodos utilizados para desarrollar los algoritmos del PAPHSS nuevos y revisados se han descrito anteriormente.[7-11] En resumen, los autores revisaron el algoritmo de la D-BP del 2010, realizaron búsquedas bibliográficas en PubMed con palabras clave relativas a los psicofármacos disponibles, centrándose en los nuevos ensayos controlados aleatorizados (ECA), y consultaron directrices, revisiones y metaanálisis recientes. Los autores consideraron la eficacia a corto y largo plazo, la efectividad, la tolerabilidad y la seguridad de las diferentes opciones de tratamiento y, a continuación, prepararon una depuración cualitativa con base en la opinión de esta bibliografía enfocándose en los cambios que parece adecuado introducir en la versión anterior revisada por pares y publicada. Los principios básicos incluyen la preferencia por utilizar el menor número posible de medicamentos siempre que sea posible y hacer hincapié en la eficacia aguda, pero también prestando especial atención a la seguridad y la tolerabilidad a largo plazo, dado que el trastorno bipolar puede durar toda la vida. La evidencia de que un régimen puede prevenir futuros episodios de la enfermedad también es importante.

Tras la revisión informal por parte de otros expertos, los borradores de los algoritmos del PAPHSS se envían para su publicación en revistas revisadas por pares. El proceso de revisión proporciona validación adicional de la idoncidad y la plausibilidad de la interpretación de la bibliografía por parte de los autores.

El algoritmo pretende ser una heurística para ayudar al juicio, pero no debe aplicarse de forma rígida: los médicos deben tener libertad para determinar si las recomendaciones parecen razonables teniendo en cuenta los aspectos particulares de cada paciente.

DIAGNÓSTICO DE LA DEPRESIÓN BIPOLAR

Según la definición, los pacientes diagnosticados con D-BP cumplen los criterios de un episodio depresivo mayor y tienen antecedentes de episodios maniacos o hipomaniacos. La hipomanía es difícil de diagnosticar retrospectivamente y puede ser necesaria la búsqueda enérgica del diagnóstico. Debe sospecharse depresión «prebipolar»[12] en los pacientes con: antecedentes familiares de trastorno bipolar o suicidio, edad relativamente temprana en el momento del inicio, antecedentes de remisiones rápidas y recurrencias frecuentes, psicosis posparto actual o pasada o perturbación importante del estado de ánimo, mala respuesta anterior a los antidepresivos y antecedentes de agitación, irritabilidad o tendencias suicidas inducidas por los antidepresivos. Además, la depresión con rasgos «atípicos» (hipersomnia, hiperfagia con aumento de peso, seudoparálisis plúmbea y sensibilidad al rechazo) también justifica la vigilancia estrecha para detectar la aparición de hipomanía o manía.[13] Las personas con un patrón estacional de fluctuación del estado de ánimo también pueden correr el riesgo de presentar trastorno bipolar.[14]

ALGORITMO

Diagrama de flujo

En la figura 2-1 aparece el resumen y el panorama general del algoritmo. A continuación se presentan las preguntas, el análisis de la evidencia y los razonamientos que respaldan las recomendaciones en cada nodo. La siguiente discusión se centra en una secuencia de opciones más pertinentes para los casos de D-BP relativamente poco complicados por comorbilidades. Más adelante, en la tabla 2-2, se considerarán las excepciones a estas recomendaciones en poblaciones especiales de pacientes.

Nodo 1: ¿Está indicada con urgencia la terapia electroconvulsiva?

La terapia electroconvulsiva (TEC) es un tratamiento muy eficaz contra la D-BP.[15] Está indicada con urgencia en los pacientes con tendencias suicidas graves, catatonia, ingesta oral insuficiente y afecciones médicas que limitan el uso de fármacos psicotrópicos. En la D-BP, la TEC produjo una tasa de respuesta a corto plazo del 65% al 80% (≥ 50% de mejoría sintomática) y una tasa de remisión del 53%.[16-18] En un ECA de la TEC en la D-BP resistente al tratamiento, definido como dos ensayos con dosis y duración adecuadas de antidepresivos o litio, quetiapina, lamotrigina u olanzapina, se vio una tasa de respuesta del 74% en comparación con el 35% con un abordaje farmacológico basado en algoritmos.[19] El fracaso de la farmacoterapia no es un factor de predicción fiable de la respuesta a la TEC, la coadministración de medicación psicotrópica no altera la eficacia y los pacientes con episodios depresivos más prolongados pueden tener más probabilidades de responder.[20] La D-BP puede necesitar menos tratamientos para responder a la TEC que los casos con depresión unipolar.[16,21] La TEC puede considerarse un tratamiento de «primer recurso» dada la morbilidad asociada a

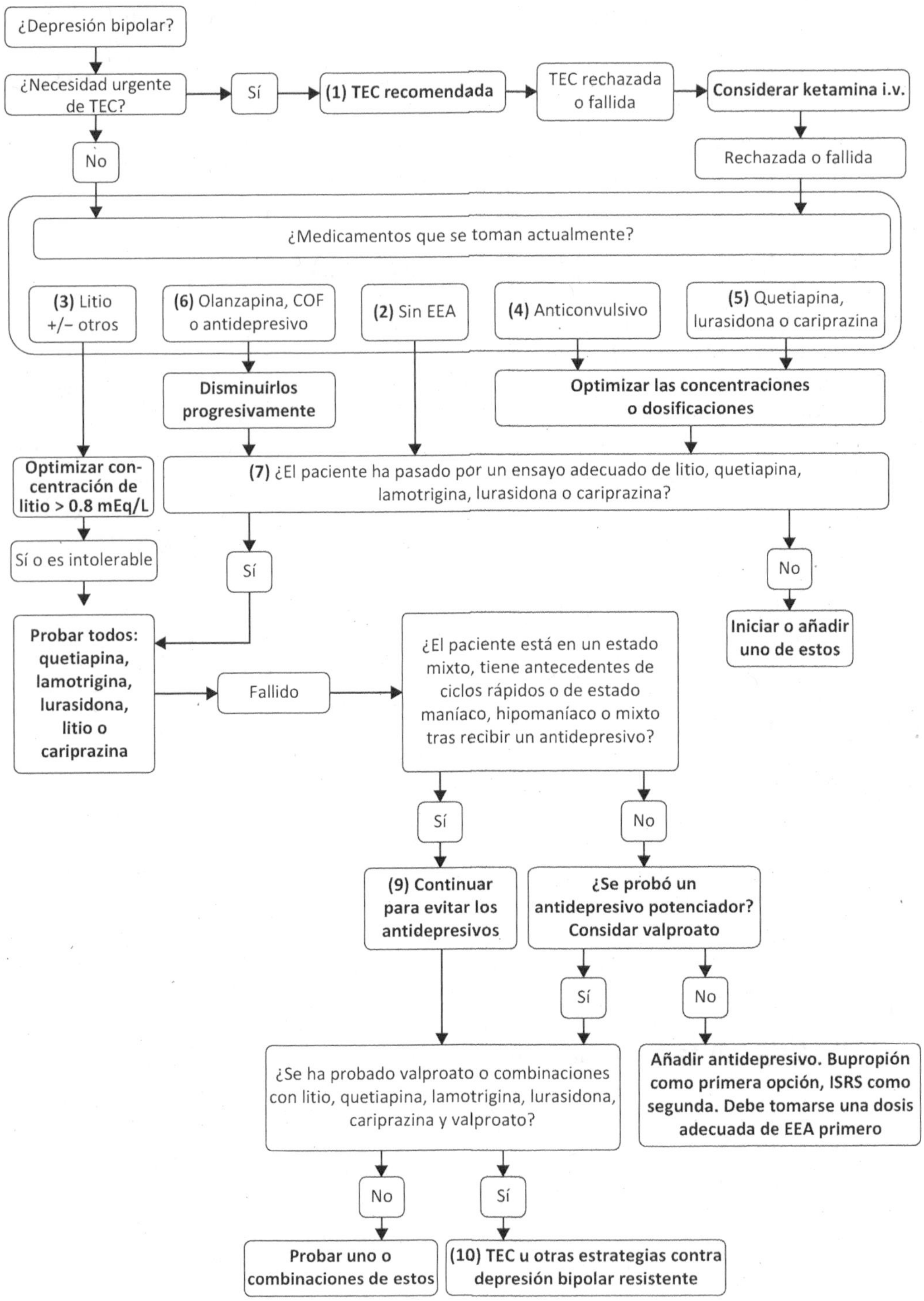

Figura 2-1. Diagrama de flujo del algoritmo para el tratamiento farmacológico de la depresión bipolar.

COF: combinación de olanzapina y fluoxetina; EEA: estabilizador del estado de ánimo; i.v.: intravenoso; ISRS: inhibidor selectivo de la recaptación de serotonina; TEC: terapia electroconvulsiva.

prolongar la enfermedad depresiva con ensayos de medicación con baja probabilidad de eficacia. Sin embargo, aún falta evaluar más el uso de la TEC como tratamiento de mantenimiento de la D-BP.

La ketamina, un antagonista del *N*-metil-D-aspartato (NMDA), se ha probado para la D-BP resistente al tratamiento mediante infusiones i.v. únicas (0.5 mg/kg durante 40 min) añadidas a un estabilizador del estado de ánimo, con una respuesta positiva en el 50% al 80% de los sujetos que duró de 7 a 10 días y disminución de las tendencias suicidas.[22-24] La repetición de la dosis en 6 de los 12 días siguientes fue bien tolerada excepto por los síntomas disociativos transitorios, pero ocho de nueve pacientes recayeron en la depresión en los 19 días siguientes a la última dosis de ketamina.[25]

Es posible que la ketamina tenga un papel para los casos hospitalizados y resistentes al tratamiento que rechazan o no toleran la TEC.[26,27] Puede producir mejoría rápida y los pacientes pueden aceptar entonces otros tratamientos para el mantenimiento. Se sabe poco sobre la eficacia o la seguridad de la ketamina administrada repetidamente durante periodos prolongados. Hasta ahora se han evaluado poco las preparaciones de ketamina en aerosol nasal (esketamina) y fármacos similares para la D-BP.[28]

Nodo 2: El paciente no está tomando actualmente un estabilizador del estado de ánimo

Si se rechaza la TEC, o no está disponible ni indicada, existen cinco vías de algoritmo (nodos 2 al 6) en función de los medicamentos que se estén tomando en el momento de la evaluación. El nodo 2 es la vía si el paciente no está tomando actualmente ningún fármaco estabilizador del estado de ánimo. Aquí se recomiendan cinco opciones de tratamiento para su consideración prioritaria, todas ellas con cierta eficacia comprobada ante la D-BP: litio, quetiapina, lamotrigina, lurasidona y cariprazina. A continuación se analiza cada uno de ellos, con información sobre su eficacia y los riesgos de efectos adversos. Parece razonable seleccionar cualquiera de ellos como primera opción en el nodo 2, en función de las preferencias del médico y del paciente y teniendo en cuenta la vulnerabilidad esperada a los efectos nocivos. La COF también se discute aunque no figura entre las opciones de primera línea en este algoritmo.

El nodo 2 es central en el algoritmo y tiene el texto más largo. Las discusiones de otros nodos pueden remitir al lector a los análisis presentados en el nodo 2.

Litio

El litio no ha mostrado su eficacia en la D-BP aguda y no cuenta con la aprobación de la FDA con esta indicación. Los primeros estudios aportaron datos positivos, en su mayoría procedentes de estudios observacionales a largo plazo.[29,30] No obstante, el único gran estudio rigurosamente controlado fue *Efficacy of Monotherapy Seroquel in BipOLar DEpressioN* (EMBOLDEN) I de Astra-Zeneca, que consistió en una comparación aleatorizada con doble ciego de quetiapina, litio y placebo en 802 pacientes con D-BP (bipolaridad I en el 62.5%).[31] El litio no fue mejor que el placebo ($p = 0.13$), pero la quetiapina fue significativamente mejor ($p < 0.001$). La concentración sérica media del litio fue solo de 0.61 mEq/L, que es bastante baja; sin embargo, en el análisis *a posteriori*, incluso un subgrupo de 34 pacientes con concentraciones de litio > 0.8 mEq/L no tuvo mejoría significativa, aunque evolucionó ligeramente mejor que el grupo con cantidades más bajas del fármaco.

Un estudio controlado con placebo de 117 pacientes ambulatorios realizado por Nemeroff y cols. se cita a menudo como prueba que sustenta el litio como monoterapia contra la D-BP.[32] En este ensayo, los sujetos con D-BP tratados con litio se separaron en dos grupos: los de concentraciones séricas ≤ 0.8 mEq/L frente a aquellos con valores > 0.8 mEq/L. Después, el litio se complementó durante 10 semanas con placebo, imipramina o paroxetina. No hubo diferencias de eficacia entre los tres grupos, independientemente de la concentración del litio, pero el grupo con litio alto (más placebo) obtuvo resultados bastante buenos. Habría sido informativo que los autores proporcionaran la comparación directa de los resultados con concentraciones altas frente a bajas del litio (con controles adecuados), pero este análisis secundario no se incluyó en el artículo. Las concentraciones más altas de litio ≥ 0.6 mEq/L se asociaron a mejor prevención de las recurrencias de D-BP que las cantidades más bajas en un estudio comparativo con quetiapina.[33]

Las revisiones exhaustivas del tratamiento con litio han probado sistemáticamente que este fármaco tiene un efecto antisuicida significativo y que disminuye la mortalidad a largo plazo.[34-37] Esto es importante debido a la elevada tasa de intentos de suicidio, de hasta el 32.4% en el trastorno bipolar I y del 36.3% en el trastorno bipolar II.[38,39] Aunque su propiedad antisuicida no se manifiesta rápidamente, los beneficios se acumulan con el tiempo.[40] La interrupción del litio multiplica por nueve el riesgo de suicidio.[41]

Otro beneficio del litio son sus efectos neuroprotectores únicos propuestos.[42-46] Los pacientes con trastorno bipolar que toman litio a largo plazo conservan mejor la integridad estructural de la sustancia blanca.[47] Las personas bipolares tratadas con litio se libraron de la pérdida de grosor cortical y de volumen del hipocampo que se produjo en aquellas sin el tratamiento, y la preservación cerebral fue similar a la de los controles sanos emparejados.[45,48,49] Además de la posible mejoría en la evolución clínica del trastorno bipolar, el efecto neuroprotector parece conferir más beneficios al retrasar la aparición de la enfermedad de Alzheimer, y puede modificar favorablemente la evolución de la enfermedad de Parkinson.[50]

El litio también se asocia a menor riesgo de ictus en los casos de bipolaridad en comparación con otros tratamientos, quizás debido a la reducción de la ateroesclerosis.[51]

Los beneficios del tratamiento con litio para los pacientes parecen observarse a lo largo de la vida,[52,53] pero los datos más recientes sugieren que el beneficio a largo plazo es mayor cuando se inicia al principio de la evolución de la enfermedad. La monoterapia con litio previene tanto las recaídas de manía (cociente de riesgos [RR, *risk ratio*] 0.52) como las de depresión (RR 0.78),[54] y también tiene más probabilidades que los demás tratamientos empleados para el trastorno bipolar de mantenerse como monoterapia a lo largo del tiempo.[55-57] En un ECA donde se comparó la quetiapina frente al litio durante 1 año de efectos de mantenimiento, el litio fue superior, especialmente en la segunda mitad del año.[58] Por último, en un nuevo estudio de cohortes finlandés de «eficacia en el mundo real» a escala nacional se vio que el litio se asoció a la tasa más baja de hospitalización psiquiátrica y médica en los pacientes con trastorno bipolar.[59] El litio funciona peor en aquellos con ciclos rápidos, pero también todos los demás medicamentos estabilizadores del estado de ánimo.[60-62]

El litio tiene muchos efectos adversos, tanto frecuentes como esporádicos, que contribuyen a que muchos clínicos lo eviten y algunos pacientes lo rechacen. Muchas personas no toleran ni siquiera los efectos secundarios relativamente leves como temblores, náusea, heces blandas, caída del cabello y estados de ánimo elevados o embotados.[63] La formación, la experiencia clínica, el esfuerzo tenaz en la instrucción del paciente y la consulta de la bibliografía sobre el tratamiento de los efectos secundarios[64,65] pueden ayudar al prescriptor a superar algunos de estos problemas. El aumento de peso con el litio es una preocupación común, pero es significativamente menor que con la quetiapina, el valproato y la olanzapina.[66] Otra área de preocupación significativa con el uso del litio es la posibilidad de que su interrupción súbita pueda empeorar la evolución natural del trastorno bipolar, causando el aumento o el adelanto de las recaídas maniacas y depresivas.[67] En un grupo de pacientes estables durante años, el 50% recayó en los 8 meses siguientes a la interrupción brusca del litio, frente a los 37 meses con la interrupción gradual.[68] En consecuencia, si se inicia el tratamiento con litio, debe hacerse con la expectativa de que se continuará como fármaco de mantenimiento a largo plazo y de que se reducirá gradualmente si es necesario interrumpirlo.[35,69] Las conversaciones iniciales y continuas con el paciente sobre esta cuestión son importantes.

En cuanto al riesgo relativo del litio en la enfermedad renal en etapa terminal, el número necesario para producir daño se ha estimado en 300, pero esto puede ser una sobreestimación debido a sesgos en el diseño del estudio.[70] En realidad, un estudio observacional reciente a gran escala no halló un incremento de la enfermedad renal terminal con el litio en comparación con los controles, ni diferencias con quienes tomaban valproato.[71] No obstante, la enfermedad renal crónica (en etapa no terminal) fue más frecuente con más de 20 años de uso de litio.[71,72] Los pacientes que usan este fármaco deben hacerse un control habitual de la función renal.[73]

La función tiroidea también debe evaluarse de forma rutinaria, utilizando la hormona estimulante de la tiroides (tirotropina o TSH, *thyroid-stimulating hormone*) para la detección sistemática inicial. El litio interfiere en la función tiroidea por varios mecanismos posibles y, si no se trata, hasta el 50% de los pacientes pueden desarrollar bocio, sobre todo las mujeres.[74] Algunas personas vulnerables pueden desarrollar ciclos rápidos como consecuencia de ello.[75]

Quetiapina

La quetiapina es un fármaco aprobado por la FDA para la D-BP aguda, con base en las pruebas de dos grandes estudios respaldados por el fabricante: BOLDEN I y II (grupo de estudio *BipOLar DEpressioN*). Ambos ensayos mostraron una diferencia clara respecto al placebo, que no dependió de la dosis, a favor de los pacientes tratados diariamente con 300 o 600 mg de quetiapina.[76,77] En BOLDEN I, el 58% de los sujetos tratados con quetiapina respondieron (reducción > 50% en la puntuación inicial de depresión) en comparación con el 36% con placebo, y la diferencia fue evidente al cabo de 1 semana. Los casos de bipolaridad II no respondieron tan bien como los de bipolaridad I, pero aquellos con ciclos rápidos de ambos grupos respondieron a la quetiapina más que al placebo.[76] En el estudio de replicación BOLDEN II, los sujetos bipolares II pueden haber respondido mejor que en el ensayo precedente. La mejoría clínica también fue mayor con la quetiapina que con el placebo en casos de trastorno bipolar I y II en las valoraciones de calidad de vida[78] y ansiedad.[79]

Los ensayos EMBOLDEN I y II (antes mencionados) son estudios controlados con placebo que compararon la quetiapina frente al litio (concentración 0.6-1.2 mEq/L) y la quetiapina frente a la paroxetina (20 mg/día). En ambos ensayos se observó que la quetiapina producía mayor respuesta que el placebo o los comparadores activos.[31,80] La manía o hipomanía durante el tratamiento fue infrecuente con la quetiapina y algo más prevalente en el grupo de la paroxetina que con el placebo.[80]

En estos estudios se asociaron distintos efectos adversos al tratamiento con quetiapina. Las concentraciones séricas de triglicéridos aumentaron con la quetiapina, pero disminuyeron con el placebo y el litio. Los sujetos con cambios de peso clínicamente importantes fueron ≥ 7% con la quetiapina frente al 2% con el litio.[31,66] En ensayos no publicados de quetiapina en la década de 1990 se encontraron altas tasas de incremento ponderal clínicamente significativo.[81,82] También se ha informado que la quetiapina reduce la sensibilidad a la insulina en menores de 9 a 18 años, más que la risperidona o el placebo.[83]

La quetiapina también puede prolongar el intervalo QTc de repolarización en la electrocardiografía. En el 2011, la FDA añadió una advertencia al respecto en el prospecto de la quetiapina, similar a la del citalopram.

Hay un ensayo controlado con placebo sobre la quetiapina como monoterapia de mantenimiento contra el trastorno bipolar, basado en un diseño de potenciación/interrupción.[84] Los casos de D-BP que mejoraron con la quetiapina sin ocultación luego fueron aleatorizados para continuar con la quetiapina o cambiar, durante 2 semanas, a litio o placebo durante un máximo de 2 años. Tanto el litio como la quetiapina fueron similarmente superiores al placebo. El estudio ha sido criticado por utilizar una muestra potenciada con respondedores a la quetiapina y por un posible impacto negativo de la interrupción de la quetiapina. No obstante, el litio mostró un aumento similar del tiempo transcurrido hasta que aparecieron nuevos episodios de depresión y de manía, por lo que sus resultados fueron mejores de lo que cabría esperar.[84,85] La FDA no aprobó la monoterapia con quetiapina como tratamiento de mantenimiento contra el trastorno bipolar.

Lamotrigina

La monoterapia con lamotrigina ha surgido como posible medicamento de primera elección en caso de D-BP por su menor riesgo de efectos adversos (además de erupción cutánea) en comparación con otras alternativas que incluyen litio y quetiapina. No se asocia a aumento de peso y, de hecho, puede disminuirlo.[86] También es menos probable que cause efectos neurocognitivos no deseados y sedación.[87] La mayoría de las erupciones cutáneas asociadas a la lamotrigina son benignas, pero la necrosis dermatológica y de las mucosas (síndrome de Stevens-Johnson) se han asociado al uso precoz de lamotrigina en alrededor de 1 de cada 1000 casos, especialmente con dosis que aumentan con rapidez y en asociación con el tratamiento conjunto con valproato.[88,89]

Sin embargo, las pruebas que sustentan la eficacia de la lamotrigina en caso de D-BP aguda parecen ser, en el mejor de los casos, contradictorias. En un estudio doble ciego controlado con placebo sobre la lamotrigina (50 o 200 mg/día) en la depresión bipolar I (n = 195) se hallaron resultados favorables.[90] Con 50 mg, el 41% de los pacientes mejoraron en comparación con el 26% con placebo; con 200 mg, el 51% mostraron mejoría. Un pequeño estudio cruzado, controlado con placebo, de pacientes con D-BP resistente (en su mayoría con ciclos rápidos) también encontró una tasa de respuesta similar con la lamotrigina.[91] Los resultados de diversos estudios abiertos o menos controlados también sugieren que este fármaco puede ser eficaz para la D-BP aguda en los trastornos bipolares I y II, aunque los beneficios se retrasan por la necesidad de aumentar la dosis con lentitud hasta alcanzar las concentraciones eficaces (generalmente 200-300 mg/día).[92-96]

Los hallazgos positivos se han visto contrarrestados por cuatro grandes ECA negativos, controlados con placebo, respaldados y diseñados por el fabricante para el tratamiento de pacientes bipolares I y II con depresión aguda.[97] En ninguno de los cuatro estudios se halló una diferencia estadística entre la lamotrigina y el placebo. La lamotrigina no recibió la aprobación de la FDA en caso de D-BP aguda. No obstante, en un metaanálisis[98] de estos cinco estudios se descubrió un beneficio global moderado con una diferencia del 27% entre el fármaco y el placebo en la magnitud del efecto. Sin embargo, en los pacientes más gravemente enfermos (puntuación inicial de la *17-item Hamilton Rating Scale for Depression* de 24 o más), la lamotrigina tuvo mayor separación del placebo (47%) porque el efecto placebo fue menor en estos sujetos. La lamotrigina no fue mejor que el placebo si el valor basal de Hamilton era inferior a 24 (7% de diferencia).

En una serie de casos de 40 sujetos consecutivos con trastorno bipolar I se constató que la concentración plasmática óptima de lamotrigina para el tratamiento de mantenimiento de la D-BP era de alrededor de 4 µg/mL.[99]

La eficacia de la lamotrigina como tratamiento de mantenimiento para retrasar las recurrencias de D-BP (pero no los episodios hipomaniacos y maniacos) es bastante sólida. Dos grandes ensayos de 18 meses de duración[100,101] mostraron su eficacia, lo que permitió que la lamotrigina obtuviera la aprobación de la FDA para usarla de mantenimiento. No tuvo eficacia para prevenir la manía, pero al menos no incrementó el riesgo de manía en comparación con el placebo. En otro estudio[101] se comparó el litio y la lamotrigina para el mantenimiento contra la recaída depresiva: favoreció a la lamotrigina, pero puede haberse visto influido por la potenciación con pacientes que respondieron inicialmente a la lamotrigina para la D-BP aguda y que luego fueron aleatorizados para continuar con este fármaco o cambiar a litio.

La lamotrigina no ha mostrado eficacia para el tratamiento de la manía aguda,[15] lo que la hace menos deseable que el litio, la quetiapina o la cariprazina para muchos pacientes con D-BP aguda, ya que puede no haber cobertura para las fases hipomaniaca y maniaca de la enfermedad. Por lo tanto, para cualquier paciente cuyas hipomanías hayan sido más que leves y otros que hayan tenido manía completa, se necesitará una segunda medicación para tratar la manía. Por otro lado, el perfil de efectos adversos relativamente benigno de la lamotrigina podría convertirla en la primera elección para algunos pacientes, sobre todo si las hipomanías previas han sido leves o infrecuentes y sin necesidad de cobertura urgente, como en el trastorno bipolar de tipo II.

Lurasidona

En los únicos ensayos de monoterapia de lurasidona frente a placebo realizados hasta la fecha,[102] los pacientes fueron asignados aleatoriamente a dosis de 20 a 60 o de 80 a 120 mg/día. Después de 6 semanas, se encontró mejoría similar en los grupos de dosis baja y alta, siendo el número necesario a tratar (NNT) de 6 y 7, respectivamente, pero las reacciones adversas de náusea, vómito, sedación y síntomas extrapiramidales fueron mayores con las dosis más altas aunque no hubo diferencias en la tasa de interrupción. La lurasidona parece tener menos problemas de aumento de peso que el litio y de prolongación del QTc en comparación con la quetiapina.[103,104] La acatisia y la náusea[105] son los efectos secundarios más angustiosos para quienes toman lurasidona.

La eficacia de la lurasidona y la quetiapina en la D-BP parece ser similar con diferentes medidas del resultado;[106,107] sin embargo, el estudio de monoterapia con lurasidona menciona el uso de un «proceso de control de calidad» para algunos de los datos que no se describen. El citado Concordant Rater System (Sistema de evaluadores concordantes) tiene una página web que cita una referencia[108] en la que se describen procedimientos para mejorar la estabilidad de la evaluación de los calificadores, incluida la eliminación de los evaluadores con el 15% de calificaciones más altas o más bajas de los síntomas del paciente. Con diferentes abordajes para optimizar el aumento de la señal a partir de los datos de los calificadores, cabe preguntarse si la eficacia comunicada de la lurasidona es tan similar a la de la quetiapina como parece.

Los ensayos de lurasidona realizados hasta ahora han incluido pacientes bipolares I con D-BP. El análisis *a posteriori* constató la eficacia para tratar la D-BP con características mixtas.[109]

La lurasidona no se ha estudiado como tratamiento de la manía aguda ni de largo plazo para prevenir las recurrencias de la hipomanía y la manía. Contrariamente a lo esperado (la mayoría de los antipsicóticos son también antimaniacos), los informes de casos han sugerido que la lurasidona puede precipitar la hipomanía y la manía, quizás sobre todo ante las dosis relativamente bajas utilizadas en la D-BP (p. ej., 40 mg).[110]

Cariprazina

La cariprazina es un nuevo antipsicótico de segunda generación (ASG) que recibió la aprobación de la FDA para la manía bipolar con y sin rasgos mixtos[111-113] en el 2015. En junio del 2019, la cariprazina recibió la aprobación de la FDA para la depresión bipolar aguda en dosis de 1.5 o 3 mg diarios. Hay tres estudios publicados y un cuarto se publicará en breve.[114] Todos menos el primero informaron resultados favorables. En el informe publicado más recientemente, se realizó una comparación de 1.5 y 3 mg con placebo en pacientes bipolares I deprimidos (pero no suicidas) sin psicosis cuyos otros medicamentos para la depresión bipolar no habían fallado.[115] Ambas dosis produjeron mejoría frente al placebo según el criterio principal de valoración de cambio en la puntuación de la escala de evaluación, pero el criterio secundario de impresión global de mejoría solo encontró eficacia con los 3 mg y el NNT fue de 8.3 (12 para la dosis de 1.5 mg).

Citrome realizó la síntesis de datos de los cuatro estudios y, de forma útil, comparó los resultados de la cariprazina con los de otros medicamentos aprobados contra la depresión bipolar aguda.[114] El NNT global para alcanzar la mejoría (reducción del 50% en las puntuaciones de la escala de valoración) fue de 10 para la cariprazina. Esto puede compararse con un NNT de 5 para los estudios con lurasidona y de 6 para aquellos con quetiapina. El número necesario para producir daño para el aumento de peso fue de 16 con la quetiapina, 58 con la lurasidona y 50 con la cariprazina. El incremento de peso podría ser mayor a largo plazo: todos eran estudios de 6 semanas. Tampoco se produjeron cambios significativos en los lípidos o la glucosa con la cariprazina. Los principales efectos secundarios de la cariprazina fueron náusea, acatisia, inquietud y síntomas extrapiramidales, que estaban relacionados con la dosis. Teniendo en cuenta las pruebas sobre los beneficios y estos daños, la dosis más baja aprobada (1.5 mg) parecía la mejor opción para la mayoría de los casos. En el estudio del 2019 se empezó a administrar a los pacientes 1.5 mg y se aumentó a 3 mg al cabo de 2 semanas si no había respuesta.

La cariprazina se une a la quetiapina como el segundo ASG aprobado por la FDA tanto para la manía como para la depresión, pero presenta ventajas significativas en cuanto a efectos secundarios metabólicos con respecto a la quetiapina. No obstante, puede ser menos eficaz para la depresión, y las dosis aprobadas para la manía (de 3 a 6 mg) son significativamente superiores a la dosis óptima para la depresión. Por lo tanto, a la dosis óptima de 1.5 mg para la depresión, puede no haber protección contra la manía; sin embargo, lo mismo puede decirse de la quetiapina, que es eficaz para la depresión con 300 mg, pero las dosis contra la manía suelen ser más altas.

Otros antipsicóticos de segunda generación contra la depresión bipolar

Algunos otros antipsicóticos atípicos probados para la D-BP no han mostrado eficacia. Los ejemplos incluyen el uso complementario de ziprasidona[116] y la monoterapia con aripiprazol en dos grandes ECA.[117] En los estudios de 8 semanas del aripiprazol hubo una diferencia respecto al placebo en algunas de las primeras semanas, pero en la semana 8 no hubo diferencias (NNT = 44). La dosis al final de la valoración alcanzó una media de 16.5 mg. Algunos han especulado con que las dosis más bajas (p. ej., empezando con 2-5 mg y ajustándola hasta 5-10 mg) podrían haber producido un efecto antidepresivo comparable y más continuo (quizás debido a una menor acatisia), y esto merece ser estudiado. En el único estudio del aripiprazol de mantenimiento para el trastorno bipolar (tras el tratamiento satisfactorio de la manía aguda a dosis más altas), no hubo diferencias con respecto al placebo en cuanto a la prevención de las depresiones o los estados mixtos con síntomas depresivos a lo largo de 6 meses de seguimiento.[118] Parece que debería concederse prioridad terapéutica a los ASG con evidencia más firme de tratar la D-BP.

Combinación de olanzapina y fluoxetina y monoterapia con olanzapina

Otro tratamiento aprobado por la FDA para la D-BP aguda es la COF. Un ECA de gran tamaño (n = 788) que comparó placebo, monoterapia con olanzapina y COF en pacientes deprimidos con trastorno bipolar I mostró una respuesta estadísticamente significativa y clínicamente importante con la COF. La olanzapina sola fue estadísticamente mejor que el placebo, pero la diferencia no pareció significativa desde el punto de vista clínico y pareció deberse sobre todo a la mejoría del sueño y el apetito, más que de los síntomas centrales de la depresión.[119] Otro estudio comparó la COF con la lamotrigina sin grupo placebo.[120] Encontró tasas de remisión similares con ambos tratamientos activos, con una mejoría algo más rápida de la D-BP con la COF, mientras que la lamotrigina fue mejor tolerada de forma general y no empeoró los parámetros del síndrome metabólico.

La monoterapia con olanzapina fue puesta a prueba en otro ensayo en Japón.[121] Una vez más, los beneficios de la D-BP fueron estadísticamente significativos, pero el tamaño del efecto pareció clínicamente insignificante, y las mayores mejorías fueron en el apetito y el sueño. El seguimiento a largo plazo en dos muestras de Asia oriental encontró riesgo reducido de recurrencias tanto de depresión como de hipomanía y manía, pero con mayor riesgo de aumento ponderal.[122,123]

A pesar de su eficacia en la D-BP aguda, la COF no se recomienda en los primeros nodos de este algoritmo. Los graves efectos metabólicos de la olanzapina contribuyen al riesgo de morbilidad y mortalidad a largo plazo.[124] Se ha constatado que incluso una dosis única de olanzapina altera el metabolismo de la glucosa y de los lípidos y aumenta la resistencia a la insulina.[125] La monoterapia con olanzapina no se recomienda en absoluto en este algoritmo.

La eficacia de la COF no parece generalizarse a otras combinaciones de ASG y antidepresivos. En un metaanálisis reciente de seis estudios controlados de otras combinaciones, no se encontró ningún beneficio clínicamente significativo. Durante el seguimiento a 1 año, hubo mayor riesgo de cambios de estado de ánimo hipomaniacos y maniacos con un antidepresivo frente a placebo combinado con ASG.[126]

¿Existen otras opciones de uso temprano para la depresión bipolar?

El valproato podría ser eficaz para la D-BP, pero esta impresión se basa en cuatro estudios pequeños con un total de solo 142 sujetos y algunos problemas significativos (p. ej., uno tenía una tasa de abandono del 53% con el valproato).[127,128] Como tratamiento de mantenimiento para prevenir los episodios de D-BP, según un metaanálisis del 2014 de 33 ECA, el valproato no mostró eficacia, mientras que el litio y la lamotrigina sí tuvieron un efecto preventivo significativo.[129] El gran estudio BALANCE del 2010 contribuyó a sustentar la evidencia de la inferioridad del valproato como tratamiento del trastorno bipolar, en comparación con el litio, y la combinación solo fue ligeramente más eficaz que el litio como monoterapia.[130-132] El valproato también tiene importantes efectos adversos, en especial el aumento de peso, y es un teratógeno considerable.[133] Por lo tanto, el valproato podría considerarse eventualmente como una opción contra la D-BP, pero no se recomienda entre los tratamientos de primera línea.

Ni la carbamazepina ni la oxcarbazepina tienen sustento suficiente que respalden su eficacia frente a la D BP.[134]

Ningún antidepresivo está aprobado explícitamente por la FDA para el tratamiento de la D-BP, salvo la fluoxetina cuando se combina con olanzapina, como ya se ha comentado. La monoterapia con antidepresivos para el trastorno bipolar I no está recomendada en las evaluaciones de consenso de expertos de la bibliografía, especialmente cuando se presentan rasgos mixtos, e incluso cuando se añade a un estabilizador del estado de ánimo.[2,135] Más recientemente, los datos del estudio *Systematic Treatment Enhancement Program for Bipolar Disorder* (STEP-BD) confirmaron que aquellos con ciclos rápidos que continuaban con antidepresivos (a pesar del tratamiento simultáneo con estabilizadores del estado de ánimo) tenían resultados de mantenimiento mucho peores.[136] Tenían el triple de tasa de episodios depresivos al año en comparación con los sujetos a los que se les suspendieron los antidepresivos. Se trataba de pacientes que inicialmente parecían tener una buena respuesta al antidepresivo añadido. En el estudio STEP-BD también se constató que los antidepresivos parecen causar un síndrome único de disforia, irritabilidad e insomnio que no forma parte de la evolución natural de la mayoría de los pacientes bipolares.[137] Aquellos tratados con un antidepresivo contra la depresión aguda tenían 10 veces más probabilidades de desarrollar este síndrome de «disforia irritable crónica asociada a los antidepresivos».

Su eficacia contra la depresión bipolar II está menos clara, aunque los riesgos de cambios de estado de ánimo peligrosos son menores que con la depresión bipolar I. Se están acumulando pruebas de que los antidepresivos, entre ellos la sertralina y la venlafaxina, pueden ser eficaces y relativamente seguros (con respecto a los ciclos) a partir de estudios a corto plazo sin controles con placebo en pacientes con depresiones bipolares II no mixtas.[138,139] Recientemente se comparó la sertralina con el litio solo o la sertralina más litio en 142 sujetos en un estudio aleatorizado de 16 semanas sobre el tratamiento agudo de la depresión bipolar II.[140] Las tasas de respuesta y de cambio de estado de ánimo no difirieron, pero más pacientes abandonaron el tratamiento combinado y este no funcionó más rápido que los otros. No obstante, quienes tomaron litio tenían una concentración sérica promedio de este fármaco de solo 0.41 mEq/L en comparación con los que no lo tomaron, que tenían una concentración promedio de 0.62 mEq/L.

Existe un estudio controlado a largo plazo (1 año) del tratamiento de mantenimiento con fluoxetina en pacientes con depresión bipolar II que habían respondido de manera aguda a la monoterapia con fluoxetina en un estudio abierto.[141] Se asignó aleatoriamente a 81 pacientes a fluoxetina, litio o placebo. El tiempo hasta la recaída fue significativamente mayor con la fluoxetina. Un editorial señaló que el estudio presentó un desgaste en la participación del 75% en el transcurso del protocolo, y la muestra se potenció al 100% con respondedores a la fluoxetina.[142] Además, los pacientes que tomaban fluoxetina tenían tres veces más probabilidades de mostrar algún síntoma hipomaniaco en las consultas de seguimiento. Como ya se ha señalado, el STEP-BD no encontró ninguna mejoría al añadir antidepresivos a los estabilizadores del estado de ánimo en curso en comparación con evitar hacerlo.[143]

En resumen, se necesitan más estudios antes de que pueda haber una recomendación firme de que los antidepresivos deben estar entre las primeras opciones para tratar la depresión bipolar II. Por lo general, los antidepresivos tienen efectos secundarios más leves que los ASG, el litio y la lamotrigina (teniendo en cuenta el riesgo de erupción cutánea). Si se considera el uso de antidepresivos, los clínicos deben tener cuidado de diagnosticar la bipolaridad II siguiendo estrictamente los criterios del DSM-IV o el DSM-5*,[144] como se hizo en estos estudios. Un criterio clave que diferencia la manía del trastorno bipolar I de la hipomanía del trastorno bipolar II y que los clínicos pueden pasar por alto es que los episodios maniacos se asocian a un «marcado deterioro del funcionamiento social u ocupacional». A menudo, el deterioro de la hipomanía y la manía que en una evaluación superficial no parecía «marcado» puede reconocerse más tarde como tal, y el diagnóstico se convertirá en bipolar I y los antidepresivos dejarán de considerarse desde el principio.

Resumen del nodo 2

El litio, la quetiapina, la lamotrigina, la lurasidona y la cariprazina son las cinco opciones preferidas para la D-BP aguda. Los clínicos deben optar por un medicamento adecuado de primera elección entre estos cinco, en función de la tolerancia del paciente a ciertos efectos adversos, la necesidad de un fármaco que evite el paso a la manía y otros factores.

Nodos 3 a 6: Panorama general

Los nodos 3 a 6 inician las ramas del algoritmo para los pacientes deprimidos que actualmente toman algún medicamento contra la D-BP y abordan si se debe optimizar la dosis o complementar o cambiar el tratamiento para el siguiente paso (*véase* fig. 2-1).

Nodo 3: ¿El paciente está tomando litio en la actualidad?

Como se discutió en en el nodo 2, la monoterapia con litio puede tener una eficacia limitada para la D-BP aguda, especialmente si la concentración mínima es < 0.8 mEq/L. Por lo tanto, los clínicos deben considerar aumentar la dosis, si se tolera, para alcanzar una concentración sérica de litio > 0.8 mEq/L.[32] Si el paciente ya tiene una concentración superior a 0.8, se debe pasar al nodo 7, donde se consideran quetiapina, lamotrigina, lurasidona y cariprazina para el siguiente paso.

Nodo 4: ¿El paciente está tomando carbamazepina, lamotrigina o valproato?

Primero se debe optimizar la dosis de estos anticonvulsivos: lamotrigina a 200-400 mg/día (la concentración óptima puede ser de unos 4 µg/mL, como ya se ha señalado[99]), valproato o carbamazepina a las concentraciones habitualmente empleadas (para la manía, 50-125 µg/mL o 4-12 µg/mL, respectivamente).[8] Si las dosis ya están optimizadas, entonces añadir o cambiar a litio, quetiapina, lurasidona, lamotrigina o cariprazina teniendo en cuenta los factores comentados en el nodo 2. Dependiendo de la medicación elegida, complementar o cambiar el tratamiento dependerá de si el paciente necesita cobertura para la manía, como se comenta en el nodo 2.

A algunos clínicos les gusta añadir un antidepresivo a los pacientes deprimidos que toman valproato, pero en el estudio STEP-BD, como ya se ha señalado, esto no fue mejor que añadir placebo.[143] Si se mantiene la carbamazepina, la adición de lurasidona está contraindicada según el prospecto debido a la inducción particularmente fuerte del metabolismo de la lurasidona por parte de la carbamazepina, que puede dar lugar a una reducción del 85% de las concentraciones séricas de la lurasidona. La cariprazina también es un sustrato del CYP450 3A4 y su metabolismo sería inducido por la carbamazepina.

Nodo 5: ¿El paciente está tomando monoterapia de quetiapina, lurasidona o cariprazina?

La dosis diaria de quetiapina utilizada en los ensayos de registro de la D-BP fue de 300 a 600 mg y para la lurasidona fue de 40 a 120 mg. Esta dosis debe continuarse hasta por 6 semanas, en especial si se produce una respuesta parcial y la mejoría es continua. Si la respuesta sigue siendo insatisfactoria, las pruebas sustentan añadir litio a la lurasidona;[107] sin embargo, no hay estudios que combinen litio y quetiapina contra la D-BP aguda. En un estudio de mantenimiento, no obstante, se constató que la quetiapina era mejor que el placebo cuando se combinaba con litio o valproato.[145] Por lo tanto, la adición de litio a la quetiapina es una opción razonable. Con base en este único estudio, también podría ser razonable añadir el valproato, pero no es una de las principales opciones por las razones explicadas anteriormente en el nodo 2.

Otra opción sería combinar lamotrigina y quetiapina. En el estudio con doble ciego *Comparative Evaluation of Quetiapine Plus Lamotrigine* (CEQUEL), 202 pacientes que recibían quetiapina fueron aleatorizados a la adición de lamotrigina hasta 200 mg/día, 500 µg/día de ácido fólico o placebo.[146] Con la quetiapina más lamotrigina, se observó mejoría de los síntomas depresivos a las 12 y 52 semanas y menos recurrencias de la depresión. Sorprendentemente, el folato produjo una respuesta algo menos favorable que con la quetiapina sola.

Todavía no existen estudios que combinen la cariprazina con otros medicamentos contra la D-BP.

Como alternativa, si el paciente no ha tenido un ensayo adecuado en monoterapia con ninguna de las otras cuatro opciones recomendadas, entonces se podría cambiar a una de ellas, como se comenta en el nodo 2.

Nodo 6: ¿El paciente está tomando un antidepresivo, u olanzapina sola o con fluoxetina?

Estos son tratamientos que no tienen sustento para su uso temprano en la D-BP por las razones comentadas en el nodo 2. Los resultados del STEP-BD que muestran los perjuicios de mantener a los pacientes con antidepresivos, incluidos los ciclos más frecuentes de depresiones y cambios a disforia irritable crónica asociados a los antidepresivos (estados disfóricos irritables), contraargumentan esta práctica frecuente.[136,137] Por lo tanto, si el paciente está tomando uno de ellos ahora y está deprimido, la recomendación es la misma que en el nodo 2. Se puede interrumpir la medicación existente con reducción gradual de la dosis durante al menos 2 semanas para limitar cualquier riesgo de desestabilización del estado de ánimo. Al mismo tiempo, se inicia litio, quetiapina, lamotrigina, lurasidona o cariprazina en función de la tolerancia esperada a los efectos secundarios y de las demás consideraciones comentadas en el nodo 2.

Nodo 7: ¿El paciente sigue deprimido tras una prueba adecuada del primer tratamiento seleccionado en el nodo 2 o tras los cambios recomendados en los nodos 3 a 6?

Las opciones a considerar para esta segunda prueba de medicación son cualquiera de los cinco fármacos comentados que son de primera línea pero que todavía no se han probado. Como se muestra en la figura 2-1, el algoritmo recomienda permanecer en el nodo 7 en caso de respuesta insatisfactoria, y seguir probando hasta los cinco tratamientos de primera línea recomendados (si son aceptables para el clínico y el paciente) antes de continuar con el nodo 8. Es posible complementar o cambiar tratamientos. El siguiente medicamento podría ser *añadido* aunque sea ineficaz para la hipomanía o la manía (p. ej., lamotrigina), siempre que el primer fármaco tenga un efecto preventivo de la manía (p. ej., litio). Se podría *cambiar* a la siguiente medicación si es probable que la elección sea eficaz contra la manía (p. ej., litio, quetiapina o cariprazina), pero probablemente no deba ser la lurasidona, que no está estudiada en la manía.

La quetiapina es eficaz como monoterapia aguda contra la D-BP, y tiene eficacia de mantenimiento como complemento de otro estabilizador del estado de ánimo,[147,148] pero añade riesgos metabólicos y otros efectos adversos que pueden ser un problema a largo plazo. La lamotrigina cuenta con un estudio favorable ($n = 124$) como complemento del litio para tratar la depresión bipolar I y II:[149] el 52% de los sujetos cumplieron los criterios de respuesta, frente al 32% con placebo (NNT = 5), pero el 8% pasó a la hipomanía o la manía con la lamotrigina, al igual que el 3% de quienes recibieron el placebo. Como se indica en el nodo 2, la eficacia del mantenimiento en la D-BP está razonablemente bien establecida para la lamotrigina y es bien tolerada en la mayoría de los casos. La lurasidona fue eficaz y bien tolerada como monoterapia y como complemento del litio y otros estabilizadores del estado de ánimo.[107]

Adición de un antidepresivo a la medicación de primera línea de la D-BP

Para muchos clínicos, los antidepresivos son una opción popular en el nodo 7 y anteriores. No obstante, las pruebas de su eficacia en la D-BP son contradictorias e inducen depresiones recurrentes y otros estados negativos, como ya se ha comentado.[143] Asimismo, en un metaanálisis de seis ECA controlados con placebo sobre la adición de un antidepresivo (inhibidores selectivos de la recaptación de serotonina [ISRS], bupropión o agomelatina) al litio u otros estabilizadores del estado de ánimo (mencionados anteriormente), se observó poca mejoría adicional (diferencia promedio estandarizada de 0.165) y ninguna diferencia en las tasas de respuesta o remisión.[126] Además, hubo un riesgo significativamente mayor de cambio a hipomanía o manía a 1 año de seguimiento (cociente de posibilidades [OR, *odds ratio*] de 1.8), lo que sugiere un efecto desestabilizador en la evolución de algunos pacientes con trastorno bipolar. *Véase* el nodo 8 para más información sobre los beneficios y los riesgos de los antidepresivos. Seguimos sin recomendar la COF en este caso, debido a los efectos secundarios metabólicos a largo plazo del componente de olanzapina.

Nodo 8: Considerar un antidepresivo en la D-BP sin ciclos rápidos o posiblemente valproato

Se llega al nodo 8 después de que el paciente haya probado hasta cinco medicamentos contra la D-BP (y combinaciones) sin antecedentes de ciclos rápidos (cuatro o más episodios de alteraciones del estado de ánimo al año) o episodios mixtos. Además, no debe haber antecedentes de hipomanía o manía tras recibir un antidepresivo. Para aquellos con ciclos rápidos o D-BP con características mixtas, pasar al nodo 9.

Uso de un antidepresivo

El grupo de trabajo de la Sociedad Internacional de Trastornos Bipolares (ISBP), formado por 68 expertos, revisó la bibliografía y elaboró un informe sobre el uso de antidepresivos para tratar el trastorno bipolar en el 2013.[2] Se hicieron doce recomendaciones con base en el consenso de al menos el 80% de los expertos.

De su informe surgieron tres recomendaciones pertinentes para este paso del algoritmo. Nuestros comentarios están en cursiva:

- Evitar los antidepresivos en todos los pacientes con estados mixtos actuales o anteriores. Suspender cualquier antidepresivo en uso durante un estado mixto (*no hay nuevos estudios que ofrezcan más evidencia sobre este tema*).
- En la depresión bipolar II, puede ser útil una monoterapia de antidepresivos, pero no si hay rasgos mixtos (definidos como dos o más síntomas hipomaniacos). Observar atentamente cualquier síntoma maniaco o mixto que se desarrolle (*no hay estudios desde el 2013*

que evalúen casos mixtos de trastorno bipolar II tratados con antidepresivos, por lo que esta recomendación parece seguir siendo pertinente).

- Evitar los antidepresivos en todos los pacientes con ciclos rápidos recientes o anteriores (*dos estudios recientes evaluaron a pacientes con depresión bipolar II con ciclos rápidos y no hallaron mayor cambio del estado de ánimo ni reducción de la eficacia en comparación con aquellos sin ciclos rápidos;*[140,150] *sin embargo, estos estudios no tenían controles con placebo, por lo que no se sabe si los antidepresivos fueron eficaces. Como se ha señalado, los cicladores rápidos tuvieron resultados mucho peores con la depresión en el estudio STEP-BD).*[136]

Por lo tanto, podría ser razonable considerar la adición de un antidepresivo a un estabilizador del estado de ánimo en el nodo 8, e incluso considerar la monoterapia antidepresiva para un paciente deprimido bipolar II, pero no para aquellos con rasgos mixtos previos o actuales. Para los casos de bipolaridad II con ciclos rápidos, puede considerarse una monoterapia con antidepresivos prudente, pero los clínicos deben permanecer alerta ante las recidivas de depresión. Al elegir un antidepresivo, la seguridad puede ser la consideración principal: el bupropión y los ISRS parecen tener menos riesgo de inducir ciclos rápidos que la venlafaxina en los pacientes bipolares I;[151] sin embargo, en los casos de pacientes bipolares II, la monoterapia con venlafaxina no supuso ningún problema en un estudio.[150] Es mejor evitar la fluoxetina debido a la larga vida media de su metabolito activo, la norfluoxetina, que podría prolongar un episodio maniaco incipiente.

Valproato

A pesar de tener pruebas muy limitadas de su eficacia en la D-BP aguda, como se comenta en el nodo 2, el valproato puede considerarse una opción en este caso. Su dosificación debe ajustarse al extremo superior de la concentración sérica habitual (70-90 µg/mL), según la opinión de algunos expertos.[131]

Nodo 9: Seguir evitando los antidepresivos en los pacientes de alto riesgo

Los pacientes que llegaron a este punto del algoritmo han probado con litio, quetiapina, lurasidona, lamotrigina y cariprazina, a menos que uno o más se consideraran inaceptables por intolerabilidad o riesgos de efectos secundarios. Además, presentan factores de riesgo relativos al uso de un antidepresivo, como rasgos mixtos, ciclos rápidos y antecedentes de hipomanía o manía o estado mixto tras recibir un antidepresivo. Las opciones incluyen probar el valproato (también ofrecido en el nodo 8) o combinaciones de los cinco medicamentos contra la D-BP recomendados todavía no probadas. Este puede ser también el momento de considerar la COF.

Nodo 10: Depresión bipolar muy resistente

Llegados a este punto, ya se han probado varios tratamientos respaldados por la evidencia y, no obstante, la respuesta del paciente sigue siendo insatisfactoria. El diagnóstico de D-BP debe revisarse de nuevo, como también debe hacerse después de cada prueba anterior que haya producido una respuesta insatisfactoria. En la tabla 2-1 se enumeran varias opciones más y se cita la evidencia pertinente. La TEC se analiza en primer lugar por su gran eficacia, y las demás sin ningún orden en particular. No pretende ser una lista exhaustiva.

Tabla 2-1 | Opciones a considerar contra la depresión bipolar resistente al tratamiento

Tratamiento	*Observaciones*
Reconsiderar la TEC	La TEC puede producir una tasa de respuesta del 50% en este punto y, por lo tanto, puede ser con mucho la mejor opción.[153,154] *Véase* el nodo 1
Otras intervenciones basadas en dispositivos	La estimulación magnética transcutánea, la estimulación del nervio vago y la estimulación cerebral profunda tienen posible valor, pero no se han estudiado adecuadamente en la D-BP. La estimulación transcraneal directa es una nueva opción prometedora que muestra eficacia.[155] La terapia auxiliar con luz brillante durante 1 h administrada al mediodía fue mucho más eficaz que la luz roja tenue contra la D-BP en un pequeño estudio reciente.[156] Los pacientes tomaban fármacos antimaniacos y se excluyeron los cicladores rápidos y aquellos con síndrome mixto
Estimulantes, modafinilo o armodafinilo	El metilfenidato tiene muchos informes de casos y puede ser ligeramente eficaz según datos no controlados. La lisdexanfetamina en un ECA reciente de 25 sujetos no tuvo eficacia en las puntuaciones totales de depresión, pero mejoraron el estado de ánimo depresivo y la fatiga y la somnolencia[157] El modafinilo se probó en un ECA controlado con placebo (n = 85) con un efecto general favorable sobre la depresión, aunque debido principalmente a la mejoría de los síntomas energéticos. No hubo cambios maniacos.[158] El armodafinilo ha sido objeto de tres grandes ECA controlados con placebo como complemento. Uno fue positivo (NNT = 9) y dos negativos. El fabricante decidió no solicitar la indicación a la FDA[159]
Pramipexol	El pramipexol, un agonista de la D_3, ha tenido dos pequeños ensayos controlados con placebo que resultaron favorables a corto plazo como auxiliar (n = 21, n = 22).[160,161] Se debe tener en cuenta que los cicladores rápidos fueron excluidos y que fue mal tolerado; sin embargo, puede tener beneficios persistentes[162,163]
Clozapina	No hay estudios controlados sobre la D-BP, pero los informes abiertos muestran un posible beneficio en algunos casos.[164,165] Un informe documentó 4 años de mejoría estable en un paciente con trastorno bipolar psicótico resistente tratado con clozapina[166] y otro sugirió que hay tasas reducidas de hospitalización por episodios de D-BP con la adición de la clozapina[167]
Adición de AG ω-3	En seis ECA, los AG ω-3 no fueron eficaces en la D-BP;[168] sin embargo, en otro (n = 75) se encontró mejoría en los pacientes con depresión leve a moderada.[169] Un metaanálisis de los AG ω-3 complementarios (n = 291) halló pruebas de eficacia en la D-BP aguda con un efecto de bajo a moderado (0.34).[170] Los AG ω-3 se pueden tolerar muy bien
Adición de aripiprazol	Este ASG, que está aprobado por la FDA como auxiliar contra la depresión no bipolar, ha tenido múltiples estudios abiertos y no controlados que han mostrado cierta eficacia en pacientes con depresión bipolar;[171-177] sin embargo, a diferencia de la quetiapina y la lurasidona, no ha logrado mostrar eficacia como monoterapia en dos grandes estudios controlados,[117] aunque los análisis *a posteriori* constataron cierta mejoría en los pacientes con depresión grave.[178] Se ha sugerido que las dosis medias (15-18 mg/día) podrían haber sido demasiado altas en estos estudios negativos.[117] En el informe positivo más reciente, se utilizaron dosis de hasta 5 mg[173]
Adición de privación del sueño combinada con fototerapia	Un grupo de Italia ha informado dos grandes ensayos prospectivos abiertos consecutivos de privación del sueño durante 24 h con fototerapia añadida al litio en pacientes hospitalizados con D-BP, de los cuales el 83% tenía antecedentes de resistencia a la medicación.[179] Se observaron beneficios significativos frente a la depresión y las tendencias suicidas. Los hallazgos fueron replicados por otros investigadores en un ensayo controlado abierto en el que se compararon con la medicación sola, y los resultados se mantuvieron durante 7 semanas.[180] Este abordaje de «cronoterapia» merece más investigación
Adición de triyodotironina (T_3)	En una revisión retrospectiva de historias clínicas de 125 pacientes deprimidos resistentes al tratamiento con trastorno bipolar II y 34 con trastorno bipolar sin especificar, se constató que habían fracasado los ensayos de una media de 14 tratamientos anteriores.[181] Con la adición de dosis «suprafisiológicas» de T_3 a una media de 90 µg diarios, el 33% remitió y el 84% mejoró. Puede haber sesgo del investigador además de otros problemas con los estudios de historias clínicas

AG ω-3: ácidos grasos omega 3; ASG: antipsicótico de segunda generación; D-BP: depresión bipolar; ECA: ensayo controlado aleatorizado; FDA: Food And Drug Administration; NNT: número necesario a tratar; T_3: triyodotironina; TEC: terapia electroconvulsiva.

EXCEPCIONES: COMORBILIDADES Y OTRAS CARACTERÍSTICAS EN LA D-BP Y CÓMO AFECTAN EL ALGORITMO

En la tabla 2-2 se enumeran las comorbilidades más frecuentes y otras circunstancias con sugerencias sobre cómo podría cambiar el algoritmo para estos pacientes con base en las consideraciones de la evidencia.

Tabla 2-2 | Comorbilidades y otras características de la depresión bipolar: cómo afectan el algoritmo

Comorbilidades	*Consideraciones sobre la evidencia*	*Recomendaciones*
Trastorno de estrés postraumático (TEPT)	La coexistencia de D-BP y TEPT se asocia a mayor riesgo de suicidio, ciclos rápidos, trastorno por consumo de sustancias y síntomas depresivos mayores[182,183] El TEPT tiene mayor prevalencia en la D-BP en comparación con la población general, con una tasa global de prevalencia a lo largo de la vida del 20%[3] El litio podría reducir la vulnerabilidad al TEPT[184]	Los síntomas comunes requieren diferenciación (irritabilidad, insomnio, disminución de la concentración) El insomnio y la ansiedad relacionados con el TEPT podrían tratarse con prazosina.[185] La quetiapina podría ser razonable (tener cuidado con el aumento de peso) La lamotrigina tiene cierta eficacia en el TEPT[186]
Trastorno por déficit de atención e hiperactividad (TDAH)	Los estimulantes añadidos para los síntomas del TDAH con un estabilizador del estado de ánimo eficaz en curso parecen seguros, pero su uso sin un estabilizador del estado de ánimo se asocia a riesgo de seis a siete veces mayor de inducir hipomanía o manía[187] La atomoxetina y el armodafinilo no han sido suficientemente estudiados en esta comorbilidad[188,189]	Los pacientes deben tomar un estabilizador del estado de ánimo antes de añadir cualquier estimulante para tratar los síntomas del TDAH o la fatiga diurna excesiva
Trastornos de ansiedad del DSM-5*	Hasta el 75% de los pacientes con trastorno bipolar presentan al menos un trastorno de ansiedad concomitante en algún momento. Estos se asocian a episodios más frecuentes del estado de ánimo y a peor resultado del tratamiento[5]	Los ansiolíticos como la buspirona, la gabapentina y las benzodiacepinas pueden ser útiles. El valproato a veces es útil en el trastorno de pánico resistente al tratamiento; sin embargo, la quetiapina no tuvo eficacia para la D-BP ni para el trastorno de ansiedad generalizada comórbido en un ECA[190]
Mujeres en edad fértil y embarazadas	El valproato es, por mucho, el fármaco más teratógeno utilizado contra el trastorno bipolar.[191] El valproato (a diferencia de la lamotrigina) también puede disminuir las puntuaciones de inteligencia en los niños pequeños expuestos a él en el útero[192] La carbamazepina se asocia a aumento de espina bífida, anomalías cardiacas y deficiencias de vitamina K al final del embarazo[191]	Evitar el valproato en cualquier mujer con posibilidad de quedar embarazada: si la paciente se embaraza, puede que ya sea demasiado tarde para eliminarlo antes de que se produzcan daños. Se ha recomendado una dosis alta de folato (4-5 mg diarios),[201] pero probablemente no tenga ningún efecto protector[133] La carbamazepina es casi igual de perjudicial y debe evitarse. Se prefiere el litio al valproato y la carbamazepina

Tabla 2-2 | Comorbilidades y otras características de la depresión bipolar: cómo afectan el algoritmo (*continuación*)

Comorbilidades	*Consideraciones sobre la evidencia*	*Recomendaciones*
	Los datos sobre la lamotrigina sugieren bajo riesgo de daño fetal como monoterapia, pero el paladar hendido es motivo de preocupación[192-197] El litio tiene menos riesgos de causar malformaciones que el valproato y la carbamazepina. Se produjeron malformaciones cardiacas en el 2.4% de los lactantes expuestos al litio (0.6% por obstrucción del flujo de salida ventricular) frente al 1.2% de los bebés no expuestos (0.2% por obstrucción del flujo de salida ventricular), un cociente de riesgos ajustado de 1.65. El riesgo aumenta con las dosis más altas, pero sigue siendo menor de lo que se pensaba[198] El tratamiento con TEC durante el embarazo provoca una reducción de la frecuencia cardiaca fetal, contracción uterina y parto prematuro en hasta 1/3 de los sujetos. Se descubrió que la TEC tenía una tasa de mortalidad fetal global del 7%[199] Aunque la seguridad de los antipsicóticos en el embarazo no se ha establecido con claridad (debido a las numerosas limitaciones de los estudios), parecen ser relativamente seguros[200] Los ASG que causan aumento de peso parecen incrementar el riesgo de complicaciones metabólicas gestacionales, como la diabetes y los bebés grandes para la edad gestacional. La olanzapina puede asociarse a bajo y alto peso al nacer y a un pequeño riesgo de malformaciones, como displasia de cadera, meningocele, anquiloblefaron y defectos del tubo neural[201] Las pacientes que dejaron la medicación durante el embarazo tuvieron una tasa de recaída del 80% en la depresión, del 16% en la manía y del 3.9% en los episodios mixtos en el posparto[202]	Para algunos pacientes, el litio debe ser la primera opción[203] Los ASG con eficacia en la D-BP son por lo general de primera elección, aunque los datos son muy limitados en el embarazo[204] Puede considerarse la lamotrigina El tratamiento con TEC durante el embarazo requiere más precaución de lo que se pensaba. Puede usarse en casos de depresión grave, catatonia, enfermedad resistente a la medicación, riesgo extremadamente alto de suicidio, agitación psicótica, deterioro físico grave debido a desnutrición, deshidratación u otras afecciones potencialmente mortales[199] Prescribir el menor número posible de fármacos, idealmente uno. Sin embargo, cuando se produce un embarazo durante el tratamiento, suele ser mejor continuar con el esquema anterior para evitar la exposición a todavía más fármacos, excepto si la paciente estaba tomando valproato o carbamazepina (probablemente se cambia) Ajustar las dosis a medida que avance el embarazo. El volumen sanguíneo se expande un 30% en el tercer trimestre. La vigilancia de la concentración plasmática es útil Los fármacos anticolinérgicos no deben recetarse a las mujeres embarazadas, salvo en caso de necesidad aguda y a corto plazo Los antipsicóticos de liberación prolongada no deben utilizarse de forma habitual durante el embarazo: los bebés pueden presentar síntomas extrapiramidales durante varios meses

(*continúa*)

Tabla 2-2 | Comorbilidades y otras características de la depresión bipolar: cómo afectan el algoritmo (*continuación*)

Comorbilidades	*Consideraciones sobre la evidencia*	*Recomendaciones*
Trastornos por consumo de sustancias (TCS)	La prevalencia de por vida informada de D-BP y cualquier TCS alcanza el 47%, en especial en el trastorno bipolar I (60%). Los TCS activos se asocian a peores resultados con los tratamientos farmacológicos, pero existen datos muy limitados en esta población de pacientes debido a los criterios de exclusión[204] En un estudio pequeño, el valproato mostró una reducción significativa del consumo de alcohol en los pacientes con D-BP[205] La citicolina añadida al tratamiento habitual de la dependencia comórbida de cocaína en pacientes maniacos mostró mejoría en el abuso de sustancias[206] La naltrexona y el acamprosato han mostrado tener capacidad moderada para reducir las conductas relacionadas con el consumo de alcohol[207,208]	La remisión de los TCS es una alta prioridad de tratamiento
Enfermedad cardiaca o uso de fármacos que prolongan el QTc	La quetiapina ha tenido cinco estudios que miden la prolongación del QTc, aunque el fabricante se ha negado a publicar los datos del QTc;[209] sin embargo, en el 2011 la FDA ordenó una nueva advertencia sobre el QTc en el prospecto de la quetiapina con requisitos sobre la vigilancia Según los ensayos clínicos realizados hasta el momento, la lurasidona ha probado producir alteración mínima del QTc[104]	Si el riesgo de QTc prolongado es una preocupación importante, la quetiapina sería relativamente indeseable Considerar la lurasidona Revisar la medicación del paciente en busca de otros fármacos que prolonguen el QTc y vigilar los factores de riesgo de taquicardia ventricular en entorchado (*torsade de pointes*), como la bradicardia y las anomalías electrolíticas
Otras comorbilidades médicas	Las comorbilidades médicas son frecuentes	Hepatitis y cirrosis hepática: evitar el valproato y la carbamazepina siempre que sea posible. Entre los ASG, la quetiapina y la olanzapina tienen mayor riesgo de elevaciones de transaminasas Deterioro de la filtración renal: evitar el litio. La lamotrigina también se elimina por vía renal Obesidad, hiperlipidemia, síndrome metabólico: considerar lamotrigina, carbamazepina o lurasidona

ASG: antipsicóticos de segunda generación; D-BP: depresión bipolar; ECA: ensayo controlado aleatorizado; i.m.: intramuscular; TEC: terapia electroconvulsiva.

COMPARACIÓN CON OTRAS DIRECTRICES Y ALGORITMOS DE D-BP

Un «metaconsenso» de otras directrices encontró desacuerdos significativos.[152] Aunque las recomendaciones aquí expuestas coinciden de forma general con las directrices publicadas más recientemente, existen algunas diferencias, en parte porque el algoritmo actual hace mucho hincapié en las consideraciones sobre los efectos secundarios a largo plazo. Por ejemplo, otras directrices proponen la COF como tratamiento de primera línea, pero en este algoritmo no se recomienda hasta después de la mayoría de las demás opciones probadas. En la tabla 2-3 se resumen las recomendaciones clave de otras directrices publicadas desde el 2013.

Tabla 2-3 | Otras directrices y algoritmos para el tratamiento de la depresión bipolar aguda

Directriz/algoritmo	*Año*	*Puntos clave*
Proyecto de algoritmos en psicofarmacología del programa de Harvard South Shore: Actualización sobre la depresión bipolar[7]	2010	Última versión del algoritmo presente. El litio, la quetiapina y la lamotrigina fueron las opciones de primera línea, con una ligera preferencia por el litio Podría considerarse añadir un antidepresivo después de las opciones anteriores en los pacientes de bajo riesgo
Actualización colaborativa de las directrices de CANMAT para el tratamiento de pacientes con trastorno bipolar de la Canadian Network for Mood and Anxiety Treatments (CANMAT) y la Sociedad Internacional de Trastornos Bipolares (ISBP): actualización del 2013[135]	2013	Bipolar I: litio de primera línea, luego lamotrigina, monoterapia con quetiapina, olanzapina más ISRS, o combinaciones con litio, valproato más antidepresivo Bipolar II: solo quetiapina de primera línea; segunda línea de litio, lamotrigina, antipsicótico atípico más antidepresivos y otros
National Institute for Health and Care Excellence: directrices clínicas[210]	2014	Los medicamentos de primera línea fueron quetiapina, olanzapina, COF, lamotrigina, valproato y litio
Guías de práctica clínica del Royal Australian and New Zealand College of Psychiatrists para los trastornos del estado de ánimo[211]	2015	La quetiapina, la lurasidona y la olanzapina fueron las opciones de monoterapia de primera línea, seguidas del litio, el valproato y la lamotrigina como opciones de monoterapia de segunda línea
Directrices basadas en la evidencia para el tratamiento del trastorno bipolar: 3.ª edición revisada de las recomendaciones de la British Association for Psychopharmacology[212]	2016	Los medicamentos de primera línea incluían quetiapina, lurasidona, olanzapina y COF La lamotrigina fue de segunda línea El escitalopram, la fluoxetina, el litio y la paroxetina fueron las recomendaciones de tercera línea
Directrices de tratamiento del International College of Neuro-Psychopharmacology (CINP) para el trastorno bipolar en adultos (CINP-BD-2017)[213]	2016	Se recomendaron la lurasidona y la quetiapina como primera línea El escitalopram, la fluoxetina, la olanzapina y la COF fueron las recomendaciones de segunda línea El litio era de cuarta línea dado el nivel de evidencia

COF: combinación de olanzapina y fluoxetina; ISRS: inhibidor selectivo de la recaptación de serotonina.

COMENTARIO FINAL

Pese al desarrollo de este y otros algoritmos y directrices, el tratamiento de la D-BP sigue siendo un desafío tanto para los profesionales de la salud como para los pacientes. Sigue habiendo un grado considerable de incertidumbre sobre cuáles de los tratamientos constituyen terapias de primera, segunda o tercera línea. Los profesionales tendrán que permanecer siempre alerta a las nuevas evidencias y a los cambios que se produzcan en la práctica para ofrecer un tratamiento seguro y eficaz a sus pacientes con D-BP.

AGRADECIMIENTO

Los autores agradecen al Dr. Ross J. Baldessarini por su minuciosa y atenta revisión de un borrador de este trabajo.

CONFLICTOS DE INTERESES

Este manuscrito es material original, no ha sido publicado previamente y no está siendo considerado para su publicación en otro lugar. Todos los autores han leído y aprobado la versión final presentada de este manuscrito. Ninguno de los autores tiene algún conflicto de intereses financiero que declarar.

DECLARACIÓN DE DISPONIBILIDAD DE DATOS

La difusión de datos no es aplicable a este artículo, ya que en este estudio no se crearon ni analizaron nuevos datos.

ORCID

https://orcid.org/0000-0002-9477-241X

REFERENCIAS

1. Judd LL, Schettler PJ, Solomon DA, et al. Psychosocial disability and work role function compared across the long-term course of bipolar I, bipolar II and unipolar major depressive disorders. *J Affect Disord.* 2008;108:49-58.
2. Pacchiarotti I, Bond DJ, Baldessarini RJ, et al. The International Society for Bipolar Disorders (ISBD) task force report on antidepressant use in bipolar disorders. *Am J Psychiatry.* 2013;170:1249-1262.
3. Hernandez JM, Cordova MJ, Ruzek J, et al. Presentation and prevalence of PTSD in a bipolar disorder population: a STEP-BD examination. *J Affect Disord.* 2013;150:450-455.
4. Pettinati HM, O'Brien CP, Dundon WD. Current status of co-occurring mood and substance use disorders: a new therapeutic target. *Am J Psychiatry.* 2013;170:23-30.
5. Provencher MD, Guimond AJ, Hawke LD. Comorbid anxiety in bipolar spectrum disorders: a neglected research and treatment issue? *J Affect Disord.* 2012;137:161-164.
6. Osser DN, Patterson RD. On the value of evidence-based psychopharmacology algorithms. *Bulletin of Clinical Psychopharmacology.* 2013;23:1-5.

7. Ansari A, Osser DN. The psychopharmacology algorithm project at the Harvard South Shore Program: an update on bipolar depression. *Harv Rev Psychiatry.* 2010;18:36-55.
8. Mohammad O, Osser DN. The psychopharmacology algorithm project at the Harvard South Shore Program: an algorithm for acute mania. *Harv Rev Psychiatry.* 2014;22:274-294.
9. Osser DN, Roudsari MJ, Manschreck T. The psychopharmacology algorithm project at the Harvard South Shore Program: an update on schizophrenia. *Harv Rev Psychiatry.* 2013;21:18-40.
10. Abejuela HR, Osser DN. The psychopharmacology algorithm project at the Harvard South Shore Program: an algorithm for generalized anxiety disorder. *Harv Rev Psychiatry.* 2016;24:243-256.
11. Giakoumatos CI, Osser D. The psychopharmacology algorithm project at the Harvard South Shore Program: an update on unipolar nonpsychotic depression. *Harv Rev Psychiatry.* 2019;27:33-52.
12. O'Donovan C, Garnham JS, Hajek T, Alda M. Antidepressant monotherapy in pre-bipolar depression; predictive value and inherent risk. *J Affect Disord.* 2008;107:293-298.
13. Bowden CL. Strategies to reduce misdiagnosis of bipolar depression. *Psychiatr Serv.* 2001;52:51-55.
14. Byrne EM, Raheja UK, Stephens SH, et al. Seasonality shows evidence for polygenic architecture and genetic correlation with schizophrenia and bipolar disorder. *J Clin Psychiatry.* 2015;76(02): 128-134.
15. Goodwin FK, Jamison KR. Manic-depressive illness, bipolar disorders and recurrent depression (2nd edn). New York: Oxford University Press; 2007.
16. Daly JJ, Prudic J, Devanand DP, et al. ECT in bipolar and unipolar depression: differences in speed of response. *Bipolar Disord.* 2001;3:95-104.
17. Medda P, Perugi G, Zanello S, Ciuffa M, Cassano GB. Response to ECT in bipolar I, bipolar II and unipolar depression. *J Affect Disord.* 2009;118:55 59.
18. Dierckx B, Heijnen WT, van den Broek WW, Birkenhager TK. Efficacy of electroconvulsive therapy in bipolar versus unipolar major depression: a meta-analysis. *Bipolar Disord.* 2012;14:146-150.
19. Schoeyen HK, Kessler U, Andreassen OA, et al. Treatment-resistant bipolar depression: a randomized controlled trial of electroconvulsive therapy versus algorithm-based pharmacological treatment. *Am J Psychiatry.* 2015;172:41-51.
20. Kho KH, Zwinderman AH, Blansjaar BA. Predictors for the efficacy of electroconvulsive therapy: chart review of a naturalistic study. *J Clin Psychiatry.* 2005;66:894-899.
21. Loo CK, Mahon M, Katalinic N, Lyndon B, Hadzi-Pavlovic D. Predictors of response to ultrabrief right unilateral electroconvulsive therapy. *J Affect Disord.* 2011;130:192-197.
22. Diazgranados N, Ibrahim L, Brutsche NE, et al. A randomized add- on trial of an N-methyl-D-aspartate antagonist in treatment-resistant bipolar depression. *Arch Gen Psychiatry.* 2010;67:793-802.
23. Zarate CA, Brutsche NE, Ibrahim L, et al. Replication of ketamine's antidepressant efficacy in bipolar depression: a randomized controlled add-on trial. *Biol Psychiatry.* 2012;71:939-946.
24. Ballard ED, Ionescu DF, Vande Voort JL, et al. Improvement in suicidal ideation after ketamine infusion: relationship to reductions in depression and anxiety. *J Psychiatr Res.* 2014;58:161-166.
25. aan het Rot M, Collins KA, Murrough JW, et al. Safety and efficacy of repeated-dose intravenous ketamine for treatment-resistant depression. *Biol Psychiatry.* 2010;67:139-145.
26. Sanacora G, Frye MA, McDonald W, et al. A consensus statement on the use of ketamine in the treatment of mood disorders. *JAMA Psychiatry.* 2017;74:399-405.
27. Zorumski CF, Conway CR. Use of ketamine in clinical practice: a time for optimism and caution. *JAMA Psychiatry.* 2017;74:405-406.
28. Lara DR, Bisol LW, Munari LR. Antide pressant, mood stabilizing and procognitive effects of very low dose sublingual ketamine in refractory unipolar and bipolar depression. *Int J Neuropsychopharmacol.* 2013;16:2111-2117.
29. Baldessarini RJ, Tondo L. Does lithium treatment still work? Evidence of stable responses over three decades. *Arch Gen Psychiatry.* 2000;57:187-190.
30. Frances AJ, Kahn DA, Carpenter D, Docherty JP, Donovan SL. The expert consensus guidelines for treating depression in bipolar disorder. *J Clin Psychiatry.* 1998;59(Suppl4):73-79.

31. Young AH, McElroy SL, Bauer M, et al. A double-blind, placebo-hcontrolled study of quetiapine and lithium monotherapy in adults in the acute phase of bipolar depression (EMBOLDEN I). *J Clin Psychiatry.* 2010;71:150-162.
32. Nemeroff CB, Evans DL, Gyulai L, et al. Double-blind, placebo-controlled comparison of imipramine and paroxetine in the treatment of bipolar depression. *Am J Psychiatry.* 2001;158:906-912.
33. Nolen WA, Weisler RH. The association of the effect of lithiumin the maintenance treatment of bipolar disorder with lithium plasma levels: a post hoc analysis of a double-blind study comparing switching to lithium or placebo in patients who responded to quetiapine (Trial 144). *Bipolar Disord.* 2013;15:100-109.
34. Baldessarini RJ, Tondo L, Faedda GL, Suppes TR, Floris G, Rudas N. Effects of the rate of discontinuing lithium maintenance treatment in bipolar disorders. *J Clin Psychiatry.* 1996;57:441-448.
35. Baldessarini RJ, Tondo L, Hennen J. Effects of lithium treatment and its discontinuation on suicidal behavior in bipolar manic-depressive disorders. *J Clin Psychiatry.* 1999;60(Suppl 2):77-84; discussion 111-6.
36. Cipriani A, Pretty H, Hawton K, Geddes JR. Lithium in the prevention of suicidal behavior and all-cause mortality in patients with mood disorders: a systematic review of randomized trials. *Am J Psychiatry.* 2005;162:1805-1819.
37. Smith KA, Cipriani A. Lithium and suicide in mood disorders: updated meta-review of the scientific literature. *Bipolar Disord.* 2017;19:575-586.
38. Novick DM, Swartz HA, Frank E. Suicide attempts in bipolar I and bipolar II disorder: a review and meta-analysis of the evidence. *Bipolar Disord.* 2010;12:1-9.
39. Tondo L, Pompili M, Forte A, Baldessarini RJ. Suicide attempts in bipolar disorders: comprehensive review of 101 reports. *Acta Psychiatr Scand.* 2016;133:174-186.
40. Young AH. Review: lithium reduces the risk of suicide compared with placebo in people with depression and bipolar disorder. *Evid Based Ment Health.* 2013;16:112.
41. Tondo L, Hennen J, Baldessarini RJ. Lower suicide risk with long-term lithium treatment in major affective illness: a meta-analysis. *Acta Psychiatr Scand.* 2001;104:163-172.
42. Bearden CE, Thompson PM, Dalwani M, et al. Greater cortical gray matter density in lithium-treated patients with bipolar disorder. *Biol Psychiatry.* 2007;62:7-16.
43. Nunes PV, Forlenza OV, Gattaz WF. Lithium and risk for Alzheimer's disease in elderly patients with bipolar disorder. *Br J Psychiatry.* 2007;190:359-360.
44. Fornai F, Longone P, Cafaro L, et al. Lithium delays progression of amyotrophic lateral sclerosis. *Proc Natl Acad Sci USA.* 2008;105:2052-2057.
45. Giakoumatos CI, Nanda P, Mathew IT, et al. Effects of lithium on cortical thickness and hippocampal subfield volumes in psychotic bipolar disorder. *J Psychiatr Res.* 2015;61:180-187.
46. Wingo AP, Harvey PD, Baldessarini RJ. Neurocognitive impairment in bipolar disorder patients: functional implications. *Bipolar Disord.*2009;11:113-125.
47. Gildengers AG, Butters MA, Aizenstein HJ, et al. Longer lithium exposure is associated with better white matter integrity in older adults with bipolar disorder. *Bipolar Disord.* 2015;17(3):248–256.
48. Moore GJ, Cortese BM, Glitz DA, et al. A longitudinal study of the effects of lithium treatment on prefrontal and subgenual prefrontal gray matter volume in treatment-responsive bipolar disorder patients. *J Clin Psychiatry.* 2009;70:699-705.
49. Lyoo IK, Dager SR, Kim JE, et al. Lithium-induced gray matter volume increase as a neural correlate of treatment response in bipolar disorder: a longitudinal brain imaging study. *Neuropsychopharmacology.* 2010;35:1743-1750.
50. Forlenza OV, De-Paula VJ, Diniz BS. Neuroprotective effects of lithium: implications for the treatment of Alzheimer's disease and related neurodegenerative disorders. *ACS Chem Neurosci.* 2014;5:443-450.
51. Lan C-C, Liu C-C, Lin C-H, et al. A reduced risk of stroke with lithium exposure in bipolar disorder: a population-based retrospective cohort study. *Bipolar Disord.* 2015;17:705-714.

52. Lepkifker E, Iancu I, Horesh N, Strous RD, Kotler M. Lithium therapy for unipolar and bipolar depression among the middle-aged and older adult patient subpopulation. *Depress Anxiety.* 2007;24(8):571-576.
53. Patel NC, Delbello MP, Bryan HS, et al. Open-label lithium for the treatment of adolescents with bipolar depression. *J Am Acad Child Adolesc Psychiatry.* 2006;45:289-297.
54. Severus E, Taylor MJ, Sauer C, et al. Lithium for prevention of mood episodes in bipolar disorders: systematic review and meta- analysis. *Int J Bipolar Disord.* 2014;2:15.
55. Baldessarini RJ, Leahy L, Arcona S, Gause D, Zhang W, Hennen J. Patterns of psychotropic drug prescription for U.S. patients with diagnoses of bipolar disorders. *Psychiatr Serv.* 2007;58:85-91.
56. Kessing LV, Hellmund G, Geddes JR, Goodwin GM, Andersen PK. Valproate v. lithium in the treatment of bipolar disorder in clinical practice: observational nationwide register-based cohort study. *Br J Psychiatry.* 2011;199:57-63.
57. Hayes JF, Marston L, Walters K, Geddes JR, King M, Osborn DP. Lithium vs. valproate vs. olanzapine vs. quetiapine as maintenance monotherapy for bipolar disorder: a population-based UK cohort study using electronic health records. *World Psychiatry.* 2016;15:53-58.
58. Berk M, Daglas R, Dandash O, et al. Quetiapine v. lithium in the maintenance phase following a first episode of mania: randomised controlled trial. *Br J Psychiatry.* 2017;210:413-421.
59. Lähteenvuo M, Tanskanen A, Taipale H, et al. Real-world effectiveness of pharmacologic treatments for the prevention of rehospitalization in a finnish nationwide cohort of patients with bipolar disorder. *JAMA Psychiatry.* 2018;75:347-355.
60. Kessing LV, Vradi E, Andersen PK. Starting lithium prophylaxis early v. late in bipolar disorder. *Br J Psychiatry.* 2014;205:214-220.
61. Kemp DE, Gao K, Fein EB, et al. Lamotrigine as add-on treatment to lithium and divalproex: lessons learned from a double-blind, placebo-controlled trial in rapid-cycling bipolar disorder. *Bipolar Disord.* 2012;14:780-789.
62. Tondo L, Hennen J, Baldessarini RJ. Rapid-cycling bipolar disorder: effects of long-term treatments. *Acta Psychiatr Scand.* 2003;108:4-14.
63. Cipriani A, Barbui C, Salanti G, et al. Comparative efficacy and acceptability of antimanic drugs in acute mania: a multiple-treatments meta-analysis. *Lancet.* 2011;378:1306-1315.
64. Jefferson JW, Greist AH, Ackerman DL. *Lithium encyclopaedia for clinical Practice.* Washington, DC: APA Press;1987.
65. Goldberg JF, Ernst CL. *Managing the side effects of psychotropic medications* (2nd edn) Washington, DC: American Psychiatric Publishing; 2019.
66. Hayes JF, Marston L, Walters K, Geddes JR, King M, Osborn DP. Adverse renal, endocrine, hepatic, and metabolic events during maintenance mood stabilizer treatment for bipolar disorder: a population-based cohort study. *PLoS Medicine.* 2016;13:e1002058.
67. Cavanagh J, Smyth R, Goodwin GM. Relapse into mania or depression following lithium discontinuation: a 7-year follow-up. *Acta Psychiatr Scand.* 2004;109:91-95.
68. Suppes T, Baldessarini RJ, Faedda GL, Tondo L, Tohen M. Discontinuation of maintenance treatment in bipolar disorder: risks and implications. *Harv Rev Psychiatry.*1993;1:131-144.
69. Goodwin GM. Recurrence of mania after lithium withdrawal. Implications for the use of lithium in the treatment of bipolar affective disorder. *Br J Psychiatry.* 1994;164:149-152.
70. Aiff H, Attman P-O, Aurell M, et al. Effects of 10 to 30 years of lithium treatment on kidney function. *J Psychopharmacol.* 2015;29(5):608-614.
71. Kessing LV, Gerds TA, Feldt-Rasmussen B, Andersen PK, Licht RW. Use of lithium and anticonvulsants and the rate of chronic kidney disease: a nationwide population-based study. *JAMA Psychiatry.* 2015;72:1182-1191.
72. Tondo L, Abramowicz M, Alda M, et al. Long-term lithium treatment in bipolar disorder: effects on glomerular filtration rate and other metabolic parameters. *Int J Bipolar Disord.* 2017;5:27.

73. Aiff H, Attman PO, Aurell M, Bendz H, Schon S, Svedlund J. End-stage renal disease associated with prophylactic lithium treatment. *Eur Neuropsychopharmacol.* 2014;24:540-544.
74. Surks MI, Sievert R. Drugs and thyroid function. *N Engl J Med.* 1995;333:1688-1694.
75. Kupka RW, Luckenbaugh DA, Post RM, Leverich GS, Nolen WA. Rapid and non-rapid cycling bipolar disorder: a meta-analysis of clinical studies. *J Clin Psychiatry.* 2003;64:1483-1494.
76. Calabrese JR, Keck PE, Macfadden W, et al. A randomized, double-blind, placebo-controlled trial of quetiapine in the treatment of bipolar I or II depression. *Am J Psychiatry.* 2005;162:1351-1360.
77. Thase ME, Macfadden W, Weisler RH, et al. Efficacy of quetiapine monotherapy in bipolar I and II depression: a double-blind, placebo-controlled study (the BOLDER II study). *J Clin Psychopharmacol.* 2006;26:600-609.
78. Endicott J, Rajagopalan K, Minkwitz M, Macfadden W. A randomized, double-blind, placebo-controlled study of quetiapine in the treatment of bipolar I and II depression: improvements in quality of life. *Int Clin Psychopharmacol.* 2007;22:29-37.
79. Hirschfeld RM, Weisler RH, Raines SR, Macfadden W. Quetiapine in the treatment of anxiety in patients with bipolar I or II depression: a secondary analysis from a randomized, double-blind, placebo-controlled study. *J Clin Psychiatry.* 2006;67:355-362.
80. McElroy SL, Weisler RH, Chang W, et al. A double-blind, placebo-controlled study of quetiapine and paroxetine as monotherapy in adults with bipolar depression (EMBOLDEN II). *J Clin Psychiatry.* 2010;71:163-174.
81. Vedantam S. A silenced drug study creates an uproar. Washington Post. 2009.
82. Wilson D. Drug maker's email released in Seroquel lawsuit. NY Times. 2009.
83. Ngai YF, Sabatini P, Nguyen D, et al. Quetiapine treatment in youth is associated with decreased insulin secretion. *J Clin Psychopharmacol.* 2014;34:359-364.
84. Weisler RH, Nolen WA, Neijber A, Hellqvist A, Paulsson B. Continuation of quetiapine versus switching to placebo or lithium for maintenance treatment of bipolar I disorder (Trial 144: a randomized controlled study). *J Clin Psychiatry.* 2011;72:1452-1464.
85. Goodwin FK, Whitham EA, Ghaemi SN. Maintenance treatment study designs in bipolar disorder: do they demonstrate that atypical neuroleptics (antipsychotics) are mood stabilizers? *CNS Drugs.* 2011;25:819-827.
86. Bowden CL, Calabrese JR, Ketter TA, Sachs GS, White RL, Thompson TR. Impact of lamotrigine and lithium on weight in obese and nonobese patients with bipolar I disorder. *Am J Psychiatry.* 2006;163:1199-1201.
87. Gualtieri CT, Johnson LG. Comparative neurocognitive effects of 5 psychotropic anticonvulsants and lithium. MedGenMed. 2006;8:46.
88. Calabrese JR, Sullivan JR, Bowden CL, et al. Rash in multicenter trials of lamotrigine in mood disorders: clinical relevance and management. *J Clin Psychiatry.* 2002;63:1012-1019.
89. Mockenhaupt M, Messenheimer J, Tennis P, Schlingmann J. Risk of Stevens-Johnson syndrome and toxic epidermal necrolysis in new users of antiepileptics. *Neurology.* 2005;64:1134-1138.
90. Calabrese JR, Bowden CL, Sachs GS, Ascher JA, Monaghan E, Rudd GD. A double-blind placebo-controlled study of lamotrigine monotherapy in outpatients with bipolar I depression. Lamictal 602 Study Group. *J Clin Psychiatry.* 1999;60:79-88.
91. Frye MA, Ketter TA, Kimbrell TA, et al. A placebo-controlled study of lamotrigine and gabapentin monotherapy in refractory mood disorders. *J Clin Psychopharmacol.*2000;20:607-614.
92. Kusumakar V, Yatham LN. An open study of lamotrigine in refractory bipolar depression. *Psychiatry Res.* 1997;72:145-148.
93. Calabrese JR, Bowden CL, McElroy SL, et al. Spectrum of activity of lamotrigine in treatment-refractory bipolar disorder. *Am J Psychiatry.* 1999;156:1019-1023.
94. Robillard M, Conn DK. Lamotrigine use in geriatric patients with bipolar depression. *Can J Psychiatry.* 2002;47:767-770.
95. Chang K, Saxena K, Howe M. An open-label study of lamotrigine adjunct or monotherapy for the treatment of adolescents with bipolar depression. *J Am Acad Child Adolesc Psychiatry.* 2006;45:298-304.

96. Savas HA, Selek S, Bulbul F, Kaya MC, Savas E. Successful treatment with lamotrigine in bipolar depression: a study from Turkey. *Aust N Z J Psychiatry.* 2006;40:498-500.
97. Calabrese JR, Huffman RF, White RL, et al. Lamotrigine in the acute treatment of bipolar depression: results of five double-blind, placebo-controlled clinical trials. *Bipolar Disord.* 2008;10:323-333.
98. Geddes JR, Burgess S, Hawton K, Jamison K, Goodwin GM. Long- term lithium therapy for bipolar disorder: systematic review and meta-analysis of randomized controlled trials. *Am J Psychiatry.* 2004;161:217-222.
99. Kesebir S, Akdeniz F, Demir A, Bilici M. A comparison before and after lamotrigine use in long term continuation treatment: effect of blood level. *Journal of Mood Disorders.* 2013;3:47-51.
100. Bowden CL, Calabrese JR, Sachs G, et al. A placebo-controlled 18-month trial of lamotrigine and lithium maintenance treatment in recently manic or hypomanic patients with bipolar I disorder. *Arch Gen Psychiatry.* 2003;60:392-400.
101. Calabrese JR, Bowden CL, Sachs G, et al. A placebo-controlled 18-month trial of lamotrigine and lithium maintenance treatment in recently depressed patients with bipolar I disorder. *J Clin Psychiatry.* 2003;64:1013-1024.
102. Loebel A, Cucchiaro J, Silva R, et al. Lurasidone monotherapy in the treatment of bipolar I depression: a randomized, double-blind, placebo-controlled study. *Am J Psychiatry.* 2014;171:160-168.
103. Belmaker RH. Lurasidone and bipolar disorder. *Am J Psychiatry.* 2014;171:131-133.
104. Leucht S, Cipriani A, Spineli L, et al. Comparative efficacy and tolerability of 15 antipsychotic drugs in schizophrenia: a multiple-treatments meta-analysis. *Lancet.* 2013;382:951-962.
105. Ketter TA, Miller S, Dell'Osso B, Calabrese JR, Frye MA, Citrome L. Balancing benefits and harms of treatments for acute bipolar depression. *J Affect Disord.* 2014;169(Suppl 1):S24-S33.
106. De Fruyt J, Deschepper E, Audenaert K, et al. Second generation antipsychotics in the treatment of bipolar depression: a systematic review and meta-analysis. *J Psychopharmacol.* 2012;26:603-617.
107. Loebel A, Cucchiaro J, Silva R, et al. Lurasidone as adjunctive therapy with lithium or valproate for the treatment of bipolar I depression: a randomized, double-blind, placebo-controlled study. *Am J Psychiatry.* 2014;171:169-177.
108. Sachs GS. Use of quality metrics as eligibility criteria to improve signal detection. *Biol Psychiatry.* 2014;75(9S):S31.
109. McIntyre RS, Cucchiaro J, Pikalov A, Kroger H, Loebel A. Lurasidone in the treatment of bipolar depression with mixed (sub-syndromal hypomanic) features: post hoc analysis of a randomized placebo-controlled trial. *J Clin Psychiatry.* 2015;76(04):398-405.
110. Doan LA, Williams SR, Takayesu A, Lu B. Case series reports on lurasidone-associated mania. *J Clin Psychopharmacol.* 2017;37:264-266.
111. Calabrese JR, Keck, Jr PE, Starace A, et al. Efficacy and safety of low- and high-dose cariprazine in acute and mixed mania associated with bipolar I disorder: a double-blind, placebo-controlled study. *J Clin Psychiatry.* 2015;76:284-292.
112. Sachs GS, Greenberg WM, Starace A, et al. Cariprazine in the treatment of acute mania in bipolar I disorder: a double-blind, placebo-controlled, phase III trial. *J Affect Disord.* 2015;174:296-302.
113. Durgam S, Starace A, Li D, et al. The efficacy and tolerability of cariprazine in acute mania associated with bipolar I disorder: a phase II trial. *Bipolar Disord.* 2015;17:63-75.
114. Citrome L. Cariprazine for bipolar depression: What is the number needed to treat, number needed to harm and likelihood to be helped or harmed? *Int J Clin Pract.* 2019;73:e13397.
115. Earley W, Burgess MV, Rekeda L, et al. Cariprazine treatment of bipolar depression: a randomized double-blind placebo-controlled phase 3 study. *Am J Psychiatry.* 2019;176:439-448.
116. Sachs GS, Ice KS, Chappell PB, et al. Efficacy and safety of adjunctive oral ziprasidone for acute treatment of depression in patients with bipolar I disorder: a randomized, double-blind, placebo-controlled trial. *J Clin Psychiatry.* 2011;72:1413-1422.
117. Thase ME, Jonas A, Khan A, et al. Aripiprazole monotherapy in nonpsychotic bipolar I depression: results of 2 randomized, placebo-controlled studies. *J Clin Psychopharmacol.* 2008;28:13-20.

118. Keck PE, Calabrese JR, McQuade RD, et al. A randomized, double-blind, placebo-controlled 26-week trial of aripiprazole in recently manic patients with bipolar I disorder. *J Clin Psychiatry.* 2006;67:626-637.
119. Tohen M, Vieta E, Calabrese J, et al. Efficacy of olanzapine and olanzapine-fluoxetine combination in the treatment of bipolar I depression. *Arch Gen Psychiatry.* 2003;60:1079-1088.
120. Brown EB, McElroy SL, Keck PE, et al. A 7-week, randomized, double-blind trial of olanzapine/fluoxetine combination versus lamotrigine in the treatment of bipolar I depression. *J Clin Psychiatry.* 2006;67:1025-1033.
121. Tohen M, McDonnell DP, Case M, et al. Randomised, double-blind, placebo-controlled study of olanzapine in patients with bipolar I depression. *Br J Psychiatry.* 2012;201:376-382.
122. Katagiri H, Tohen M, McDonnell DP, et al. Safety and efficacy of olanzapine in the long-term treatment of Japanese patients with bipolar I disorder, depression: an integrated analysis. *Psychiatry Clin Neurosci.* 2014;68:498-505.
123. Wang M, Tong JH, Huang DS, Zhu G, Liang GM, Du H. Efficacy of olanzapine monotherapy for treatment of bipolar I depression: a randomized, double-blind, placebo controlled study. *Psychopharmacology.* 2014;231:2811-2818.
124. Ostacher MJ, Tandon R, Suppes T. Florida best practice psycho-therapeutic medication guidelines for adults with bipolar disorder: a novel, practical, patient-centered guide for clinicians. *J Clin Psychiatry.* 2016;77:920-926.
125. Hahn MK, Wolever TMS, Arenovich T, et al. Acute effects of single-dose olanzapine on metabolic, endocrine, and inflammatory markers in healthy controls. *J Clin Psychopharmacol.* 2013;33:740-746.
126. McGirr A, Vohringer PA, Ghaemi SN, Lam RW, Yatham LN. Safety and efficacy of adjunctive second-generation antidepressant therapy with a mood stabiliser or an atypical antipsychotic in acute bipolar depression: a systematic review and meta-analysis of randomised placebo-controlled trials. *Lancet Psychiatry.* 2016;3:1138-1146.
127. Bond DJ, Lam RW, Yatham LN. Divalproex sodium versus placebo in the treatment of acute bipolar depression: a systematic review and meta-analysis. *J Affect Disord.*2010;124:228-234.
128. Wang PW, Nowakowska C, Chandler RA, et al. Divalproex extended-release in acute bipolar II depression. *J Affect Disord.* 2010;124:170-173.
129. Miura T, Noma H, Furukawa TA, et al. Comparative efficacy and tolerability of pharmacological treatments in the maintenance treatment of bipolar disorder: a systematic review and network meta-analysis. *Lancet Psychiatry.* 2014;1:351-359.
130. Geddes JR, Goodwin GM, Rendell J, et al. Lithium plus valproate combination therapy versus monotherapy for relapse prevention in bipolar I disorder (BALANCE): a randomised open-label trial. *Lancet.* 2010;375:385-395.
131. Ghaemi SN, Goodwin FK. Divalproex vs. lithium in the treatment of bipolar disorder: a naturalistic 1.7-year comparison. *J Affect Disord.* 2001;65:281-287.
132. Gyulai L, Bowden CL, McElroy SL, et al. Maintenance efficacy of divalproex in the prevention of bipolar depression. *Neuropsychopharmacology.* 2003;28:1374-1382.
133. Patel N, Viguera AC, Baldessarini RJ. Mood-stabilizing anticonvulsants, spina bifida, and folate supplementation: commentary. *J Clin Psychopharmacol.* 2018;38:7-10.
134. Reinares M, Rosa AR, Franco C, et al. A systematic review on the role of anticonvulsants in the treatment of acute bipolar depression. *Int J Neuropsychopharmacol.* 2013;16:485-496.
135. Yatham LN, Kennedy SH, Parikh SV, et al. Canadian Network for Mood and Anxiety Treatments (CANMAT) and International Society for Bipolar Disorders (ISBD) collaborative update of CANMAT guidelines for the management of patients with bipolar disorder: update 2013. *Bipolar Disord.* 2013;15:1-44.
136. El-Mallakh RS, Vöhringer PA, Ostacher MM, et al. Antidepressants worsen rapid-cycling course in bipolar depression: A STEP-BD randomized clinical trial. *J Affect Disord.* 2015;184:318-321.

137. El-Mallakh RS, Ghaemi SN, Sagduyu K, et al. Antidepressant-associated chronic irritable dysphoria (ACID) in STEP-BD patients. *J Affect Disord.* 2008;111:372-377.
138. Amsterdam JD, Brunswick DJ. Antidepressant monotherapy for bipolar type II major depression. *Bipolar Disord.* 2003;5:388-395.
139. Kupfer DJ, Chengappa KNR, Gelenberg AJ, et al. Citalopram as adjunctive therapy in bipolar depression. *J Clin Psychiatry.* 2001;62:985-990.
140. Altshuler LL, Sugar CA, McElroy SL, et al. Switch rates during acute treatment for bipolar II depression with lithium, sertraline, or the two combined: a randomized double-blind comparison. *Am J Psychiatry.* 2017;174(3):266-276.
141. Amsterdam JD, Shults J. Efficacy and safety of long-term fluoxetine versus lithium monotherapy of bipolar II disorder: a randomized, double-blind, placebo-substitution study. *Am J Psychiatry.* 2010;167:792-800.
142. Suppes T. Is there a role for antidepressants in the treatment of bipolar II depression? *Am J Psychiatry.* 2010;167:738-740.
143. Sachs GS, Nierenberg AA, Calabrese JR, et al. Effectiveness of adjunctive antidepressant treatment for bipolar depression. *N Engl J Med.* 2007;356:1711-1722.
144. American Psychiatric Association. Diagnostic and statistical manual of mental disorders (5th edn). Washington, DC: American Psychiatric Press; 2013.
145. Suppes T, Vieta E, Gustafsson U, Ekholm B. Maintenance treatment with quetiapine when combined with either lithium or divalproex in bipolar I disorder: analysis of two large randomized, placebo-controlled trials. *Depress Anxiety.* 2013;30:1089-1098.
146. Geddes JR, Gardiner A, Rendell J, et al. Comparative evaluation of quetiapine plus lamotrigine combination versus quetiapine monotherapy (and folic acid versus placebo) in bipolar depression (CEQUEL): a 2 x 2 factorial randomised trial. *Lancet Psychiatry.* 2016;3:31-39.
147. Vieta E, Suppes T, Eggens I, Persson I, Paulsson B, Brecher M. Efficacy and safety of quetiapine in combination with lithium or divalproex for maintenance of patients with bipolar I disorder (international trial 126). *J Affect Disord.* 2008;109:251-263.
148. Suppes T, Vieta E, Liu S, Brecher M, Paulsson B. Maintenance treatment for patients with bipolar I disorder: results from a north american study of quetiapine in combination with lithium or divalproex (trial 127). *Am J Psychiatry.* 2009;166:476-488.
149. van der Loos MLM, Mulder PGH, Hartong EGTM, et al. Efficacy and safety of lamotrigine as add-on treatment to lithium in bipolar depression: a multicenter, double-blind, placebo-controlled trial. *J Clin Psychiatry.* 2009;70:223-231.
150. Lorenzo-Luaces L, Amsterdam JD, Soeller I, DeRubeis RJ. Rapid versus non-rapid cycling bipolar II depression: response to venlafaxine and lithium and hypomanic risk. *Acta Psychiatr Scand.* 2016;133:459-469.
151. Leverich GS, Altshuler LL, Frye MA, et al. Risk of switch in mood polarity to hypomania or mania in patients with bipolar depression during acute and continuation trials of venlafaxine, sertraline, and bupropion as adjuncts to mood stabilizers. *Am J Psychiatry.* 2006;163:232-239.
152. Hammett S, Youssef NA. Systematic review of recent guidelines for pharmacological treatments of bipolar disorders in adults. *Ann Clin Psychiatry.* 2017;29:266-282.
153. Ciapparelli A, Dell'Osso L, Tundo A, et al. Electroconvulsive therapy in medication-nonresponsive patients with mixed mania and bipolar depression. *J Clin Psychiatry.* 2001;62:552-555.
154. Grunhaus L, Schreiber S, Dolberg OT, Hirshman S, Dannon PN. Response to ECT in major depression: are there differences between unipolar and bipolar depression? *Bipolar Disord.* 2002;4(Suppl 1):91-93.
155. Sampaio-Junior B, Tortella G, Borrione L, et al. Efficacy and safety of transcranial direct current stimulation as an add-on treatment for bipolar depression: a randomized clinical trial. *JAMA Psychiatry.* 2018;75:158-166.

156. Sit DK, McGowan J, Wiltrout C, et al. Adjunctive bright light therapy for bipolar depression: a randomized double-blind placebo- controlled trial. *Am J Psychiatry*. 2018;175:131-139.
157. McElroy SL, Martens BE, Mori N, et al. Adjunctive lisdexamfetamine in bipolar depression: a preliminary randomized, placebo- controlled trial. *Int Clin Psychopharmacol.* 2015;30:6-13.
158. Frye MA, Grunze H, Suppes T, et al. A placebo-controlled evaluation of adjunctive modafinil in the treatment of bipolar depression. *Am J Psychiatry.* 2007;164:1242-1249.
159. Ketter TA, Wang PW, Miller S. Bipolar therapeutics update 2014: a tale of 3 treatments. *J Clin Psychiatry*. 2015;76:69-70.
160. Goldberg JF, Burdick KE, Endick CJ. Preliminary randomized, double-blind, placebo-controlled trial of pramipexole added to mood stabilizers for treatment-resistant bipolar depression. *Am J Psychiatry.* 2004;161:564-566.
161. Zarate CA, Payne JL, Singh J, et al. Pramipexole for bipolar II depression: a placebo-controlled proof of concept study. *Biol Psychiatry*. 2004;56:54-60.
162. El-Mallakh RS, Penagaluri P, Kantamneni A, Gao Y, Roberts RJ. Long-term use of pramipexole in bipolar depression: a naturalistic retrospective chart review. *Psychiatr Q.* 2010;81:207-213.
163. Dell'Osso B, Ketter TA, Cremaschi L, Spagnolin G, Altamura AC. Assessing the roles of stimulants/stimulant-like drugs and dopamine-agonists in the treatment of bipolar depression. *Curr Psychiatry Rep.* 2013;15:378.
164. Suppes T, Webb A, Paul B, Carmody T, Kraemer H, Rush AJ. Clinical outcome in a randomized 1-year trial of clozapine versus treatment as usual for patients with treatment-resistant illness and a history of mania. *Am J Psychiatry.* 1999;156:1164-1169.
165. Fehr BS, Ozcan ME, Suppes T. Low doses of clozapine may stabilize treatment-resistant bipolar patients. *Eur Arch Psychiatry Clin Neurosci.* 2005;255:10-14.
166. Ciapparelli A, Dell'Osso L, di Poggio AB, et al. Clozapine in treatment-resistant patients with schizophrenia, schizoaffective disorder, or psychotic bipolar disorder: a naturalistic 48-month follow-up study. *J Clin Psychiatry.* 2003;64:451-458.
167. Chang JS, Ha KS, Young Lee K, Sik Kim Y, Min AY. The effects of long-term clozapine add-on therapy on the rehospitalization rate and the mood polarity patterns in bipolar disorders. *J Clin Psychiatry.* 2006;67:461-467.
168. Saunders EF, Ramsden CE, Sherazy MS, Gelenberg AJ, Davis JM, Rapoport SI. Omega-3 and Omega-6 polyunsaturated fatty acids in bipolar disorder: a review of biomarker and treatment studies. *J Clin Psychiatry.* 2016;77:e1301-e1308.
169. Frangou S, Lewis M, McCrone P. Efficacy of ethyl-eicosapentaenoic acid in bipolar depression: randomised double-blind placebo- controlled study. *Br J Psychiatry*. 2006;188:46-50.
170. Sarris J, Mischoulon D, Schweitzer I. Omega-3 for bipolar disorder: meta-analyses of use in mania and bipolar depression. *J Clin Psychiatry*. 2012;73:81-86.
171. Ketter TA, Wang PW, Chandler RA, Culver JL, Alarcon AM. Adjunctive aripiprazole in treatment-resistant bipolar depression. *Ann Clin Psychiatry*. 2006;18:169-172.
172. McElroy SL, Suppes T, Frye MA, et al. Open-label aripiprazole in the treatment of acute bipolar depression: a prospective pilot trial. *J Affect Disord.* 2007;101:275-281.
173. Kelly T, Lieberman DZ. The utility of low-dose aripiprazole for the treatment of bipolar II and bipolar NOS depression. *J Clin Psychopharmacol.* 2017;37:99-101.
174. Dunn RT, Stan VA, Chriki LS, Filkowski MM, Ghaemi SN. A prospective, open-label study of Aripiprazole mono- and adjunctive treatment in acute bipolar depression. *J Affect Disord.* 2008;110:70-74.
175. Mazza M, Squillacioti MR, Pecora RD, Janiri L, Bria P. Beneficial acute antidepressant effects of aripiprazole as an adjunctive treatment or monotherapy in bipolar patients unresponsive to mood stabilizers: results from a 16-week open-label trial. *Expert Opin Pharmacother.* 2008;9:3145-3149.
176. Kemp DE, Dago PL, Straus JL, Fleck J, Karaffa M, Gilmer WS. Aripiprazole augmentation for treatment-resistant bipolar depression: sustained remission after 36 months. *J Clin Psychopharmacol.* 2007;27:304-305.

177. Sokolski KN. Adjunctive aripiprazole in bipolar I depression. *Ann Pharmacother*. 2007;41:35-40.
178. Thase ME, Bowden CL, Nashat M, et al. Aripiprazole in bipolar depression: a pooled, post-hoc analysis by severity of core depressive symptoms. *Int J Psychiatry Clin Pract*. 2012;16:121-131.
179. Benedetti F, Riccaboni R, Locatelli C, Poletti S, Dallaspezia S, Colombo C. Rapid treatment response of suicidal symptoms to lithium, sleep deprivation, and light therapy (chronotherapeutics) in drug resistant bipolar depression. *J Clin Psychiatry*. 2014;75:133-140.
180. Wu JC, Kelsoe JR, Schachat C, et al. Rapid and sustained antidepressant response with sleep deprivation and chronotherapy in bipolar disorder. *Biol Psychiatry*. 2009;66:298-301.
181. Kelly T, Lieberman DZ. The use of triiodothyronine as an augmentation agent in treatment-resistant bipolar II and bipolar disorder NOS. *J Affect Disord*. 2009;116:222-226.
182. Goodman LA, Salyers MP, Mueser KT, et al. Recent victimization in women and men with severe mental illness: prevalence and correlates. *J Trauma Stress*. 2001;14:615-632.
183. Quarantini LC, Miranda-Scippa Â, Nery-Fernandes F, et al. The impact of comorbid posttraumatic stress disorder on bipolar disorder patients. *J Affect Disord*. 2010;123:71-76.
184. Wallace J. Treatment of trauma with lithium to forestall the development of posttraumatic stress disorder by pharmacological induction of a mild transient amnesia. *Med Hypotheses*. 2013;80:711-715.
185. Bajor LA, Ticlea AN, Osser DN. The psychopharmacology algorithm project at the Harvard South Shore Program: an update on post- traumatic stress disorder. *Harv Rev Psychiatry*. 2011;19: 240-258.
186. Hertzberg MA, Butterfield MI, Feldman ME, et al. A preliminary study of lamotrigine for the treatment of posttraumatic stress disorder. *Biol Psychiatry*. 1999;45:1226-1229.
187. Viktorin A, Rydén E, Thase ME, et al. The risk of treatment emergent mania with methylphenidate in bipolar disorder. *Am J Psychiatry*. 2017;174:341-348.
188. Peruzzolo TL, Tramontina S, Rohde LA, Zeni CP. Pharmacotherapy of bipolar disorder in children and adolescents: an update. *Rev Bras Psiquiatr*. 2013;35:393-405.
189. Niemegeers P, Maudens KE, Morrens M, et al. Pharmacokinetic evaluation of armodafinil for the treatment of bipolar depression. *Expert Opin Drug Metab Toxicol*. 2012;8:1189-1197.
190. Gao K, Wu R, Kemp DE, et al. Efficacy and safety of quetiapine-XR as monotherapy or adjunctive therapy to a mood stabilizer in acute bipolar depression with generalized anxiety disorder and other comorbidities: a randomized, placebo-controlled trial. *J Clin Psychiatry*. 2014;75:1062-1068.
191. Jentink J, Loane MA, Dolk H, et al. Valproic acid monotherapy in pregnancy and major congenital malformations. *N Engl J Med*. 2010;362:2185-2193.
192. Cummings C, Stewart M, Stevenson M, Morrow J, Nelson J. Neurodevelopment of children exposed in utero to lamotrigine, sodium valproate and carbamazepine. *Arch Dis Child*. 2011;96:643-647.
193. Cunnington M, Tennis P. International lamotrigine pregnancy registry scientific advisory C. Lamotrigine and the risk of malformations in pregnancy. *Neurology*. 2005;64:955-960.
194. Berwaerts K, Sienaert P, De Fruyt J. Teratogenic effects of lamotrigine in women with bipolar disorder. *Tijdschr Psychiatr*. 2009;51:741-750.
195. Clark CT, Klein AM, Perel JM, Helsel J, Wisner KL. Lamotrigine dosing for pregnant patients with bipolar disorder. *Am J Psychiatry*. 2013;170:1240-1247.
196. Dolk H, Wang H, Loane M, et al. Lamotrigine use in pregnancy and risk of orofacial cleft and other congenital anomalies. *Neurology*. 2016;86:1716-1725.
197. Vajda FJ, Dodd S, Horgan D. Lamotrigine in epilepsy, pregnancy and psychiatry–a drug for all seasons? *J Clin Neurosci*. 2013;20:13-16.
198. Patorno E, Huybrechts KF, Bateman BT, et al. Lithium use in pregnancy and the risk of cardiac malformations. *N Engl J Med*. 2017;376:2245-2254.
199. Leiknes KA, Cooke MJ, Jarosch-von Schweder L, Harboe I, Hoie B. Electroconvulsive therapy during pregnancy: a systematic review of case studies. *Arch Womens Ment Health*. 2015;18(1):1-39.
200. McCauley-Elsom K, Gurvich C, Elsom SJ, Kulkarni J. Antipsychotics in pregnancy. *J Psychiatr Ment Health Nurs*. 2010;17:97-104.

201. Taylor DPC, Kapur S. South London and Maudsley NHS Trust. *The Maudsley prescribing guidelines in psychiatry* (11th edn). Chichester, West Sussex: John Wiley & Sons; 2012.
202. Maina G, Rosso G, Aguglia A, Bogetto F. Recurrence rates of bipolar disorder during the postpartum period: a study on 276 medication-free Italian women. *Arch Womens Ment Health.* 2014;17(5):367-372.
203. Bergink V, Kushner SA. Lithium during pregnancy. *Am J Psychiatry.* 2014;171:712-715.
204. Trixler M, Gati A, Fekete S, Tenyi T. Use of antipsychotics in the management of schizophrenia during pregnancy. *Drugs.* 2005;65:1193-1206.
205. Salloum IM, Cornelius JR, Daley DC, Kirisci L, Himmelhoch JM, Thase ME. Efficacy of valproate maintenance in patients with bipolar disorder and alcoholism: a double-blind placebo-controlled study. *Arch Gen Psychiatry.* 2005;62:37-45.
206. Brown ES, Gorman AR, Hynan LS. A randomized, placebo-controlled trial of citicoline add-on therapy in outpatients with bipolar disorder and cocaine dependence. *J Clin Psychopharmacol.* 2007;27:498-502.
207. Tolliver BK, Desantis SM, Brown DG, Prisciandaro JJ, Brady KT. A randomized, double-blind, placebo-controlled clinical trial of acamprosate in alcohol-dependent individuals with bipolar disorder: a preliminary report. *Bipolar Disord.* 2012;14:54-63.
208. Brown ES, Carmody TJ, Schmitz JM, et al. A randomized, double-blind, placebo-controlled pilot study of naltrexone in outpatients with bipolar disorder and alcohol dependence. *Alcohol Clin Exp Res.* 2009;33:1863-1869.
209. Chung AK, Chua SE. Effects on prolongation of Bazett's corrected QT interval of seven second-generation antipsychotics in the treatment of schizophrenia: a meta-analysis. *J Psychopharmacol.* 2011;25:646-666.
210. NICE, National Institute for Health and Care Excellence: Clinical Guideline No. 38. Bipolar disorders: the management of bipolar disorder in adults, children and adolescents, in primary and secondary care. In: British Psychological Society. ISBN: 978-1-4731-0721-2; 2014. https://www.nice.org.uk/
211. Malhi GS, Bassett D, Boyce P, et al. Royal Australian and New Zealand college of psychiatrists clinical practice guidelines for mood disorders. *Aust N Z J Psychiatry.* 2015;49:1087-1206.
212. Goodwin GM, Haddad PM, Ferrier IN, et al. Evidence-based guidelines for treating bipolar disorder: revised third edition recommendations from the British Association for Psychopharmacology. *J Psychopharmacol.* 2016;30(6):495–553.
213. Fountoulakis KN, Yatham L, Grunze H, et al. The International College of Neuro-Psychopharmacology (CINP) treatment guidelines for Bipolar disorder in adults (CINP-BD-2017), part 2: Review, grading of the evidence and a precise algorithm. *Int J Neuropsychopharmacol.* 2017;20:121-179.

Cómo citar este artículo: Wang D, Osser DN. The Psychopharmacology Algorithm Project at the Harvard South Shore Program: An update on bipolar depression. *Bipolar Disord.* 2019;00:1–18. https://doi.org/10.1111/bdi.12860.

ACTUALIZACIÓN

ALGORITMO DE LA DEPRESIÓN BIPOLAR

David N. Osser, MD

En los 4 años transcurridos desde la publicación de la última versión de este algoritmo, las recomendaciones y el diagrama de flujo siguen siendo básicamente los mismos, pero se han producido algunos cambios. El diagrama de flujo de la versión actual del algoritmo se encuentra en la página siguiente.

Nodo 2: Paciente con depresión bipolar que actualmente no toma un estabilizador del estado de ánimo

En esta larga sección del documento de algoritmos, se discuten los méritos de varias opciones para el tratamiento de una depresión bipolar aguda si el paciente no está tomando un estabilizador del estado de ánimo en la actualidad. En la versión anterior se ofrecían cinco opciones: litio, quetiapina, lamotrigina, lurasidona y cariprazina. Sin embargo, los datos sobre la eficacia aguda del litio y la lamotrigina no eran muy sólidos, y dos metaanálisis recientes han hecho hincapié en ese punto y han llevado a concluir que la monoterapia con cualquiera de estas opciones no cuenta con el sustento adecuado para incluirlas en la lista de recomendaciones de primera línea.[1,2] La lamotrigina obtuvo resultados algo mejores que el litio como monoterapia, pero como se señaló en la publicación, solo supera al placebo (en el metaanálisis) en el caso de los pacientes con D-BP más grave.[3] No es del todo descabellado considerar la lamotrigina como monoterapia inicial contra la D-BP, pero teniendo en cuenta el estudio de van der Loos y cols. que se menciona en la publicación, donde se constató que la combinación de litio y lamotrigina era mejor que cualquiera de los dos por separado,[4] parecía mejor sugerir que esta combinación fuera una de las opciones de primera línea. La inclusión del litio en el esquema contra la D-BP puede verse ligeramente favorecida en aquellos con ciclos rápidos.[5] Una quinta opción que añadimos fue la lumateperona, que recibió la aprobación de la FDA como tratamiento contra la D-BP I y II aguda en el 2022 y también fue aprobada como complemento del litio o el valproato para la depresión bipolar en el 2023.[2,6] Algunos han dudado que mereciera la aprobación en la D-BP II,[7] pero tiene la ventaja de no mostrar diferencias con respecto al placebo en los efectos secundarios extrapiramidales, incluida la acatisia, y de no presentar elevación significativa de la prolactina (¡a pesar de ser un derivado del haloperidol!). Los efectos secundarios pueden incluir sedación, sequedad de boca, mareos y náusea.

Por lo tanto, el nuevo conjunto de cinco opciones preferidas para la D-BP aguda incluye quetiapina, lurasidona, cariprazina, lumateperona, y litio y lamotrigina en combinación. La elección se basaría en las diversas consideraciones expuestas en la publicación, incluidas las vulnerabilidades del paciente a los efectos secundarios, si va a ser necesario tratar las manías con

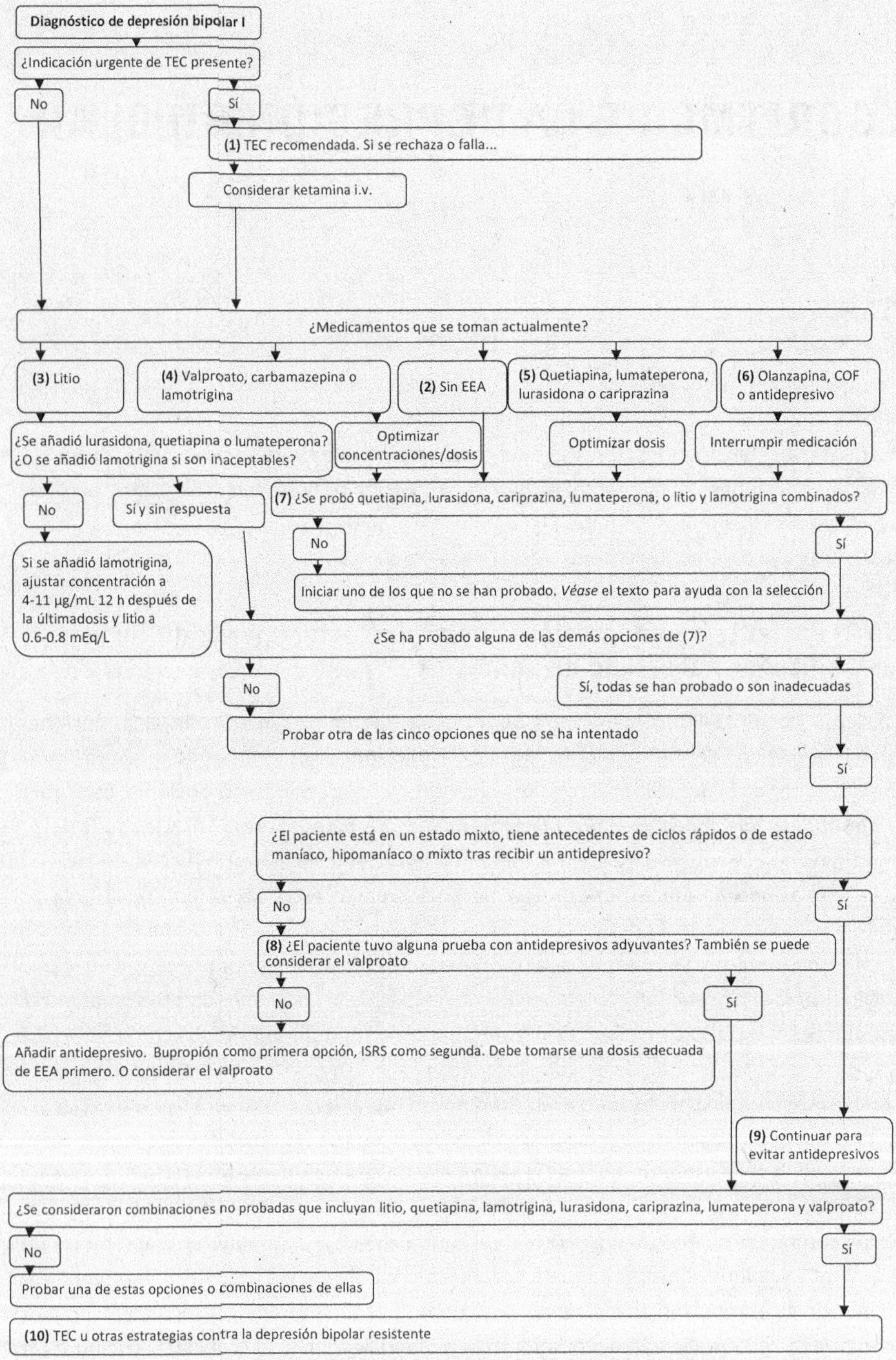

Figura 2-1. Diagrama de flujo del algoritmo del 2024 para la depresión bipolar. COF: combinación de olanzapina y fluoxetina; EEA: estabilizador del estado de ánimo; ISRS: inhibidores selectivos de la recaptación de serotonina; i.v.: intravenoso; TEC; terapia electroconvulsiva.

algún método (si es bipolar I, o bipolar II con hipomanías lo suficientemente graves como para que necesiten tratamiento), y la disponibilidad en la farmacopea, que será una consideración en muchos entornos de tratamiento.

Se sigue defendiendo el uso de las concentraciones plasmáticas al prescribir la lamotrigina para añadir algo de medicina de precisión a la dosificación. En la publicación, se señala que en un pequeño estudio observacional se sugirió que los mejores resultados se obtenían con alrededor de 4 μg/mL. Sin embargo, se encontró otro pequeño estudio retrospectivo que proponía una ventana terapéutica de 5 a 11 μg/mL.[8] Teniendo en cuenta los dos estudios, se sugiere que los clínicos intenten dosificar la lamotrigina para que la concentración esté entre 4 y 11 μg/mL, extraído 12 h después de la última dosis.

Nodo 3: ¿El paciente está tomando litio en la actualidad?

Aquí se ha cambiado un poco el algoritmo. Antes, se recomendaba optimizar la concentración de litio superando la marca de 0.8 mEq/L; sin embargo, tras haber decidido que la monoterapia con litio a cualquier concentración plasmática no tiene un sustento significativo en la evidencia, ahora se recomienda añadir un potenciador. Hay al menos cuatro opciones que tienen evidencia favorable: lurasidona, quetiapina, lumateperona y (como ya se ha comentado) lamotrigina. La lurasidona y la lumateperona cuentan con la aprobación de la FDA para su uso como complemento del litio contra la D-BP aguda, y la quetiapina tiene dos estudios citados en el documento que muestran su eficacia cuando se añade al litio para el tratamiento de mantenimiento. La lamotrigina tiene el estudio favorable en la D-BP aguda.[4] No obstante, en este estudio se necesitaron unas 4 semanas para que el tratamiento combinado añadiera eficacia frente al placebo, mientras que con los dos antipsicóticos, la separación respecto al placebo se observó en unas 2 semanas. Así que, si la velocidad es la variable clave a tener en cuenta, uno podría preferir añadir uno de los antipsicóticos. El nuevo diagrama de flujo muestra que se recomienda optimizar la lamotrigina hasta una concentración plasmática de 4 a 11 μg/mL cuando se utiliza como complemento, igual que en el nodo 2.

Sí se recomienda optimizar la concentración de litio a entre 0.6 y 0.8 mEq/L durante el proceso de adición de la segunda medicación, como se hizo en los estudios complementarios y se recomienda de forma general cuando se utiliza el litio en el trastorno bipolar.[9]

Nodo 5: ¿El paciente está tomando monoterapia de quetiapina, lurasidona, cariprazina o lumateperona?

En el algoritmo anterior no se tenía a la lumateperona en este nodo. Desde entonces, ha sido aprobada como tratamiento contra la D-BP aguda y por eso se ha añadido.

Nodo 9: Seguir evitando los antidepresivos en los pacientes de alto riesgo

Se volvió a añadir la lumateperona como una de las opciones en este nodo. Este también puede ser un momento en el que se podría reconsiderar la COF.

Tabla 2-1. Opciones a considerar contra la depresión bipolar resistente al tratamiento

La primera opción mencionada es reconsiderar la TEC, que podría ser con mucho la mejor opción. En un nuevo estudio observacional de 210 pacientes, la TEC añadida al litio en curso contra la D-BP se asoció con menos frecuencia a deterioro cognitivo y delírium en comparación con los casos en los que se utilizó la combinación en la depresión unipolar.[10] Un total del 9.1% de los pacientes unipolares presentaron deterioro cognitivo leve frente a ninguno de los 100 pacientes con D-BP.

La segunda opción mencionada en el documento eran otros tratamientos de neuromodulación como la estimulación magnética transcraneal y sus variantes. Se habían realizado pocos estudios en la D-BP sobre estos tratamientos basados en dispositivos. Desde entonces, todavía se han hecho pocos estudios; sin embargo, en un reciente «estudio piloto» de 6 semanas de estimulación magnética transcraneal de alta frecuencia en el lado izquierdo en una serie de casos de 31 pacientes (sin grupo de control) se informó un 87% de respuesta, un 74% de remisiones y ningún acontecimiento adverso significativo, incluidos suicidios o manías inducidas. Todos los pacientes tomaban medicamentos estabilizadores del estado de ánimo. Estos resultados, aunque alentadores, deben considerarse muy preliminares.[11]

Hay información engañosa en la breve discusión de los estudios sobre el pramipexol, el cuarto punto de la tabla. Se afirma que el pramipexol «fue mal tolerado» en estos dos pequeños estudios. En el primer estudio, realizado principalmente en pacientes con D-BP I, el 58% informó náusea frente al 20% con placebo. A pesar de ello, esto no afectó las tasas de abandono en este estudio de 6 semanas. En el segundo estudio, realizado exclusivamente en casos con D-BP II, el 60% de quienes tomaron pramipexol declararon náusea frente al 64% que tomaron placebo. Una vez más, no afectó la tasa de abandono: el 90% de ambos grupos completó el estudio de 6 semanas. Un paciente con pramipexol desarrolló manía psicótica en el primer estudio frente a ninguno con placebo, y en los bipolares II, uno se volvió hipomaniaco con la medicación activa y dos con el placebo. Los autores señalaron que se necesitan estudios con tratamientos a más largo plazo con el pramipexol para ver si hay más cambios a lo largo del tiempo, incluido el cambio a psicosis en las personas vulnerables. Se informó una experiencia positiva en una serie de casos no controlados.[12] No obstante, fue decepcionante que en un ECA el pramipexol no lograra mejorar la cognición en los pacientes con trastorno bipolar a pesar de las especulaciones previas de que podría hacerlo.[13]

El último punto presentado en esta tabla es «añadir T_3». Un estudio retrospectivo de revisión de historias clínicas de Canadá presentó datos positivos. Desde esa publicación, una revisión de la bibliografía sobre añadir la T_3 en la depresión bipolar localizó varios estudios más, incluidas tres investigaciones prospectivas abiertas.[14] Los porcentajes de casos que mejoraron fueron del 56%, el 75% y el 79%. Todos los estudios se consideraron «defectuosos pero prometedores» y se sugirió que los pacientes diagnosticados de D-BP con ciclos rápidos podrían beneficiarse. Por último, hubo una pequeña comparación con doble ciego entre un tratamiento de T_3 adyuvante frente a levotiroxina (T_4) o placebo.[15] Treinta y dos pacientes con D-BP con ciclos rápidos resistente al tratamiento que habían fracasado en un ensayo con litio fueron asignados aleatoriamente para que se les añadiera uno de estos tres tratamientos al litio. Se les hizo seguimiento durante al menos 4 meses. El estudio estaba potenciado para 60 pacientes, pero dada la dificultad para reclutar a estos casos resistentes solo pudieron estudiar a 32, por lo que hubo que limitar los análisis estadísticos. Los resultados fueron que el grupo de T_4 obtuvo mejores resultados que el grupo de T_3 y que el placebo. Solo hubo mejorías a nivel de tendencia para el grupo de T_3 frente al placebo, pero podría haber llegado a ser significativa si el N hubiera sido mayor. Los pacientes con T_4 tuvieron un aumento del 33% del tiempo en eutimia en comparación con el tratamiento previo, mientras que el tiempo en eutimia del grupo placebo disminuyó un 6.5% ($p = 0.033$).

En conclusión sobre las hormonas tiroideas, el sustento de la evidencia para poner a prueba la T_3 frente a la T_4 en casos resistentes al tratamiento no es concluyente. Se necesitan más investigaciones antes de que la complementación con hormonas tiroideas (T_3 o T_4) deba situarse en un momento más temprano del algoritmo de la depresión bipolar.[16]

Por último, cabe preguntarse si la psilocibina debería añadirse a la tabla de opciones dada la publicación de una serie de casos abiertos de 15 pacientes con D-BP II resistente al tratamiento (con dos ensayos fallidos) a los que se administró esta sustancia psicodélica[17] (descrita incorrectamente en el título del artículo como «ensayo controlado no aleatorizado»). Doce remitieron y mantuvieron la remisión durante 3 meses. Queda el gran reto de encontrar controles adecuados para utilizar en los estudios de estos productos.

Tabla 2-2. Comorbilidades y otras características en la depresión bipolar: cómo afectan el algoritmo

Se han producido varios cambios significativos en las recomendaciones de esta tabla, y otras recomendaciones se confirman debido a nuevas evidencias.

La primera comorbilidad analizada es el TEPT. Se ha ampliado la recomendación de considerar la prazosina contra el insomnio y la ansiedad derivadas de esta comorbilidad. En la actualidad se han realizado nueve ensayos controlados con placebo sobre la prazosina para estudiar los síntomas nocturnos y diurnos del TEPT, seis de los cuales fueron positivos, algunos con magnitudes del efecto bastante grandes, pero con una impresionante diferencia de promedios estandarizados globales para el insomnio de −0.88 en un metaanálisis en red.[18,19]

La segunda comorbilidad de la tabla es el TDAH, y ahí se ha producido un cambio importante. En un estudio observacional de Suecia, en el que participaron 2307 adultos, se había sugerido que los pacientes debían tomar un estabilizador del estado de ánimo antes de añadir un estimulante (metilfenidato en el estudio) contra el TDAH en casos de trastorno bipolar, o podría existir un riesgo siete veces mayor de inducir manía o hipomanía.[20] No obstante, apareció un nuevo estudio, de Dinamarca, también con metilfenidato (porque los productos de anfetamina no son de prescripción en estos países) en un intento por replicar este estudio y corregir los errores propuestos en la metodología. En este estudio observacional se incluyó a un total de 1043 adultos y no encontraron ningún aumento de la manía en los pacientes con trastorno bipolar que no estuvieran tomando un estabilizador del estado de ánimo tratados con metilfenidato.[21] Este estudio parecía más persuasivo. Fue motivado por la creencia de los autores de que el metilfenidato en realidad podría ser un tratamiento para la manía, aunque esto no se ha comprobado. En cualquier caso, los daños extremos relacionados con su uso sugeridos por el estudio sueco no se confirmaron, y se ha cambiado la recomendación y se considera razonable prescribir el metilfenidato contra el TDAH concomitante. A pesar de ello, no se han realizado estudios sobre los productos de anfetaminas y es posible que no sean tan seguros.

La siguiente comorbilidad de la que se habló fueron los trastornos de ansiedad. En las recomendaciones, se sugirió que la quetiapina no tenía eficacia en un estudio sobre el trastorno de ansiedad generalizada concomitante con D-BP. No obstante, desde entonces un metaanálisis de la mejoría de la ansiedad en estudios de D-BP con el uso de quetiapina (que incluía el estudio negativo) constató que, de forma general, la quetiapina es beneficiosa para los síntomas de ansiedad.[22]

Por lo tanto, ahora se considera que la quetiapina es una buena opción para tratar la D-BP con ansiedad comórbida significativa.

En la discusión sobre las consideraciones para las mujeres en edad fértil, se menciona un amplio estudio patrocinado por el National Institute of Mental Health de los Estados Unidos sobre el riesgo de malformaciones cardiacas, incluida la anomalía de Ebstein. Los investigadores constataron que el cociente de riesgos ajustado para cualquier anomalía cardiaca era de 1.65 en comparación con los bebés no expuestos.[23] Para la anomalía de Ebstein, el cociente de riesgos era de 2.66, y en números absolutos era del 0.6% para los bebés expuestos al litio frente al 0.18% de los no expuestos. El impacto estaba relacionado con la dosis, con proporciones más altas si la dosis era superior a 900 mg diarios. Estos resultados se incluyeron en un metaanálisis más reciente de 13 estudios de alta calidad publicado en enero del 2020.[24] Este análisis halló que el OR para cualquier anomalía cardiaca era ligeramente superior: 1.86. El riesgo se limitó a los fetos expuestos en el primer trimestre. El riesgo absoluto fue del 1.2% para cualquier anomalía cardiaca. Se debe tener en cuenta que se trata de comparaciones entre mujeres con trastorno bipolar que recibieron o no litio, no entre mujeres con trastorno bipolar que toman litio y la población general de mujeres embarazadas. Los fetos de aquellas con trastorno no bipolar presentaron menos anomalías cardiacas. Por lo general, los estudios no dejaban claro si excluían a las mujeres que tomaban otros medicamentos teratógenos o si abusaban de alguna sustancia como el alcohol. Los autores concluyeron que los riesgos de la exposición al litio durante el embarazo son bajos, aunque son mayores en el primer trimestre y las dosis deben mantenerse en la parte más baja del intervalo terapéutico especialmente durante ese periodo. Los riesgos y daños asociados a la recaída de episodios del estado de ánimo por la interrupción del litio o la reducción de la concentración por debajo del intervalo terapéutico parecen, para la mayoría de las mujeres, superar con creces los daños de las anomalías fetales u otras complicaciones del embarazo asociadas a la continuación del litio.

También se menciona en esta discusión que la lamotrigina se ha asociado al paladar hendido; sin embargo, un metaanálisis concluyó que no existía un riesgo significativo al respecto y parece ser uno de los medicamentos más seguros para utilizar durante el embarazo.[25]

Otro punto fue que la TEC se ha asociado a una tasa de mortalidad fetal del 7%. A pesar de ello, en revisiones más recientes lo han puesto en duda, especialmente cuando se emplean los métodos más modernos de TEC.[26]

También hay una breve discusión sobre los trastornos por consumo de sustancias como comorbilidad en la D-BP, y la recomendación es que la remisión de estos trastornos debe ser una alta prioridad del tratamiento. No se menciona la marihuana como una de las sustancias que podrían ser motivo de preocupación. Las pruebas disponibles apuntan claramente a la asociación entre el consumo y el empeoramiento de la evolución del trastorno bipolar a lo largo del tiempo. En un estudio de 4915 sujetos, se observó (tras controlar muchas posibles covariables) un fuerte incremento del riesgo de síntomas maniacos asociado al consumo de marihuana durante un periodo de seguimiento de 3 años.[27] También se observó una edad más temprana de inicio del trastorno bipolar, mayor gravedad general de la enfermedad, más ciclos rápidos, peor funcionamiento vital y menor cumplimiento de los tratamientos prescritos. En otro estudio, se comparó la evolución de los pacientes con trastorno bipolar que dejaron de consumir marihuana tras un episodio de enfermedad con un grupo que nunca la había consumido y un grupo que la siguió consumiendo.[28] La muestra total fue de 1922 pacientes. En un periodo de 2 años, aquellos con uso continuo tenían tasas de recuperación significativamente más bajas, mayor deterioro laboral y tasas más bajas de convivencia en pareja. Los datos se basaron en los informes de los pacientes, por lo que, dada la probable infranotificación, probablemente se subestimó la potencia de la asociación entre el consumo de marihuana y el empeoramiento de la vida. Una revisión sistemática de los efectos de la marihuana en los trastornos del estado de ánimo y de ansiedad confirmó la asociación negativa entre el consumo y los resultados a largo plazo.[29] Por lo tanto, parece que las personas con trastorno bipolar deberían mantenerse alejadas de la marihuana en todas sus formas. Dejar la marihuana debería estar en la lista prioritaria de intervenciones a seguir si los pacientes no están bien. Se trata de una propuesta difícil en el entorno político actual de legalización de la marihuana en los Estados Unidos. Muchos periódicos y políticos la están impulsando. Los médicos no deben ceder y aceptar la insistencia de los pacientes de usar este producto, sino seguir esforzándose por educar y considerar que se trata de un problema grave que puede interferir con los tratamientos de los trastornos bipolares, por lo demás adecuados y eficaces, que puedan ofrecerse.

REFERENCIAS

1. Bahji A, Ermacora D, Stephenson C, Hawken ER, Vazquez G. Comparative efficacy and tolerability of pharmacological treatments for the treatment of acute bipolar depression: a systematic review and network meta-analysis. *J Affect Disord*. 2020;269:154-184.
2. Yildiz A, Siafis S, Mavridis D, Vieta E, Leucht S. Comparative efficacy and tolerability of pharmacological interventions for acute bipolar depression in adults: a systematic review and network meta-analysis. *Lancet Psychiatry*. 2023;10:693-705.
3. Geddes JR, Calabrese JR, Goodwin GM. Lamotrigine for treatment of bipolar depression: independent meta-analysis and meta-regression of individual patient data from five randomised trials. *Br J Psychiatry*. 2009;194:4-9.
4. van der Loos ML, Mulder PG, Hartong EG, et al. Efficacy and safety of lamotrigine as add-on treatment to lithium in bipolar depression: a multicenter, double-blind, placebo-controlled trial. *J Clin Psychiatry*. 2009;70:223-231.
5. Miola A, Frye MA, Tondo L, Baldessarini RJ. Current status and treatment of rapid cycling bipolar disorder. *J Clin Psychopharmacol*. 2024;44:86-88.
6. Suppes T, Durgam S, Kozauer SG, et al. Adjunctive lumateperone (ITI-007) in the treatment of bipolar depression: results from a randomized placebo-controlled clinical trial. *Bipolar Disord*. 2023;25:478-488.
7. Ostacher MJ. Slowly working toward more treatments for depression in bipolar II disorder. *Am J Psychiatry*. 2021;178:1075-1076.
8. Katayama Y, Terao T, Kamei K, et al. Therapeutic window of lamotrigine for mood disorders: a naturalistic retrospective study. *Pharmacopsychiatry*. 2014;47:111-114.
9. Nolen WA, Licht RW, Young AH, et al. What is the optimal serum level for lithium in the maintenance treatment of bipolar disorder? A systematic review and recommendations from the ISBD/IGSLI Task Force on treatment with lithium. *Bipolar Disord*. 2019;21:394-409.
10. Youssef NA, Madangarli N, Bachu A, Patel RS. Electroconvulsive therapy plus lithium is associated with less cognitive impairment and drug-induced delirium in bipolar depression compared to unipolar depression. *Ann Clin Psychiatry*. 2023;35:103-108.
11. Aaronson ST, Goldwaser EL, Croarkin PE, et al. A pilot study of high-frequency transcranial magnetic stimulation for bipolar depression. *J Clin Psychiatry*. 2024;85:23m15056.
12. Fawcett J, Rush AJ, Vukelich J, et al. Clinical experience with high dosage pramipexole in patients with treatment-resistant depressive episodes in unipolar and bipolar depression. *Am J Psychiatry*. 2016;173:107-111.
13. Van Meter AR, Perez-Rodriguez MM, Braga RJ, et al. Pramipexole to improve cognition in bipolar disorder: a randomized controlled trial. *J Clin Psychopharmacol*. 2021;41:421-427.
14. Parmentier T, Sienaert P. The use of triiodothyronine (T3) in the treatment of bipolar depression: a review of the literature. *J Affect Disord*. 2018;229:410-414.

15. Walshaw PD, Gyulai L, Bauer M, et al. Adjunctive thyroid hormone treatment in rapid cycling bipolar disorder: a double-blind placebo-controlled trial of levothyroxine (L-T4) and triiodothyronine (T3). *Bipolar Disord.* 2018;20:594-603.
16. Seshadri A, Sundaresh V, Prokop LJ, Singh B. Thyroid hormone augmentation for bipolar disorder: a systematic review. *Brain Sci.* 2022;12:1540.
17. Aaronson ST, van der Vaart A, Miller T, et al. Single-dose synthetic psilocybin with psychotherapy for treatment-resistant bipolar type II major depressive episodes: a nonrandomized open-label trial. *JAMA Psychiatry.* 2024;81:555-562.
18. Bajor LA, Balsara C, Osser DN. An evidence-based approach to psychopharmacology for posttraumatic stress disorder (PTSD)—2022 update. *Psychiatry Res.* 2022;317:114840.
19. Lappas AS, Glarou E, Polyzopoulou ZA, et al. Pharmacotherapy for sleep disturbances in post-traumatic stress disorder (PTSD): a network meta-analysis. *Sleep Med.* 2024;119:467-479.
20. Viktorin A, Ryden E, Thase ME, et al. The risk of treatment-emergent mania with methylphenidate in bipolar disorder. *Am J Psychiatry.* 2017;174:341-348.
21. Jefsen OH, Ostergaard SD, Rohde C. Risk of mania after methylphenidate in patients with bipolar disorder. *J Clin Psychopharmacol.* 2023;43:28-34.
22. Crapanzano C, Damiani S, Guiot C. Quetiapine in the anxiety dimension of mood disorders: a systematic review of the literature to support clinical practice. *J Clin Psychopharmacol.* 2021;41:436-449.
23. Patorno E, Huybrechts KF, Bateman BT, et al. Lithium use in pregnancy and the risk of cardiac malformations. *N Engl J Med.* 2017;376:2245-2254.
24. Fornaro M, Maritan E, Ferranti R, et al. Lithium exposure during pregnancy and the postpartum period: a systematic review and meta-analysis of safety and efficacy outcomes. *Am J Psychiatry.* 2020;177:76-92.
25. Andrade C. Major congenital malformations associated with exposure to antiepileptic drugs during pregnancy. *J Clin Psychiatry.* 2018;79:18f12449.
26. Rose S, Dotters-Katz SK, Kuller JA. Electroconvulsive therapy in pregnancy: safety, best practices, and barriers to care. *Obstet Gynecol Surv.* 2020;75:199-203.
27. Henquet C, Krabbendam L, de Graaf R, ten Have M, van Os J. Cannabis use and expression of mania in the general population. *J Affect Disord.* 2006;95:103-110.
28. Zorrilla I, Aguado J, Haro JM, et al. Cannabis and bipolar disorder: does quitting cannabis use during manic/mixed episode improve clinical/functional outcomes? *Acta Psychiatr Scand.* 2015;131:100-110.
29. Mammen G, Rueda S, Roerecke M, Bonato S, Lev-Ran S, Rehm J. Association of cannabis with long-term clinical symptoms in anxiety and mood disorders: a systematic review of prospective studies. *J Clin Psychiatry.* 2018;79:17r11839.

Proyecto de algoritmos en psicofarmacología del programa de Harvard South Shore: Algoritmo para la manía aguda

Othman Mohammad, MD y David N. Osser, MD

Resumen: *este nuevo algoritmo sobre el tratamiento farmacológico de la manía aguda fue desarrollado por el proyecto de algoritmos en psicofarmacología del programa de Harvard South Shore. Los autores realizaron una búsqueda bibliográfica en PubMed y revisaron estudios clave, otros algoritmos y directrices, así como sus referencias. Los tratamientos se priorizaron teniendo en cuenta tres factores principales: 1) eficacia en el tratamiento del episodio actual, 2) prevención de posibles recaídas en la depresión y 3) reducción al mínimo de los efectos secundarios a corto y largo plazo. El algoritmo presupone que los médicos han establecido un diagnóstico preciso, han decidido cómo tratar las causas médicas contribuyentes (incluido el abuso de sustancias), han suspendido los antidepresivos y han tenido en cuenta el potencial reproductivo de las pacientes. Se proponen algoritmos diferentes para la manía mixta y no mixta. Los pacientes con manía mixta pueden tratarse primero con un antipsicótico de segunda generación, de los cuales el de primera elección es la quetiapina por su mayor eficacia para los síntomas y episodios depresivos en el trastorno bipolar. Puede añadirse valproato y después litio o carbamazepina. Para la manía no mixta, el litio es la recomendación de primera línea. Puede añadirse un antipsicótico de segunda generación. De nuevo, se da preferencia a la quetiapina, pero si resulta inaceptable, la risperidona es la siguiente opción. La olanzapina no se considera un tratamiento de primera línea debido a sus efectos secundarios a largo plazo, pero podría ser de segunda línea. Si el caso, ya sea mixto o no, sigue siendo resistente a los medicamentos anteriores, entonces, dependiendo de lo que ya se haya probado, se debe considerar carbamazepina, haloperidol, olanzapina, risperidona y valproato en el primer nivel; aripiprazol, asenapina y ziprasidona en el segundo nivel; y clozapina en el tercer nivel (debido a su sustento en la evidencia más débil y a sus mayores efectos secundarios). La terapia electroconvulsiva (TEC) puede considerarse en cualquier punto del algoritmo si el paciente tiene antecedentes de respuesta positiva o es intolerante a los medicamentos.*

Palabras clave: algoritmo, trastorno bipolar, gestión, manía, psicofarmacología.

INTRODUCCIÓN

La manía bipolar es un estado de ánimo caracterizado por un humor anormalmente elevado y distintivo o irritabilidad. Tiene una evolución recurrente y, si no se trata con éxito, puede asociarse a deterioro cognitivo y funcional significativo, especialmente si se asocia a psicosis.[1] El tratamiento

Facultad de Medicina de Harvard; Boston Children's Hospital, Boston, MA (Dr. Mohammad); división de Brockton del Sistema Sanitario VA de Boston, Brockton, MA (Dr. Osser).
Manuscrito original recibido el 5 de marzo del 2013; manuscrito revisado recibido el 22 de julio del 2013, aceptado para su publicación el 4 de noviembre del 2013.
Correspondencia: Dr. David N. Osser, división de Brockton del Sistema Sanitario VA de Boston, 940 Belmont St., Brockton, MA 02301. Correo electrónico: david.osser@va.gov

DOI: 10.1097/HRP.0000000000000018

con éxito de un episodio maniaco bipolar debe incluir tres objetivos principales: *1*) tratar el episodio actual, *2*) elegir un tratamiento que pueda prevenir las recaídas a la depresión, y *3*) siempre que sea posible, elegir tratamientos que reduzcan al mínimo los efectos secundarios asociados a los psicofármacos. Alcanzar estos objetivos supone un reto importante para el personal de salud debido a las pruebas, a veces contradictorias, sobre la eficacia de las distintas opciones de tratamiento contra el trastorno bipolar, junto con una comprensión cambiante de los riesgos de seguridad que implican las distintas opciones. Además, en algunos contextos de tratamiento (p. ej., pacientes hospitalizados en el entorno de la atención sanitaria gestionada), la prioridad al seleccionar la psicofarmacología puede ser lograr la eficacia, o al menos la apariencia de esta, lo antes posible, facilitando así el alta lo más pronto posible. Para ello, podrían administrarse dos o tres medicamentos casi a la vez, y sin establecer la necesidad o conveniencia de cada uno a largo plazo o incluso a medio plazo. La toma de decisiones también se ve afectada por la experiencia clínica, que puede ser todo en lo que el clínico puede confiar con los pacientes muy complejos o en situaciones en las que falta evidencia. Pero la experiencia clínica puede sobrevalorarse y evidentemente debe reconsiderarse cuando las pruebas apunten a otra dirección. En este artículo se presenta un abordaje basado en la evidencia del tratamiento farmacológico de la manía aguda, específicamente en relación con los tres objetivos expuestos con anterioridad. Este algoritmo forma parte del proyecto de algoritmos en psicofarmacología del programa de especialización en psiquiatría de Harvard South Shore (PAPHSS) y debe considerarse junto con el algoritmo ya publicado de este grupo para el tratamiento de la depresión bipolar.[2]

MÉTODOS

Los métodos actuales utilizados para desarrollar los algoritmos nuevos y revisados del PAPHSS se han descrito con anterioridad.[2-6] En resumen, los autores revisaron otros algoritmos y directrices sobre la manía bipolar y realizaron búsquedas bibliográficas utilizando PubMed con palabras clave como *manía, algoritmo, tratamiento* y *psicofarmacología*, centrándose en nuevos ensayos controlados aleatorizados (ECA) no considerados en revisiones anteriores, en un intento por examinar todo el conjunto de evidencia. Al construir el árbol de decisión, los autores dieron preferencia en los primeros nodos a los tratamientos que son eficaces para el episodio de manía actual, pero que también pueden prevenir episodios depresivos posteriores. Para el primer episodio, se consideró que las pequeñas ventajas en eficacia para la manía aguda se compensaban si un medicamento con eficacia ligeramente inferior tenía ventajas significativas en cuanto a eficacia en la depresión bipolar. La segunda consideración importante fue la seguridad de la medicación. Dado que el trastorno bipolar es una enfermedad recurrente y a menudo crónica, se prefirió el tratamiento precoz con fármacos con relativamente menos efectos secundarios a largo plazo. La aplicación de estas dos preferencias redujo el número de opciones en los primeros nodos del algoritmo y fomentó el uso de la monoterapia si era posible. También ofrecía la posibilidad de reducir la necesidad de cambios de medicación posteriores (p. ej., debido a efectos secundarios metabólicos) que pueden tener un efecto desestabilizador. En los nodos posteriores, si el paciente no respondía bien a los tratamientos anteriores, se hacía mayor hincapié en la eficacia contra la manía (sin dejar de incluir mayor concienciación sobre las toxicidades potenciales de estas sustancias). Este marco de evaluación de riesgos y beneficios implica un riesgo algo mayor de que la recuperación se retrase o de que la hospitalización sea más larga de lo normal durante los primeros episodios de manía, pero adoptar la perspectiva a más largo plazo pareció un abordaje responsable que respeta la complejidad del tratamiento de esta enfermedad. Las directrices del National Institute for Health and Clinical Excellence (2006) de Gran Bretaña recomendaban el tratamiento de mantenimiento para el trastorno bipolar tras un solo episodio maniaco grave con riesgo sustancial de resultado adverso, o tras dos episodios agudos con manía menos grave.[7] En el caso de la hipomanía del trastorno bipolar II, se recomendaba el mantenimiento en caso de deterioro significativo de la función, episodios frecuentes o riesgo de autolesión.

Todas las recomendaciones jerárquicas y otras orientaciones clínicas son resultado del acuerdo de ambos autores. Sus conclusiones fueron depuraciones basadas en opiniones de un gran conjunto de evidencia compuesto por revisiones, metaanálisis y estudios individuales, grandes y pequeños, que varían en calidad y están sujetos a interpretaciones contradictorias por parte de los expertos. De ahí que el proceso de revisión por pares que siguió a la presentación de este artículo sea una parte esencial de la validación de este algoritmo (y de otros algoritmos del PAPHSS). Si el razonamiento, basado en la interpretación de los autores de las pruebas pertinentes, era viable para los revisores, entonces se mantenía. Cuando existían diferencias de opinión sobre alguna cuestión concreta, se realizaban ajustes o se exploraban más a fondo las pruebas pertinentes hasta que se alcanzaba un consenso o los autores podían presentar un argumento más sólido como sustento de su postura inicial.

DIAGNÓSTICO DE MANÍA

Este algoritmo se centra en el tratamiento de la manía aguda en el contexto del trastorno bipolar. La manía secundaria puede surgir por diversos procesos, incluidos los relacionados con abuso de sustancias (p. ej., consumo de cocaína), afecciones fisiológicas (p. ej., hipertiroidismo) o uso de ciertos medicamentos (p. ej., adrenocorticoides). Por lo tanto, los pacientes que presentan síntomas maniacos deben ser evaluados cuidadosamente para detectar cualquier enfermedad médica concomitante; sus listas de medicación deben ser revisadas, y cualquier posible sustancia propensa al abuso o medicación conocida por causar manía debe ser suspendida. La presencia de estos precipitantes, no obstante, no excluye la posibilidad de una predisposición subyacente al trastorno bipolar desencadenada o facilitada por esos mismos precipitantes.[8] Si el paciente está tomando un antidepresivo, debe reducirse gradualmente y suspenderse, ya que este puede estar contribuyendo al mantenimiento del estado maniaco.[9]

La psicosis (más frecuentemente delirios que alucinaciones)[10] está presente en al menos el 50% de los casos de manía aguda, y contribuye de forma significativa al deterioro general.[11] La manía con rasgos psicóticos se consideró un indicador de gravedad en la 4.ª edición del *Manual diagnóstico y estadístico de los trastornos mentales* (DSM-IV) y es un especificador en la 5.ª edición (DSM-5[*]). Sigue siendo uno de los criterios para distinguir la manía y el trastorno bipolar I de la hipomanía y el bipolar II. Los estudios clásicos sobre la evolución de la manía no tratada han mostrado que los rasgos psicóticos suelen hacer su aparición solo cuando el episodio maniaco se acerca a su máxima gravedad,[12] aunque en el DSM-5[*] pueden aparecer en cualquier momento del episodio. No obstante, los pacientes con presentación inicial de psicosis o con una psicosis persistente tras la resolución de otros síntomas maniacos suelen cumplir los criterios del trastorno esquizoafectivo o la esquizofrenia. La ambigüedad diagnóstica puede ser habitual en un primer episodio de manía y cuando no se dispone de los antecedentes.

A pesar de la aparente importancia de la psicosis en la manía, uno de los retos al elaborar un algoritmo psicofarmacológico para la manía bipolar es que el sustento de la evidencia sobre el tratamiento óptimo de la psicosis llama la atención por ser poco informativo. ¿Son los antipsicóticos más eficaces que otros medicamentos empleados para estabilizar el estado de ánimo, como el litio o los anticonvulsivos? La mayoría de los estudios empíricos sobre medicación para la manía aguda no han aportado datos sobre resultados diferenciales en la manía psicótica frente a la no psicótica o no han encontrado diferencias.[10,13] Si se tiene en cuenta la opinión de los expertos, no parece haber consenso.[8,14-16] En este algoritmo, no se proponen diferencias para el tratamiento de la manía psicótica frente a la no psicótica. A pesar de ello, si la esquizofrenia y el trastorno esquizoafectivo no se descartan como posibilidades diagnósticas, el médico prescriptor podría querer iniciar el tratamiento de acuerdo con la práctica respaldada por la evidencia para esos trastornos, lo que normalmente significará empezar con un antipsicótico.

DIAGRAMA DE FLUJO DEL ALGORITMO

En la figura 3-1 aparece el resumen y el panorama general del algoritmo. Cada «nodo» numerado representa un punto de decisión que delimita poblaciones de pacientes que van desde los no medicados al principio hasta los muy resistentes al final. A continuación se presentan las preguntas, el análisis de la evidencia y el razonamiento que sustenta las recomendaciones en cada nodo.

NODO 1: ¿EL PACIENTE CUMPLE LOS CRITERIOS DEL DSM-5® PARA LA MANÍA?

En primer lugar, se confirma un diagnóstico basado en los criterios del DSM-5® y se anota cualquier rasgo o diagnóstico psiquiátrico o médico concurrente que pueda ser especialmente importante, como el abuso o la dependencia activa de sustancias, los trastornos de ansiedad o angustia, las mujeres con potencial fértil y las hepatopatías como la hepatitis C. En la tabla 3-1 se ofrece un breve resumen de cómo estas comorbilidades y otras consideraciones afectarían el algoritmo. Una descripción más exhaustiva de este importante material queda fuera del alcance de esta revisión, pero se alienta al lector a consultar las referencias proporcionadas.

A continuación, el médico debe revisar los tratamientos anteriores. Esto puede ser más fácil de decir que de hacer, ya que los registros anteriores pueden no estar disponibles o no documentar adecuadamente lo que se hizo o proporcionar la justificación de lo que se hizo de una manera clara. A pesar de esto, si se han realizado ensayos adecuados de los tratamientos recomendados en los primeros nodos del algoritmo con resultados insatisfactorios a pesar de haber indicios razonables de cumplimiento terapéutico, o si los ensayos anteriores dieron como resultado intolerancia que probablemente se debió a los tratamientos recomendados, entonces se considera la posibilidad de seleccionar una opción en el siguiente nodo del algoritmo. Si el paciente actualmente está tomando una recomendación de primera línea, la respuesta ha sido insatisfactoria, pero la dosis o la concentración no eran adecuados, se debe considerar optimizar la dosis y dar más tiempo a esa medicación antes de pasar a la siguiente opción del algoritmo. Si en ese momento el paciente toma uno o varios medicamentos no recomendados al principio del algoritmo, pero parece estar obteniendo un beneficio parcial, se puede considerar la posibilidad de añadir el tratamiento recomendado. Si los resultados son favorables, se debe intentar interrumpir los otros medicamentos.

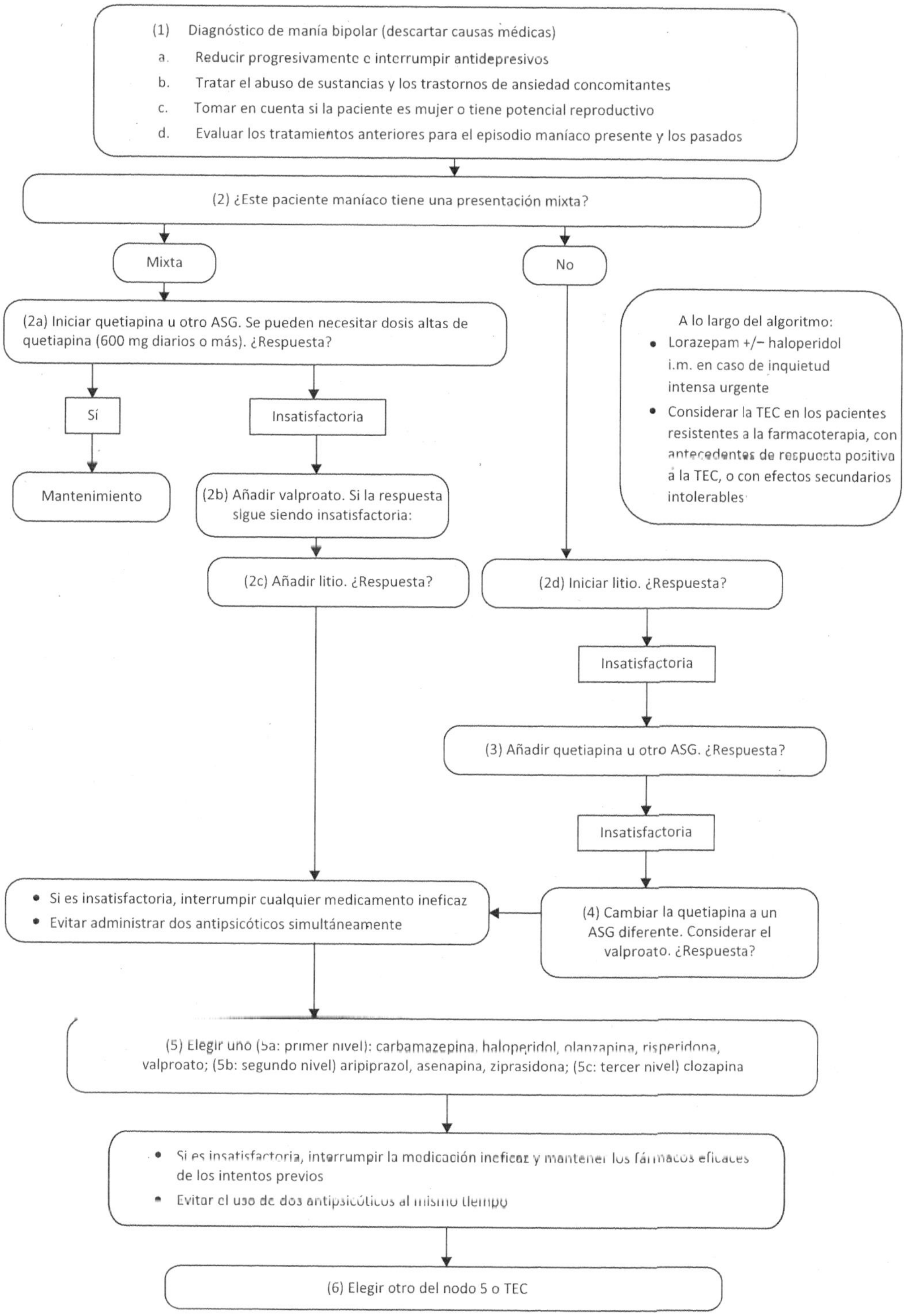

Figura 3-1. Diagrama de flujo del algoritmo del tratamiento farmacológico de la manía aguda. ASG: antipsicótico de segunda generación; i.m.: intramuscular; TEC: terapia electroconvulsiva.

Tabla 3-1 | Comorbilidad y otras características de la manía y cómo afectan el algoritmo

Comorbilidades	*Consideraciones sobre la evidencia*[a]	*Recomendaciones*
Inquietud que requiere tratamiento rápido[17-22]	El lorazepam i.m., el haloperidol i.m. y los antipsicóticos atípicos i.m. son superiores al placebo para el control de la inquietud El lorazepam + haloperidol fue más beneficioso que el haloperidol o el lorazepam solos Los ASG i.m. tienen un riesgo significativamente menor de síntomas extrapiramidales agudos en comparación con el haloperidol cuando se utilizan sin lorazepam o un antiparkinsoniano; sin embargo, esta diferencia de riesgo se vuelve insignificante cuando se añade un anticolinérgico o lorazepam al haloperidol Una revisión Cochrane evaluó la clorpromazina para tratar la agresión y la inquietud inducidas por la psicosis.[23] Aunque la cantidad y la calidad de la evidencia eran limitadas, la clorpromazina no fue más eficaz que el haloperidol; la aparición de hipotensión grave sugirió que «puede ser mejor evitar el uso de clorpromazina» en vista de las opciones disponibles mejor evaluadas	En eficacia y seguridad, el haloperidol + lorazepam i.m. sigue siendo el tratamiento de elección para el manejo rápido de la inquietud intensa (con riesgo inminente de daño a sí mismo o a otros) Para la inquietud menos intensa, a menudo se utilizan antipsicóticos orales a demanda, pero suelen ser innecesarios; en su lugar podrían usarse benzodiacepinas Evitar el uso de clorpromazina i.m.
Manía delirante[24]	La manía bipolar puede presentarse como delirio en ausencia de evidencia de cualquier otra alteración médica Los pacientes son en su mayoría mujeres jóvenes; la incontinencia o el aseo inadecuado y el desnudarse son rasgos distintivos de su presentación Estos casos son resistentes al tratamiento con estabilizadores del estado de ánimo o antipsicóticos	La TEC y las benzodiacepinas son los pilares del tratamiento, más que cualquier antipsicótico o fármaco estabilizador del estado de ánimo particular
Trastornos de ansiedad[25]	Hasta el 75% de los pacientes bipolares tienen al menos un trastorno de ansiedad concomitante en algún momento Los trastornos de ansiedad concomitantes se asocian a episodios más frecuentes del estado de ánimo y a un peor resultado del tratamiento	Probablemente deberían evitarse los antidepresivos Los ASG con propiedades ansiolíticas (p. ej., quetiapina), los ansiolíticos (p. ej., buspirona y benzodiacepinas) y el valproato pueden tener un papel en el tratamiento Hacer hincapié en los abordajes sin medicación

Tabla 3-1 | Comorbilidad y otras características de la manía y cómo afectan el algoritmo (*continuación*)

Comorbilidades	*Consideraciones sobre la evidencia*[a]	*Recomendaciones*
Tratamiento de mujeres en edad fértil y mujeres que queden embarazadas durante el tratamiento[26-31]	El valproato es por mucho el medicamento más teratógeno utilizado en el trastorno bipolar;[32] se ha recomendado usar dosis elevadas de folato (4-5 mg diarios),[30] pero puede que no disminuya necesariamente este riesgo; el valproato (a diferencia de la lamotrigina) reduce las puntuaciones de inteligencia en los niños pequeños expuestos a él en el útero.[33] La carbamazepina se asocia al aumento de la espina bífida y (al final del embarazo) a deficiencias de vitamina K. El litio presenta menos riesgos de malformaciones que el valproato o la carbamazepina, pero la anomalía de Ebstein se presenta en hasta 1 de cada 1000 embarazos: un riesgo absoluto bajo pero hasta 20 veces la tasa de referencia[34] Aunque la seguridad de los antipsicóticos en el embarazo no se ha establecido con firmeza (debido a las numerosas limitaciones de los estudios), parecen relativamente seguros[29] Los ASG que provocan aumento de peso parecen incrementar el riesgo de complicaciones metabólicas gestacionales (p. ej., diabetes y bebés grandes para la edad gestacional); la olanzapina puede asociarse a un peso bajo y alto al nacer, y a un pequeño riesgo de malformaciones (p. ej., displasia de cadera, meningocele, anquiloblefaron y defectos del tubo neural)	Evite el valproato en cualquier mujer fértil; en caso de que la paciente quede embarazada, la interrupción del valproato puede producirse demasiado tarde para prevenir el daño Evite la carbamazepina Se prefiere el litio al valproato y la carbamazepina Los antipsicóticos son la primera elección[26] La TEC es un tratamiento relativamente seguro y eficaz durante el embarazo si se toman medidas para disminuir los riesgos potenciales[35,36] Prescribir el menor número posible de fármacos: lo ideal es solo uno Cuando se produce un embarazo durante el tratamiento, suele ser mejor continuar con la terapia actual para evitar la exposición a múltiples sustancias, excepto en el caso del valproato o la carbamazepina, en cuyo caso probablemente sea mejor cambiar de fármaco Ajustar las dosis a medida que avanza el embarazo (el volumen sanguíneo se expande el 30% en el tercer trimestre); es útil controlar la concentración plasmática Tener en cuenta el riesgo de recaída o síndrome de abstinencia cuando se cambia de medicación o dosis. Los fármacos anticolinérgicos no deben prescribirse a mujeres embarazadas salvo en caso de necesidad aguda y a corto plazo Los antipsicóticos inyectables de liberación prolongada no deben usarse habitualmente durante el embarazo (los lactantes pueden presentar síntomas extrapiramidales durante varios meses)

(*continúa*)

Tabla 3-1 | Comorbilidad y otras características de la manía y cómo afectan el algoritmo (*continuación*)

Comorbilidades	*Consideraciones sobre la evidencia*[a]	*Recomendaciones*
Trastornos activos por consumo de sustancias	Los trastornos por consumo de sustancias se presentan hasta en un 65% de los pacientes bipolares[37] El abuso activo de sustancias se asocia a peores resultados con los tratamientos farmacológicos, pero los datos son muy limitados[38] Un estudio prospectivo de pacientes con alcoholismo activo bajo tratamiento de mantenimiento con valproato contra el trastorno bipolar encontró eficacia contra el trastorno por consumo de alcohol, pero no para el trastorno del estado de ánimo[39] La citicolina añadida al tratamiento habitual para la dependencia concomitante de cocaína en los pacientes maniacos condujo a una reducción del abuso de sustancias[40]	La abstinencia del consumo de sustancias es una alta prioridad del tratamiento (si es posible) El valproato y la citicolina pueden tener valor como tratamientos complementarios para algunos casos para ayudarles con el componente de consumo de sustancias; sin embargo, podrían preferirse otras opciones (p. ej., naltrexona o acamprosato para los trastornos por consumo de alcohol)
Cardiopatía o presencia de fármacos que prolongan el QTc[41]	En un metaanálisis de 15 estudios que compararon seis ASG por su efecto sobre la prolongación del QTc, solo el aripiprazol tuvo un efecto significativamente menor que los demás[41] Un séptimo ASG, la quetiapina, contaba con cinco estudios relevantes, pero el fabricante se negó a proporcionar a los autores los datos sobre el QTc; sin embargo, en el 2011 se modificó el prospecto de la quetiapina con nuevas advertencias sobre la prolongación del QTc y requisitos para la supervisión	Considerar el aripiprazol como el antipsicótico de elección si el riesgo de mayor prolongación del QTc es una preocupación significativa; el haloperidol, la quetiapina y la ziprasidona serían relativamente indeseables en esa situación Revisar la medicación del paciente en busca de otros fármacos que prolonguen el QTc y vigilar los factores de riesgo de taquicardia ventricular en entorchado (*torsade de pointes*) (p. ej., bradicardia y anomalías electrolíticas)
Otras comorbilidades médicas	Siempre que sea posible, se deben ofrecer medicamentos para el trastorno bipolar que no empeoren los problemas médicos de los pacientes Controlar el impacto de lo que se prescriba	En presencia de hepatitis o cirrosis hepática: evitar cuando sea posible los fármacos que se sabe que irritan el hígado y elevan las pruebas de función hepática, incluidos quetiapina, olanzapina, valproato y carbamazepina En presencia de alteración de la filtración renal: evitar el litio En presencia de obesidad, hiperlipidemia o síndrome metabólico: considerar aripiprazol, asenapina, carbamazepina y ziprasidona (además, para controlar la depresión, lamotrigina)

ASG: antipsicótico de segunda generación; i.m.: intramuscular; TEC: terapia electroconvulsiva.
[a]La evidencia para la «inquietud que requiere tratamiento rápido» (primera fila) procede en su mayoría de estudios sobre poblaciones mixtas de pacientes esquizofrénicos y maniacos.

NODO 2: ¿EL PACIENTE MANIACO TIENE UNA PRESENTACIÓN MIXTA?

Cada vez hay más pruebas que sugieren que el tratamiento de la manía bipolar en un episodio mixto o «disfórico» tiene un tratamiento psicofarmacológico diferente al de la manía «pura».[42-44] La evidencia procede casi en su totalidad de análisis *a posteriori* de ensayos que incluían tanto a pacientes maniacos como mixtos; solo dos ensayos prospectivos y aleatorizados se han centrado en la población mixta o disfórica.[45,46] Esta deficiencia en las pruebas es desafortunada porque hasta el 40% de los casos con manía bipolar aguda se encuentran en un episodio mixto.[47] Otro problema es que los criterios para la manía mixta han variado. En el DSM-IV, los criterios exigían que los pacientes cumplieran todos los criterios de manía y de depresión mayor. Estos criterios no captaban la complejidad y la variabilidad extrema del cuadro clínico ni los rápidos cambios de estado de ánimo que se observan.[48] En el DSM-5[*], el diagnóstico se ha ampliado para incluir a los pacientes que cumplen todos los criterios de manía o *hipomanía* y presentan tres o más síntomas depresivos, pero incluso esta ampliación puede seguir sin incluir todo el espectro del trastorno. En los análisis del tratamiento, las deficiencias de los criterios suelen abordarse controlando el cambio clínico en diferentes escalas de valoración de la depresión y la manía; sin embargo, la variabilidad de las medidas empleadas dificulta la comparación de los resultados de los estudios.[48]

A pesar de estas limitaciones de la evidencia y su interpretación, varias revisiones recientes han llegado a la conclusión de que los episodios mixtos, aunque son más difíciles de tratar, especialmente con monoterapias, responden mejor a los antipsicóticos atípicos y al valproato como opciones de primera línea.[42-44] El litio y la carbamazepina parecen menos eficaces, pero son fármacos de segunda línea razonables para usar en combinación con otros medicamentos.

Nodo 2a: Episodios mixtos. Primera recomendación: quetiapina u otro antipsicótico de segunda generación

Entre los antipsicóticos de segunda generación (ASG), la quetiapina es la opción preferida en este algoritmo. En un metaanálisis realizado por Cipriani y cols.,[49] la quetiapina, en comparación con sus homólogos de esta clase de medicamentos, tuvo una eficacia intermedia para el tratamiento de la manía aguda (en seis ensayos controlados con placebo a una dosis eficaz habitual de unos 600 mg diarios). Sin embargo, es único entre los ASG aprobados para tratar la manía en el sentido de que también es eficaz como monoterapia para tratar[50] y prevenir[51] futuros episodios de depresión bipolar. Por lo tanto, dado el énfasis que se pone en este algoritmo en elegir tratamientos que no solo traten los síntomas presentes sino que aborden los cambios futuros en el estado de ánimo, la quetiapina es el ASG de primera elección. Se incluyeron casos mixtos en un ECA reciente, grande y controlado con placebo de 308 pacientes a una dosis media de 600 mg diarios de quetiapina de liberación prolongada.[52] La mejoría fue significativa ($p < 0.001$) después de 3 semanas en el criterio principal de valoración, la puntuación de la *Young Mania Rating Scale* (YMRS), y en todos los criterios secundarios. La quetiapina también se estudió recientemente en comparación con la paliperidona y el placebo en un ensayo de 12 semanas en 493 pacientes maniacos o mixtos.[53] Produjo mayor mejoría de los síntomas en la depresión que la paliperidona y fue comparable en cuanto a los síntomas maniacos. Un ensayo prospectivo reciente, pequeño, controlado con placebo y de 8 semanas de duración de quetiapina adyuvante en 55 pacientes de trastorno bipolar II con hipomanía mixta constató una mejoría significativa en la *Clinical Global Impression* y en la *Montgomery-Åsberg Depression Rating Scale* (MADRS), pero ninguna diferencia respecto al placebo en la YMRS.[46] La hipomanía mejoró en ambos grupos. Añadiendo este conjunto de nuevos datos, nos parece razonable considerar que la quetiapina tiene ventajas sobre otros antipsicóticos atípicos para la manía mixta aguda. Algunos pacientes mixtos, no obstante, pueden necesitar dosis superiores a la media.[54]

Podrían considerarse otros antipsicóticos si la quetiapina resulta inadecuada debido a los efectos secundarios metabólicos, la prolongación del QTc u otros riesgos asociados a ella. Dos antipsicóticos que deben mencionarse de inmediato son la olanzapina y la risperidona. A menudo son los preferidos por los clínicos, que los perciben como muy eficaces frente a la manía. Como la mayoría de los demás ASG, la olanzapina y la risperidona cuentan con la aprobación de la Food and Drug Administration (FDA) de los Estados Unidos tanto para la manía mixta como para la no mixta. De forma general, las dos tuvieron magnitudes del efecto algo mayores que la quetiapina en el metaanálisis de Cipriani y cols.:[49] 0.43 de diferencia media estandarizada respecto al placebo para la olanzapina y 0.50 para la risperidona, frente a 0.37 para la quetiapina. A pesar de ello, la revisión minuciosa de los datos sobre la respuesta a la olanzapina en casos mixtos revela que la eficacia comparativa no es tan sustancial. En un análisis *a posteriori* de dos ECA grandes y fundamentales, el sueño y la paranoia mejoraron con la olanzapina, pero no así casi todos los síntomas relacionados con la depresión.[55] Otros informes más favorables en poblaciones mixtas tenían limitaciones metodológicas importantes, por lo que es imposible estar seguros de si la olanzapina tenía propiedades antidepresivas claras en estos pacientes.[48,56]

La olanzapina recientemente mostró beneficios estadísticamente significativos ($p < 0.04$) como monoterapia para la depresión bipolar en un gran ECA ($n = 514$);[57] sin embargo, la diferencia de dos puntos en las puntuaciones de la MADRS a las 6 semanas y los cambios en los componentes depresivos centrales individuales de la MADRS parecen clínicamente insignificantes. Las mayores mejorías, por mucho, se produjeron en los apartados de sueño y apetito.

Otra objeción que puede plantearse respecto al uso inicial de la olanzapina se refiere a sus efectos secundarios a largo plazo, un factor importante para determinar su posición en este algoritmo. La olanzapina presenta el mayor riesgo entre los antipsicóticos atípicos de aumento de peso y trastornos metabólicos, incluida (eventualmente) la diabetes. El aumento de peso a lo largo de 1 año en pacientes con esquizofrenia fue casi el doble que con la quetiapina y risperidona, que se consideran de riesgo intermedio para el aumento ponderal.[58] La desregulación de la glucosa y la resistencia a la insulina se producen pronto, incluso en ausencia de aumento de peso, y ponen al paciente en riesgo de desarrollar diabetes después.[59] Muchas directrices y algoritmos para tratar la esquizofrenia, incluido el algoritmo del PAPHSS, no consideran que la olanzapina sea adecuada para su uso de primera línea en ese trastorno.[3] En la manía, el Texas Medication Algorithm Project separó la olanzapina de las opciones de primera línea para todos los casos con manía (eufórica y mixta).[60] Las directrices de la Federación Mundial de Sociedades de Psiquiatría Biológica declararon en el 2009 que la olanzapina «no debe emplearse en primer lugar» en la manía, debido a los riesgos.[61]

En los estudios sobre la manía, se ha prestado atención limitada a la eficacia de la risperidona en los pacientes mixtos. No se ha realizado ninguna evaluación adecuada,[43,48] y no se han publicado estudios para la depresión bipolar. Por lo tanto, la risperidona no parece ser una buena candidata para el uso inicial en la manía mixta a pesar de su aprobación por la FDA.

En resumen, en la cuestión de la capacidad para tratar la manía mixta y la depresión bipolar, las pruebas a favor de la quetiapina parecen ser superiores a las de la olanzapina o la risperidona.

Una segunda opción si se requiere un ASG podría ser la ziprasidona. En un análisis *a posteriori* de 179 pacientes maniacos disfóricos agrupados a partir de dos estudios de manía con ziprasidona, los síntomas maniacos y depresivos mostraron una mejoría significativa;[62] sin embargo, la ziprasidona no fue eficaz para la depresión bipolar en dos ECA recientes controlados con placebo.[63] Los autores propusieron que las deficiencias metodológicas pueden haber limitado la capacidad para detectar una diferencia en los tratamientos.

El aripiprazol merece cierta consideración, de nuevo según el análisis *a posteriori* de los datos en pacientes mixtos.[64] No obstante, también ha tenido dos ensayos fallidos en la depresión bipolar.[65]

Se puede encontrar más información sobre los antipsicóticos alternativos para la manía aguda en el nodo 3, donde se vuelve a preferir la quetiapina para los pacientes no mixtos.

Se recomienda a los clínicos que mantengan una discusión detallada con sus pacientes maniacos sobre los riesgos y los beneficios de los medicamentos que se están considerando, tal y como se comenta aquí, y también de cualquier otro medicamento relevante para el caso particular. Esta discusión debe incluir la mención de qué medicamentos están aprobados por la FDA y cuáles no lo están, y por qué podrían recomendarse medicamentos que no están aprobados por la FDA. Esta discusión debe documentarse en el expediente.

Nodo 2b: ¿Qué sucede si la respuesta a la quetiapina (o a otro ASG, si se utiliza) es insatisfactoria? Recomendación: añadir valproato

Como ya se ha señalado, los revisores han llegado a la conclusión de que la manía mixta a menudo requerirá una terapia combinada de un antipsicótico y un estabilizador del estado de ánimo. Entre estos últimos, el que tiene mayor evidencia a su favor es el valproato. En un análisis retrospectivo de 145 pacientes, Zárate y cols.[66] observaron que la combinación de quetiapina y valproato parecía especialmente eficaz en los estados mixtos. En un ECA posterior controlado con placebo, se utilizó la monoterapia con divalproex para tratar a 364 pacientes, el 44% de los cuales presentaban un síndrome mixto.[67] La dosis promedio fue de 3350 mg diarios. Los resultados fueron favorables, aunque no de forma contundente, y parecían comparables en los casos mixtos y no mixtos. Los estudios en los que se añadieron antipsicóticos (incluidos haloperidol, olanzapina y risperidona) tras una respuesta inicial insatisfactoria al valproato han mostrado de forma general resultados positivos de la combinación en comparación con la adición de placebo.[43] En conjunto, estos estudios parecen respaldar la recomendación del valproato como estrategia de complemento del antipsicótico en la manía mixta.

No obstante, la preferencia en este algoritmo es utilizar el menor número de medicamentos necesario. El valproato tiene muchos efectos secundarios y, desde luego, debe evitarse en las mujeres en edad fértil (*véase* tabla 3-1). Casi todos los estudios sobre el tratamiento combinado en la manía en los que se han encontrado resultados superiores con la combinación frente al placebo han empezado con pacientes que llevaban 2 semanas o más con la primera medicación y no habían respondido a ella.[8] Quienes habían empezado con monoterapia y les había ido bien con ella no habrían entrado en esos estudios. Por lo tanto, es razonable administrar la primera medicación al menos unos días en el entorno hospitalario (y más tiempo en los pacientes ambulatorios bajo una buena supervisión) para ver si se inicia una tendencia hacia la eficacia con la monoterapia.

Es importante tener en cuenta que la mayoría de los estudios sobre medicamentos para tratar la manía miden los resultados a las 3 semanas o más. Los resultados típicos con los antipsicóticos son que la mejoría (indicada, p. ej., por un descenso del 50% en la YMRS) para entonces se produce en aproximadamente el 50% de los pacientes.[68,69] Con el placebo, un resultado típico es que el 30% de los pacientes mejoran en 3 semanas. Las remisiones requieren mucho más tiempo. Por lo tanto, la mejoría sustancial en los primeros días de tratamiento en una unidad de hospitalización suele deberse a la combinación de que la medicación antimaniaca empieza a hacer efecto y (lo que es más importante) el efecto del entorno de apoyo, la psicoterapia y cualquier sedante inespecífico que se administre en los primeros días (*véase* tabla 3-1). El médico debe utilizar estos otros recursos con libertad, en lugar de añadir medicamentos antimaniacos innecesarios (o precipitarse a usar dosis elevadas), ya que no hay pruebas que sugieran que estas medidas adicionales aceleren la mejoría del trastorno principal. En un ECA reciente de tratamientos sedantes intramusculares (i.m.) para 100 pacientes inquietos en un entorno de urgencias (36 de los cuales eran maniacos), el haloperidol 2.5 mg más la benzodiacepina midazolam 7.5 mg obtuvo el mejor resultado con el menor número de efectos secundarios en todos los puntos temporales (30, 60 y 90 min).[22] Las otras opciones fueron haloperidol más prometazina 25 mg (que produjo menos sedación y casi cuatro veces más reacciones extrapiramidales), olanzapina 10 mg (que tuvo 1.6 veces más efectos secundarios que el haloperidol más midazolam) y ziprasidona 10 mg (que tuvo eficacia sedante baja). Debe tenerse en cuenta que la olanzapina i.m. no debe combinarse con benzodiacepinas, debido al mayor riesgo de depresión respiratoria.[70] Las benzodiacepinas también presentan cierto riesgo de complicar la manía con delirios. Tras suspender cualquier fármaco anticolinérgico, la TEC puede ser útil en esta situación.[24] Los médicos deben ser conscientes del riesgo de discinesia tardía con el uso a largo plazo de cualquier neuroléptico típico, como el haloperidol, para la manía. Los pacientes con trastornos del estado de ánimo tienen un mayor riesgo de presentar este efecto secundario de los neurolépticos.[71]

Es habitual añadir una benzodiacepina oral como lorazepam o clonazepam a los antipsicóticos para obtener sedación adicional a corto plazo como alternativa al aumento de la dosis del antimaniaco primario.[8,15] A pesar de ello, las pruebas que respaldan esta práctica en los pacientes maniacos son escasas.[21] Busch y cols.[72] constataron en un estudio retrospectivo (n = 30) que añadir una benzodiacepina (dosis media = 1.6 mg/día de equivalentes de lorazepam) a una dosis moderada de neuroléptico (300 mg de equivalentes de clorpromazina) conllevaba menos aislamiento y contenciones en los pacientes maniacos.

También podría considerarse la carbamazepina, en lugar del valproato, como posible complemento al antipsicótico en este nodo. Aunque no funcionó tan bien en los pacientes mixtos como en los no mixtos en los estudios fundamentales que condujeron a la aprobación por la FDA para la manía aguda, pareció aportar algún beneficio, sobre todo hacia la tercera semana de tratamiento.[43]

Nodo 2c: ¿Qué sucede si la respuesta al antipsicótico más anticonvulsivo es insatisfactoria? Recomendación: añadir litio

Aunque, como ya se ha señalado, los resultados con el litio en los estados mixtos se consideran por lo general decepcionantes, los datos son escasos.[43] El litio es un tratamiento antimaniaco bien establecido (*véase* una revisión más detallada del litio en el nodo 2d), y se ha sugerido que no se deje de considerar en la población con síntomas mixtos.[44] Otro factor es que los casos con episodios mixtos presentan mayor tendencia al suicidio y son más propensos a tener futuros estados mixtos que otros pacientes,[42] y los datos han mostrado que el litio puede ser eficaz para prevenir la conducta suicida incluso cuando no es eficaz para prevenir los episodios afectivos.[73] Por lo tanto, la recomendación es añadir litio en este momento si el paciente sigue siendo maniaco.

Nodo 2d: Para la mayoría de los demás pacientes maniacos que no son mixtos: se recomienda iniciar el litio

En una revisión del 2004 de 101 estudios sobre medicamentos contra el trastorno bipolar,[74] solo el litio fue eficaz para tratar la manía aguda, para prevenir las recurrencias de la manía y también para tratar y prevenir las recurrencias de la depresión bipolar.[74] Otros estudios y análisis recientes confirman y amplían estas conclusiones, y añaden que ninguno de los antipsicóticos atípicos, a pesar de que algunos tienen la aprobación de la FDA para su uso como método de mantenimiento, tiene pruebas convincentes de eficacia con este fin.[75,76] Ghaemi[75] y Goodwin y cols.[76] sostienen que el punto débil en la metodología de todos los estudios de mantenimiento con ASG es que empiezan con respondedores agudos preseleccionados al ASG que se está probando para mantenimiento. Esta población «potenciada» de respondedores se asigna entonces aleatoriamente a permanecer con el ASG o cambiar (a menudo súbitamente) a placebo o a un comparador activo (p. ej., litio). Se argumenta que este diseño de investigación no es una prueba de mantenimiento sino, en cambio, una muestra de los efectos de la abstinencia.

El litio también puede ser el único medicamento para el trastorno bipolar con pruebas de su capacidad para reducir el riesgo de suicidio y de intentos de suicidio.[77-79] Como se ha señalado, su efecto antisuicida parece distinto de sus propiedades estabilizadoras del estado de ánimo;[80] sin embargo, el estudio STEP-BD no confirmó que el litio tuviera un efecto antisuicida, pero la falta de confirmación puede reflejar la muestra de pacientes, que tenía un bajo riesgo de suicidio.[81] Los efectos neuroprotectores del litio también parecen únicos. Aquellos con respuesta excelente al litio (aproximadamente un tercio de los pacientes tratados con este fármaco) parecen haber preservado, en contraste con otros tratados con litio (que obtuvieron resultados comparables a los controles no bipolares), la memoria de trabajo espacial, la atención continua en el mantenimiento a largo plazo y concentraciones plasmáticas más altas del factor neurotrófico derivado del cerebro.[82] Las crecientes pruebas mediante estudios de neuroimagen sugieren que el litio, pero no el valproato, aumenta la sustancia gris cortical y mantiene el volumen del hipocampo en comparación con los pacientes no tratados (quienes parecen tener una pérdida de volumen del hipocampo relacionada con la enfermedad).[83,84] El litio también normaliza las concentraciones de *N*-acetilaspartato en la corteza cerebral prefrontal, que es un marcador propuesto de la actividad neuronal en los pacientes bipolares.[85-87] Los antipsicóticos, por el contrario, reducen la sustancia gris cortical y el volumen de células gliales hasta un 20% más que en los controles, en estudios realizados en macacos.[88,89] Las observaciones en humanos también sugieren fuertemente daños similares, al menos en pacientes diagnosticados de esquizofrenia.[90]

Por desgracia, el deterioro cognitivo asociado al trastorno bipolar puede persistir a pesar del litio en algunos casos.[91]

El sustento adicional para la elección del litio en primer lugar procede de un estudio de modelado multivariante de una muestra extrahospitalaria de pacientes bipolares. Baldessarini y cols.[92] constataron que quienes recibían litio como monoterapia tenían menos probabilidades de necesitar alguna alteración de sus regímenes farmacológicos durante el año siguiente en comparación con aquellos que recibían anticonvulsivos (p. ej., valproato), antipsicóticos o antidepresivos. Asimismo, en un amplio estudio observacional de cohortes (n = 4268) de Dinamarca, la tasa de pacientes que necesitaban cambios o adiciones de medicación psicotrópica era mucho mayor cuando tomaban valproato que con litio (cociente de riesgos = 1.86).[93] Las hospitalizaciones también eran mayores cuando se tomaba valproato, ya sea contra la manía o la depresión.

Existen pruebas convincentes de la eficacia a corto plazo del litio en casos de manía aguda con síntomas psicóticos moderados.[71] En un estudio se comparó la respuesta al litio frente al valproato en cuatro subtipos de manía (subtipos ansioso-depresivo, psicótico, clásico e irritable-disfórico). En el tipo psicótico, el litio tenía una probabilidad significativamente mayor de reducir los índices de manía en un 50%.[94,95]

Con base en los resultados de una comparación temprana y ampliamente promocionada con el valproato,[96] algunos han argumentado que el litio no es de primera línea para la manía cuando el paciente tiene antecedentes de ciclos rápidos. Un metaanálisis posterior de estudios en los que participaron 905 pacientes cicladores rápidos no encontró ninguna desventaja para el litio.[97] En un estudio observacional de 360 pacientes bipolares no se encontró ninguna diferencia en la respuesta al litio en los cicladores rápidos frente a los que no lo son.[98] Los estudios controlados de mantenimiento tampoco mostraron ninguna ventaja del valproato sobre el litio para los cicladores rápidos.[99] Otros dos estudios compararon el litio y el valproato y no encontraron ninguna diferencia significativa entre ellos, excepto por un mayor número de acontecimientos adversos con el valproato.[100,101]

No obstante, el uso del litio puede dar lugar tanto a incrementos marcados de las tasas de conductas suicidas como a recidivas tempranas de episodios bipolares tras la interrupción súbita o rápida (menos de 2 semanas).[102,103] Los médicos deben iniciar una discusión continua con los pacientes sobre la importancia de cumplir con el tratamiento y sobre los riesgos asociados a las interrupciones repentinas de todos los tratamientos farmacológicos psicotrópicos a largo plazo (pero especialmente del litio), y estar disponibles para ofrecer alternativas de tratamiento en caso de que los pacientes consideren que el litio es intolerable.[104]

En resumen, el litio parece contar con un fuerte sustento para ser el tratamiento de primera línea de la manía aguda no mixta con o sin psicosis leve a moderada. Es necesario abordar los prejuicios de los pacientes y los médicos en su contra.[75]

Debido a su estrecho índice terapéutico, deben vigilarse cuidadosamente las concentraciones séricas mínimas del litio. Las directrices del National Institute for Health and Clinical Excellence de Gran Bretaña (2006) recomiendan que las concentraciones se midan 7 días después del inicio y, a continuación, 7 días después de cada cambio de dosis o formulación y de la introducción o interrupción de medicamentos que interactúen entre sí.[7] Las concentraciones deben medirse 12 h después de la última dosis. El tratamiento de la manía aguda puede requerir concentraciones de litio de 0.8 mEq/L o más, pero la concentración de mantenimiento objetivo óptima sugerida para prevenir las recurrencias de episodios maniacos o depresivos es de 0.60 a 0.75 mEq/L.[2,105]

Otros posibles fármacos de primera línea para tratar un primer episodio de manía con o sin psicosis moderada son el valproato, los ASG y la carbamazepina. Se comentará con más detalle cada uno de ellos.

Valproato. El valproato en sus diversas formas (p. ej., divalproex) es elegido por muchos médicos como tratamiento inicial de la manía aguda. No obstante, el análisis de un gráfico de bosque de la eficacia del valproato indica que en los cuatro ECA controlados con placebo posteriores desde el primer gran ensayo de 1994 que condujo a su aprobación por la FDA, el tamaño del efecto ha ido disminuyendo progresivamente.[106] En los dos últimos ECA, uno en adolescentes[107] y otro en adultos,[108] el valproato no produjo mejores resultados que el placebo. En el metaanálisis de antimaniacos de Cipriani y cols.,[49] el tamaño del efecto del valproato fue solo de –0.16, lo que apenas alcanzó la importancia estadística. Además, el valproato no ha sido eficaz para el tratamiento de mantenimiento ni de la manía ni de la depresión[109] y no cuenta con la aprobación de la FDA para el mantenimiento de los trastornos bipolares. En consecuencia, este fármaco no parece ser una opción de primera línea adecuada en este algoritmo centrado en la evidencia para la manía no mixta, a pesar de que la experiencia clínica y los resultados en ensayos sin placebo parecen respaldar su valor. Se propuso como opción razonable para la manía mixta en el nodo 2b y se propondrá como opción en nodos posteriores.

Antipsicóticos de segunda generación. Como ya se ha señalado, la mayoría de los ASG han sido eficaces contra la manía aguda y la mayoría están aprobados por la FDA con esta indicación (y para la manía mixta).[49] Se ha observado que, de ellos, solo la quetiapina ha sido eficaz y está aprobada por la FDA como monoterapia contra la depresión aguda en el trastorno bipolar. Algunas pruebas sugieren, además, que la monoterapia con quetiapina puede prevenir futuros episodios de depresión.[51] Por estas razones, y por la importancia que se concede a la prevención, puede considerarse que la quetiapina compite con el litio como tratamiento de primera línea en la manía aguda. Dicho esto, la calidad del estudio de mantenimiento de Nolen y Weisler,[110] al igual que otros realizados con ASG, es dudosa. En ese estudio, que comparó la quetiapina con el litio y el placebo para el mantenimiento, todos los pacientes respondieron inicialmente a la quetiapina. Fueron aleatorizados para permanecer con la quetiapina o cambiar al litio o al placebo. Dado que no se sabía que los pacientes respondían al litio, el hecho de que el litio funcionara tan bien como la quetiapina (siendo ambos mejores que el placebo) para el mantenimiento parece un resultado más impresionante para el litio que para la quetiapina. De hecho, en un reciente análisis *a posteriori* de los datos de ese estudio, los pacientes obtuvieron incluso mejores resultados en el mantenimiento con litio, en comparación con el grupo de litio en su conjunto, si las concentraciones eran de 0.6 mEq/L o superiores. La FDA no ha aprobado la quetiapina como tratamiento de mantenimiento en monoterapia para el trastorno bipolar; sí la ha aprobado como terapia de mantenimiento adyuvante cuando se añade a otro estabilizador del estado de ánimo, debido a otros datos.[111]

Los efectos adversos son significativos tanto con el litio como con la quetiapina, pero desde la publicación de nuestro anterior análisis del 2010 sobre sus riesgos comparativos,[2] se ha identificado la prolongación del QTc como un nuevo riesgo potencial con la quetiapina. Una advertencia del fabricante en el prospecto de julio del 2011 advertía contra la combinación de quetiapina con otros 12 depresores cardiacos y hacía hincapié en la necesidad del seguimiento clínico de la seguridad cardiaca. Además, en un metaanálisis reciente de 77 estudios se concluyó que los efectos secundarios del litio son por lo general moderados y parecen aceptables en comparación con los riesgos de los antipsicóticos.[112,113] El aumento de peso a corto plazo, por ejemplo, fue tres veces mayor con la quetiapina en comparación con el litio en un ensayo comparativo en manía.[114] El litio también causa menos aumento de peso que el valproato.[96] En el estudio CAFE de psicosis temprana, la quetiapina fue la segunda alternativa, después de la olanzapina, en cuanto a aumento de peso y morbilidad metabólica,[115] como se comenta más adelante en el nodo 4. La nefropatía, no obstante, es una preocupación importante con el litio. El número necesario para causar daño por lesión renal grave asociada al litio fue de aproximadamente 300, con un riesgo absoluto estimado ajustado por placebo de alrededor de 3.3 de cada 1000 casos tratados.[116]

Carbamazepina. La carbamazepina es eficaz en la manía,[49,117] con la reciente aprobación de la FDA para la manía aguda y los estados mixtos de una nueva formulación de liberación lenta. A pesar de esto, tiene muchas interacciones medicamentosas; debido a la inducción de varias enzimas oxidativas y de glucuronidación, incrementa la depuración de muchas otras sustancias. También induce su propio metabolismo, lo que produce concentraciones séricas decrecientes y crea dificultades para ajustar la dosis. Otros efectos adversos son hiponatremia, toxicidad hepática, teratogénesis (p. ej., defectos del tubo neural) y discrasias sanguíneas. Las pruebas que sustentan su eficacia para tratar o prevenir la depresión bipolar proceden únicamente de estudios no controlados.

NODO 3: ¿QUÉ SUCEDE SI LA RESPUESTA AL LITIO EN LA MANÍA AGUDA NO MIXTA ES INSATISFACTORIA? RECOMENDACIÓN: AÑADIR QUETIAPINA U OTRO ASG

Si los resultados son insatisfactorios con el litio, la siguiente opción sería introducir un ASG. Esto podría hacerse rápidamente en algunos casos, como se discute en el nodo 2b (en relación con la adición de un anticonvulsivo estabilizador del estado de ánimo al ASG inicial para pacientes mixtos). Además, como se discutió en el nodo 2d, la quetiapina es la que más se acerca al litio al poseer una amplia capacidad estabilizadora del estado de ánimo, aunque se argumentó que las pruebas relativas a la quetiapina son menos convincentes que las del litio. En el nodo 2a, también se discuten las razones para preferir la quetiapina, en lugar de otros ASG, como la olanzapina y la risperidona, que tienen una potencia algo mayor durante el manejo de la manía aguda. En resumen, allí se señaló que la quetiapina es razonablemente eficaz en la manía aguda si se utiliza a dosis adecuadas de 600 mg diarios, y que la eficacia ligeramente superior de las otras puede no ser visible para los clínicos en el contexto de la hospitalización aguda debido al efecto de confusión de los otros tratamientos concomitantes, incluida la contención terapéutica, psicoterapia, «restricciones químicas» i.m. y sedantes orales adyuvantes como las benzodiacepinas. En el caso de la olanzapina, sus importantes efectos secundarios agudos (p. ej., resistencia a la insulina) y a largo plazo (síndrome metabólico) la hacen indeseable para su uso de primera línea en caso de manía; sin embargo, según varios metaanálisis, la risperidona tiene el tamaño del efecto numéricamente mayor de los ASG en la manía aguda y tiene un perfil de efectos secundarios más aceptable que la olanzapina.[49,106,118] Por lo tanto, la risperidona es una opción razonable en este nodo en lugar de la quetiapina si el prescriptor prefiere centrarse en la eficacia inicial sin preocuparse por el mantenimiento a largo plazo, que en algunos pacientes maniacos puede ser menos crítico. Los neurolépticos de primera generación, como el haloperidol (aunque no está aprobado por la FDA), también son muy eficaces para la manía aguda e incluso pueden funcionar más rápido que cualquier ASG.[49,119] No obstante, suelen ser inaceptables por el alto riesgo de inducir disforia neuroléptica o depresión y por el mayor riesgo de discinesia tardía en los pacientes bipolares.[120,121]

La quetiapina tiene pruebas de eficacia frente al placebo cuando se añade al litio para el tratamiento agudo de la manía (tras al menos 2 semanas de respuesta insatisfactoria al litio), y ayuda a prevenir futuros episodios.[111,122]

Algunos clínicos podrían considerar añadir valproato en lugar de un antipsicótico al litio. En el nodo 2d se revisó la evidencia de que el valproato parece menos eficaz de lo que se suponía. También hay que destacar el reciente estudio BALANCE del 2010, que «cambia las reglas del juego». Al comparar los resultados a lo largo de 2 años de la combinación de valproato y litio frente al uso de cualquiera de los dos tratamientos solos, la combinación mostró muy pocos beneficios adicionales en comparación con el litio solo.[109] Por lo tanto, el valproato no se recomienda como complemento de primera línea tras obtener resultados insatisfactorios con el litio.

NODO 4: ¿LA RESPUESTA AL LITIO Y A LA QUETIAPINA HA SIDO INSATISFACTORIA? RECOMENDACIÓN: CAMBIAR LA QUETIAPINA POR UN ASG DIFERENTE, CONSIDERAR UN ESTABILIZADOR DEL ESTADO DE ÁNIMO ANTICONVULSIVO

Tras haber utilizado sin éxito el litio y la quetiapina, los dos fármacos con el espectro de eficacia más amplio en el trastorno bipolar, ahora se tendrían más en cuenta las opciones que parecen tener eficacia limitada a la manía aguda. Estas opciones incluyen los anticonvulsivos valproato y carbamazepina, así como otros ASG. Otros anticonvulsivos, como la gabapentina, la lamotrigina, el levetiracetam y el topiramato, tienen poca o ninguna eficacia aparente en la fase maniaca del trastorno bipolar, y la oxcarbazepina sigue sin evaluarse adecuadamente.[49] Los antipsicóticos de primera generación siguen sin ser deseables porque aumentan el riesgo de discinesia tardía, a la que los pacientes bipolares son muy susceptibles, y pueden incrementar el riesgo de depresión bipolar.[30] La TEC es una consideración que se aborda más adelante.

Al introducir una medicación del nodo 4, se debe eliminar cualquier medicación actual que se haya considerado ineficaz, aunque dicha medicación podría conservarse si ha demostrado eficacia para prevenir futuros episodios de manía o depresión bipolar.

El cambio a uno de los ASG más eficaces en la manía es la primera opción recomendada. Dado que este episodio maniaco puede caracterizarse ahora como resistente al tratamiento, la prioridad pasa a ser la finalización del episodio. La risperidona, si no se ha probado ya, y la olanzapina son ASG con magnitudes de efecto mayores en los metaanálisis y son las mejores opciones en este caso. Es lamentable que ningún ensayo aleatorizado haya evaluado si, tras el fracaso en un ensayo adecuado de un ASG para la manía aguda (p. ej., quetiapina), el cambio a otro ASG produciría un resultado diferente. La mejor evidencia de la que se dispone son los ensayos comparativos en casos no resistentes al tratamiento, que sugieren una jerarquía de eficacia aguda en la que la risperidona y la olanzapina son los líderes entre los ASG.[49]

La risperidona se aprobó para el tratamiento de la manía aguda en los Estados Unidos (EE.UU.) en el 2003. El intervalo de dosis que ha sido eficaz para reducir las puntuaciones en la YMRS más que el placebo es de 1 a 6 mg diarios.[123] En un estudio, las tasas de remisión (definidas como una puntuación YMRS continua < 8 durante tres semanas) a los 10 meses fueron del 42% para la risperidona y del 13% para el placebo.[123] En una revisión Cochrane del 2006 se observó una eficacia igual en la manía psicótica y en la no psicótica.[124] En ese análisis, la risperidona era igual de sedante que la olanzapina y producía más efectos secundarios extrapiramidales y sexuales, pero provocaba menos aumento de peso.

La olanzapina se aprobó en los EE.UU. en el 2000. Las dosis habitualmente eficaces oscilaron entre 5 y 20 mg, con tasas promedio de mejoría a las 3 semanas en el análisis conjunto del 55% frente al 30% con placebo. Las tasas de remisión a las 3 semanas fueron del 18% frente al 7%, respectivamente.[68] Estos hallazgos ilustran el punto señalado anteriormente de que no se puede esperar la remisión en ensayos de 3 semanas en la manía aguda, ni siquiera de los medicamentos antimaniacos más eficaces. Lleva muchas semanas o a veces meses. Si los pacientes mejoran antes, probablemente el mérito debería compartirse con los demás tratamientos ofrecidos en el entorno terapéutico del hospital. Para una mayor perspectiva sobre la olanzapina, cabe destacar un nuevo ECA de 3 semanas, controlado con placebo, que compara la olanzapina y el litio para la manía aguda en 40 mujeres de Irán. Las puntuaciones de manía en la *Manic State Rating Scale* se redujeron 20.3 puntos con el litio a una concentración sanguínea promedio de 0.8 mEq/L frente a 7.6 puntos con la olanzapina a una dosis promedio de 20.5 mg diarios ($p = 0.0002$ a favor del litio).[125] En las otras dos comparaciones de estos fármacos, la olanzapina fue superior en una y no se hallaron diferencias de eficacia en la otra.[49]

Otras opciones que podrían considerarse en este nodo incluyen los estabilizadores del estado de ánimo anticonvulsivos. El valproato se revisó como opción en el nodo 2d, y se señalaron los resultados periféricos o negativos en ECA recientes en adolescentes y adultos con manía aguda.[107,108] En su reciente estudio sobre el valproato en adultos, Hirschfeld y cols.[108] propusieron que el problema podría haber sido el uso de una dosis «moderada» de 2200 mg diarios. En su estudio anterior, moderadamente positivo, habían utilizado una dosis media de 3350 mg diarios;[67] sin embargo, en el estudio anterior, los efectos secundarios de somnolencia, náusea, vómito y mareos fueron mucho más frecuentes. Además, los autores señalaron que el protocolo del estudio posterior fomentaba un alta hospitalaria más temprana, lo que podría haber afectado los resultados. El estudio posterior también permitió un uso más prolongado de lorazepam complementario, lo que puede haber disminuido las diferencias entre el fármaco y el placebo. No obstante, la presión para que las hospitalizaciones sean más cortas es una realidad hoy en día y, como se ha señalado, los expertos fomentan el uso liberal de las benzodiacepinas adyuvantes. Por lo tanto, es probable que algunas de las situaciones que potencialmente pueden explicar la falta de eficacia del valproato en el estudio de Hirschfeld y cols. estén presentes en la práctica hospitalaria habitual.

Otras razones para posponer el valproato incluyen los resultados del estudio BALANCE.[109] En este gran ECA (n = 330) abierto, de mantenimiento de 2 años, se descubrió que el valproato era mucho menos eficaz que el litio y que añadía poco en la terapia combinada. Junto con los datos poco alentadores sobre la eficacia aguda (*véase* la discusión en la sección «Nodo 2d»), este importante estudio reduce la preferencia por el valproato en este algoritmo, en el que el mantenimiento es una prioridad central. Los resultados similares a favor del litio sobre el valproato se comunicaron en un estudio observacional de cohortes, citado anteriormente, de un registro danés de pacientes bipolares.[93] Otra cuestión preocupante es que el uso de valproato se ha asociado a neurotoxicidad cuando se usa en personas con demencia, en quienes aceleró la pérdida de volumen cerebral durante 1 año de tratamiento y no redujo, en comparación con el placebo, la desregulación conductual, la inquietud o la psicosis.[126,127] Este riesgo de neurotoxicidad contrasta con el litio que, como ya se ha mencionado, presenta un efecto neuroprotector en diversas afecciones neurológicas, aunque el litio conlleva su propio riesgo de neurotoxicidad, incluido el delirio en los adultos mayores. Por último, como se indica en la tabla 3-1, el valproato es un medicamento de última elección en las mujeres en edad fértil debido a su grave teratogenicidad y al deterioro de la capacidad cognitiva posterior de los fetos expuestos.

A pesar de estas consideraciones negativas, los ensayos iniciales del valproato en la manía fueron muy positivos, lo que condujo a su aprobación por la FDA.[96,128,129] Existen pruebas de que el valproato puede ser más eficaz en un conjunto diferente de pacientes bipolares que el litio: en un análisis se concluyó que el valproato a veces era más eficaz que el litio para el tratamiento de la manía aguda con disforia, irritabilidad, impulsividad y hostilidad.[94] Muchos médicos que lo utilizan regularmente hoy en día tienen experiencias que les convencen de que es eficaz en una variedad de pacientes y tiene un margen de seguridad aceptable. El valproato también podría ser eficaz en la depresión bipolar aguda. Tres pequeños ECA publicados fueron positivos (n total = 142), pero el sesgo de publicación puede haber afectado los resultados; se necesitan estudios más amplios antes de poder obtener conclusiones.[130] No obstante, estas consideraciones positivas sugieren que el valproato es una posible elección en el nodo 4, tras el fracaso del litio y la quetiapina o si las mejores opciones de ASG son inaceptables debido a la vulnerabilidad del paciente a los efectos secundarios.

Otros problemas de seguridad del valproato no mencionados anteriormente incluyen la toxicidad hepática, las interacciones medicamentosas (p. ej., con la lamotrigina) y los efectos masculinizantes en las mujeres jóvenes.[131] En un informe, los triglicéridos se elevaron gravemente cuando se añadió valproato a la quetiapina.[132] Entre las posibles explicaciones se incluyen la inhibición de la isoenzima 3A4 del citocromo P450 por el valproato, el desplazamiento de la unión a proteínas o un efecto farmacodinámico. Se necesita una investigación sistemática para dilucidar la frecuencia y las causas de esta interacción entre dos medicamentos que se combinan habitualmente.

Los déficits nutricionales inducidos por el valproato podrían tener un papel en el resultado del tratamiento de la manía. En un estudio, el ácido fólico administrado con valproato dio lugar a reducciones significativamente mayores de las calificaciones de los síntomas de manía que el valproato solo, específicamente en las áreas de trastorno del lenguaje, contenido del pensamiento y comportamiento perturbador-agresivo.[133]

Según las directrices del National Institute for Health and Clinical Excellence de Gran Bretaña, las concentraciones séricas de valproato solo deben controlarse si se sospecha toxicidad, falta de respuesta o mal cumplimiento del tratamiento.[7] No se ha establecido un intervalo terapéutico claro y la opinión de los expertos indica que el índice terapéutico del valproato, comparado con el del litio, es bastante amplio. Se ha sugerido que las concentraciones plasmáticas para la manía aguda se sitúan entre 50 y 125 ng/mL.[15]

La carbamazepina vuelve a ser una opción aquí, como lo fue en el nodo 3. Se prescribe con mayor frecuencia que el valproato en Japón (donde Okuma llevó a cabo importantes ensayos clínicos tempranos de este fármaco contra el trastorno bipolar) y en algunas regiones de Europa. En los EE.UU., los médicos lo usan con mucha menor frecuencia que el valproato debido a los problemas de seguridad y dosificación señalados anteriormente y también, se sospecha, debido a la comercialización enérgica del valproato en la década posterior a su aprobación por la FDA. El riesgo relativamente bajo de aumento de peso con la carbamazepina en comparación con otras opciones[134] puede ser una ventaja.

Si el paciente es inestable desde el punto de vista médico o necesita un alivio rápido de la psicosis o el delirio relacionados con la manía, puede considerarse la TEC aquí o antes en el algoritmo. También se debe considerar la TEC para las mujeres en su primer mes de embarazo, cuando se está produciendo la organogénesis y el riesgo de teratogenicidad es mayor. No obstante, las pruebas de la eficacia de la TEC para el tratamiento de la manía no son tan sólidas, debido a las dificultades para realizar ensayos con aleatorización y ocultación adecuadas y para obtener el consentimiento informado de algunos pacientes, incluidos aquellos con una competencia legal posiblemente comprometida. Una revisión reciente de las pruebas de la TEC para el tratamiento de la manía concluyó que ningún estudio es sistemáticamente adecuado desde el punto de vista metodológico.[135] No obstante, en un estudio prospectivo se constató que la TEC era más eficaz que el litio en las primeras 8 semanas de tratamiento de la manía aguda.[136] Otros estudios son en su mayoría análisis retrospectivos que observaron que el tratamiento de la manía con la TEC era tan eficaz como el litio o la clorpromazina (el único antipsicótico de primera generación que está aprobado por la FDA para el tratamiento de la manía, aunque no se recomienda, debido a problemas de seguridad relacionados con el bloqueo α y la hipotensión).[137,138]

NODO 5: ¿QUÉ SUCEDE SI LOS TRES TRATAMIENTOS RECOMENDADOS PARA LOS PACIENTES BIPOLARES MANIACOS MIXTOS O NO MIXTOS HAN SIDO INEFICACES O SOLO PARCIALMENTE EFICACES? RECOMENDACIÓN: MUCHAS OPCIONES

Se proponen tres niveles de opciones en función de la cantidad de pruebas que respalden su eficacia en los pacientes menos resistentes al tratamiento. El primer nivel de opciones incluye los ASG de alta eficacia (p. ej., olanzapina o risperidona si no se han probado ya) y los anticonvulsivos valproato y carbamazepina. Ya se han revisado los méritos y los inconvenientes de todas estas opciones. El haloperidol también podría tenerse en cuenta por su gran eficacia.[49] Los fármacos de segundo nivel a considerar en el nodo 5 incluyen aripiprazol, asenapina y ziprasidona. La clozapina podría ser una opción de tercer nivel, aunque tiene múltiples efectos adversos y potencialmente graves.

Como se indica en la figura 3-1, el diagrama de flujo de este algoritmo, en este punto se sugiere interrumpir cualquier medicación que parezca ineficaz antes de añadir otras nuevas. La idea aquí es evitar la acumulación innecesaria de efectos secundarios, que es uno de los objetivos y las prioridades clave de la secuenciación de algoritmos. Aunque la interrupción de tales medicamentos parecería un principio razonable de la práctica conservadora, ninguna prueba de calidad muestra realmente que se pueda retirar un medicamento aparentemente ineficaz durante el tratamiento de la manía aguda sin que ello repercuta en la eficacia de lo que se añada. De hecho, como ya se ha señalado, en el diseño de casi todos los estudios sobre la adición de nuevos medicamentos, se continúa con la medicación anterior ineficaz y se añade la nueva o un fármaco de control (o ninguno).[139] Por lo tanto, aquí en el nodo 5, si se ha interrumpido una medicación antes de añadir otra que luego no produce resultados satisfactorios o que provoca mayor descompensación, podría considerarse la posibilidad de reanudar la medicación interrumpida para ver si puede ser útil.

Se recomienda evitar la combinación de dos antipsicóticos (salvo durante el paso de uno a otro), debido tanto a la falta de pruebas de eficacia añadida como al mayor riesgo de presentar efectos secundarios, entre los que se incluyen síndrome metabólico, síntomas extrapiramidales, hiperprolactinemia, disfunción sexual, sedación o somnolencia, deterioro cognitivo, diabetes y discinesia tardía.[140] A continuación se ofrece un análisis adicional de algunos de estos fármacos como monoterapias y en combinación con litio y anticonvulsivos, si no se han revisado antes con suficiente detalle.

Carbamazepina

En el 2004, la FDA aprobó la forma de liberación prolongada de la carbamazepina para el tratamiento de la manía aguda. Como se ha comentado en el nodo 4, la eficacia de este fármaco como antimaniaco está establecida, con dosis de la formulación de acción prolongada recientemente introducida que oscilan entre 600 y 1600 mg diarios. En una revisión de los ECA que comparaban la carbamazepina y el litio, y que combinaban los resultados en metaanálisis cuando era posible, los dos eran similares en eficacia para la manía aguda, así como en seguridad y capacidad para prevenir las recaídas.[141] Cabe destacar que la carbamazepina no está aprobada por la FDA para su uso a largo plazo, y en la revisión se encontró que en los estudios de mantenimiento, los pacientes con carbamazepina tenían más probabilidades que aquellos con litio de retirarse de los estudios debido a sus efectos adversos.[141] Los casos con ciclos rápidos podrían beneficiarse de añadir carbamazepina al litio: en un estudio, la respuesta a largo plazo fue mejor con la combinación que con cualquiera de los medicamentos por separado (el 28% de respuesta con litio, el 19% con carbamazepina y el 56% con la combinación).[142] En un estudio similar se hallaron mejores resultados con la combinación, pero más efectos secundarios y mayor necesidad de medicamentos complementarios adicionales.[143] Para la manía aguda con inquietud prominente, la combinación también podría ser más útil que la monoterapia con un antipsicótico;[144] en un estudio, añadir carbamazepina al litio produjo beneficios comparables a los de añadir haloperidol al litio.[145]

Aripiprazol

El uso del aripiprazol para el tratamiento de la manía aguda fue aprobado por la FDA en el 2004. En comparación con otros ASG, el aripiprazol tiene un perfil de efectos secundarios más benigno en cuanto a aumento de peso, efectos cardiacos y metabólicos y algunos síntomas extrapiramidales, aunque con frecuencia provoca acatisia y, debido a su efecto agonista parcial de la dopamina, puede empeorar la enfermedad de Parkinson. La evidencia relativa a su eficacia en la manía aguda resulta menos sólida que en el caso de otros ASG, y en varios estudios publicados no logró superar al placebo.[106,146,147] El aripiprazol puede añadirse al litio o al valproato, y tales combinaciones han producido tasas de respuesta y remisión superiores entre los pacientes ambulatorios que con cualquiera de los dos fármacos por separado.[148] Aunque está aprobado en los EE.UU. para el tratamiento de mantenimiento del trastorno bipolar, la mayor parte del sustento de esta indicación se basa en un único estudio relativamente breve (6 meses) que solo mostró beneficios para prevenir la manía y no para los episodios depresivos más frecuentes de la enfermedad.[149] Solo el 12% de los pacientes continuaron tomando el aripiprazol durante los 6 meses completos, lo que sugiere falta de aceptabilidad por parte de los individuos tratados.[149]

Ziprasidona

El uso de ziprasidona para tratar la manía aguda fue aprobado por la FDA en el 2004. Dos ECA compararon la ziprasidona con el placebo contra la manía aguda y hallaron una respuesta significativamente mejor con este ASG que con el placebo.[150,151] Un ECA sobre la manía aguda comparó la ziprasidona con el haloperidol; este último produjo tasas más altas de respuesta y remisión (54.7% frente a 36.9%, y 31.9% frente a 22.7%, respectivamente).[152] Los resultados inferiores con la ziprasidona en comparación con otros antipsicóticos (su tamaño del efecto fue solo de –0.20 en el metaanálisis de Cipriani y cols.),[49] que también se observan en estudios de casos con esquizofrenia, pueden deberse en parte a una dosificación subóptima, el requisito de tomarla con alimentos de 500 kcal y (en el caso de los pacientes ambulatorios) a problemas para cumplir con la administración dos veces al día. En un estudio reciente no se encontró eficacia alguna para la ziprasidona como complemento del litio o el valproato en la manía aguda, pero se ofrecieron problemas metodológicos para explicar este hallazgo.[153,154] En el lado positivo para la ziprasidona, no solo puede causar menos aumento de peso en los casos con obesidad, sino que puede producir mejores resultados de manía cuando se añade a los regímenes existentes de tales pacientes.[155] Además, un ECA reciente de 6 semanas sobre depresión bipolar aguda mixta a una dosis de 130 mg diarios encontró un beneficio significativo ($p = 0.004$) en las puntuaciones de depresión.[156] Estos pacientes no eran maniacos, pero el estudio sugiere que la ziprasidona tiene un papel en la prevención de episodios depresivos.

Asenapina

El uso de la asenapina como tratamiento de la manía aguda fue aprobado por la FDA en el 2009 y como tratamiento adyuvante para complementar el litio o el valproato en el 2012. Como tratamiento complementario de la manía aguda, la asenapina no obtuvo mejores resultados que el placebo en todos los criterios principales de valoración en la tercera semana, pero sí en la semana 12.[157] También se dispone de dos ECA controlados con placebo de monoterapia con asenapina. En un estudio fue significativamente superior al placebo, pero no a la olanzapina, para la reducción de las puntuaciones de los síntomas de manía de la YMRS, y en el otro, no fue más eficaz que el placebo ni en las tasas de respuesta ni en las de remisión.[158-161] La asenapina se administra dos veces al día en forma de comprimidos sublinguales, que pueden no ser tan sencillos de utilizar como los preparados orales ordinarios. A pesar de esto, tiene un perfil de efectos secundarios favorable con respecto al aumento de peso, los problemas metabólicos, los síntomas extrapiramidales, la elevación de la prolactina y la toxicidad cardiovascular.

Clozapina

La clozapina no está aprobada en los EE.UU. para el trastorno bipolar, pero a veces se utiliza fuera de indicación para controlar la manía resistente al tratamiento. No se han publicado ECA sobre la clozapina en la manía, pero los ensayos clínicos no controlados sugieren que este fármaco podría ser una opción razonable para los pacientes en el nodo 5 y más allá.[162-165]

NODO 6: ¿Y SI NINGUNO DE LOS FÁRMACOS ANTERIORES HA SIDO EFICAZ?

Parece poco probable que un paciente pueda llegar a este punto y seguir en estado maniaco si el diagnóstico es correcto y si se ha seguido rigurosamente el algoritmo con los intentos adecuados. Ciertamente, la reconsideración del diagnóstico es adecuada. De hecho, la reconsideración diagnóstica debería producirse después de cada paso de este y cualquier otro algoritmo cuando la respuesta sea insatisfactoria y no se aprecie una explicación clara. Por ejemplo, podría haber alguna causa orgánica no identificada, o fuertes tensiones psicosociales podrían estar impidiendo que se estabilice el trastorno del estado de ánimo. No obstante, es posible que se produzcan resultados positivos inesperados con un mayor ajuste de la medicación. Se sugiere que el médico revise las opciones ofrecidas en el nodo 5 y considere elegir otra de entre ellas.

También queremos señalar aquí algunos abordajes experimentales del tratamiento de la manía de los que se ha informado. En la tabla 3-2 se enumeran algunos ejemplos seleccionados, pero no se tienen recomendaciones concretas sobre cuándo o si debe probarse alguno de ellos en lugar de preferir los tratamientos más establecidos.

Tabla 3-2 | Tratamientos nuevos y experimentales propuestos contra la manía aguda

Fármacos	*Acción*	*Observaciones*
Gabapentina	Antiepiléptico	No hay pruebas de su eficacia como tratamiento primario o secundario a pesar de los numerosos ensayos y de su uso generalizado en el pasado[166]
Levetiracetam	Antiepiléptico	Ningún ECA en caso de manía Puede ser útil cuando se añade al haloperidol[167] Ningún beneficio añadido cuando se combina con valproato[168]
Oxcarbazepina	Antiepiléptico	Un ECA como monoterapia con una tasa de respuesta del 42% frente al placebo del 26%; sin datos sobre las tasas de remisión[169] Como complemento del litio en 52 pacientes, más eficaz y mejor tolerado que la carbamazepina[170] En una revisión Cochrane se encontró que los ensayos eran insuficientes para hacer una recomendación[171]
Topiramato	Antiepiléptico	Múltiples ECA no lograron encontrar ninguna eficacia en la manía aguda como fármaco primario o secundario[49,172,173] Puede ayudar a los pacientes que toman olanzapina (y quizás otros ASG) a perder algo de peso[174]
Amisulprida[a]	Antipsicótico	En un ECA, cuando se añadió al valproato, tuvo resultados comparables al haloperidol + valproato; el haloperidol + valproato tuvo más efectos secundarios[175]
Paliperidona	Antipsicótico	Metabolito de la risperidona Se ha probado y ha sido eficaz contra la manía en dos ECA.[13] Sorprendentemente, no es eficaz cuando se utiliza como complemento del litio.[176] No tiene ventajas significativas sobre la risperidona genérica
Alopurinol	Hipouricemiante	Tres ECA controlados con placebo como complemento del litio; más mejoría con alopurinol a dosis de 600 mg diarios; bien tolerado[177-179] Puede funcionar mejor si los pacientes se abstienen de consumir cafeína[178]
Ácido acetilsalicílico	Antiinflamatorio no esteroideo	La base de datos de los Países Bajos mostró que el ácido acetilsalicílico a dosis bajas (hasta 80 mg diarios) se asocia a una reducción del 17% del riesgo de recaída con el litio de mantenimiento[180]
Ácidos grasos ω-3 (p. ej., en aceites de pescado)	Suplemento lipídico	Una revisión Cochrane de 5 ECA encontró algunos resultados positivos contra la depresión bipolar pero no la manía[181] Un estudio más reciente fue negativo[182] Posiblemente ayuda a prevenir la depresión
Tamoxifeno	Modulador del receptor de estrógenos e inhibidor de la proteína-cinasa C	Dos ECA controlados con placebo y algunos estudios piloto sustentan su eficacia en la manía a dosis de 20 a 80 mg diarios[117,183-186] Se ha utilizado como monoterapia y como complemento del litio No hay información sobre su papel en la depresión o el tratamiento de mantenimiento
Estimulación magnética transcraneal		Aunque puede ser más prometedor para la depresión bipolar, algunos datos emergentes sustentan su uso para la manía bipolar[187]

ASG: antipsicótico de segunda generación; ECA: ensayo controlado aleatorizado.
[a]No disponible en los Estados Unidos.

COMPARACIÓN CON OTRAS RECOMENDACIONES DE DIRECTRICES Y ALGORITMOS

Este algoritmo para seleccionar el tratamiento psicofarmacológico contra la manía aguda concuerda con la mayoría de las características de otras directrices y algoritmos publicados recientemente; sin embargo, también hay varios puntos de desacuerdo, en parte porque el algoritmo actual incorpora los resultados de estudios no disponibles anteriormente. Por ejemplo, se concluye que la olanzapina no es un tratamiento de primera línea para la manía aguda, lo que coincide con algunas directrices pero no con otras. Una diferencia única en este algoritmo es el menor énfasis en el valproato como alternativa, debido a los nuevos indicios que sugieren una eficacia inferior. En la tabla 3-3 se resumen cuatro directrices y algoritmos publicados por diferentes grupos en los últimos años. Se han observado algunos puntos de contraste entre sus recomendaciones y las nuestras.

Tabla 3-3 | Comparación del presente algoritmo con otros algoritmos y directrices recientes para la manía aguda

Algoritmo/directriz	*Año*	*Otros algoritmos/directrices*	*Algoritmo actual*
Directrices de la Canadian Network for Mood and Anxiety Treatments para el tratamiento de pacientes con trastornos bipolares, actualizadas en colaboración con la Sociedad Internacional de Trastornos Bipolares[188]	2013	No hay distinción en los primeros nodos entre los distintos subtipos de manía bipolar No se da preferencia entre los fármacos de primera línea; los ASG, el valproato, el litio o sus combinaciones pueden ser de primera línea	Se hace esta distinción al principio del algoritmo y, en consecuencia, se sugieren opciones de tratamiento más estrechas y específicas para cada subtipo Se sugiere empezar con una prueba de monoterapia Se da prioridad al litio en la manía no mixta y a la quetiapina en la manía mixta
Directrices basadas en la evidencia de la British Association for Psychopharmacology para el tratamiento del trastorno bipolar, 2.ª edición revisada[189]	2009	Tiene diferentes sugerencias de tratamiento según el nivel de gravedad Se asume que, en la manía grave, el litio no es un fármaco de primera línea Se sugiere el uso de ASG Se menciona el valproato como fármaco de primera línea en la manía grave No favorece ningún ASG sobre otro	Se distingue al principio del algoritmo entre estados mixtos y no mixtos, y se sugieren opciones de tratamiento más estrechas y específicas para cada subtipo En la revisión se encontró que el litio puede ser eficaz en la manía grave y se sugiere añadir un ASG complementario para la respuesta parcial, favoreciendo así las combinaciones basadas en litio La revisión de la evidencia reciente dio como resultado que el valproato se dejara de usar en los nodos inferiores del algoritmo para la manía no mixta y que fuera de segunda línea en la manía mixta Se favorece el uso de quetiapina y se recomienda considerar la olanzapina más adelante como opción debido al perfil de seguridad y efectos secundarios

Tabla 3-3 | Comparación del presente algoritmo con otros algoritmos y directrices recientes para la manía aguda (*continuación*)

Algoritmo/directriz	*Año*	*Otros algoritmos/directrices*	*Algoritmo actual*
Directrices de la Federación Mundial de Sociedades de Psiquiatría Biológica para el tratamiento biológico de los trastornos bipolares: actualización sobre el tratamiento de la manía aguda[61]	2009	Discusión detallada y jerarquía clara basada en el nivel de evidencia y el perfil de efectos secundarios de cada medicamento No hay distinción en la elección de la medicación en función del subtipo de manía, aunque se alienta a los clínicos a hacer una distinción diagnóstica El aripiprazol, la risperidona y el valproato (excepto para las mujeres en edad fértil) son fármacos de primera línea en términos de eficacia y relación entre riesgo y beneficio	Se hacen recomendaciones específicas para cada subtipo, como preferir el litio como primera línea contra la manía no mixta debido a su amplia eficacia, propiedades antisuicidas, beneficios neuroprotectores y otras ventajas
Texas Implementation of Medication Algorithms: actualización de los algoritmos para el tratamiento del trastorno bipolar I[190]	2005	Tras distinguir entre manía mixta y no mixta, se ofrece mayor variedad de fármacos para utilizar como primera línea en ambos estados Descarta la quetiapina y favorece otros ASG y el valproato como fármacos de primera línea en la manía mixta	Se ofrecen opciones más limitadas con base en la evidencia evaluadas en estados mixtos y no mixtos Se recomienda el uso de quetiapina como primera línea en los estados mixtos y pasa al valproato a una segunda línea

ASG: antipsicótico de segunda generación.

CONCLUSIONES Y COMENTARIO FINAL

El tratamiento psicofarmacológico de la manía en el trastorno bipolar está repleto de desafíos. Aunque muchos medicamentos son eficaces o parcialmente eficaces en los episodios agudos, relativamente pocos son de beneficio en todas las fases del trastorno y tienen el efecto de estabilizar verdaderamente el estado de ánimo y el comportamiento. Son todavía menos los tratamientos que ofrecen una seguridad satisfactoria, sobre todo a largo plazo. Los médicos, generalmente bajo la presión del tiempo limitado, recurren a menudo a tratar los síntomas con diferentes medicamentos en combinaciones complejas y en gran medida no probadas, a menudo sin resultados clínicos satisfactorios. Muchos expertos creen que a los pacientes les puede ir mejor con un abordaje más sistemático que haga hincapié en los tratamientos más seguros y respaldados por la evidencia y en un menor número de medicamentos por paciente. Las recomendaciones que aquí se proporcionan ofrecen una ruta razonable, aunque provisional, hacia mejores resultados de la farmacoterapia, con menos complicaciones para aquellos con manía. No obstante, las propuestas están sujetas a revisión continua a medida que se disponga de resultados de investigaciones adicionales.

Declaración de intereses: los autores no declaran ningún conflicto de intereses. Los autores son los únicos responsables del contenido y la redacción del artículo.

Los autores agradecen a los Dres. Ross J. Baldessarini y Mark S. Bauer por sus comentarios y sugerencias sobre un primer borrador de este artículo.

REFERENCIAS

1. Levy B, Weiss RD. Neurocognitive impairment and psychosis in bipolar I disorder during early remission from an acute episode of mood disturbance. J Clin Psychiatry 2010;71:201-6.
2. Ansari A, Osser DN. The psychopharmacology algorithm project at the Harvard South Shore Program: an update on bipolar depression. Harv Rev Psychiatry 2010;18:36-55.
3. Osser DN, Jalali-Roudsari M, Manschreck T. The Psychopharmacology Algorithm Project at the Harvard South Shore Program: an update on schizophrenia. Harv Rev Psychiatry 2013;21:18-40.
4. Bajor LA, Ticlea AN, Osser DN. The Psychopharmacology Algorithm Project at the Harvard South Shore Program: an update on posttraumatic stress disorder. Harv Rev Psychiatry 2011;19:240-58.
5. Hamoda HM, Osser DN. The Psychopharmacology Algorithm Project at the Harvard South Shore Program: an update on psychotic depression. Harv Rev Psychiatry 2008;16:235-47.
6. Osser DN, Dunlop LR. The Psychopharmacology Algorithm Project at the Harvard South Shore Program: an update on generalized social anxiety disorder. Psychopharm Rev 2010;45:91-8.
7. National Collaborating Centre for Mental Health; National Institute for Health and Clinical Excellence. Bipolar disorder: the management of bipolar disorder in adults, children, and adolescents in primary and secondary care. London: NICE, 2006.
8. Goodwin FK, Jamison KR. Manic-depressive illness: bipolar disorders and recurrent depression. 2nd ed. New York: Oxford University Press, 2007.
9. Rosa AR, Cruz N, Franco C, et al. Why do clinicians maintain antidepressants in some patients with acute mania? Hints from the European Mania in Bipolar Longitudinal Evaluation of Medication (EMBLEM), a large naturalistic study. J Clin Psychiatry 2010;71:1000-6.
10. McElroy SL, Keck PE Jr, Strakowski SM. Mania, psychosis, and antipsychotics. J Clin Psychiatry 1996;57 suppl 3: 14-26; discussion 47-9.
11. Swann AC, Daniel DG, Kochan LD, Wozniak PJ, Calabrese JR. Psychosis in mania: specificity of its role in severity and treatment response. J Clin Psychiatry 2004;65:825-9.
12. Carlson GA, Goodwin FK. The stages of mania. A longitudinal analysis of the manic episode. Arch Gen Psychiatry 1973; 28:221-8.
13. Yildiz A, Vieta E, Tohen M, Baldessarini RJ. Factors modifying drug and placebo responses in randomized trials for bipolar mania. Int J Neuropsychopharmacol 2011;14:863-75.
14. Schatzberg AF, Cole JO, DeBattista C. Manual of clinical psychopharmacology. 7th ed. Washington, DC: American Psychiatric Press, 2010.
15. Janicak PG, Marder SR, Pavuluri MN. Principles and practice of psychopharmacotherapy. 5th ed. Philadelphia: Lippincott Williams & Wilkins, 2011.
16. American Psychiatric Association. American Psychiatric Association practice guidelines for the treatment of psychiatric disorders. Arlington, VA: American Psychiatric Publishing, 2006.
17. Battaglia J, Moss S, Rush J, et al. Haloperidol, lorazepam, or both for psychotic agitation? A multicenter, prospective, double-blind, emergency department study. Am J Emerg Med 1997;15:335-40.
18. Garza-Trevino ES, Hollister LE, Overall JE, Alexander WF. Efficacy of combinations of intramuscular antipsychotics and sedative-hypnotics for control of psychotic agitation. Am J Psychiatry 1989;146:1598-601.
19. Andrezina R, Josiassen RC, Marcus RN, et al. Intramuscular aripiprazole for the treatment of acute agitation in patients with schizophrenia or schizoaffective disorder: a double-blind, placebo-controlled comparison with intramuscular haloperidol. Psychopharmacology (Berl) 2006;188:281-92.
20. Satterthwaite TD, Wolf DH, Rosenheck RA, Gur RE, Caroff SN. A meta-analysis of the risk of acute extrapyramidal symptoms with intramuscular antipsychotics for the treatment of agitation. J Clin Psychiatry 2008;69:1869-79.
21. Zeller SL, Rhoades RW. Systematic reviews of assessment measures and pharmacologic treatments for agitation. Clin Ther 2010;32:403-25.

22. Mantovani C, Labate CM, Sponholz A Jr, et al. Are low doses of antipsychotics effective in the management of psychomotor agitation? A randomized, rated-blind trial of 4 intramuscular interventions. J Clin Psychopharmacol 2013;33:306-12.
23. Ahmed U, Jones H, Adams CE. Chlorpromazine for psychosis induced aggression or agitation. Cochrane Database Syst Rev 2010;(4):CD007445.
24. Karmacharya R, England ML, Ongur D. Delirious mania: clinical features and treatment response. J Affect Disord 2008; 109:312-6.
25. Provencher MD, Guimond AJ, Hawke LD. Comorbid anxiety in bipolar spectrum disorders: a neglected research and treatment issue? J Affect Disord 2012;137:161-4.
26. Trixler M, Gati A, Fekete S, Tenyi T. Use of antipsychotics in the management of schizophrenia during pregnancy. Drugs 2005;65:1193-206.
27. Gentile S. Clinical utilization of atypical antipsychotics in pregnancy and lactation. Ann Pharmacother 2004;38:1265-71.
28. Collins KO, Comer JB. Maternal haloperidol therapy associated with dyskinesia in a newborn. Am J Health Syst Pharm 2003;60:2253-5.
29. Reis M, Kallen B. Maternal use of antipsychotics in early pregnancy and delivery outcome. J Clin Psychopharmacol 2008; 28:279-88.
30. Taylor D, Paton C, Kapur S. The Maudsley prescribing guidelines in psychiatry. 11th ed. Chichester, UK: Wiley-Blackwell, 2012.
31. McKean M. Psychiatric care during pregnancy and postpartum. Part 1: diagnosis and management of mood disorders. Psychopharm Rev 2013;48:17-24.
32. Jentink J, Loane MA, Dolk H, et al. Valproic acid monotherapy in pregnancy and major congenital malformations. N Engl J Med 2010;362:2185-93.
33. Cummings C, Stewart M, Stevenson M, Morrow J, Nelson J. Neurodevelopment of children exposed in utero to lamotrigine, sodium valproate and carbamazepine. Arch Dis Child 2011; 96:643-7.
34. Cohen LS, Friedman JM, Jefferson JW, Johnson EM, Weiner ML. A reevaluation of risk of in utero exposure to lithium. JAMA 1994;271:146-50.
35. Miller LJ. Use of electroconvulsive therapy during pregnancy. Hosp Community Psychiatry 1994;45:444-50.
36. Yonkers KA, Wisner KL, Stowe Z, et al. Management of bipolar disorder during pregnancy and the postpartum period. Am J Psychiatry 2004;161:608-20.
37. McElroy SL, Altshuler LL, Suppes T, et al. Axis I psychiatric comorbidity and its relationship to historical illness variables in 288 patients with bipolar disorder. Am J Psychiatry 2001; 158:420-6.
38. Pettinati HM, O'Brien CP, Dundon WD. Current status of cooccurring mood and substance use disorders: a new therapeutic target. Am J Psychiatry 2013,170.23-30.
39. Salloum IM, Cornelius JR, Daley DC, Kirisci L, Himmelhoch JM, Thase ME. Efficacy of valproate maintenance in patients with bipolar disorder and alcoholism: a double-blind placebo-controlled study. Arch Gen Psychiatry 2005;62:37-45.
40. Brown ES, Gorman AR, Hynan LS. A randomized, placebo-controlled trial of citicoline add-on therapy in outpatients with bipolar disorder and cocaine dependence. J Clin Psychopharmacol 2007;27:498-502.
41. Chung AK, Chua SE. Effects on prolongation of Bazett's corrected QT interval of seven second-generation antipsychotics in the treatment of schizophrenia: a meta-analysis. J Psychopharmacol 2011;25:646-66.
42. Swann AC, Lafer B, Perugi G, et al. Bipolar mixed states: an international society for bipolar disorders task force report of symptom structure, course of illness, and diagnosis. Am J Psychiatry 2013;170:31-42.
43. Fountoulakis KN, Kontis D, Gonda X, Siamouli M, Yatham LN. Treatment of mixed bipolar states. Int J Neuropsychopharmacol 2012;15:1015-26.
44. McIntyre RS, Yoon J. Efficacy of antimanic treatments in mixed states. Bipolar Disord 2012;14 suppl 2:22-36.

45. Houston JP, Tohen M, Degenhardt EK, Jamal HH, Liu LL, Ketter TA. Olanzapine-divalproex combination versus divalproex monotherapy in the treatment of bipolar mixed episodes: a double-blind, placebo-controlled study. J Clin Psychiatry 2009;70:1540-7.
46. Suppes T, Ketter TA, Gwizdowski IS, et al. First controlled treatment trial of bipolar II hypomania with mixed symptoms: quetiapine versus placebo. J Affect Disord 2013;150:37-43.
47. Dunner DL. Atypical antipsychotics: efficacy across bipolar disorder subpopulations. J Clin Psychiatry 2005;66 suppl 3:20-7.
48. Kruger S, Trevor Young L, Braunig P. Pharmacotherapy of bipolar mixed states. Bipolar Disord 2005;7:205-15.
49. Cipriani A, Barbui C, Salanti G, et al. Comparative efficacy and acceptability of antimanic drugs in acute mania: a multipletreatments meta-analysis. Lancet 2011;378:1306-15.
50. Janicak PG, Rado JT. Quetiapine for the treatment of acute bipolar mania, mixed episodes and maintenance therapy. Expert Opin Pharmacother 2012;13:1645-52.
51. Weisler RH, Nolen WA, Neijber A, Hellqvist A, Paulsson B. Continuation of quetiapine versus switching to placebo or lithium for maintenance treatment of bipolar I disorder (Trial 144: a randomized controlled study). J Clin Psychiatry 2011; 72:1452-64.
52. Cutler AJ, Datto C, Nordenhem A, Minkwitz M, Acevedo L, Darko D. Extended-release quetiapine as monotherapy for the treatment of adults with acute mania: a randomized, double-blind, 3-week trial. Clin Ther 2011;33:1643-58.
53. Vieta E, Nuamah IF, Lim P, et al. A randomized, placebo- and active-controlled study of paliperidone extended release for the treatment of acute manic and mixed episodes of bipolar I disorder. Bipolar Disord 2010;12:230-43.
54. Khazaal Y, Tapparel S, Chatton A, Rothen S, Preisig M, Zullino D. Quetiapine dosage in bipolar disorder episodes and mixed states. Prog Neuropsychopharmacol Biol Psychiatry 2007;31:727-30.
55. Baker RW, Tohen M, Fawcett J, et al. Acute dysphoric mania: treatment response to olanzapine versus placebo. J Clin Psychopharmacol 2003;23:132-7.
56. Gonzalez-Pinto A, Lalaguna B, Mosquera F, et al. Use of olanzapine in dysphoric mania. J Affect Disord 2001;66:247-53.
57. Tohen M, McDonnell DP, Case M, et al. Randomised, double-blind, placebo-controlled study of olanzapine in patients with bipolar I depression. Br J Psychiatry 2012;201:376-82.
58. McEvoy JP, Lieberman JA, Perkins DO, et al. Efficacy and tolerability of olanzapine, quetiapine, and risperidone in the treatment of early psychosis: a randomized, double-blind 52 week comparison. Am J Psychiatry 2007;164:1050-60.
59. Hahn MK, Wolever TM, Arenovich T, et al. Acute effects of single-dose olanzapine on metabolic, endocrine, and inflammatory markers in healthy controls. J Clin Psychopharmacol 2013;33:740-6.
60. Suppes T, Dennehy EB, Hirschfeld RM, et al. The Texas implementation of medication algorithms: update to the algorithms for treatment of bipolar I disorder. J Clin Psychiatry 2005;66: 870-86.
61. Grunze H,Vieta E, Goodwin GM, et al. The World Federation of Societies of Biological Psychiatry (WFSBP) guidelines for the biological treatment of bipolar disorders: update 2009 on the treatment of acute mania. World J Biol Psychiatry 2009; 10:85-116.
62. Stahl S, Lombardo I, Loebel A, Mandel FS. Efficacy of ziprasidone in dysphoric mania: pooled analysis of two double-blind studies. J Affect Disord 2010;122:39-45.
63. Lombardo I, Sachs G, Kolluri S, Kremer C, Yang R. Two 6-week, randomized, double-blind, placebo-controlled studies of ziprasidone in outpatients with bipolar I depression: did baseline characteristics impact trial outcome? J Clin Psychopharmacol 2012;32:470-8.
64. Suppes T, Eudicone J, McQuade R, Pikalov A 3rd, Carlson B. Efficacy and safety of aripiprazole in subpopulations with acute manic or mixed episodes of bipolar I disorder. J Affect Disord 2008;107:145-54.
65. Thase ME, Jonas A, Khan A, et al. Aripiprazole monotherapy in nonpsychotic bipolar I depression: results of 2 randomized, placebo-controlled studies. J Clin Psychopharmacol 2008;28:13-20.

66. Zarate CA Jr, Rothschild A, Fletcher KE, Madrid A, Zapatel J. Clinical predictors of acute response with quetiapine in psychotic mood disorders. J Clin Psychiatry 2000;61:185-9.
67. Bowden CL, Swann AC, Calabrese JR, et al. A randomized, placebo-controlled, multicenter study of divalproex sodium extended release in the treatment of acute mania. J Clin Psychiatry 2006;67:1501-10.
68. Chengappa KN, Baker RW, Shao L, et al. Rates of response, euthymia and remission in two placebo-controlled olanzapine trials for bipolar mania. Bipolar Disord 2003;5:1-5.
69. Keck PE Jr, Marcus R, Tourkodimitris S, et al. A placebo-controlled, double-blind study of the efficacy and safety of aripiprazole in patients with acute bipolar mania. Am J Psychiatry 2003;160:1651-8.
70. Marder SR, Sorsaburu S, Dunayevich E, et al. Case reports of post-marketing adverse event experiences with olanzapine intramuscular treatment in patients with agitation. J Clin Psychiatry 2010;71:433-41.
71. Keck PE Jr, Mendlwicz J, Calabrese JR, et al. A review of randomized, controlled clinical trials in acute mania. J Affect Disord 2000;59 suppl 1:S31-S7.
72. Busch FN, Miller FT, Weiden PJ. A comparison of two adjunctive treatment strategies in acute mania. J Clin Psychiatry 1989;50:453-5.
73. Muller-Oerlinghausen B. Arguments for the specificity of the antisuicidal effect of lithium. Eur Arch Psychiatry Clin Neurosci 2001;251 suppl 2:II72-5.
74. Bauer MS, Mitchner L. What is a "mood stabilizer"? An evidence-based response. Am J Psychiatry 2004;161:3-18.
75. Ghaemi SN. From BALANCE to DSM-5: taking lithium seriously. Bipolar Disord 2010;12:673-7.
76. Goodwin FK, Whitham EA, Ghaemi SN. Maintenance treatment study designs in bipolar disorder: do they demonstrate that atypical neuroleptics (antipsychotics) are mood stabilizers? CNS Drugs 2011;25:819-27.
77. Goodwin FK, Fireman B, Simon GE, Hunkeler EM, Lee J, Revicki D. Suicide risk in bipolar disorder during treatment with lithium and divalproex. JAMA 2003;290:1467-73.
78. Baldessarini RJ, Tondo L, Davis P, Pompili M, Goodwin FK, Hennen J. Decreased risk of suicides and attempts during long-term lithium treatment: a meta-analytic review. Bipolar Disord 2006;8:625-39.
79. Cipriani A, Pretty H, Hawton K, Geddes JR. Lithium in the prevention of suicidal behavior and all-cause mortality in patients with mood disorders: a systematic review of randomized trials. Am J Psychiatry 2005;162:1805-19.
80. Ahrens B, Muller-Oerlinghausen B. Does lithium exert an independent antisuicidal effect? Pharmacopsychiatry 2001;34:132-6.
81. Marangell LB, Dennehy EB, Wisniewski SR, et al. Case-control analyses of the impact of pharmacotherapy on prospectively observed suicide attempts and completed suicides in bipolar disorder: findings from STEP-BD. J Clin Psychiatry 2008; 69:916-22.
82. Rybakowski JK, Suwalska A. Excellent lithium responders have normal cognitive functions and plasma BDNF levels. Int J Neuropsychopharmacol 2010;13:617-22.
83. Lyoo IK, Dager SR, Kim JE, et al. Lithium-induced gray matter volume increase as a neural correlate of treatment response in bipolar disorder: a longitudinal brain imaging study. Neuropsychopharmacology 2010;35:1743-50.
84. Moore GJ, Cortese BM, Glitz DA, et al. A longitudinal study of the effects of lithium treatment on prefrontal and subgenual prefrontal gray matter volume in treatment-responsive bipolar disorder patients. J Clin Psychiatry 2009;70:699-705.
85. Hajek T, Bauer M, Pfennig A, et al. Large positive effect of lithium on prefrontal cortexN-acetylaspartate in patients with bipolar disorder: 2-centre study. J Psychiatry Neurosci 2012; 37:185-92.
86. Hajek T, Cullis J, Novak T, et al. Hippocampal volumes in bipolar disorders: opposing effects of illness burden and lithium treatment. Bipolar Disord 2012;14:261-70.
87. Hajek T, Kopecek M, Hoschl C, Alda M. Smaller hippocampal volumes in patients with bipolar disorder are masked by exposure to lithium: a meta-analysis. J Psychiatry Neurosci 2012;37:333-43.
88. Konopaske GT, Dorph-Petersen KA, Pierri JN, Wu Q, Sampson AR, Lewis DA. Effect of chronic exposure to antipsychotic medication on cell numbers in the parietal cortex of macaque monkeys. Neuropsychopharmacology 2007;32:1216-23.

89. Konopaske GT, Dorph-Petersen KA, Sweet RA, et al. Effect of chronic antipsychotic exposure on astrocyte and oligodendrocyte numbers in macaque monkeys. Biol Psychiatry 2008; 63:759-65.
90. Ho BC, Andreasen NC, Ziebell S, Pierson R, Magnotta V. Long-term antipsychotic treatment and brain volumes: a longitudinal study of first-episode schizophrenia. Arch Gen Psychiatry 2011;68:128-37.
91. Mora E, Portella MJ, Forcada I, Vieta E, Mur M. Persistence of cognitive impairment and its negative impact on psychosocial functioning in lithium-treated, euthymic bipolar patients: a 6-year follow-up study. Psychol Med 2013;43:1187-96.
92. Baldessarini RJ, Leahy L, Arcona S, Gause D, Zhang W, Hennen J. Patterns of psychotropic drug prescription for U.S. patients with diagnoses of bipolar disorders. Psychiatr Serv 2007;58:85-91.
93. Kessing LV, Hellmund G, Geddes JR, Goodwin GM, Andersen PK. Valproate v. lithium in the treatment of bipolar disorder in clinical practice: observational nationwide register-based cohort study. Br J Psychiatry 2011;199:57-63.
94. Swann AC, Bowden CL, Calabrese JR, Dilsaver SC, Morris DD. Pattern of response to divalproex, lithium, or placebo in four naturalistic subtypes of mania. Neuropsychopharmacology 2002;26:530-6.
95. Lenox RH, Gould TD, Manji HK. Endophenotypes in bipolar disorder. Am J Med Genet 2002;114:391-406.
96. Bowden CL, Brugger AM, Swann AC, et al. Efficacy of divalproex vs lithium and placebo in the treatment of mania. The Depakote Mania Study Group. JAMA 1994;271:918-24.
97. Tondo L, Hennen J, Baldessarini RJ. Rapid-cycling bipolar disorder: effects of long-term treatments. Acta Psychiatr Scand 2003;108:4-14.
98. Baldessarini RJ, Tondo L, Floris G, Hennen J. Effects of rapid cycling on response to lithium maintenance treatment in 360 bipolar I and II disorder patients. J Affect Disord 2000;61:13-22.
99. Calabrese JR, Rapport DJ, Youngstrom EA, Jackson K, Bilali S, Findling RL. New data on the use of lithium, divalproate, and lamotrigine in rapid cycling bipolar disorder. Eur Psychiatry 2005;20:92-5.
100. Hirschfeld RM, Allen MH, McEvoy JP, Keck PE Jr, Russell JM. Safety and tolerability of oral loading divalproex sodium in acutely manic bipolar patients. J Clin Psychiatry 1999; 60:815-8.
101. Kowatch RA, Suppes T, Carmody TJ, et al. Effect size of lithium, divalproex sodium, and carbamazepine in children and adolescents with bipolar disorder. J Am Acad Child Adolesc Psychiatry 2000;39:713-20.
102. Suppes T, Baldessarini RJ, Faedda GL, Tondo L, Tohen M. Discontinuation of maintenance treatment in bipolar disorder: risks and implications. Harv Rev Psychiatry 1993;1:131-44.
103. Goodwin GM. Recurrence of mania after lithium withdrawal. Implications for the use of lithium in the treatment of bipolar affective disorder. Br J Psychiatry 1994;164:149-52.
104. Cavanagh J, Smyth R, Goodwin GM. Relapse into mania or depression following lithium discontinuation: a 7-year follow-up. Acta Psychiatr Scand 2004;109:91-5.
105. Severus WE, Kleindienst N, Seemuller F, Frangou S, Moller HJ, Greil W. What is the optimal serum lithium level in the long-term treatment of bipolar disorder—a review? Bipolar Disord 2008;10:231-7.
106. Tamayo JM, Zarate CA Jr, Vieta E, Vazquez G, Tohen M. Level of response and safety of pharmacological monotherapy in the treatment of acute bipolar I disorder phases: a systematic review and meta-analysis. Int J Neuropsychopharmacol 2010;13:813-32.
107. Wagner KD, Ridden L, Kowatch RA, et al. A double-blind randomized, placebo-controlled trial of divalproex extended-release in the treatment of bipolar disorder in children and adolescents. J Am Acad Child Adolesc Psychiatry 2009;48: 519-32.
108. Hirschfeld RM, Bowden CL, Vigna NV, Wozniak P, Collins M. A randomized, placebo-controlled, multicenter study of divalproex sodium extended-release in the acute treatment of mania. J Clin Psychiatry 2010;71:426-32.
109. Geddes JR, Goodwin GM, Rendell J, et al. Lithium plus valproate combination therapy versus monotherapy for relapse prevention in bipolar I disorder (BALANCE): a randomised open-label trial. Lancet 2010;375:385-95.

110. Nolen WA, Weisler RH. The association of the effect of lithium in the maintenance treatment of bipolar disorder with lithium plasma levels: a post hoc analysis of a double-blind study comparing switching to lithium or placebo in patients who responded to quetiapine (Trial 144). Bipolar Disord 2013; 15:100-9.
111. Yatham LN, Paulsson B, Mullen J, Vagero AM. Quetiapine versus placebo in combination with lithium or divalproex for the treatment of bipolar mania. J Clin Psychopharmacol 2004; 24:599-606.
112. McKnight RF, Adida M, Budge K, Stockton S, Goodwin GM, Geddes JR. Lithium toxicity profile: a systematic review and meta-analysis. Lancet 2012;379:721-8.
113. Malhi GS, Berk M. Is the safety of lithium no longer in the balance? Lancet 2012;379:690-2.
114. Bowden CL, Grunze H, Mullen J, et al. A randomized, double-blind, placebo-controlled efficacy and safety study of quetiapine or lithium as monotherapy for mania in bipolar disorder. J Clin Psychiatry 2005;66:111-21.
115. Patel JK, Buckley PF, Woolson S, et al. Metabolic profiles of second-generation antipsychotics in early psychosis: findings from the CAFE study. Schizophr Res 2009;111:9-16.
116. Bendz H, Schon F, Attman PO, Aurell M. Renal failure occurs in chronic lithium treatment but is uncommon. Kidney Int 2010;77:219-24.
117. Yildiz A, Vieta E, Leucht S, Baldessarini RJ. Efficacy of antimanic treatments: meta-analysis of randomized, controlled trials. Neuropsychopharmacology 2011;36:375-89.
118. Correll CU, Sheridan EM, DelBello MP. Antipsychotic and mood stabilizer efficacy and tolerability in pediatric and adult patients with bipolar I mania: a comparative analysis of acute, randomized, placebo-controlled trials. Bipolar Disord 2010; 12:116-41.
119. Goikolea JM, Colom F, Capapey J, et al. Faster onset of antimanic action with haloperidol compared to second-generation antipsychotics. A meta-analysis of randomized clinical trials in acute mania. Eur Neuropsychopharmacol 2013;23:305-16.
120. Tohen M, Zarate CA Jr. Antipsychotic agents and bipolar disorder. J Clin Psychiatry 1998;59 suppl 1:38-48; discussion 9.
121. Zarate CA Jr, Tohen M. Double-blind comparison of the continued use of antipsychotic treatment versus its discontinuation in remitted manic patients. Am J Psychiatry 2004; 161:169-71.
122. Yatham LN, Maj M. Bipolar disorder: clinical and neurobiological foundations. Chichester, UK: Wiley, 2010.
123. Gopal S, Steffens DC, Kramer ML, Olsen MK. Symptomatic remission in patients with bipolar mania: results from a doubleblind, placebo-controlled trial of risperidone monotherapy. J Clin Psychiatry 2005;66:1016-20.
124. Rendell JM, Gijsman HJ, Bauer MS, Goodwin GM, Geddes GR. Risperidone alone or in combination for acute mania. Cochrane Database Syst Rev 2006;(1):CD004043.
125. Shafti SS. Olanzapine vs. lithium in management of acute mania. J Affect Disord 2010;122:273-6.
126. Tariot PN, Schneider LS, Cummings J, et al. Chronic divalproex sodium failed to attenuate agitation and clinical progression of Alzheimer disease. Arch Gen Psychiatry 2011;68:853-61.
127. Fleisher AS, Truran D, Mai JT, et al. Chronic divalproex sodium use and brain atrophy in Alzheimer disease. Neurology 2011;77:1263-71.
128. Pope HG Jr, McElroy SL, Keck PE Jr, Hudson JI. Valproate in the treatment of acute mania. A placebo-controlled study. Arch Gen Psychiatry 1991;48:62-8.
129. Muller J, Luderer HJ. [DEWIPA—a standardized questionnaire for assessing knowledge about symptoms, etiology and psychopharmacologic treatment in patients with depressive episodes]. Psychiatr Prax 1999;26:167-70.
130. Reinares M, Rosa AR, Franco C, et al. A systematic review on the role of anticonvulsants in the treatment of acute bipolar depression. Int J Neuropsychopharmacol 2013;16:485-96.
131. Akdeniz F, Taneli F, Noyan A, Yuncu Z, Vahip S. Valproate-associated reproductive and metabolic abnormalities: are epileptic women at greater risk than bipolar women? Prog Neuropsychopharmacol Biol Psychiatry 2003;27:115-21.

132. Liang CS, Yang FW, Lo SM. Rapid development of severe hypertriglyceridemia and hypercholesterolemia during augmentation of quetiapine with valproic acid. J Clin Psychopharmacol 2011;31:242-3.
133. Behzadi AH, Omrani Z, Chalian M, Asadi S, Ghadiri M. Folic acid efficacy as an alternative drug added to sodium valproate in the treatment of acute phase of mania in bipolar disorder: a double-blind randomized controlled trial. Acta Psychiatr Scand 2009;120:441-5.
134. Ketter TA, Kalali AH, Weisler RH. A 6-month, multicenter, open-label evaluation of beaded, extended-release carbamazepine capsule monotherapy in bipolar disorder patients with manic or mixed episodes. J Clin Psychiatry 2004;65:668-73.
135. Versiani M, Cheniaux E, Landeira-Fernandez J. Efficacy and safety of electroconvulsive therapy in the treatment of bipolar disorder: a systematic review. J ECT 2011;27:153-64.
136. Small JG, Klapper MH, Kellams JJ, et al. Electroconvulsive treatment compared with lithium in the management of manic states. Arch Gen Psychiatry 1988;45:727-32.
137. Thomas J, Reddy B. The treatment of mania. A retrospective evaluation of the effects of ECT, chlorpromazine, and lithium. J Affect Disord 1982;4:85-92.
138. McCabe MS, Norris B. ECT versus chlorpromazine in mania. Biol Psychiatry 1977;12:245-54.
139. Geoffroy PA, Etain B, Henry C, Bellivier F. Combination therapy for manic phases: a critical review of a common practice. CNS Neurosci Ther 2012;18:957-64.
140. Gallego JA, Nielsen J, De Hert M, Kane JM, Correll CU. Safety and tolerability of antipsychotic polypharmacy. Expert Opin Drug Saf 2012;11:527-42.
141. Ceron-Litvoc D, Soares BG, Geddes J, Litvoc J, de Lima MS. Comparison of carbamazepine and lithium in treatment of bipolar disorder: a systematic review of randomized controlled trials. Hum Psychopharmacol 2009;24:19-28.
142. Denicoff KD, Smith-Jackson EE, Disney ER, Ali SO, Leverich GS, Post RM. Comparative prophylactic efficacy of lithium, carbamazepine, and the combination in bipolar disorder. J Clin Psychiatry 1997;58:470-8.
143. Baethge C, Baldessarini RJ, Mathiske-Schmidt K, et al. Longterm combination therapy versus monotherapy with lithium and carbamazepine in 46 bipolar I patients. J Clin Psychiatry 2005; 66:174-82.
144. Klein E, Bental E, Lerer B, Belmaker RH. Carbamazepine and haloperidol v placebo and haloperidol in excited psychoses. A controlled study. Arch Gen Psychiatry 1984;41:165-70.
145. Small JG, Klapper MH, Marhenke JD, Milstein V, Woodham GC, Kellams JJ. Lithium combined with carbamazepine or haloperidol in the treatment of mania. Psychopharmacol Bull 1995;31:265-72.
146. Perlis RH, Welge JA, Vornik LA, Hirschfeld RM, Keck PE Jr. Atypical antipsychotics in the treatment of mania: a metaanalysis of randomized, placebo-controlled trials. J Clin Psychiatry 2006;67:509-16.
147. Fountoulakis KN, Vieta E. Efficacy and safety of aripiprazole in the treatment of bipolar disorder: a systematic review. Ann Gen Psychiatry 2009;8:16.
148. Vieta E, T'joen C, McQuade RD, et al. Efficacy of adjunctive aripiprazole to either valproate or lithium in bipolar mania patients partially nonresponsive to valproate/lithium monotherapy: a placebo-controlled study. Am J Psychiatry 2008; 165:1316-25.
149. Tsai AC, Rosenlicht NZ, Jureidini JN, Parry PI, Spielmans GI, Healy D. Aripiprazole in the maintenance treatment of bipolar disorder: a critical review of the evidence and its dissemination into the scientific literature. PLoS Med 2011;8:e1000434.
150. Keck PE Jr, Versiani M, Potkin S, West SA, Giller E, Ice K. Ziprasidone in the treatment of acute bipolar mania: a three-week, placebo-controlled, double-blind, randomized trial. Am J Psychiatry 2003;160:741-8.
151. Potkin SG, Keck PE Jr, Segal S, Ice K, English P. Ziprasidone in acute bipolar mania: a 21-day randomized, double-blind, placebo-controlled replication trial. J Clin Psychopharmacol 2005;25:301-10.
152. Vieta E, Ramey T, Keller D, English PA, Loebel AD, Miceli J. Ziprasidone in the treatment of acute mania: a 12-week, placebo-controlled, haloperidol-referenced study. J Psychopharmacol 2010;24:547-58.

153. Sachs GS, Vanderburg DG, Edman S, et al. Adjunctive oral ziprasidone in patients with acute mania treated with lithium or divalproex, part 2: influence of protocol specific eligibility criteria on signal detection. J Clin Psychiatry 2012;73:1420-5.
154. Sachs GS, Vanderburg DG, Edman S, et al. Adjunctive oral ziprasidone in patients with acute mania treated with lithium or divalproex, part 1: results of a randomized, double-blind, placebo-controlled trial. J Clin Psychiatry 2012;73:1412-9.
155. Miller S, Ittasakul P, Wang PW, et al. Enhanced ziprasidone combination therapy effectiveness in obese compared to nonobese patients with bipolar disorder. J Clin Psychopharmacol 2012; 32:814-9.
156. Patkar A, Gilmer W, Pae CU, et al. A 6 week randomized double-blind placebo-controlled trial of ziprasidone for the acute depressive mixed state. PLoS One 2012;7:e34757.
157. Szegedi A, Calabrese JR, Stet L, Mackle M, Zhao J, Panagides J. Asenapine as adjunctive treatment for acute mania associated with bipolar disorder: results of a 12-week core study and 40-week extension. J Clin Psychopharmacol 2012;32:46-55.
158. McIntyre RS. Asenapine: a review of acute and extension phase data in bipolar disorder. CNS Neurosci Ther 2011;17:645-8.
159. McIntyre RS, Cohen M, Zhao J, Alphs L, Macek TA, Panagides J. Asenapine for long-term treatment of bipolar disorder: a double-blind 40-week extension study. J Affect Disord 2010; 126:358-65.
160. McIntyre RS, Cohen M, Zhao J, Alphs L, Macek TA, Panagides J. Asenapine in the treatment of acute mania in bipolar I disorder: a randomized, double blind, placebo-controlled trial. J Affect Disord 2010;122:27-38.
161. McIntyre RS, Cohen M, Zhao J, Alphs L, Macek TA, Panagides J. A 3-week, randomized, placebo-controlled trial of asenapine in the treatment of acute mania in bipolar mania and mixed states. Bipolar Disord 2009;11:673-86.
162. McElroy SL, Dessain EC, Pope HG Jr, et al. Clozapine in the treatment of psychotic mood disorders, schizoaffective disorder, and schizophrenia. J Clin Psychiatry 1991;52:411-4.
163. Calabrese JR, Kimmel SE, Woyshville MJ, et al. Clozapine for treatment-refractory mania. Am J Psychiatry 1996;153:759-64.
164. Barbini B, Scherillo P, Benedetti F, Crespi G, Colombo C, Smeraldi E. Response to clozapine in acute mania is more rapid than that of chlorpromazine. Int Clin Psychopharmacol 1997;12:109-12.
165. Suppes T, Webb A, Paul B, Carmody T, Kraemer H, Rush AJ. Clinical outcome in a randomized 1-year trial of clozapine versus treatment as usual for patients with treatment-resistant illness and a history of mania. Am J Psychiatry 1999;156:1164-9.
166. Melvin CL, Carey TS, Goodman F, Oldham JM, Williams JW Jr, Ranney LM. Effectiveness of antiepileptic drugs for the treatment of bipolar disorder: findings from a systematic review. J Psychiatr Pract 2008;14 suppl 1:9-14
167. Grunze H, Langosch J, Born C, Schaub G, Walden J. Levetiracetam in the treatment of acute mania: an open add-on study with an on-off-on design. J Clin Psychiatry 2003;64:781-4.
168. Kruger S, Sarkar R, Pietsch R, Hasenclever D, Braunig P. Levetiracetam as monotherapy or add-on to valproate in the treatment of acute mania—a randomized open-label study. Psychopharmacology (Berl) 2008;198:297-9.
169. Wagner KD, Kowatch RA, Emslie GJ, et al. A double-blind, randomized, placebo-controlled trial of oxcarbazepine in the treatment of bipolar disorder in children and adolescents. Am J Psychiatry 2006;163:1179-86.
170. Vieta E, Cruz N, Garcia-Campayo J, et al. A double-blind, randomized, placebo-controlled prophylaxis trial of oxcarbazepine as adjunctive treatment to lithium in the long-term treatment of bipolar I and II disorder. Int J Neuropsychopharmacol 2008;11:445-52.
171. Vasudev A, Macritchie K, Vasudev K, Watson S, Geddes J, Young AH. Oxcarbazepine for acute affective episodes in bipolar disorder. Cochrane Database Syst Rev 2011;(12): CD004857.
172. Kushner SF, Khan A, Lane R, Olson WH. Topiramate monotherapy in the management of acute mania: results of four double-blind placebo-controlled trials. Bipolar Disord 2006; 8:15-27.

173. Vigo DV, Baldessarini RJ. Anticonvulsants in the treatment of major depressive disorder: an overview. Harv Rev Psychiatry 2009;17:231-41.
174. Arnone D. Review of the use of topiramate for treatment of psychiatric disorders. Ann Gen Psychiatry 2005;4:5.
175. Thomas P, Vieta E. Amisulpride plus valproate vs haloperidol plus valproate in the treatment of acute mania of bipolar I patients: a multicenter, open-label, randomized, comparative trial. Neuropsychiatr Dis Treat 2008;4:675-86.
176. Berwaerts J, Lane R, Nuamah F, et al. Paliperidone XR as adjunctive therapy to lithium or valproate in the treatment of acute mania: a randomized, placebo-controlled study. J Affect Disord 2011;129:252-60.
177. Machado-Vieira R, Soares JC, Lara DR, et al. A doubleblind, randomized, placebo-controlled 4-week study on the efficacy and safety of the purinergic agents allopurinol and dipyridamole adjunctive to lithium in acute bipolar mania. J Clin Psychiatry 2008;69:1237-45.
178. Fan A, Berg A, Bresee C, Glassman LH, Rapaport MH. Allopurinol augmentation in the outpatient treatment of bipolar mania: a pilot study. Bipolar Disord 2012;14:206-10.
179. Akhondzadeh S, Milajerdi MR, Amini H, Tehrani-Doost M. Allopurinol as an adjunct to lithium and haloperidol for treatment of patients with acute mania: a double-blind, randomized, placebo-controlled trial. Bipolar Disord 2006; 8:485-9.
180. Stolk P, Souverein PC, Wilting I, et al. Is aspirin useful in patients on lithium? A pharmacoepidemiological study related to bipolar disorder. Prostaglandins Leukot Essent Fatty Acids 2010;82:9-14.
181. Montgomery P, Richardson AJ. Omega-3 fatty acids for bipolar disorder. Cochrane Database Syst Rev 2008;(2):CD005169.
182. Murphy BL, Stoll AL, Harris PQ, et al. Omega-3 fatty acid treatment, with or without cytidine, fails to show therapeutic properties in bipolar disorder: a double-blind, randomized add-on clinical trial. J Clin Psychopharmacol 2012;32:699-703.
183. Yildiz A, Guleryuz S, Ankerst DP, Ongur D, Renshaw PF. Protein kinase C inhibition in the treatment of mania: a double-blind, placebo-controlled trial of tamoxifen. Arch Gen Psychiatry 2008;65:255-63.
184. Kulkarni J, Garland KA, Scaffidi A, et al. A pilot study of hormone modulation as a new treatment for mania in women with bipolar affective disorder. Psychoneuroendocrinology 2006;31:543-7.
185. Zarate CA Jr, Singh JB, Carlson PJ, et al. Efficacy of a protein kinase C inhibitor (tamoxifen) in the treatment of acute mania: a pilot study. Bipolar Disord 2007;9:561-70.
186. Amrollahi Z, Rezaei F, Salehi B, et al. Double-blind, randomized, placebo-controlled 6-week study on the efficacy and safety of the tamoxifen adjunctive to lithium in acute bipolar mania. J Affect Disord 2011;129:327-31.
187. Gilmer WS, Zarnicki JN. Review of transcranial magnetic stimulation for bipolar disorder. Psychopharm Rev 2012; 47:25-30.
188. Yatham LN1, Kennedy SH, Parikh SV, et al. Canadian Network for Mood and Anxiety Treatments (CANMAT) and International Society for Bipolar Disorders (ISBD) collaborative update of CANMAT guidelines for the management of patients with bipolar disorder: update 2013. Bipolar Disord 2013;15:1-44.
189. Goodwin GM; Consensus Group of the British Association for Psychopharmacology. Evidence-based guidelines for treating bipolar disorder: revised second edition—recommendations from the British Association for Psychopharmacology. J Psychopharmacol 2009;23:346-88.
190. Suppes T, Dennehy EB, Hirschfeld RM, et al.; Texas Consensus Conference Panel on Medication Treatment of Bipolar Disorder. The Texas implementation of medication algorithms: update to the algorithms for treatment of bipolar I disorder. J Clin Psychiatry 2005;66:870-86.

ACTUALIZACIÓN

ALGORITMO PARA LA MANÍA BIPOLAR AGUDA

David N. Osser, MD

En los 10 años transcurridos desde la publicación de este algoritmo, las recomendaciones y el diagrama de flujo siguen siendo en su mayoría los mismos. Se sigue dando prioridad al uso de medicamentos para la manía aguda que también tengan eficacia para tratar o prevenir futuras depresiones bipolares, que son muy a menudo lo que sigue a los episodios de manía. No ha habido nuevos estudios que parezcan cambiar las secuencias generales de los nodos; sin embargo, hay estudios que añaden sustento a lo propuesto en el algoritmo del 2014, pero que a veces sugieren la necesidad de hacer ajustes en el análisis entre riesgos y beneficios para ciertas recomendaciones. La FDA aprobó dos nuevos medicamentos para la manía aguda: cariprazina en el 2015 (un ASG previamente aprobado para la esquizofrenia) e iloperidona en el 2024 (también un ASG, aprobado para la esquizofrenia en el 2009). La cariprazina ocupa un lugar relativamente temprano en el algoritmo, pero el papel de la iloperidona está menos claro. Además, se han producido algunas novedades que, de confirmarse y ampliarse con más estudios, podrían dar lugar a cambios en el algoritmo.

Algunos datos nuevos han puesto de relieve el significado pronóstico de un primer ataque de manía y la importancia del tratamiento. En una revisión de ocho estudios, la tasa de recurrencia de la manía tras un primer episodio a lo largo de los 4 años siguientes fue del 60%.[1] La menor edad de inicio se asoció a tasas de recurrencia más elevadas. Otras pruebas (mencionadas en el algoritmo original) sugieren que el tratamiento precoz y adecuado puede mejorar el resultado. Los nuevos datos destacan la importancia pronóstica de tener un solo episodio maniaco y que debe tomarse en serio. También había un editorial digno de mención en el que se advertía del peligro de contribuir al desarrollo de «la transformación maligna del trastorno bipolar» en una afección incapacitante y con ciclos rápidos mediante la aplicación de un nivel de atención inferior al experto tras la aparición del trastorno.[2] El autor (Robert Post, quien contribuyó a formular el modelo de «facilitación» de cómo puede progresar el trastorno bipolar) argumentaba que la comparación con el cáncer era adecuada debido a la elevada tasa de suicidios en el trastorno bipolar.

Nodo 1: Diagnóstico y otras características en la manía que podrían afectar el algoritmo

En la primera fila de la tabla 3-1, se habla de la inquietud en la manía que requiere tratamiento rápido, por ejemplo, con un medicamento i.m. agudo. Nuestro grupo ha publicado una nueva revisión actualizada de las pruebas pertinentes, lo que ha modificado nuestras recomendaciones.[3] Asimismo, esto es un nuevo capítulo en este libro. Teniendo en cuenta la literatura internacional, el mejor tratamiento basado en la evidencia parece ser el haloperidol más prometazina. Esto sorprenderá a algunas personas, ya que parece que no se utiliza habitualmente en los EE.UU., y algunas farmacias de hospitales ni siquiera tienen la prometazina i.m. La dosis habitual es de 5 mg de haloperidol combinados con 25 a 50 mg de prometazina, y esta dosis puede repetirse cada 30 min con una dosis máxima de cuatro inyecciones en 24 h. Un metaanálisis y dos revisiones Cochrane lo consideran el tratamiento más eficaz en caso de inquietud aguda en la manía.[3] La otra opción de primera línea que se recomienda para esta situación es más familiar: olanzapina 10 mg i.m. hasta cada hora, dosis máxima en 24 h de 20 mg. El haloperidol más lorazepam y el lorazepam en monoterapia son opciones de segundo nivel.

A continuación, se mencionan los trastornos de ansiedad concomitantes con la manía. No se menciona el trastorno obsesivo-compulsivo (TOC) y, en el DSM-5®, el TOC ya no se clasifica como trastorno de ansiedad. No obstante, el TOC se presenta con mucha ansiedad, y sus síntomas aparecen en los pacientes con manía. Evidentemente, habría que evitar el uso de antidepresivos. Existe un pequeño estudio controlado con placebo de 38 pacientes en el que la memantina a 20 mg diarios redujo los síntomas del TOC cuando se añadió al tratamiento antimaniaco en curso.[4]

Posteriormente, se analizan las consideraciones para las mujeres en edad fértil. En un amplio estudio patrocinado por el National Institute of Mental Health de los EE.UU. sobre el riesgo de malformaciones cardiacas, incluida la anomalía de Ebstein, surgieron datos que proporcionaron una medida más precisa de lo que cabe esperar. Los investigadores descubrieron que el cociente de riesgos ajustado para cualquier anomalía cardiaca era de 1.65 en comparación con los bebés no expuestos.[5] Para la anomalía de Ebstein, el cociente de riesgos era de 2.66, y en cifras absolutas era del 0.6% para los lactantes expuestos al litio frente al 0.18% para los no expuestos. El impacto estaba relacionado con la dosis, con proporciones más altas si la dosis era superior a 900 mg diarios. Estos resultados se incluyeron en un metaanálisis de 13 estudios de alta calidad publicado en el 2020.[6] En este análisis se observó que el cociente de posibilidades (OR, *odds ratio*) para cualquier anomalía cardiaca era ligeramente superior: 1.86. El riesgo se limitó a los fetos expuestos en el primer trimestre. El riesgo absoluto fue del 1.2% para cualquier anomalía cardiaca. Se debe tener en cuenta que estas comparaciones son con mujeres con trastorno bipolar que no recibieron litio, no con la población general de mujeres embarazadas. Los fetos de mujeres con trastorno no bipolar presentan menos anomalías cardiacas. De forma general, los estudios no dejaban claro si excluían a las mujeres que tomaban otros medicamentos teratógenos o si abusaban de alguna sustancia como el alcohol. Los autores concluyeron que los riesgos de la exposición al litio durante el embarazo son bajos, aunque son mayores en el primer trimestre y las dosis deben mantenerse en la parte más baja del intervalo terapéutico, especialmente durante ese periodo. Los riesgos y daños asociados a la recaída de episodios del estado de ánimo por la interrupción del litio o la reducción de la concentración por debajo del intervalo terapéutico parecen, para la mayoría de las mujeres, superar por mucho los daños de las anomalías fetales u otras complicaciones del embarazo asociadas a la continuación del litio.

En las mujeres con antecedentes de manía grave, se considera mejor continuar con los esquemas que han estado funcionando, incluso si implican dos estabilizadores del estado de ánimo (p. ej., litio y un antipsicótico), según una revisión muy reciente.[7]

No obstante, en la misma línea se discute la teratogenicidad grave del valproato y los daños cognitivos que afectan el rendimiento escolar de los hijos de mujeres expuestas a esta medicación *in utero*, y se propuso que este estabilizador del estado de ánimo debería ser casi la última opción para tratar la manía en dichas mujeres. Un editorial del 2017 confirmó rotundamente esa recomendación.[8] Por el contrario, hay nuevas pruebas tranquilizadoras de que los antipsicóticos no tienen estos efectos y de que no se asocian al deterioro cognitivo en los años escolares posteriores.[7,9]

Por último, también pertinente en esta línea, una nueva revisión confirmó la seguridad relativa de la TEC durante el embarazo.[10]

Pasando a la siguiente comorbilidad, hay una breve discusión sobre los trastornos por consumo de sustancias como comorbilidad en la manía y la recomendación es que la remisión de esas alteraciones debe ser una alta prioridad del tratamiento. No se menciona la marihuana como una de las sustancias que podrían ser motivo de preocupación. Las pruebas disponibles apuntan claramente a la asociación entre el consumo y el empeoramiento de la evolución del trastorno bipolar a lo largo del tiempo. En un estudio de 4915 sujetos, Henquet y cols. (tras controlar muchas posibles covariables) constataron un potente aumento del riesgo de síntomas maniacos asociado al consumo de marihuana durante un periodo de seguimiento de 3 años.[11] También observaron una edad más temprana de inicio del trastorno bipolar, mayor gravedad general de la enfermedad, ciclos más rápidos, peor funcionamiento vital y peor cumplimiento de los tratamientos prescritos. Zorrilla y cols. evaluaron la evolución posterior de los casos con trastorno bipolar que dejaron de consumir marihuana tras un episodio de enfermedad, y compararon su resultado con el de los pacientes con trastorno bipolar que nunca la habían consumido y un grupo que siguió consumiendo.[12] La muestra total fue de 1922 pacientes. En un periodo de 2 años, aquellos con uso continuo tenían tasas de recuperación significativamente más bajas, mayor deterioro laboral y tasas más bajas de convivencia en pareja. Los datos se basaron en los informes de los pacientes, por lo que, dada la probable infranotificación, probablemente se subestimó la potencia de la asociación entre el consumo de marihuana y el empeoramiento de la vida. Una revisión sistemática de los efectos de la marihuana en los trastornos del estado de ánimo y de ansiedad confirmó la asociación negativa entre el consumo y los resultados a largo plazo.[13] Por lo tanto, parece que las personas con trastorno bipolar deberían mantenerse alejadas de la marihuana en todas sus formas. Dejar la marihuana debería estar en la lista prioritaria de intervenciones a seguir si los pacientes no se sienten bien. Se trata de una propuesta difícil en el entorno político actual con respecto a la legalización de la marihuana. Muchos periódicos y políticos la están impulsando. Los médicos no deben claudicar y aceptar la insistencia de los pacientes en utilizar este producto, sino que deben seguir esforzándose por educar y considerar que se trata de un problema grave que potencialmente interfiere con los tratamientos del trastorno bipolar, por lo demás adecuados y eficaces, que puedan ofrecerse.

En la tabla también se analizan las opciones para los pacientes con enfermedad cardiaca si se quiere evitar la prolongación del QTc. Se debe añadir la cariprazina a la lista de medicamentos para la manía con bajo riesgo de causar este efecto.[14]

Nodo 2a: Episodios mixtos de manía. Primera recomendación: quetiapina u otro antipsicótico de segunda generación

Se ha añadido cariprazina a la quetiapina como otra opción en este escenario. La cariprazina fue aprobada en el 2015 contra la manía aguda y la manía mixta en dosis de 3 a 6 mg una vez al día.[15] Es un agonista dopaminérgico parcial, como el aripiprazol y el brexpiprazol. Como producto de patente, es costoso; sin embargo, se suma a las pocas opciones en caso de manía con efectos leves en cuanto a aumento de peso y efectos secundarios metabólicos. Sin embargo, un avance importante fue que también fue aprobada por la FDA contra la depresión bipolar aguda, en junio del 2019, con base en cuatro estudios de los cuales tres fueron positivos para el producto.[16] Las dosis aprobadas fueron de 1.5 y 3 mg, siendo la dosis de 1.5 mg la que parece ser mejor en la relación entre daño y beneficio.[16] Se une a la quetiapina como uno de los dos únicos medicamentos aprobados específicamente tanto en la depresión bipolar aguda como en la manía aguda. No obstante, la mejor dosis en la depresión es significativamente más baja que las mejores dosis para la manía, por lo que no está claro cuánta protección contra la manía va a proporcionar la dosis contra la depresión, y no está claro si el tratamiento inicial con una dosis alta contra la manía va a tener un efecto preventivo sobre las depresiones posteriores y va a ser tolerable a largo plazo. No se han publicado estudios de mantenimiento para la cariprazina, lo que supone una desventaja en comparación con la quetiapina.

En la publicación original, se propuso que la evidencia limitada sugiere que el litio no parece funcionar bien en los pacientes con manía mixta y, por lo tanto, no era una de las opciones de primera línea en este algoritmo. El litio no funciona bien en la depresión bipolar aguda y es débil como tratamiento de mantenimiento para la fase depresiva del trastorno bipolar, como se ha comentado en el capítulo anterior sobre el tratamiento de la depresión bipolar. Tal vez por razones similares, el litio no parece ser muy eficaz contra los síntomas depresivos propios de la manía mixta. Dos revisiones recientes llegaron a la misma conclusión que nosotros, es decir, que el litio es un tratamiento de segunda o tercera línea en caso de manía con rasgos depresivos mixtos.[17,18]

Nodo 2d: El tratamiento de primera línea contra la manía clásica no mixta sigue siendo el litio

Además de todas las razones expuestas en la publicación del algoritmo, hay algunas citas nuevas que confirman los notables y únicos efectos neuroprotectores del litio que deben añadirse.[19-21]

En este nodo, se pasan a discutir otras opciones no recomendadas como fármacos de primera línea. Nuevas revisiones de la literatura confirman nuestra conclusión de que el valproato no debe elegirse como tratamiento inicial.[22]

Nodo 3: Qué añadir al litio si la respuesta es insatisfactoria en la manía clásica

Aquí no se cambia nada, pero hay una nueva cita del trabajo de Goikolea y cols. que añade sustento a la afirmación de que el uso del haloperidol es desaconsejable debido a la altísima tasa de pacientes tratados con este fármaco que pasan a la depresión tras la resolución de la manía.[23] En otro estudio, el uso de una combinación de un antipsicótico de primera generación y un ASG para tratar la manía se asoció a una alta tasa de paso a la depresión.[24]

Nodo 5: Siguientes opciones de primer nivel tras tres ensayos y respuesta insatisfactoria en la manía aguda

La cariprazina se añade aquí como opción si no se ha utilizado previamente. La ventaja en el aumento de peso podría influir en que los pacientes y sus médicos quisieran considerarlo antes si está disponible en la farmacopea.

La iloperidona se aprobó en el 2024 para el tratamiento de la manía aguda. También podría considerarse aquí como una opción adicional. En el lado negativo, produce una prolongación del intervalo QTc comparable a la ziprasidona, y conlleva aumento de peso y sedación significativos. Hasta ahora no hay nada que sugiera que pueda funcionar después de que hayan fracasado otras opciones: después de 4 semanas, solo había una diferencia de cuatro puntos con respecto al placebo en la YMRS.[25]

Tabla 3-2: Opciones nuevas y experimentales a tener en cuenta

Una propuesta intrigante que se puede añadir a esta lista es el uso de microorganismos probióticos que podrían modular los mecanismos inflamatorios que contribuyen a la fisiopatología del trastorno bipolar. En un ensayo piloto aleatorizado y controlado con placebo de 66 pacientes con manía hospitalizados recientemente se hallaron menos días de rehospitalización para el grupo de tratamiento con probióticos en comparación con el placebo a lo largo de 24 semanas (2.8 frente a 8.3 días, $p = 0.017$).[26] Este estudio claramente necesita replicación y ampliación, y los probióticos específicos que se usaron quizá no sean los únicos que podrían ser eficaces.

Otra alternativa interesante para la investigación se deriva del hecho de que la fototerapia puede ayudar durante la depresión. ¿Podría la terapia de oscuridad ayudar en la manía? En un estudio de 23 pacientes hospitalizados por manía se les asignó aleatoriamente el uso de gafas entintadas de naranja que bloqueaban la luz azul o gafas transparentes de 6 de la tarde a 8 de la mañana durante siete noches.[27] Las células ganglionares de la retina contienen melanopsina, que es sensible a la luz azul, y estas células transmiten la información de la luz diurna al cerebro. Se propuso que las gafas que bloquean la luz azul podrían ser equivalentes al efecto de la oscuridad total pero permitir a la persona ver lo suficiente como para participar en sus actividades. Las gafas que bloquean la luz azul provocaron un drástico descenso de 14 puntos en la YMRS en comparación con los 2 puntos de las gafas de control. Todos los pacientes recibían también el tratamiento farmacológico habitual.

Comparación con otras recomendaciones de directrices y algoritmos

Tras casi 2 años de estudio y debate de la bibliografía, un grupo de trabajo del Department of Veterans Affairs de los EE.UU. revisó las directrices prácticas para el diagnóstico y tratamiento del trastorno bipolar en el 2023.[22] El autor de este libro participó en el grupo de revisión junto con otras 30 personas. Se propuso un algoritmo para la farmacoterapia de la manía y la hipomanía bipolares lo suficientemente graves como para requerir tratamiento. Es esencialmente el mismo que el de este libro.

REFERENCIAS

1. Gignac A, McGirr A, Lam RW, Yatham LN. Recovery and recurrence following a first episode of mania: a systematic review and meta-analysis of prospectively characterized cohorts. *J Clin Psychiatry*. 2015;76:1241-1248.
2. Post RM. Preventing the malignant transformation of bipolar disorder. *JAMA*. 2018;319:1197-1198.
3. Stetson SR, Osser DN. Psychopharmacology of agitation in acute psychotic and manic episodes. *Curr Opin Psychiatry*. 2022;35:171-176.
4. Sahraian A, Jahromi LR, Ghanizadeh A, Mowla A. Memantine as an adjuvant treatment for obsessive compulsive symptoms in manic phase of bipolar disorder: a randomized, double-blind, placebo-controlled clinical trial. *J Clin Psychopharmacol*. 2017;37:246-249.
5. Patorno E, Huybrechts KF, Bateman BT, et al. Lithium use in pregnancy and the risk of cardiac malformations. *N Engl J Med*. 2017;376:2245-2254.
6. Fornaro M, Maritan E, Ferranti R, et al. Lithium exposure during pregnancy and the postpartum period: a systematic review and meta-analysis of safety and efficacy outcomes. *Am J Psychiatry*. 2020;177:76-92.

7. Deligiannidis KM. Question: how should I manage medications for a patient with a history of bipolar disorder who would like to become pregnant? *J Clin Psychopharmacol.* 2024;44:448-449.
8. Balon R, Riba M. Should women of childbearing potential be prescribed valproate? a call to action. *J Clin Psychiatry*. 2016;77:525-526.
9. Liu X, Trabjerg BB, Munk-Olsen T, Christensen J, Dreier JW. Association of maternal antipsychotic prescription during pregnancy with standardized test scores of schoolchildren in Denmark. *JAMA Intern Med*. 2022;182:1035-1043.
10. Rose S, Dotters-Katz SK, Kuller JA. Electroconvulsive therapy in pregnancy: safety, best practices, and barriers to care. *Obstet Gynecol Surv*. 2020;75:199-203.
11. Henquet C, Krabbendam L, de Graaf R, ten Have M, van Os J. Cannabis use and expression of mania in the general population. *J Affect Disord*. 2006;95:103-110.
12. Zorrilla I, Aguado J, Haro JM, et al. Cannabis and bipolar disorder: does quitting cannabis use during manic/mixed episode improve clinical/functional outcomes? *Acta Psychiatr Scand*. 2015;131:100-110.
13. Mammen G, Rueda S, Roerecke M, Bonato S, Lev-Ran S, Rehm J. Association of cannabis with long-term clinical symptoms in anxiety and mood disorders: a systematic review of prospective studies. *J Clin Psychiatry*. 2018;79:17r11839.
14. Huhn M, Nikolakopoulou A, Schneider-Thoma J, et al. Comparative efficacy and tolerability of 32 oral antipsychotics for the acute treatment of adults with multi-episode schizophrenia: a systematic review and network meta-analysis. *Lancet*. 2019;394:939-951.
15. Calabrese JR, Keck PE Jr, Starace A, et al. Efficacy and safety of low- and high-dose cariprazine in acute and mixed mania associated with bipolar I disorder: a double-blind, placebo-controlled study. *J Clin Psychiatry*. 2015;76:284-292.
16. Citrome L. Cariprazine for bipolar depression: what is the number needed to treat, number needed to harm and likelihood to be helped or harmed? *Int J Clin Pract*. 2019;73:e13397.
17. Crapanzano C, Casolaro I, Amendola C, Damiani S. Lithium and valproate in bipolar disorder: from international evidence-based guidelines to clinical predictors. *Clin Psychopharmacol Neurosci*. 2022;20:403-414.
18. McIntyre RS, Alda M, Baldessarini RJ, et al. The clinical characterization of the adult patient with bipolar disorder aimed at personalization of management. *World Psychiatry*. 2022;21:364-387.
19. Chen B, Zhang M, Ji M, et al. The neuroprotective mechanism of lithium after ischaemic stroke. *Commun Biol*. 2022;5:105.
20. Giakoumatos CI, Nanda P, Mathew IT, et al. Effects of lithium on cortical thickness and hippocampal subfield volumes in psychotic bipolar disorder. *J Psychiatr Res*. 2015;61:180-187.
21. Gildengers AG, Butters MA, Aizenstein HJ, et al. Longer lithium exposure is associated with better white matter integrity in older adults with bipolar disorder. *Bipolar Disord*. 2015;17:248-256.
22. Management of Bipolar Disorder Work Group. *VA/DoD Clinical Practice Guideline for Management of Bipolar Disorder*. U.S. Government Printing Office; 2023.
23. Goikolea JM, Colom F, Torres I, et al. Lower rate of depressive switch following antimanic treatment with second-generation antipsychotics versus haloperidol. *J Affect Disord* 2013;144:191-198.
24. Maccariello G, Barbuti M, Vannucchi G, et al. Predictors of depressive switch in patients with bipolar I disorder who initiated or changed pharmacologic treatment for mania or mixed-mania: a prospective observational study. *J Clin Psychiatry*. 2020;81:19m12896.
25. Torres R, Czeisler EL, Chadwick SR, et al. Efficacy and safety of iloperidone in bipolar mania: a double-blind, placebo-controlled study. *J Clin Psychiatry*. 2024;85:23m14966.
26. Dickerson F, Adamos M, Katsafanas E, et al. Adjunctive probiotic microorganisms to prevent rehospitalization in patients with acute mania: a randomized controlled trial. *Bipolar Disord*. 2018;20:614-621.
27. Henriksen TE, Skrede S, Fasmer OB, et al. Blue-blocking glasses as additive treatment for mania: a randomized placebo-controlled trial. *Bipolar Disord*. 2016;18:221-232.

Proyecto de algoritmos en psicofarmacología del programa de Harvard South Shore: Actualización sobre la depresión unipolar no psicótica

Christoforos Iraklis Giakoumatos, MD y David Osser, MD

Antecedentes: *el proyecto de algoritmos en psicofarmacología del programa de Harvard South Shore presenta recomendaciones basadas en la evidencia que tienen en cuenta la eficacia, la tolerabilidad, la seguridad y el costo. En 1993 y 1998 se publicaron dos algoritmos anteriores para la depresión unipolar no psicótica. Los nuevos estudios realizados en los últimos 20 años sugieren que se requiere otra actualización.*

Métodos: *se volvieron a evaluar las referencias revisadas para los algoritmos anteriores y se realizó una nueva búsqueda bibliográfica para identificar estudios que sustentaran o modificaran las recomendaciones previas. Se consultaron otras directrices y algoritmos. Se consideraron excepciones al algoritmo principal, como en el caso de las mujeres embarazadas y los pacientes con estrés ansioso, rasgos mixtos o comorbilidades médicas y psiquiátricas frecuentes.*

Resumen: *para los pacientes hospitalizados con depresión melancólica grave y problemas agudos de seguridad, la terapia electroconvulsiva (o la ketamina si dicha terapia se rechaza o es ineficaz) puede ser el tratamiento de primera línea. En ausencia de una indicación urgente, se recomienda probar con venlafaxina, mirtazapina o un antidepresivo tricíclico. Si es necesario, pueden potenciarse con litio o triyodotironina (T_3). Para los pacientes hospitalizados con depresión no melancólica y la mayoría de los casos ambulatorios con depresión, la sertralina, el escitalopram y el bupropión son primeras opciones razonables. Si no hay respuesta, el prescriptor (en colaboración con el paciente) tiene muchas opciones para la segunda prueba de este algoritmo porque no hay una preferencia clara con base en la evidencia y hay muchas consideraciones particulares del caso a tener en cuenta. Si no hay respuesta al segundo ensayo de medicación, se considera que se trata de depresión resistente al tratamiento farmacológico. Si el paciente cumple los criterios del especificador de características atípicas, podría considerarse un inhibidor de la monoaminooxidasa. Si no es así, reconsiderar (para el tercer ensayo) algunas de las mismas opciones sugeridas para el segundo ensayo. En esta fase también se pueden considerar otras alternativas. Si el paciente tiene comorbilidades como dolor crónico, trastorno obsesivo-compulsivo (TOC), trastorno por déficit de atención e hiperactividad (TDAH) o trastorno de estrés postraumático (TEPT), la depresión podría ser secundaria; entonces se recomendarían tratamientos basados en la evidencia para esos trastornos.*

Palabras clave: algoritmo, depresión, psicofarmacología, tratamiento, depresión unipolar.

De Facultad de Medicina de Harvard y división de Brockton del Sistema Sanitario VA de Boston, Brockton, MA.
Manuscrito original recibido el 4 de diciembre del 2017, aceptado para su publicación sujeto a revisión el 4 de febrero del 2017; manuscrito revisado recibido el 4 de marzo del 2017.
Correspondencia: Christoforos Iraklis Giakoumatos, MD, Sistema Sanitario VA Boston, 940 Belmont St., Brockton, MA 02301.
Correo electrónico: cigiakoumatos@gmail.com

DOI: 10.1097/HRP.0000000000000197

Según informó la Organización Mundial de la Salud en su actualización del 2004 sobre la carga mundial de morbilidad, la depresión unipolar no psicótica era la tercera causa de carga de morbilidad en todo el mundo.[1] Fue la octava causa de carga de morbilidad en los países de ingresos bajos y la primera en los países de ingresos medios y altos. Alrededor de la misma época, una encuesta nacional de hogares de los Estados Unidos (EE.UU.) mostró que el 6.7% de los adultos había experimentado un episodio depresivo mayor en los 12 meses anteriores.[2] En el 2016, Olfson y cols.[3] constataron que el 8.4% de los adultos en los EE.UU. fueron positivos durante una detección sistemática de depresión, pero que solo el 28.7% recibió algún tratamiento aunque hubiera visitado a su médico de atención primaria durante el año anterior. Cuando se trató, la modalidad fue un antidepresivo el 87% de las veces. El sistema de atención primaria puede tener la mejor oportunidad para diagnosticar y tratar la depresión.

Kessler y cols.[2] informaron que la prevalencia de depresión a lo largo de la vida era del 16.2%. Su grupo demostró que solo el 51.6% de los pacientes deprimidos recibieron tratamiento y que, entre ellos, solo el 41.9% fueron tratados adecuadamente. Además, alrededor del 50% de las personas deprimidas no lograron una respuesta al primer ensayo adecuado de un antidepresivo.

La eficacia de los antidepresivos ha sido objeto de debate. Los estudios negativos no publicados, cuando se incluyen en los metaanálisis, han disminuido notablemente el tamaño de los efectos.[4] Kirsch y cols.[5,6] revisaron los datos e informaron que la eficacia global de los antidepresivos de nueva generación está por debajo de los criterios de relevancia clínica del National Institute for Health and Care Excellence. Los investigadores cuestionaron este estudio y consideraron que el análisis de Kirsch era defectuoso; se han identificado muchos puntos débiles en la metodología de los ensayos con antidepresivos.[7,8] La mayoría de los expertos piensan que los antidepresivos funcionan moderadamente bien en los pacientes seleccionados de forma adecuada e incluidos en ensayos bien realizados.[9] Entre los que responden peor se encuentran los siguientes: casos con depresión subumbral (es decir, que no cumplen plenamente los criterios del *Manual diagnóstico y estadístico de los trastornos mentales* [DSM]);[10] aquellos cuya depresión es secundaria a una intensa discordia diádica (estrés o conflicto dentro de una relación importante o íntima);[11] los pacientes con depresiones en el espectro bipolar (incluidas las de rasgos mixtos),[12,13] estrés ansioso[14] o aparición en el contexto de algunas enfermedades médicas debilitantes.[15] Además, en el estudio *Sequenced Alternatives to Relieve Depression* (STAR*D) se constató que la respuesta a los antidepresivos y sus potenciadores disminuye con los ensayos sucesivos que tienen una respuesta insatisfactoria.[16] Por lo tanto, para obtener los mejores resultados con la medicación, los médicos deben empezar con un diagnóstico preciso y tener en cuenta factores predictivos importantes de la respuesta. La experiencia clínica probablemente sea una base insuficiente para la toma de decisiones, dada la elevada respuesta al placebo en muchas poblaciones de personas deprimidas. Un análisis de cuatro ensayos de antidepresivos a largo plazo y controlados con placebo sugirió que la gran mayoría de las recaídas en quienes continuaron tomando sus antidepresivos se produjeron en aquellos cuya respuesta inicial fue un efecto placebo.[17] El médico puede recordar el efecto inicial positivo y no darse cuenta o no estar cerca cuando fracasa el tratamiento, con lo que prescribe el mismo tratamiento ineficaz una y otra vez. Michael O'Donnell, antiguo director del *British Medical Journal*, ofreció una definición de la experiencia clínica: «cometer los mismos errores una y otra vez con confianza cada vez mayor a lo largo de un número impresionante de años».[18]

Los algoritmos psicofarmacológicos respaldados por la evidencia podrían simplificar el proceso de elección de medicamentos, especialmente para los clínicos, como los médicos de atención primaria poco familiarizados con los sustentos en la evidencia.[19] Los algoritmos son más prescriptivos que las directrices y más fáciles de incorporar a la práctica. La necesidad de tales algoritmos puede apreciarse mejor si se tiene en cuenta el estudio realizado por Observational Health Data Sciences and Informatics, que es una colaboración internacional de más de 120 investigadores de 12 países.[20] Examinaron los expedientes clínicos de 250 millones de pacientes tratados por depresión y encontraron cientos de secuencias diferentes de primeros, segundos y terceros antidepresivos utilizados por varios prescriptores. El 11% de los casos con depresión tenían una vía de tratamiento que resultaba única. El tratamiento guiado por algoritmos podría ayudar a reducir al mínimo este gran nivel de variación de la práctica en la atención clínica y mejorar los resultados clínicos al conseguir la remisión en menos tiempo y con menos cambios de medicación que con el tratamiento habitual.[21,22] Además, los algoritmos tienen el potencial de producir resultados más rentables si se recomiendan opciones genéricas en lugar de productos de marca más costosos cuando no existe desventaja evidente en los resultados o la seguridad.

Desde 1995, el proyecto de algoritmos en psicofarmacología del programa de especialización en psiquiatría de Harvard South Shore (PAPHSS) ha estado creando algoritmos de tratamiento derivados de la evidencia. Se han publicado siete algoritmos del PAPHSS revisados por pares y se puede acceder a ellos a través de un sitio web de acceso público (www.psychopharm.mobi). Este artículo actualiza las versiones anteriores de los algoritmos para la depresión unipolar no psicótica, publicados por uno de los autores (DO).

Este y todos los demás algoritmos del PAPHSS se centran en el tratamiento psicofarmacológico, pero este abordaje no debe interpretarse como sugerencia de que los autores consideran que los tratamientos psicoterapéuticos u otros tratamientos no farmacológicos contra la depresión no tienen importancia. De hecho, en muchos casos, la psicoterapia podría ser de primera línea o combinarse en cualquier momento con la farmacoterapia.[23] La intención es solo sugerir, si se elige la psicofarmacología como método de tratamiento, cuáles serían las opciones mejor respaldadas y más seguras para el primer, segundo y siguientes ensayos, y qué consideraciones alterarían estas preferencias.

MÉTODOS

En publicaciones anteriores se han descrito los métodos de desarrollo de algoritmos del PAPHSS.[24-29] Los algoritmos se crean de forma que simulen una consulta psicofarmacológica a pie de calle. Presentan una serie de preguntas que describen la situación clínica (diagnósticos y antecedentes de tratamientos) que podría plantear el especialista. A continuación, se formulan recomendaciones derivadas de un análisis de la bibliografía pertinente a ese escenario clínico. Los autores revisaron sus algoritmos para la depresión unipolar no psicótica publicados anteriormente,[19,30] consultaron otros algoritmos y directrices recientes,[31-34] y se centraron en ensayos controlados aleatorizados clave, especialmente los más recientes no considerados en revisiones anteriores. Al construir el árbol de decisión, los autores consideraron la eficacia, la tolerabilidad, la seguridad y el costo como las bases principales para priorizar los tratamientos. Todas las recomendaciones fueron el resultado del acuerdo de ambos autores. Sus conclusiones representan depuraciones basadas en opiniones del conjunto de evidencias revisadas, que podían estar sujetas a interpretaciones contradictorias por parte de otros expertos; sin embargo, el proceso de revisión por pares que sigue a la presentación inicial del artículo añade cierta validación al razonamiento de este y otros algoritmos del PAPHSS. Si el razonamiento, basado en la interpretación de los autores de las pruebas pertinentes, es convincente para los revisores, entonces se mantiene. Cuando surgen diferencias de opinión, los autores realizan ajustes para alcanzar un consenso con los revisores o profundizan en la evidencia pertinente para presentar un argumento más sólido en apoyo de su postura. En cada punto de decisión, se ofrecen a consideración opciones diferentes pero aproximadamente equivalentes, lo que permite a los prescriptores seleccionar lo que parece mejor y más aceptable para el paciente en cada situación clínica concreta.

DIAGRAMA DE FLUJO DEL ALGORITMO

En la figura 4-1 aparece el resumen y el panorama general del algoritmo. Cada «nodo» representa un escenario clínico en el que hay que elegir un tratamiento. El algoritmo delimita poblaciones de pacientes que van desde los que inician el tratamiento hasta los que, al final, son muy resistentes a este. A continuación se presentan las preguntas, la revisión de las pruebas y el razonamiento que sustenta las recomendaciones en cada nodo.

NODO 1: DIAGNÓSTICO DE DEPRESIÓN UNIPOLAR NO PSICÓTICA

Las recomendaciones de tratamiento de este algoritmo solo se aplican a los pacientes que han sido diagnosticados de depresión unipolar no psicótica según los criterios del DSM-5*.[35] Aunque la validez de estos criterios puede cuestionarse, el sustento en la evidencia psicofarmacológica está casi totalmente ligada a estos criterios. Solo se puede especular sobre la capacidad de respuesta psicofarmacológica de las depresiones diagnosticadas de otras formas. En particular, las recomendaciones de tratamiento pueden diferir según el especificador del trastorno depresivo (con estrés ansioso, rasgos atípicos, rasgos mixtos, rasgos melancólicos o patrón estacional).[36] Estas diferencias de recomendación se comentarán en los puntos adecuados del algoritmo. Las recomendaciones por defecto se aplican a pacientes sin especificadores o comorbilidades significativas.

En la tabla 4-1 se presentan consideraciones y recomendaciones cuando se presentan algunas comorbilidades médicas y psiquiátricas frecuentes u otras circunstancias que podrían cambiar las recomendaciones básicas del algoritmo. En los casos con afecciones médicas importantes, se aconseja que la atención se coordine entre los distintos especialistas implicados en el cuidado del paciente.

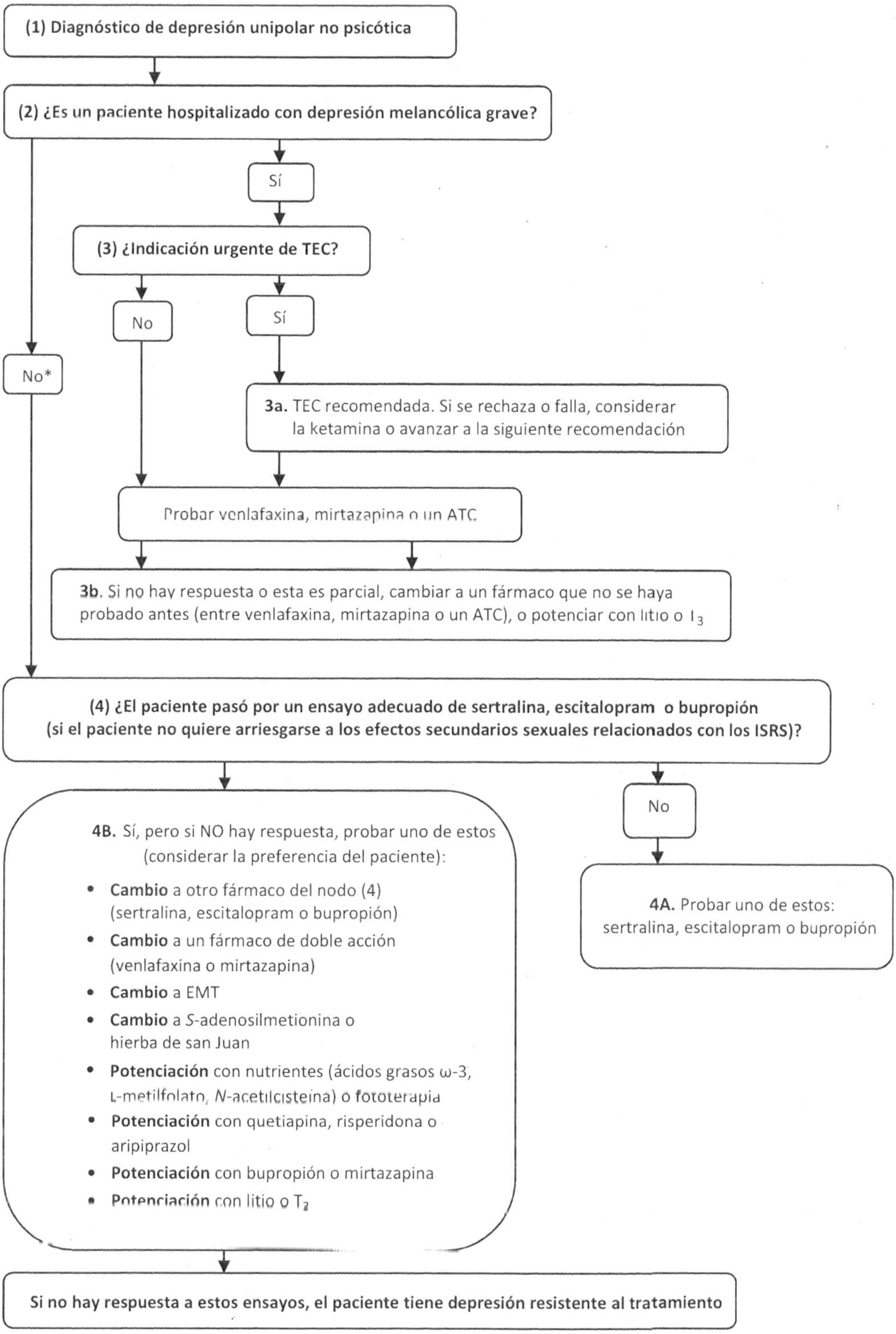

Figura 4-1. Diagrama de flujo del algoritmo para la depresión unipolar no psicótica.
ATC: antidepresivo tricíclico; EMT: estimulación magnética transcraneal; IMAO: inhibidor de la monoaminooxidasa; ISRS: inhibidores selectivos de la recaptación de serotonina; TEC: terapia electroconvulsiva; T_3: triyodotironina. *Casos sin melancolía y pacientes ambulatorios con o sin melancolía.

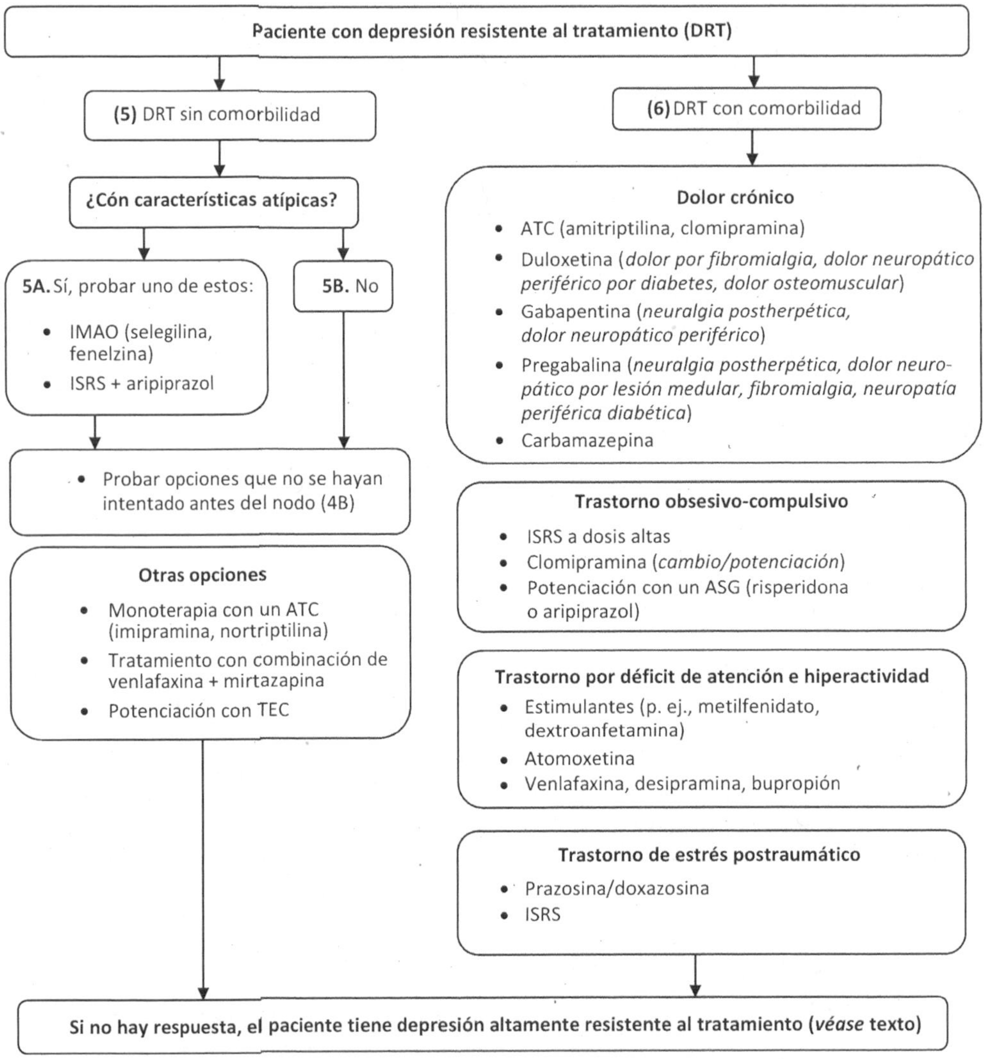

Figura 4-1. *(continuación)*

Tabla 4-1 | Comorbilidad y otras características de la depresión mayor y cómo afectan el algoritmo

Comorbilidad y otras circunstancias	*Consideraciones*	*Recomendaciones*
Coronariopatía	La depresión no tratada empeora el pronóstico de las enfermedades cardiovasculares[37]	Los inhibidores selectivos de la recaptación de serotonina (ISRS) pueden proteger frente al infarto de miocardio[15] Los datos de la sertralina indicaron que la eficacia se limita a los pacientes con antecedentes de depresiones mayores anteriores a la aparición de la coronariopatía[38] El escitalopram mostró ser seguro y eficaz para la depresión en los pacientes con coronariopatía, pero no se evaluó la relación con el momento de aparición de la depresión[39]

Tabla 4-1 | Comorbilidad y otras características de la depresión mayor y cómo afectan el algoritmo *(continuación)*

Comorbilidad y otras circunstancias	*Consideraciones*	*Recomendaciones*
Enfermedad renal crónica (ERC)	La sertralina podría no ser eficaz en los pacientes con ERC que no requieran diálisis[40]	*Véase* el nodo 4 y consulte directamente el nodo 4B
Arritmias cardiacas	Los antidepresivos tricíclicos (ATC) y los inhibidores de la monoaminooxidasa (IMAO) pueden provocar arritmias cardiacas por sus efectos sobre los canales cardiacos de sodio y potasio[41]	Evitar los ATC y los IMAO El control con electrocardiograma de los pacientes tratados con ATC es una forma más precisa de detectar la toxicidad que la vigilancia de la concentración plasmática La sertralina parece ser segura en aquellos con riesgo de arritmia tras un infarto de miocardio[38] No se recomienda el citalopram, debido a las preocupaciones sobre la prolongación del QTc[42]
Hemorragia digestiva	Los ISRS elevan el riesgo de hemorragia Las hemorragias digestivas pueden multiplicarse por 9 veces ISRS combinados con antiinflamatorios no esteroideos[43] Otros antidepresivos como la mirtazapina y el bupropión no están bien estudiados, pero pueden no ser más seguros[44]	La adición de inhibidores de la bomba de protones como el omeprazol disminuye el riesgo a solo ligeramente por encima de los controles que no toman ISRS[43]
Adultos mayores (mayores de 65 años)	Los ISRS pueden incrementar el riesgo de hemorragia; sin embargo, en un metaanálisis Cochrane de pacientes tras un ictus, el riesgo de hemorragia no fue significativo[45] Los ISRS y la venlafaxina se asocian a mayores tasas de hiponatremia secundaria al síndrome de secreción inadecuada de ADH en adultos mayores;[46] en un metaanálisis de 15 ensayos controlados aleatorizados, la venlafaxina y la duloxetina se asociaron a mayor riesgo de mareos en los ancianos en comparación con los ISRS;[47] los ISRS, los ATC y otras clases de antidepresivos se han asociado a mayor riesgo de caídas, sobre todo en mujeres mayores frágiles[48] La terapia electroconvulsiva (TEC) derecha, unilateral y ultracorta ha mostrado tener buena eficacia y tolerabilidad favorable en los adultos mayores con depresión grave[49] Las pruebas que sustentan la eficacia del metilfenidato como adyuvante de los ISRS en la depresión resistente al tratamiento son limitadas;[50] además, el metilfenidato tiene una advertencia de recuadro negro de la FDA por aumento de la mortalidad cardiovascular[51]	Considerar los perfiles de efectos secundarios de los medicamentos antidepresivos antes de iniciarlos o ajustarlos en adultos mayores En los pacientes con hiponatremia intolerable secundaria al uso de ISRS, considerar la mirtazapina[46] Considerar la TEC, en particular la ultrabreve unilateral derecha, en los adultos mayores con depresión grave Deben considerarse cuidadosamente los riesgos y beneficios de añadir metilfenidato a un ISRS en la depresión resistente al tratamiento en ancianos, a la luz de las limitadas pruebas de eficacia y de la advertencia de recuadro negro de la FDA

(continúa)

Tabla 4-1 | Comorbilidad y otras características de la depresión mayor y cómo afectan el algoritmo *(continuación)*

Comorbilidad y otras circunstancias	*Consideraciones*	*Recomendaciones*
Mujeres en edad fértil y embarazadas	Alrededor del 10% de las mujeres embarazadas presentarán depresión[52] La depresión no tratada o atendida de forma deficiente durante el embarazo conduce a un mal cumplimiento de los cuidados prenatales La recaída del trastorno depresivo mayor durante el embarazo es frecuente (43%) y puede suceder con mucha más frecuencia en las mujeres que interrumpieron su medicación justo antes de la concepción o durante las primeras etapas del embarazo[53]	Las pacientes que toman antidepresivos con alto riesgo de recaída se mantienen mejor con un antidepresivo durante y después del embarazo El riesgo de exposición a los medicamentos debe sopesarse frente a los riesgos de la depresión no tratada, que puede afectar tanto a la madre como al bebé La exposición tardía (después de la semana 20 de embarazo) se asocia a mayor riesgo de prematuridad, hemorragia posparto[54] e hipertensión pulmonar persistente del recién nacido;[55] estos podrían deberse a la confusión por indicación El uso de ISRS durante el embarazo puede aumentar el riesgo de trastornos del habla, el lenguaje y la motricidad;[56] de nuevo, podría haber confusión por la indicación Evitar la paroxetina por riesgo de comunicación interauricular (OR = 1.8 [intervalo de confianza 95%, 1.1-3.0]);[57] si ya la está tomando, considerar los riesgos que conlleva el cambio
Depresión con rasgos mixtos	Este nuevo especificador en el DSM-5® es para pacientes con tres síntomas maniacos concomitantes en la mayoría de los días de la depresión; más frecuentemente, estos incluyen pensamientos acelerados, habla presionada, disminución de la necesidad de dormir y aumento de la energía Debe descartarse la depresión bipolar (por antecedentes de hipomanía o manía, aunque estos son fáciles de pasar por alto); la depresión bipolar implicaría un algoritmo de tratamiento diferente[26] La depresión unipolar con rasgos mixtos puede ser una afección intermedia en un espectro que va del trastorno unipolar al bipolar o puede señalar un caso que va a convertirse en bipolar en algún momento Los antidepresivos parecen mucho menos eficaces para los estados mixtos y son potencialmente perjudiciales, en especial si el paciente tiene un trastorno bipolar subyacente[12,58]	Solo existe un estudio controlado aleatorizado de un medicamento para esta nueva categoría diagnóstica: la lurasidona fue más eficaz que el placebo (número necesario a tratar = 3), especialmente si solo había dos rasgos maniacos (tamaño del efecto = 1.0) en lugar de tres, como exige el DSM-5® (tamaño del efecto = 0.5)[59] En ausencia de pruebas de la eficacia de otros medicamentos (por lo general menos costosos) para la depresión mayor con rasgos mixtos, y dado el beneficio sólido mostrado en este estudio, la recomendación en este momento es la lurasidona, a pesar del costo
Depresión con estrés ansioso o altos niveles de ansiedad	Según el STAR*D y otros estudios, esta situación es frecuente y se asocia a peor respuesta a los antidepresivos y a la mayoría de los potenciadores[14]	Los antipsicóticos atípicos sedantes como la quetiapina pueden ser eficaces como monoterapia o potenciadores de los antidepresivos, aunque con una carga considerable de efectos secundarios;[60,61] el aripiprazol es eficaz como potenciador[36]

NODO 2: ¿SE TRATA DE UN PACIENTE HOSPITALIZADO CON DEPRESIÓN MELANCÓLICA GRAVE?

Habiendo diagnosticado depresión mayor según el DSM-5* y habiendo considerado las comorbilidades y afecciones de la tabla 4-1 que podrían cambiar el algoritmo básico, el siguiente paso para diferenciar todavía más el tratamiento es determinar si el paciente está hospitalizado con depresión grave y el especificador de melancolía. El especificador requiere que presente tanto pérdida prominente de placer y reactividad a estímulos habitualmente placenteros como manifestaciones somáticas adicionales, entre ellas agitación o retraso psicomotor, pérdida de peso, variación diurna (peor por la mañana) y culpabilidad excesiva.

Algunas evidencias indican que estos pacientes hospitalizados requieren terapia somática y farmacológica diferente a la de otras personas hospitalizadas con depresión no melancólica y ambulatorias con depresión melancólica o no melancólica. Las pruebas sugieren, por ejemplo, que los pacientes hospitalizados con melancolía responden peor a los inhibidores selectivos de la recaptación de serotonina (ISRS) que a los antidepresivos tricíclicos (ATC).[62] También hay pruebas de la buena eficacia en estos pacientes hospitalizados de la venlafaxina y la mirtazapina, fármacos con acción dual que incluyen la inhibición de la recaptación de noradrenalina, como los ATC.[63] En los casos ambulatorios con el especificador de melancolía, no obstante, los metaanálisis no han encontrado diferencias entre la eficacia de los ISRS y los ATC. De ahí que se proponga un algoritmo diferente para estos pacientes hospitalizados, aunque no siempre comience con la medicación.

NODO 3: PARA EL TRATAMIENTO DE UN PACIENTE CON DEPRESIÓN MELANCÓLICA GRAVE, ¿EXISTE INDICACIÓN URGENTE DE TEC?

Nodo 3A: En caso afirmativo, TEC o ketamina

La terapia electroconvulsiva (TEC) está indicada de forma urgente en los pacientes con tendencias suicidas graves, catatonia, ingesta oral insuficiente o afecciones médicas (p. ej., embarazo) que puedan limitar el uso de psicotrópicos. Por lo tanto, antes de considerar cualquier medicación, los pacientes melancólicos gravemente enfermos con riesgo agudo de suicidio deben ser considerados para la TEC. El Consorcio para la Investigación de la TEC informó una tasa de remisión del 75% entre 217 pacientes que completaron un tratamiento corto con TEC durante un episodio agudo de depresión, con un 65% de ellos con remisión en la cuarta semana de terapia.[64] A pesar de estas pruebas firmes de eficacia, los efectos secundarios cognitivos como la amnesia, que se suelen señalar como efectos adversos de la TEC, pueden influir en la decisión de los pacientes de aceptarla.[65] En varios estudios no se ha logrado constatar la diferencia de eficacia entre la TEC unilateral derecha de dosis alta y la TEC bilateral, y se ha indicado que la colocación unilateral de electrodos en el lado derecho se asocia a menor incidencia de efectos secundarios cognitivos.[66,67] Los pacientes con los episodios más largos de depresión pueden ser quienes tienen más probabilidades de responder a la TEC.[68]

Como ya se ha mencionado, la TEC es el tratamiento de elección para los pacientes hospitalizados con depresión melancólica grave en riesgo inminente de suicidio; sin embargo, si el paciente rechaza probar la TEC o si esta no tiene éxito, puede considerarse la ketamina.[69] Algunas fuentes sugieren que la ketamina puede producir resultados rápidos deseables, incluso en 1 h, pero dichos resultados pueden ser efímeros.[69-71] No se han realizado estudios sobre la terapia de mantenimiento. El uso de la ketamina con esta indicación todavía no está aprobado por la Food and Drug Administration (FDA) de los EE.UU. A pesar de ello, en este escenario clínico (con riesgo inminente de autolesión, contraindicaciones para la TEC, paciente que rechaza la TEC, o si esta no funciona) la ketamina puede ser considerada y puede ser aceptable como terapia puente para reducir el riesgo agudo de suicidio y ayudar a estabilizar al paciente hasta que pueda administrarse otra forma de tratamiento. Debe tenerse en cuenta que los beneficios de la ketamina pueden no estar limitados a los casos depresivos suicidas con melancolía; existe al menos un informe de respuesta en un paciente melancólico no suicida.[72]

Nodo 3B: En caso negativo, probar venlafaxina, mirtazapina o un ATC

Si un paciente hospitalizado con melancolía grave no tiene una indicación urgente de TEC o ketamina, las opciones de recomendación psicofarmacológica de primera línea son (como se ha indicado anteriormente) la venlafaxina, la mirtazapina o un ATC. Es posible que se prefiera el ATC por sus pruebas de superioridad frente al placebo y los ISRS para el tratamiento de pacientes hospitalizados con depresión melancólica;[62] sin embargo, los ATC conllevan posibles efectos secundarios en la conducción cardiaca, y el riesgo de muerte por sobredosis es mayor que con otros fármacos.[73,74]

La venlafaxina también muestra algunos indicios de eficacia en este tipo de depresión. Benkert y cols.[75] informaron una respuesta significativamente más rápida y una diferencia significativa en la proporción de aquellos con respuesta continua cuando se comparó la venlafaxina con la imipramina en pacientes hospitalizados con melancolía. Dado que la venlafaxina tiene un riesgo de elevación de la presión arterial, es necesario controlarla en quienes toman este fármaco, y el riesgo de muerte por sobredosis es mayor que con los ISRS.[74] La eficacia de la venlafaxina en los pacientes hospitalizados con depresión melancólica fue respaldada además por Guelfi y cols.,[76] que informaron una tasa de respuesta significativamente mayor de la venlafaxina en comparación con el placebo.

En un estudio multicéntrico, aleatorizado y con doble ciego en pacientes hospitalizados, gravemente deprimidos y con rasgos melancólicos se comparó la eficacia de la mirtazapina y la venlafaxina. Aunque las diferencias no fueron estadísticamente significativas, la mirtazapina produjo más respuesta y remisión que la venlafaxina, y con menos abandono debido a acontecimientos adversos.[63] Cabe destacar que las dosis promedio diarias empleadas en este estudio fueron altas (49.5 ± 8.3 mg/día para la mirtazapina y 255.0 ± 59.8 mg/día para la venlafaxina).

Por lo tanto, la mirtazapina, la venlafaxina y los ATC pueden ser eficaces para tratar a personas hospitalizadas con depresión melancólica grave; sin embargo, se consideran preferibles la mirtazapina y la venlafaxina debido a sus mejores perfiles de tolerabilidad y seguridad en comparación con los ATC.

La *potenciación,* es decir, la adición de un fármaco a un esquema antidepresivo para mejorar la eficacia,[77] también es una posible opción. Dos potenciadores bien estudiados de los ATC son el litio y la triyodotironina (T_3). En un metaanálisis de 10 estudios controlados con placebo se constató que la potenciación de los ATC con litio era significativamente más eficaz que con placebo.[78] Dos metaanálisis de la potenciación con T_3 mostraron respuesta mejorada de los pacientes que no respondieron completamente a un ensayo con ATC solos.[79,80]

Los datos sobre la potenciación de los ISRS con litio o T_3 no son tan convincentes como las pruebas en la potenciación de los ATC. En el estudio STAR*D, las tasas de remisión tras la potenciación del citalopram con litio y T_3 no fueron muy concretas y no difirieron significativamente, aunque se observó una tendencia a favor de la T_3 (un 25% de remisiones frente al 15% con litio).[81] A veces se observan efectos rápidos con la potenciación con T_3 y litio de los ATC, pero este efecto no parece producirse en el mismo grado con los ISRS.[82] Los menores efectos adversos y la facilidad de administración de la potenciación con T_3 le confieren una ligera ventaja sobre el litio como elección en este momento.

Dado que los ATC y los fármacos de doble acción con propiedades noradrenérgicas son los tratamientos de primera línea recomendados para los casos hospitalizados graves con melancolía, la preferencia por los potenciadores se centra en los fármacos que tienen buen sustento en la evidencia para potenciar los ATC, a saber, el litio y la T_3. Sin embargo, su efecto como potenciadores de los agentes de doble acción debe considerarse especulativo, ya que no se dispone de ensayos controlados para estas combinaciones específicas.

NODO 4: PARA EL TRATAMIENTO DE LOS PACIENTES AMBULATORIOS CON DEPRESIÓN, ¿SE HA REALIZADO UNA PRUEBA ADECUADA CON SERTRALINA, ESCITALOPRAM O, SI EL PACIENTE NO QUIERE ARRIESGARSE A TENER EFECTOS SECUNDARIOS SEXUALES RELACIONADOS CON LOS ISRS, BUPROPIÓN?

Nodo 4A: En caso negativo, proceder con la prueba

Si no se trata de un paciente hospitalizado con depresión melancólica grave, se llega al nodo 4 (*véase* fig. 4-1). Aquí es donde se encuentra el resto de la población de personas deprimidas, incluidos todos los casos ambulatorios (aunque tengan el especificador melancólico) y otros pacientes hospitalizados deprimidos sin melancolía. Si no se presenta ninguna de las circunstancias de comorbilidad y otras descritas en la tabla 4-1, la recomendación de primera línea para la farmacoterapia de estos pacientes es un ISRS.[32,83-90] Cipriani y cols.,[91,92] en sus dos metaanálisis de estudios comparativos directos y estudios controlados con placebo de antidepresivos, constataron que la sertralina y el escitalopram tenían ligeras ventajas sobre la mayoría de los demás antidepresivos en cuanto a eficacia y tolerabilidad. El estudio *Combination Medication to Enhance Depression Outcomes* (CO-MED) favorece todavía más al escitalopram como ISRS posiblemente superior para su uso de primera línea.[93] Este estudio prospectivo, comparativo y de gran tamaño (n = 665) se diseñó para abordar la cuestión de si sería mejor, en los pacientes deprimidos, empezar la administración con dos antidepresivos a la vez en lugar de solo uno. Se eligió el escitalopram como monoterapia. Se comparó con el escitalopram más bupropión y con la mirtazapina más venlafaxina. Se añadió placebo al escitalopram. En el estudio no se encontraron diferencias en los resultados (un 39% de remisiones) y sí más efectos secundarios con las combinaciones. No se comparó ninguna otra monoterapia con el escitalopram, pero el escitalopram solo resistió bien frente a lo que se esperaba que fuera una dura competencia; los resultados pueden considerarse sustento para el escitalopram como elección de primera línea en el nodo 4. Muchos estudios compararon los ATC con los antidepresivos más recientes, especialmente los ISRS, pero con la excepción de los pacientes hospitalizados con melancolía grave, en los metaanálisis no se identificaron diferencias de eficacia entre ellos, pero sí efectos secundarios más graves con los ATC.[8,94]

Otra opción para el uso de primera línea es el bupropión. Zimmerman y cols.[95] revisaron las pruebas y concluyeron que el bupropión es tan eficaz como los ISRS y los ATC, y se preguntaron por qué el bupropión no es el antidepresivo de primera elección en la práctica habitual, dada su falta de efectos secundarios sexuales. Trivedi y cols.[96] mostraron que produce la misma mejoría en los síntomas concomitantes de ansiedad y tiene la misma cantidad de efectos secundarios de activación, como el insomnio, que los ISRS. En el estudio STAR*D, donde se incluyó una comparación de la potenciación del citalopram con bupropión frente a buspirona, se observó una tendencia a favor del bupropión cuando los pacientes presentaban niveles elevados de ansiedad (un 18% de remisiones de la depresión con bupropión frente al 9% con buspirona),[14] lo que sugiere de nuevo que el bupropión no es una opción poco razonable, incluso en las depresiones ansiosas. Entonces: ¿por qué no se utiliza más el bupropión? Una explicación es la inquietud por su asociación con el riesgo de reducir el umbral convulsivo; sin embargo, el riesgo de convulsiones con la formulación de liberación continua fue del 0.1%, lo que es comparable o mejor que los ISRS y otros antidepresivos, al menos en dosis de hasta 300 mg diarios.[97,98] Es importante destacar que, en el lado positivo en cuanto a los efectos adversos, el bupropión se asocia a menor riesgo de aumento de peso que otros potenciadores.[99] El bupropión es, de hecho, el fármaco con menos probabilidades de causar efectos secundarios sexuales, e incluso puede mejorar el funcionamiento sexual en aquellos que habían desarrollado efectos secundarios sexuales mientras tomaban ISRS. La disfunción sexual es una de las principales causas de discapacidad y abandono del tratamiento durante la atención ambulatoria de la depresión a nivel primario.[100] Se produce en el 40% al 80% de los pacientes tratados con ISRS o inhibidores de la recaptación de serotonina y noradrenalina (IRSN), en comparación con el 14% con un placebo.[101] La remisión espontánea de la disfunción sexual sucede solo en alrededor del 10% de los pacientes, y la remisión parcial en el 11%.[102]

En conclusión, esta discusión sobre los riesgos y los beneficios de los ISRS frente al bupropión podría ser la base de la discusión con el paciente. Si un hombre decide empezar a tomar un ISRS y desarrolla efectos secundarios sexuales, se le puede cambiar a bupropión o puede necesitar que se añada sildenafilo (o fármacos relacionados) al esquema, que es la medicación más eficaz para mejorar la disfunción eréctil inducida por los ISRS en los hombres.[103] La necesidad frecuente de usar una medicación inconveniente y (actualmente) costosa para tratar este efecto secundario que implica la inhabilitación de una función fisiológica humana central es una consideración importante al decidir si se elige un ISRS o un IRSN contra la depresión mayor en lugar del bupropión.

Otros posibles medicamentos de primera línea contra la depresión mayor son la mirtazapina, la paroxetina o la trazodona. A pesar de ello, el aumento de peso asociado a los dos primeros y la sedación por la trazodona los convierten en opciones inferiores del nodo 4, a menos que alguno de esos efectos secundarios sea realmente deseable. Existe una formulación de una vez al día de trazodona que podría causar menos sedación, pero una formulación similar de liberación controlada no fue más tolerable que la de liberación convencional en un estudio a gran escala.[104] Existen otros productos antidepresivos de patente más nuevos y costosos, pero ninguno ha mostrado pruebas de superioridad en eficacia o seguridad que justifiquen el costo adicional. La vortioxetina ha suscitado cierto interés en relación con su posible eficacia especial para el deterioro cognitivo en el contexto de la depresión.[105] Estas mejorías en la cognición fueron mayores en quienes todavía trabajaban.[106] Al parecer, el comité asesor de psicofarmacología de la FDA votó a favor de aprobar una indicación para este síntoma en los pacientes con depresión mayor. No obstante, los líderes de la FDA se han mostrado reacios a conceder indicaciones de nuevos fármacos dirigidos a síntomas específicos de un síndrome como la depresión, y no estuvieron de acuerdo. Quieren ver más y mejores estudios comparativos que muestren que el efecto se produce de forma constante. Una última cuestión es si la duloxetina es mejor para los pacientes con dolor como síntoma junto con su depresión. Un metaanálisis de cinco estudios que abordaban esta cuestión realizado por Spielmans y cols.[107] mostró que el tamaño del efecto de reducción del dolor era de 0.115 según la *d* de Cohen, lo que supone un efecto clínicamente insignificante, a pesar de que la FDA lo ha aprobado en caso de dolor neuropático y dolor asociado a la fibromialgia. Los autores concluyeron que las afirmaciones que se hacen en la publicidad y los detalles sobre este efecto en el dolor no están justificadas por la evidencia, aunque el éxito de la mercadotecnia dio lugar a ventas anuales de miles de millones de dólares antes de que la duloxetina estuviera disponible como genérico. Más recientemente, en un metaanálisis de 14 ensayos sobre antidepresivos controlados con placebo (ISRS e IRSN), ninguno de los medicamentos mostró superioridad relativa para el alivio del dolor.[108] Cada uno tuvo un impacto significativo, aunque pequeño, sobre el dolor, y en el caso de los IRSN se correlacionó fuertemente con una mejoría del estado de ánimo.

Algunas directrices y médicos consideran razonable seleccionar otros IRSN como la venlafaxina para su uso de primera línea en los pacientes ambulatorios; sin embargo, no se han demostrado ventajas en su eficacia y las pruebas indican la probabilidad de mayores daños de los IRSN en el ámbito cardiovascular, que incluyen hipertensión, taquicardia, accidentes cerebrovasculares y (en algunas poblaciones) incluso la muerte.[109]

Nodo 4B: Si la respuesta a la opción seleccionada en el nodo 4A es insatisfactoria, probar una de estas alternativas (tener en cuenta la preferencia del paciente)

Se dispone de muy pocos datos sobre qué es mejor hacer después de que fracase la primera medicación a pesar de haber realizado una prueba adecuada.[110] En la bibliografía, el consenso sobre lo que constituye una prueba adecuada parece ser un periodo de 8 semanas con un antidepresivo a una dosis terapéutica, aunque algunos dirían que debería ser de 12 semanas.[111] Muchas opciones de potenciación o cambio superan al placebo en los ensayos aleatorizados, pero se dispone de pocas comparaciones directas en cuanto a eficacia o seguridad, y todavía menos que sean controladas con placebo.[112] Obsérvese que el importante ensayo clínico reciente del Veterans Affairs *Augmentation and Switching Treatments for Improving Depression Outcomes* (VAST-D) incluyó a pacientes deprimidos que habían tenido una respuesta insatisfactoria a una media de 2.3 a 2.5 pruebas terapéuticas. Dado que los pacientes del nodo 4B solo habrían fracasado en una prueba, estos resultados del VAST-D son más pertinentes para el siguiente nodo del algoritmo y se analizan allí.[99]

Dada la falta de una base empírica sólida para identificar una medicación preferida para la segunda ronda de prueba, se decidió que la preferencia del paciente debía ser una consideración especialmente importante. Eso fue, hasta cierto punto, lo que se hizo en STAR*D: tras el fracaso con el antidepresivo inicial citalopram, los sujetos decidieron si querían cambio o potenciación; por ejemplo, si pensaban que tenían una respuesta parcial y los efectos secundarios eran aceptables, podrían elegir la potenciación. A continuación, se les asignó aleatoriamente una de las dos opciones para la potenciación. Al aplicar el presente algoritmo, se alienta a los prescriptores a presentar a los pacientes algunas de las opciones disponibles más estudiadas para la potenciación o para el cambio si se prefiere un cambio. Cada paciente puede, o no, querer elegir una opción que haya tenido un menor número de estudios de eficacia si eso significa evitar el riesgo de posibles efectos secundarios asociados a otras opciones que han sido sometidas a más estudios, cuentan con la aprobación de la FDA y, por lo tanto, se han comercializado de forma intensiva.

Muchos se han preguntado si es mejor potenciar o cambiar medicamentos después de un ensayo terapéutico con antidepresivos con resultados insatisfactorios. Gaynes y cols.[113] evaluaron a los pacientes del STAR*D que eligieron la potenciación y los emparejaron retrospectivamente con un grupo de control de personas con características demográficas y gravedad similares que eligieron intentar un cambio en un ensayo de nivel 2. Encontraron un cociente de posibilidades (OR, *odds ratio*) de 1.14 a favor de la potenciación, que no era estadística ni clínicamente significativo.

Este algoritmo proporciona cuatro opciones para cambiar de antidepresivo y otras cuatro para potenciar el antidepresivo inicial. El prescriptor puede presentar algunos o todos ellos al paciente para su consideración. Los autores no tienen ninguna preferencia, y el orden de presentación no debe tomarse como indicativo de tal preferencia.

Opciones de cambio. Se podría cambiar a una de las otras dos recomendaciones de primera línea que no se han probado (entre sertralina, escitalopram o bupropión). Se ha observado que los cambios de monoterapia (hasta tres) producen tasas de mejoría de entre el 60% y el 70%.[114] Algunos estudios favorecen el cambio dentro de una misma clase de antidepresivos y otros entre distintas clases.[115,116] En el estudio STAR*D y en varias revisiones de pruebas esencialmente no se han encontrado diferencias en los resultados entre el cambio dentro de la misma clase u otra distinta.[117,118]

El paso a un fármaco de doble acción, es decir, que tenga efectos tanto sobre la serotonina como sobre la noradrenalina (p. ej., IRSN o mirtazapina) es una segunda opción de cambio. Al menos algunos informes sugieren que quienes tomaban venlafaxina o que se les había cambiado a esta tenían más probabilidades de experimentar remisión que aquellos que tomaban o a los que se les había cambiado a un ISRS.[119-121] La mayoría de estos estudios fueron financiados por el fabricante del fármaco de doble acción. En STAR*D se observó una ventaja numérica, pero no estadísticamente significativa, al cambiar a venlafaxina en lugar de a sertralina o bupropión (remisiones en el 25% frente al 18% y al 21%, respectivamente). Las desventajas de la venlafaxina incluyen riesgo de elevación de la presión arterial, riesgo de síndromes de abstinencia más frecuentes o más graves que con muchos otros antidepresivos y dificultad de algunos pacientes para tolerar la náusea y otros efectos secundarios digestivos, incluso con la formulación de liberación prolongada.[122] La mirtazapina ha mostrado su eficacia en estudios controlados con placebo y ha comprobado su superioridad sobre los ISRS para el tratamiento de casos depresivos de moderados a graves.[63] De nuevo, estos estudios fueron financiados por el fabricante de la mirtazapina. En un metaanálisis, la mirtazapina mostró un inicio de acción más rápido que los ISRS a las 2 semanas; sin embargo, no se observaron diferencias significativas en la remisión al cabo de 6 a 12 semanas de tratamiento, excepto en comparación con la paroxetina.[123] El paciente debe ser informado activamente del riesgo de aumento de peso, y la agranulocitosis probablemente sea solo una preocupación poco frecuente a pesar de que la advertencia del prospecto sugiere una tasa alarmante de 2:3000 en los estudios de registro.

La tercera opción de cambio que podría considerarse es el paso a la estimulación magnética transcraneal repetida (EMTr). Consiste en una estimulación magnética subconvulsiva repetida del cerebro, en particular de la corteza prefrontal dorsolateral como objetivo principal, una zona que los estudios de neuroimagen sugieren que se encuentra hipoactiva en los pacientes deprimidos.[124,125] La EMTr es menos invasiva que otras intervenciones neuromoduladoras y se ha asociado a un mejor perfil de efectos secundarios cognitivos que la TEC. Un ensayo aleatorizado y controlado que comparaba la EMTr y la TEC con un tratamiento simulado con placebo se descubrió que no era tan eficaz como la TEC.[126] La FDA ha aprobado el uso de la EMTr tras haber tenido un ensayo terapéutico fallido con un antidepresivo, pero no después dos ensayos (con base en los datos presentados en el estudio). De ahí que se proponga como opción en este punto del algoritmo. En un ensayo multicéntrico, aleatorizado y controlado de pacientes en los que fracasaron al menos uno pero no más de cuatro tratamientos antidepresivos adecuados se observaron tasas de remisión de la EMTr del 7% al 14% tras al menos 3 semanas de tratamiento y de menos del 18% tras 6 semanas de tratamiento.[127]

Por último, para quienes puedan preferir una opción nutracéutica o a base de plantas, la *S*-adenosilmetionina y la hierba de san Juan tienen pruebas razonables de eficacia como monoterapias contra la depresión y suelen tener menos efectos secundarios que los antidepresivos.[128,129]

Opciones de potenciación. El primer conjunto de opciones de potenciación propuestas consiste en seleccionar un nutracéutico (ácido graso ω-3, L-metilfolato o *N*-acetilcisteína) o fototerapia.[130-134] Estas opciones tienen la importante ventaja de causar efectos secundarios mínimos, pero la eficacia está mucho menos establecida que la de algunas otras opciones. Sin embargo, no se dispone de pruebas suficientes para concluir que estas alternativas sean menos eficaces que las demás, y los perfiles de efectos secundarios podrían hacerlas atractivas para algunos casos.

El tamaño del efecto de los productos con ácidos grasos ω-3 durante el tratamiento de la depresión puede ser menor que el de los demás productos de esta categoría. Las dosis han variado mucho en los estudios, pero la mediana parece ser de aproximadamente 1 g dos veces al día. El L-metilfolato está respaldado por una pequeña cantidad de datos más impresionantes en personas que no responden o lo hacen parcialmente a los ISRS, a una dosis de 15 mg (pero no 7.5 mg) diarios. El folato (que es mucho menos costoso) también podría funcionar. A partir de sus estudios poco concluyentes no está claro cuál sería la mejor dosis, pero podría ser del orden de 1 mg diario.[135] Un ensayo controlado con placebo solo encontró mejoría en los criterios de valoración secundarios, con 1000 mg dos veces al día.[131] Se ha encontrado una asociación entre la fototerapia y la reducción de los síntomas depresivos en comparación con el placebo y el tratamiento de control, incluso en los pacientes sin un patrón estacional.[136]

La segunda categoría de opciones de potenciación consiste en utilizar un antipsicótico de segunda generación (ASG). Tres están aprobados por la FDA: el aripiprazol, el brexpiprazol (no incluido en nuestras recomendaciones, ya que tiene eficacia similar al aripiprazol pero costo mucho mayor) y la quetiapina. La combinación fija de fluoxetina y olanzapina, que cuenta con la aprobación de la FDA, no se incluye en nuestras recomendaciones debido al importante aumento de peso y a los efectos secundarios metabólicos asociados a la olanzapina. Las pruebas también sugieren que la risperidona es una opción de potenciación eficaz.[137] La mercadotecnia extensa patrocinada por la industria para prescriptores y pacientes ha destacado la opción de potenciación con ASG en la mente de muchos médicos y pacientes. A pesar de esto, los metaanálisis de los datos sobre la eficacia, equilibrados por la consideración de los efectos secundarios de estos medicamentos, indican que no deberían ser la elección automática entre las opciones de potenciación.[61,138,139] El número necesario a tratar para lograr la eficacia es un modesto 8 a cambio de efectos secundarios metabólicos considerables, acatisia, efectos extrapiramidales y de otro tipo. Se desconoce la eficacia a largo plazo y los efectos secundarios suelen ser más importantes con el tiempo.

Una tercera opción de potenciación sería usar los antidepresivos bupropión o mirtazapina. En el STAR*D, el bupropión produjo remisiones del 30% como método de potenciación, lo que fue igual a la buspirona en el criterio principal de valoración (*Hamilton Rating Scale for Depression*). Sin embargo, en algunos criterios secundarios (*Quick Inventory of Depressive Symptomatology Self-Report* [QIDS-SR], carga de efectos secundarios, satisfacción del paciente), el bupropión pareció ser algo más eficaz.[140] La mirtazapina ha mostrado ser una vía eficaz de potenciación de los ISRS en varios ensayos aleatorizados pequeños, pero puede causar aumento de peso significativo.[141,142] La mirtazapina también puede ser una opción de cambio eficaz en caso de disfunción sexual por un ISRS.[143]

La cuarta opción a considerar es la potenciación con litio o T_3. Estas son las vías más antiguas y están entre las estrategias de potenciación mejor probadas, aunque como se señaló en la discusión del nodo 3, las pruebas del litio son más sólidas como potenciador de los ATC. A pesar de ello, los tricíclicos se emplean mucho menos hoy en día y no se recomiendan en el nodo 4 debido a su carga de efectos secundarios. El litio se asocia en sí mismo a una carga significativa de efectos secundarios, aunque las dosis usadas para la potenciación (usualmente 600-900 mg diarios) son algo más bajas que para tratar el trastorno bipolar. La T_3 ha tenido una carga leve de efectos secundarios en los estudios publicados, aunque los médicos siguen preocupados por las posibles consecuencias de las dosis que para algunos pacientes pueden llegar a ser suprafisiológicas. Como ya se ha mencionado, los datos sobre la potenciación de los ISRS con litio o T_3 no son tan convincentes como con los ATC.[78,79,81]

DEPRESIÓN RESISTENTE AL TRATAMIENTO

Si el paciente no respondió satisfactoriamente a la opción elegida en el nodo 4B (cambio o potenciación), entonces, a efectos de este algoritmo, se considera que tiene depresión resistente al tratamiento (DRT). Al menos dos ensayos farmacoterápicos adecuados de opciones populares razonables han tenido en cuenta la seguridad y las preferencias del paciente. En el estudio STAR*D se constató que las probabilidades de que la depresión remita con un tercer o cuarto intento terapéutico son mucho menores, e incluso si se producen remisiones, las probabilidades de recaída en el año siguiente son del 65% o mayores.[16] Ivanova y cols.[144] probaron que los pacientes con DRT (definida de forma algo diferente), en comparación con aquellos sin DRT, tenían al menos cuatro veces más hospitalizaciones psiquiátricas y aproximadamente tres veces más visitas a urgencias. Cabe destacar aquí que, antes de proceder con más ensayos de medicación, sería importante realizar otra revisión exhaustiva de los factores médicos, psicológicos y ambientales o sociales (p. ej., discordia diádica) que podrían explicar los resultados insatisfactorios obtenidos hasta ahora;[11] asimismo, sería prudente revisar de nuevo la tabla 4-1.

NODO 5: ¿EL PACIENTE TIENE DRT SIN COMORBILIDADES PERO CON RASGOS ATÍPICOS?

Los criterios de Columbia para la depresión atípica codificados en el DSM-5* incluyen tener reactividad significativa del estado de ánimo combinada con dos de las siguientes características clínicas: hiperfagia, hipersomnia, pesadez plúmbea y sensibilidad patológica al rechazo. La depresión atípica es un patrón que se observa con mayor frecuencia en la depresión bipolar que en la unipolar. Los médicos en estos escenarios deberían reconsiderar el diagnóstico, ya que el tratamiento sería diferente del propuesto en este algoritmo si se tratara de trastorno bipolar.[26,145]

Nodo 5A: El paciente tiene el especificador de características atípicas para la depresión mayor

Hasta ahora, las características atípicas (CA) no se han utilizado para definir una vía de tratamiento única en este algoritmo. Esto se debe a que los ISRS o el bupropión por lo general son eficaces para el tratamiento de las CA,[146,147] y son recomendaciones tempranas en los nodos 4A y 4B. En ese momento probablemente habrían sido probados. Los inhibidores de la monoaminooxidasa (IMAO) también son eficaces para el tratamiento de las CA, pero tienen muchos efectos secundarios y por tal motivo no se recomendaban anteriormente en el algoritmo por defecto. Pero ahora, si el paciente cumple con los criterios para el especificador de CA, podría ser el momento de considerar los IMAO. Un metaanálisis en pacientes con depresión atípica constató que los IMAO son más eficaces que los ATC.[148] La fenelzina ha sido el IMAO más estudiado en la depresión atípica. También parece tener eficacia de mantenimiento;[149] sin embargo, requiere del uso de una dieta restringida en tiramina. Los efectos secundarios incluyen aumento de peso, hipotensión postural y disfunción sexual.[150] Es necesario esperar de 2 a 5 semanas tras interrumpir un ISRS (5 semanas en el caso de la fluoxetina) antes de poder iniciar un IMAO, debido al peligro de aparición del síndrome serotoninérgico potencialmente mortal. La formulación transdérmica de selegilina puede proporcionar una eficacia similar sin tantos acontecimientos adversos y sin requerir restricciones dietéticas, excepto en dosis superiores a 6 mg cada 24 h.[151-153] El riesgo de síndrome serotoninérgico, aunque muy poco frecuente, sigue siendo motivo de preocupación.[154]

Otra opción, además de un IMAO, sería añadir aripiprazol a un ISRS. En uno de los estudios donde se evaluó el aripiprazol como potenciador de los ISRS, se incluyó como criterio de valoración la respuesta en la depresión atípica.[36] La respuesta en estos casos fue especialmente sólida; de hecho, fue más significativa que en aquellos con depresión no atípica ($p < 0.001$ frente a $p < 0.05$).

Nodo 5B: DRT sin comorbilidades ni rasgos atípicos (tener en cuenta la preferencia del paciente)

Al igual que en el caso de la selección del segundo ensayo terapéutico (nodo 4B), se dispone de pocos datos para orientar la elección del tercer ensayo. STAR*D sigue siendo una fuente de información relevante, habiendo sugerido la posible eficacia de los cambios a un ATC o mirtazapina, o la potenciación con litio o T_3 para una tercera ronda terapéutica. También se han obtenido algunas señales informativas del estudio VAST-D del 2017 que se han señalado brevemente en el nodo 4.[99] En ese amplio estudio de 1500 veteranos deprimidos (el 85% eran hombres, el 47% con trastorno de estrés postraumático [TEPT] concomitante), que tenían una media de 2.4 intentos previos de medicación sin resultados satisfactorios, se disponía de tres opciones de tratamiento aleatorias: potenciación de sus antidepresivos actuales con aripiprazol (aumentado a 10 mg diarios) o con bupropión (elevado a 400 mg diarios) y cambio a monoterapia con bupropión hasta 400 mg diarios. Los pacientes no podían haber tomado bupropión anteriormente. Fueron tratados durante 12 semanas. Las tasas de remisión fueron del 29% con la potenciación con aripiprazol, del 27% con bupropión y del 22% con el cambio a bupropión solo. El número necesario a tratar para observar la superioridad de la potenciación con aripiprazol sobre el cambio a bupropión fue de 14, lo que indica que esta diferencia, aunque estadísticamente significativa, es clínicamente pequeña. Estas diferencias de eficacia deben equilibrarse teniendo en cuenta los efectos secundarios de cada tratamiento. En particular, el 25% de los pacientes con potenciación con aripiprazol ganaron peso corporal considerable (7%), frente al 5% observado en las opciones de tratamiento con bupropión, y el 12% de aquellos tratados con bupropión perdieron peso de forma considerable, frente al 5% con aripiprazol. Por lo tanto, la pequeña ventaja en eficacia del aripiprazol se vio equilibrada negativamente por estas consideraciones del peso. Además, cabe señalar que la población era predominantemente masculina. La mayoría de los pacientes ambulatorios deprimidos no veteranos son mujeres y pueden tener diferentes propensiones a mejorar y a presentar cambios de peso a causa de la medicación. Además, las depresiones en civiles tienen tasas mucho más bajas de TEPT comórbido. El bupropión no ha mostrado eficacia frente al placebo en caso de TEPT,[155] pero el aripiprazol tiene algunas pruebas moderadas de utilidad en dicho trastorno,[156] lo que puede explicar toda la ventaja del aripiprazol en la población de veteranos.

En vista de lo anterior, es difícil diferenciar entre las opciones de tratamiento para un tercer ensayo terapéutico en los pacientes ambulatorios deprimidos. Una vez más, las decisiones deben ser personalizadas, teniendo en cuenta la demografía del paciente, la vulnerabilidad a los efectos secundarios y las preferencias personales. Por lo tanto, proponemos básicamente las mismas opciones que en el nodo 4B, el segundo ensayo farmacoterápico, y el paciente debe desempeñar un papel clave para ayudar a hacer la selección tras ser informado de las ventajas y los inconvenientes de cada una. A estas, añadiríamos algunas consideraciones adicionales.

Opciones de cambio. Dos opciones preferidas aquí en el nodo 5B (tercer ensayo, sin comorbilidades, sin depresión atípica) serían la venlafaxina de nuevo o un ATC (imipramina o nortriptilina). En STAR*D, la tasa de remisión con el cambio a venlafaxina tras el ensayo inicial con citalopram fue del 25%, que fue numéricamente superior a la tasa del 18% con el cambio a otro ISRS, la sertralina.[16] El estudio ARGOS tuvo resultados similares.[157] Con respecto a los ATC, Thase y cols.[158] informaron que tanto el cambio de sertralina a imipramina como el de imipramina a sertralina produjeron mejorías significativas en algunos casos con antecedentes de depresión crónica resistente al tratamiento. En STAR*D, el cambio a nortriptilina en el tercer ensayo terapéutico, tras dos intentos fallidos con antidepresivos, produjo una tasa de remisión de casi el 20%, frente al 12% con el cambio a mirtazapina (no significativo).

Opción de combinación de antidepresivos. Otra opción de combinación a considerar aquí en el nodo 5B (además de las mencionadas en el nodo 4B) sería mirtazapina más venlafaxina. En STAR*D se ofreció esta opción en el nivel 4 (es decir, después de tres ensayos terapéuticos fallidos), y fue numéricamente superior, con un 14% de remisiones en comparación con el IMAO tranilcipromina, que produjo un 7% de remisiones (no significativo, debido al escaso número de pacientes en este punto). Otro estudio (un ensayo aleatorizado respaldado por el fabricante de la mirtazapina) encontró mejores resultados con esta combinación que con otras tres combinaciones.[159]

La TEC sigue siendo el tipo de tratamiento más eficaz para los pacientes que todavía no han respondido adecuadamente a una serie de varios ensayos terapéuticos.[160,161]

NODO 6: DRT CON COMORBILIDADES

En el nodo 5 se consideran opciones de medicación adicionales en el caso de los pacientes sin comorbilidades significativas. La resistencia del paciente al tratamiento podría deberse, no obstante, a la presencia de una comorbilidad que anteriormente se consideraba secundaria en importancia a la depresión, con la consecuencia de que los ensayos iniciales de tratamiento se dirigieron hacia la depresión. Como se indica en la figura 4-1, se salta el nodo 5 y se pasa directamente al nodo 6 si las comorbilidades podrían estar explicando potencialmente la DRT; si la depresión puede ser secundaria a la comorbilidad, el tratamiento dirigido a la alteración concomitante podría producir un resultado más satisfactorio tanto para la depresión como para la propia comorbilidad. Para las cuatro comorbilidades consideradas, los abordajes basados en la evidencia pueden ser diferentes del tratamiento recomendado en las personas deprimidas sin la comorbilidad: dolor crónico, TOC, TDAH y TEPT.

Dolor crónico

El dolor crónico que persiste durante más de 3 meses es un síntoma frecuente entre los pacientes con depresión. Es predictivo de un mal pronóstico y constituye un importante factor de riesgo de comportamiento suicida.[162] Se ha evaluado la capacidad de muchos antidepresivos para aliviar el dolor de diversas causas en los pacientes deprimidos; sin embargo, como se menciona en el nodo 4, un metaanálisis reciente de 14 estudios constató que su efecto era en gran medida equivalente (la duloxetina, como ya se ha señalado, no presentaba mayores beneficios), y las magnitudes de los efectos eran pequeñas y estaban fuertemente correlacionadas con sus efectos antidepresivos.[108] Otros metaanálisis han evaluado el efecto de los fármacos psicotrópicos, incluidos los antidepresivos, contra los síndromes de dolor crónico en pacientes que no necesariamente estaban deprimidos.[163] Las conclusiones de estas revisiones proporcionan opciones a considerar cuando el dolor crónico está presente como problema concomitante y la depresión no responde a los antidepresivos.

Los ATC tienen el historial más largo de todas las clases de antidepresivos para el tratamiento de los síndromes dolorosos y la depresión con dolor crónico concomitante.[164,165] Las dosis habituales de ATC para el alivio del dolor suelen ser más bajas que las dosis empleadas usualmente para tratar la depresión. Como comentan Shembalkar y Anand,[166] la clomipramina y la amitriptilina han sido los antidepresivos más utilizados para tratar el dolor. Quizás se ha preferido la amitriptilina porque los clínicos de atención primaria están menos familiarizados con la clomipramina; no obstante, en ambas comparaciones directas de la clomipramina y la amitriptilina para tratar los síndromes dolorosos, la clomipramina tuvo eficacia superior.[163]

Varios estudios controlados aleatorizados han informado sobre la eficacia de la duloxetina sobre el placebo.[167-170] Posteriormente, la duloxetina obtuvo la aprobación de la FDA para tratar el dolor de la fibromialgia, el dolor neuropático periférico por diabetes y el dolor osteomuscular. Sin embargo, como ya se ha señalado, en un metaanálisis de cinco ensayos con duloxetina en los que participaron 1448 pacientes, se concluyó que el tamaño del efecto era demasiado pequeño para ser clínicamente significativo (0.115 según la *d* de Cohen) y que las afirmaciones del fabricante no están respaldadas por evidencia sólida.

Los anticonvulsivos también pueden ser útiles para los pacientes con depresión y dolor crónico concomitante. La carbamazepina se considera un tratamiento eficaz contra la neuralgia del trigémino. La pregabalina está aprobada por la FDA para la neuralgia postherpética, el dolor neuropático por lesión medular, la fibromialgia y la neuropatía diabética periférica.[171] La gabapentina, un compuesto similar, está aprobada por la FDA para la neuralgia postherpética y tiene algunas pruebas a favor de su uso en el dolor neuropático periférico.[172,173]

Trastorno obsesivo-compulsivo

Los ISRS son el tratamiento de primera línea en caso de TOC. Sin embargo, cabe destacar que la dosis eficaz de ISRS suele ser mayor, y la duración de los ensayos terapéuticos con ISRS puede tener que ser más larga que cuando se trata la depresión.[174,175] Algunos estudios muestran que la separación con respecto al placebo no comienza hasta la semana 5 y luego se incrementa gradualmente hasta la semana 10.[176]

En casos de respuesta insatisfactoria al TOC, el tratamiento con el ISRS puede potenciarse con un ASG, especialmente risperidona o aripiprazol.[177]

Trastorno por déficit de atención e hiperactividad

Los estimulantes (p. ej., dextroanfetamina, metilfenidato) son la farmacoterapia de primera línea para los adultos con TDAH.[178] Los estimulantes pueden ser útiles incluso en algunos adultos con TDAH que luchan contra trastornos por consumo de sustancias;[179] sin embargo, no fueron eficaces para la depresión mayor de moderada a grave como monoterapia o como potenciadores de los antidepresivos.[180] No obstante, para los pacientes con DRT y TDAH concomitante, los tratamientos con estimulantes podrían ser útiles, quizás al abordar la desregulación emocional que se asocia con frecuencia al TDAH y que puede responder a la terapia con estimulantes.[181]

La atomoxetina también ha probado ser un tratamiento eficaz para los adultos con TDAH, aunque la eficacia probablemente sea menor que con los estimulantes, y se tarda entre 5 y 10 semanas en alcanzar la eficacia máxima.[182]

Algunos ensayos controlados aleatorizados sustentan el uso del bupropión y la desipramina como opciones de segunda línea (menos eficaces) para el tratamiento del TDAH.[183,184] También se ha informado que la venlafaxina es eficaz para el TDAH de adultos en ensayos abiertos.[185,186] Es posible que algunos de estos antidepresivos ya se hayan probado en puntos anteriores del algoritmo.

Trastorno de estrés postraumático

Los ISRS son los únicos medicamentos aprobados por la FDA para tratar el TEPT, y probablemente ya se habrían probado a estas alturas.

Las pesadillas relacionadas con el trauma, los despertares perturbados sin recuerdo de las pesadillas y la hipervigilancia y la irritabilidad diurnas son algunos de los síntomas más debilitantes del TEPT, que conducen a alteraciones del sueño, comportamientos evitativos y depresión secundaria. Puede ser que el paciente tenga un problema primario de TEPT. La doxazosina y la prazosina son antagonistas α-1 que pueden tratar estos síntomas reduciendo la actividad noradrenérgica.[187,188] La magnitud del efecto de los beneficios sobre los síntomas del TEPT ha sido mucho mayor con la prazosina que con los antidepresivos, incluidos los ISRS.[27]

DEPRESIÓN MUY RESISTENTE AL TRATAMIENTO

Llegados a este punto (*véase* fig. 4-1), el paciente habrá pasado por cuatro o más ensayos de medicación y quizás por la TEC. También habremos estado más allá del final del STAR*D, y habremos prestado la debida atención a la comorbilidad médica y psiquiátrica y a los factores psicosociales que pueden estar alimentando la afección. Algunas opciones de terapia somática en potencia siguen estando disponibles, además de las opciones con mayor evidencia comentadas anteriormente, pero todavía no se habrán probado. Estas opciones van desde estrategias psicofarmacológicas mínimamente respaldadas por la evidencia, a menudo novedosas, hasta técnicas invasivas, basadas en dispositivos o quirúrgicas, como la estimulación del nervio vago.[189] La decisión de emplear estas opciones está muy influida por el interés local, la disponibilidad y las consideraciones de costos. Parecen estar fuera del alcance de lo que parece razonable priorizar e incluir en un algoritmo de uso general.

COMPARACIÓN CON OTRAS DIRECTRICES Y ALGORITMOS RECIENTES

En los últimos años se han publicado muchas otras directrices y algunos algoritmos. En la tabla 4-2 se ofrece una comparación breve de las características clave de varios de ellos y de cómo el presente algoritmo difiere en las recomendaciones clave.

Los puntos fuertes del presente algoritmo incluyen la simplificación de las opciones de cambio y potenciación a aquellas que tienen las mejores pruebas de eficacia y el menor riesgo de producir los efectos secundarios más problemáticos, y que son las más asequibles. También se da más peso que otros algoritmos a las preferencias del paciente en puntos clave en los que las pruebas que apoyan qué hacer a continuación no son tan definitivas. Por último, se considera el impacto de la gravedad, los especificadores clave y las comorbilidades importantes en la elección de la medicación.

DISCUSIÓN

Algunos médicos no aceptan la aparición de algoritmos de tratamiento farmacológico y son reacios a seguirlos, por muy respaldados por la evidencia y revisados por expertos que estén.[190] Estos médicos tienen más confianza en el proceso de toma de decisiones rápido e intuitivo que se conoce por lo general como el «arte de la medicina». La fe en este arte forma parte de la cultura de la medicina y tiene profundas raíces históricas. Este arte es transmitido inicialmente por mentores más experimentados y luego se perfecciona con la experiencia personal a medida que el practicante emergente comete sus propios errores; sin embargo, como ha señalado Groupman,[191] no se quiere que los pilotos de aerolíneas aprendan de sus errores; se quiere que tomen siempre la decisión correcta. Incluso los mentores expertos, si se juzga por estudios realizados en otros campos (p. ej., ingeniería), cometen más errores utilizando su arte y experiencia que los que se cometerían siguiendo algoritmos ideados *a priori* por otros expertos en la materia.[192,193] Por desgracia para los pacientes, el sistema sanitario sigue construyéndose sobre una base de errores seguidos de «planes de acción correctivos»;[191] sin embargo, seguir la atención estandarizada basada en algoritmos respaldados por la evidencia es un modelo que ha producido resultados superiores y rentables con enfermedades como diabetes, neumonía y cardiopatías,[194]

Tabla 4-2 | Comparación del presente algoritmo con otros algoritmos y directrices recientes para la depresión unipolar

Algoritmo/directriz	*Año*	*Otros algoritmos/directrices*	*Algoritmo del PAPHSS*
Texas Medication Algorithm Project: *Report of the Texas Consensus Conference Panel on Medication Treatment of Major Depressive Disorder*[31]	1999	No hay distinción entre los tratamientos hospitalarios y ambulatorios de la depresión; las opciones de primera línea incluyen los ISRS como clase, nefazodona, bupropión de LC, venlafaxina de LP y mirtazapina; si no hay respuesta al tratamiento, las recomendaciones incluyen: 1. Potenciación con un medicamento de clase diferente entre las opciones enumeradas anteriormente o con litio 2. Tratamiento combinado con dos medicamentos de clases diferentes (de las opciones mencionadas anteriormente)	Para los pacientes hospitalizados con depresión melancólica grave, se recomienda venlafaxina, mirtazapina o un ATC, mientras que para los ambulatorios se recomienda sertralina, escitalopram o bupropión de primera línea No se recomiendan los IRSN, la mirtazapina o la nefazodona como primera línea para los pacientes ambulatorios debido a sus mayores efectos secundarios Las opciones de potenciación incluyen, entre otras, nutracéuticos, fototerapia, un ASG, bupropión, mirtazapina, litio o T_3
Directrices de la Federación Mundial de Sociedades de Psiquiatría Biológica (WFSBP) para el tratamiento biológico de los trastornos depresivos unipolares, parte 1: Actualización del 2013 sobre el tratamiento agudo y de continuación de los trastornos depresivos unipolares[32]	2013	Para el tratamiento inicial de la depresión: Para la depresión leve y moderada, se recomiendan los ISRS como clase, en particular escitalopram y sertralina, además de mirtazapina y venlafaxina Para la depresión grave, se recomiendan ISRS, IRSN y ATC (sin indicar la preferencia de un fármaco sobre otro dentro de las distintas clases) Si no hay respuesta al tratamiento inicial, una de las recomendaciones es potenciar con litio, hormona tiroidea, quetiapina o aripiprazol u olanzapina (en combinación con fluoxetina), o hierba de san Juan	Para los pacientes hospitalizados con depresión melancólica grave, se recomienda venlafaxina, mirtazapina o un ATC Para los pacientes ambulatorios, se indica sertralina, escitalopram o bupropión de primera línea No se recomiendan los IRSN, los ATC ni la mirtazapina como primera línea para los pacientes ambulatorios debido a sus mayores efectos secundarios Si no hay respuesta al tratamiento inicial, se ofrecen cambios y potenciadores más específicos: el paciente puede cambiar a una de las opciones iniciales no probadas anteriormente, un fármaco de doble acción, estimulación magnética transcraneal o *S*-adenosilmetionina/hierba de San Juan, o potenciación con ciertos nutrientes de eficacia probada como L-metilfolato, fototerapia, ASG (aripiprazol, quetiapina o risperidona), bupropión, mirtazapina, litio o T_3 No se recomienda la olanzapina ni la quetiapina debido a sus mayores efectos secundarios (especialmente metabólicos)

Tabla 4-2 | Comparación del presente algoritmo con otros algoritmos y directrices recientes para la depresión unipolar *(continuación)*

Algoritmo/directriz	*Año*	*Otros algoritmos/directrices*	*Algoritmo del PAPHSS*
Canadian Network for Mood and Anxiety Treatments (CANMAT), Directrices del 2016 para el tratamiento de los adultos con trastorno depresivo mayor[33]	2016	Con base en los criterios de la CANMAT sobre el nivel de evidencia y los principios establecidos para el tratamiento farmacológico, los antidepresivos de primera línea recomendados incluyen agomelatina, bupropión, citalopram, desvenlafaxina, duloxetina, escitalopram, fluoxetina, fluvoxamina, mianserina, milnaciprán, mirtazapina, paroxetina, sertralina, venlafaxina y vortioxetina Si no hay respuesta al tratamiento inicial, las recomendaciones son cambiar o potenciar el fármaco Los potenciadores de primera línea son aripiprazol, quetiapina y risperidona	Para los pacientes hospitalizados con depresión melancólica grave, se recomienda venlafaxina, mirtazapina o un ATC Para los pacientes ambulatorios, se indica sertralina, escitalopram o bupropión de primera línea No se recomiendan otros fármacos como primera línea para los pacientes ambulatorios debido a sus mayores efectos secundarios, su rendimiento inferior en comparaciones directas y, en algunos casos, su falta de disponibilidad en los Estados Unidos Si no hay respuesta al tratamiento inicial, se ofrecen cambios y potenciaciones más específicos: se puede cambiar a una de las opciones iniciales no probadas previamente, a un fármaco de doble acción, estimulación magnética transcraneal o *S*-adenosilmetionina/hierba de San Juan, o potenciación con ciertos nutrientes de eficacia probada como L-metilfolato, fototerapia, ASG (aripiprazol, quetiapina o risperidona), bupropión, mirtazapina, litio o T_3
Florida Best Practice Psychotherapeutic Medication Guidelines para los adultos con trastorno depresivo mayor[34]	2017	No se distingue entre los tratamientos hospitalarios y ambulatorios de la depresión Para el tratamiento inicial de la depresión, recomendar un ISRS (sin indicar la preferencia de un fármaco sobre otro dentro de esta clase), un IRSN (sin indicar la preferencia de uno sobre otro dentro de esta clase), bupropión, mirtazapina o vortioxetina	Para los pacientes hospitalizados con depresión melancólica grave, se recomienda venlafaxina, mirtazapina o un ATC Para los pacientes ambulatorios, se indica sertralina, escitalopram o bupropión de primera línea No se recomiendan ni IRSN ni mirtazapina de primera línea para los pacientes ambulatorios debido a sus mayores efectos secundarios No se recomienda la vortioxetina por falta de pruebas sólidas hasta el momento Se proporcionan diferentes recomendaciones para las afecciones concomitantes más frecuentes

ATC: antidepresivo tricíclico; IRSN: inhibidor de la recaptación de serotonina y noradrenalina; ISRS: inhibidor selectivo de la recaptación de serotonina; LC: liberación continua; LP: liberación prolongada; PAPHSS: programa de especialización en psiquiatría de Harvard South Shore; T_3: triyodotironina.

y las pruebas a escala internacional de su uso para mejorar los resultados de la depresión parecen comparables.[21,22,195] Anteriormente se ha publicado una revisión más detallada, realizada por autores del PAPHSS, de las cuestiones relacionadas con el beneficio de seguir algoritmos psicofarmacológicos respaldados por la evidencia.[196]

Una limitación del valor de las secuencias de tratamiento farmacológico propuestas es que la cantidad y la calidad de las pruebas que respaldan cada recomendación varían considerablemente. Las fuentes de financiamiento pueden incluir la industria (lo que añade un potencial sesgo a favor del producto del patrocinador), el gobierno o ambos en diferentes proporciones.

Es importante que los prescriptores recuerden que todos los antidepresivos disponibles funcionan mediante mecanismos similares. Por lo tanto, no es sorprendente que STAR*D constatara que, después de que los pacientes hayan fracasado en un par de ensayos, las probabilidades de responder se vuelven mucho más bajas, y es probable que cualquier remisión tenga un alto riesgo de no mantenerse. Este algoritmo ofrece un abordaje organizado y eficaz para la selección precoz de la medicación entre las opciones disponibles mejor respaldadas por la evidencia y más seguras, al tiempo que tiene en cuenta que las comorbilidades médicas y de otro tipo pueden ser el problema principal (siendo la depresión secundaria).

Nuestra misión como proveedores médicos es proporcionar a los pacientes una comprensión de la evidencia existente, incluido el análisis de riesgos y beneficios, y ayudarles a tomar una decisión informada sobre qué tratamientos probar. Esta heurística informativa no comercial y basada en la evidencia, que incluye oportunidades específicas para que los pacientes contribuyan a la toma de decisiones, puede ser empleada por los médicos para guiar dichas discusiones.

Declaración de intereses: los autores no declaran ningún conflicto de intereses. Los autores son los únicos responsables del contenido y la redacción del artículo.

Queremos agradecer al Dr. Benjamín González por su trabajo en un borrador inicial; al Dr. Ronald Pies, por su revisión provechosa; y a la Dra. Rachel Meyen, por investigar las evidencias sobre la depresión geriátrica.

REFERENCIAS

1. World Health Organization. The global burden of disease: 2004 update. Geneva: WHO, 2008.
2. Kessler RC, Chiu WT, Demler O, Merikangas KR, Walters EE. Prevalence, severity, and comorbidity of 12-month DSM-IV disorders in the National Comorbidity Survey Replication. Arch Gen Psychiatry 2005;62:617–27.
3. Olfson M, Blanco C, Marcus SC. Treatment of adult depression in the United States. JAMA Intern Med 2016;176:1482–91.
4. Turner EH, Matthews AM, Linardatos E, Tell RA, Rosenthal R. Selective publication of antidepressant trials and its influence on apparent efficacy. N Engl J Med 2008;358:252–60.
5. Kirsch I. Antidepressant drugs 'work,' but they are not clinically effective. Br J Hosp Med (Lond) 2008;69:359.
6. Kirsch I, Johnson BT. Moving beyond depression: how full is the glass? BMJ 2008;336:629–30.
7. Fountoulakis KN, Moller HJ. Efficacy of antidepressants: a re-analysis and re-interpretation of the Kirsch data. Int J Neuropsychopharmacol 2011;14:405–12.
8. Moller HJ. Isn't the efficacy of antidepressants clinically relevant? A critical comment on the results of the metaanalysis by Kirsch et al. Eur Arch Psychiatry Clin Neurosci 2008;258:451–5.
9. Parker G. Antidepressants on trial: how valid is the evidence? Br J Psychiatry 2009;194:1–3.

10. Zimmerman M. The FDA's failure to address the lack of generalisability of antidepressant efficacy trials in product labelling. Br J Psychiatry 2016;208:512–4.
11. Denton WH, Carmody TJ, Rush AJ, et al. Dyadic discord at baseline is associated with lack of remission in the acute treatment of chronic depression. Psychol Med 2010;40:415–24.
12. Jain R, Maletic V, McIntyre RS. Diagnosing and treating patients with mixed features. J Clin Psychiatry 2017;78:1091–102.
13. Pacchiarotti I, Bond DJ, Baldessarini RJ, et al. The International Society for Bipolar Disorders (ISBD) task force report on antidepressant use in bipolar disorders. Am J Psychiatry 2013;170:1249–62.
14. Fava M, Rush AJ, Alpert JE, et al. Difference in treatment outcome in outpatients with anxious versus nonanxious depression: a STAR*D report. Am J Psychiatry 2008;165:342–51.
15. Davies SJ, Jackson PR, Potokar J, Nutt DJ. Treatment of anxiety and depressive disorders in patients with cardiovascular disease. BMJ 2004;328:939–43.
16. Rush AJ, Trivedi MH, Wisniewski SR, et al. Acute and longer-term outcomes in depressed outpatients requiring one or several treatment steps: a STAR*D report. Am J Psychiatry 2006;163:1905–17.
17. Zimmerman M, Thongy T. How often do SSRIs and other new-generation antidepressants lose their effect during continuation treatment? Evidence suggesting the rate of true tachyphylaxis during continuation treatment is low. J Clin Psychiatry 2007;68:1271–6.
18. O'Donnell M. A sceptic's medical dictionary. London: BMJ, 1997.
19. Osser DN, Patterson RD. Algorithms for the pharmacotherapy of depression, parts one and two. Dir Psychiatry 1998;18: 303–34.
20. Hripcsak G, Ryan PB, Duke JD, et al. Characterizing treatment pathways at scale using the OHDSI network. Proc Natl Acad Sci U S A 2016;113:7329–36.
21. Adli M, Wiethoff K, Baghai TC, et al. How effective is algorithm-guided treatment for depressed in patients? Results from the randomized controlled multicenter German Algorithm Project 3 trial. Int J Neuropsychopharmacol 2017;20: 721–30.
22. Trivedi MH, Rush AJ, Crismon ML, et al. Clinical results for patients with major depressive disorder in the Texas Medication Algorithm Project. Arch Gen Psychiatry 2004;61:669–80.
23. Nakagawa A, Mitsuda D, Sado M, et al. Effectiveness of supplementary cognitive-behavioral therapy for pharmacotherapy-resistant depression: a randomized controlled trial. J Clin Psychiatry 2017;78:1126–35.
24. Davidson JR, Zhang W, Connor KM, et al. A psychopharmacological treatment algorithm for generalised anxiety disorder (GAD). J Psychopharmacol 2010;24:3–26.
25. Mohammad O, Osser DN. The psychopharmacology algorithm project at the Harvard South Shore Program: an algorithm for acute mania. Harv Rev Psychiatry 2014;22:274–94.
26. Ansari A, Osser DN. The psychopharmacology algorithm project at the Harvard South Shore Program: an update on bipolar depression. Harv Rev Psychiatry 2010;18:36–55.
27. Bajor LA, Ticlea AN, Osser DN. The Psychopharmacology Algorithm Project at the Harvard South Shore Program: an update on posttraumatic stress disorder. Harv Rev Psychiatry 2011;19:240–58.
28. Hamoda HM, Osser DN. The Psychopharmacology Algorithm Project at the Harvard South Shore Program: an update on psychotic depression. Harv Rev Psychiatry 2008;16:235–47.
29. Osser DN, Roudsari MJ, Manschreck T. The Psychopharmacology Algorithm Project at the Harvard South Shore Program: an update on schizophrenia. Harv Rev Psychiatry 2013;21:18–40.
30. Osser DN. A systematic approach to the classification and pharmacotherapy of nonpsychotic major depression and dysthymia. J Clin Psychopharmacol 1993;13:133–44.
31. Crismon ML, Trivedi M, Pigott TA, et al. The Texas Medication Algorithm Project: report of the Texas Consensus Conference Panel on Medication Treatment of Major Depressive Disorder. J Clin Psychiatry 1999;60:142–56.
32. Bauer M, Pfennig A, Severus E, et al. World Federation of Societies of Biological Psychiatry (WFSBP) guidelines for biological treatment of unipolar depressive disorders, part 1: update 2013 on the acute and continuation treatment of unipolar depressive disorders. World J Biol Psychiatry 2013;14:334–85.

33. Kennedy SH, Lam RW, McIntyre RS, et al. Canadian Network for Mood and Anxiety Treatments (CANMAT) 2016 clinical guidelines for the management of adults with major depressive disorder: section 3. Pharmacological treatments. Can J Psychiatry 2016;61:540–60.
34. McIntyre RS, Suppes T, Tandon R, Ostacher M. Florida Best Practice Psychotherapeutic Medication Guidelines for adults with major depressive disorder. J Clin Psychiatry 2017;78: 703–13.
35. American Psychiatric Association. Diagnostic and statistical manual of mental disorders. 5th ed. Arlington, VA: American Psychiatric Publishing, 2013.
36. Trivedi MH, Thase ME, Fava M, et al. Adjunctive aripiprazole in major depressive disorder: analysis of efficacy and safety in patients with anxious and atypical features. J Clin Psychiatry 2008;69:1928–36.
37. Carney RM, Freedland KE. Treatment-resistant depression and mortality after acute coronary syndrome. Am J Psychiatry 2009;166:410–7.
38. Glassman AH, O'Connor CM, Califf RM, et al. Sertraline treatment of major depression in patients with acute MI or unstable angina. JAMA 2002;288:701–9.
39. Kang HJ, Bae KY, Kim SW, et al. Associations between serotonergic genes and escitalopram treatment responses in patients with depressive disorder and acute coronary syndrome: the EsDEPACS Study. Psychiatry Investig 2016;13:157–60.
40. Walther CP, Shah AA, Winkelmayer WC. Treating depression in patients with advanced CKD: beyond the generalizability frontier. JAMA 2017;318:1873–4.
41. Thanacoody HK, Thomas SH. Tricyclic antidepressant poisoning: cardiovascular toxicity. Toxicol Rev 2005;24:205–14.
42. Vieweg WV, Hasnain M, Howland RH, et al. Citalopram, QTc interval prolongation, and torsade de pointes. How should we apply the recent FDA ruling? Am J Med 2012;125:859–68.
43. Paton C, Ferrier IN. SSRIs and gastrointestinal bleeding. BMJ 2005;331:529–30.
44. Na KS, Jung HY, Cho SJ, Cho SE. Can we recommend mirtazapine and bupropion for patients at risk for bleeding? A systematic review and meta-analysis. J Affect Disord 2018; 225:221–6.
45. Mead GE, Hsieh CF, Lee R, et al. Selective serotonin reuptake inhibitors (SSRIs) for stroke recovery. Cochrane Database Syst Rev 2012;11:CD009286.
46. Picker L, Van Den Eede F, Dumont G, Moorkens G, Sabbe BG. Antidepressants and the risk of hyponatremia: a class-by-class review of literature. Psychosomatics 2014;55:536–47.
47. Thorlund K, Druyts E,Wu P, Balijepalli C, Keohane D, Mills E. Comparative efficacy and safety of selective serotonin reuptake inhibitors and serotonin-norepinephrine reuptake inhibitors in older adults: a network meta-analysis. J Am Geriatr Soc 2015;63: 1002–9.
48. Naples JG, Kotlarczyk MP, Perera S, Greenspan SL, Hanlon JT. Non-tricyclic and non-selective serotonin reuptake inhibitor antidepressants and recurrent falls in frail older women. Am J Geriatr Psychiatry 2016;24:1221–7.
49. Kellner CH, Husain MM, Knapp RG, et al. Right unilateral ultrabrief pulse ECT in geriatric depression: phase 1 of the PRIDE study. Am J Psychiatry 2016;173:1101–9.
50. Fenske JN, Petersen K. Obsessive-compulsive disorder: diagnosis and management. Am Fam Physician 2015;92:896–903.
51. Lavretsky H, Reinlieb M, St Cyr N, Siddarth P, Ercoli LM, Senturk D. Citalopram, methylphenidate, or their combination in geriatric depression: a randomized, double-blind, placebo-controlled trial. Am J Psychiatry 2015;172:561–9.
52. Bennett HA, Einarson A, Taddio A, Koren G, Einarson TR. Prevalence of depression during pregnancy: systematic review. Obstet Gynecol 2004;103:698–709.
53. Cohen LS, Altshuler LL, Harlow BL, et al. Relapse of major depression during pregnancy in women who maintain or discontinue antidepressant treatment. JAMA 2006;295: 499–507.
54. Addis A, Koren G. Safety of fluoxetine during the first trimester of pregnancy: a meta-analytical review of epidemiological studies. Psychol Med 2000;30:89–94.
55. Kieler H, Artama M, Engeland A, et al. Selective serotonin reuptake inhibitors during pregnancy and risk of persistent pulmonary hypertension in the newborn: population based cohort study from the five Nordic countries. BMJ 2012;344:d8012.

56. Brown AS, Gyllenberg D, Malm H, et al. Association of selective serotonin reuptake inhibitor exposure during pregnancy with speech, scholastic, and motor disorders in offspring. JAMA Psychiatry 2016;73:1163–70.
57. Reefhuis J, Devine O, Friedman JM, Louik C, Honein MA; National Birth Defects Prevention Study. Specific SSRIs and birth defects: Bayesian analysis to interpret new data in the context of previous reports. BMJ 2015;351:h3190.
58. Coryell W. A medication for depression with mixed features. Am J Psychiatry 2016;173:315–6.
59. Suppes T, Silva R, Cucchiaro J, et al. Lurasidone for the treatment of major depressive disorder with mixed features: a randomized, double-blind, placebo-controlled study. Am J Psychiatry 2016;173:400–7.
60. Thase ME, Demyttenaere K, Earley WR, Gustafsson U, Udd M, Eriksson H. Extended release quetiapine fumarate in major depressive disorder: analysis in patients with anxious depression. Depress Anxiety 2012;29:574–86.
61. Pringsheim T, Gardner D, Patten SB. Adjunctive treatment with quetiapine for major depressive disorder: are the benefits of treatment worth the risks? BMJ 2015;350:h569.
62. Anderson IM. SSRIs versus tricyclic antidepressants in depressed inpatients: a meta-analysis of efficacy and tolerability. Depress Anxiety 1998;7 suppl 1:11–7.
63. Guelfi JD, Ansseau M, Timmerman L, KØrsgaard S; MirtazapineVenlafaxine Study Group. Mirtazapine versus venlafaxine in hospitalized severely depressed patients with melancholic features. J Clin Psychopharmacol 2001;21:425–31.
64. Husain MM, Rush AJ, Fink M, et al. Speed of response and remission in major depressive disorder with acute electroconvulsive therapy (ECT): a Consortium for Research in ECT (CORE) report. J Clin Psychiatry 2004;65:485–91.
65. Schulze-Rauschenbach SC, Harms U, Schlaepfer TE, Maier W, Falkai P, Wagner M. Distinctive neurocognitive effects of repetitive transcranial magnetic stimulation and electroconvulsive therapy in major depression. Br J Psychiatry 2005;186: 410–6.
66. Sackeim HA, Prudic J, Devanand DP, et al. A prospective, randomized, double-blind comparison of bilateral and right unilateral electroconvulsive therapy at different stimulus intensities. Arch Gen Psychiatry 2000;57:425–34.
67. McCall WV, Reboussin DM, Weiner RD, Sackeim HA. Titrated moderately suprathreshold vs. fixed high-dose right unilateral electroconvulsive therapy: acute antidepressant and cognitive effects. Arch Gen Psychiatry 2000;57:438–44.
68. Kho KH, Zwinderman AH, Blansjaar BA. Predictors for the efficacy of electroconvulsive therapy: chart review of a naturalistic study. J Clin Psychiatry 2005;66:894–9.
69. Sanacora G, Frye MA, McDonald W, et al. A consensus statement on the use of ketamine in the treatment of mood disorders. JAMA Psychiatry 2017;74:399–405.
70. Wilkinson ST, Sanacora G. Considerations on the off-label use of ketamine asa treatment for mood disorders. JAMA 2017;318: 793–4.
71. Wilkinson ST, Toprak M, Turner MS, Levine SP, Katz RB, Sanacora G. A survey of the clinical, off-label use of ketamine as a treatment for psychiatric disorders. Am J Psychiatry 2017;174:695–6.
72. Bjerre J, Fontenay C. Ketamine in melancholic depression. Ugeskr Laeger 2010;172:460–1.
73. Marder SR, Gitlin MJ. A cruel irony for clinicians who treat depression. Am J Psychiatry 2017;174:409–10.
74. White N, Litovitz T, Clancy C. Suicidal antidepressant overdoses: a comparative analysis by antidepressant type. J Med Toxicol 2008;4:238–50.
75. Benkert O, Grunder G, Wetzel H, Hackett D. A randomized, double-blind comparison of a rapidly escalating dose of venlafaxine and imipramine in inpatients with major depression and melancholia. J Psychiatr Res 1996;30:441–51.
76. Guelfi JD, White C, Hackett D, Guichoux JY, Magni G. Effectiveness of venlafaxine in patients hospitalized for major depression and melancholia. J Clin Psychiatry 1995;56: 450–8.

77. Connolly KR, Thase ME. If at first you don't succeed: a review of the evidence for antidepressant augmentation, combination and switching strategies. Drugs 2011;71:43–64.
78. Crossley NA, Bauer M. Acceleration and augmentation of antidepressants with lithium for depressive disorders: two meta-analyses of randomized, placebo-controlled trials. J Clin Psychiatry 2007;68: 935–40.
79. Aronson R, Offman HJ, Joffe RT, Naylor CD. Triiodothyronine augmentation in the treatment of refractory depression. A meta-analysis. Arch Gen Psychiatry 1996;53:842–8.
80. Altshuler LL, Bauer M, Frye MA, et al. Does thyroid supplementation accelerate tricyclic antidepressant response? A review and meta-analysis of the literature. Am J Psychiatry 2001;158:1617–22.
81. Nierenberg AA, Fava M, Trivedi MH, et al. A comparison of lithium and T(3) augmentation following two failed medication treatments for depression: a STAR*D report. Am J Psychiatry 2006;163: 1519–30; quiz 665.
82. Carvalho AF, Cavalcante JL, Castelo MS, Lima MC. Augmentation strategies for treatment-resistant depression: a literature review. J Clin Pharm Ther 2007;32:415–28.
83. Kirino E. Escitalopram for the management of major depressive disorder: a review of its efficacy, safety, and patient acceptability. Patient Prefer Adherence 2012;6:853–61.
84. Carlat D. Evidence-based somatic treatment of depression in adults. Psychiatr Clin North Am 2012;35:131–42.
85. Garnock-Jones KP, McCormack PL. Escitalopram: a review of its use in the management of major depressive disorder in adults. CNS Drugs 2010;24:769–96.
86. Sanchez C, Reines EH, Montgomery SA. A comparative review of escitalopram, paroxetine, and sertraline: are they all alike? Int Clin Psychopharmacol 2014;29:185–96.
87. Rosenbluth M, Macqueen G, McIntyre RS, et al. The Canadian Network for Mood and Anxiety Treatments (CANMAT) task force recommendations for the management of patients with mood disorders and comorbid personality disorders. Ann Clin Psychiatry 2012;24:56–68.
88. McIntyre RS, Alsuwaidan M, Goldstein BI, et al. The Canadian Network for Mood and Anxiety Treatments (CANMAT) task force recommendations for the management of patients with mood disorders and comorbid metabolic disorders. Ann Clin Psychiatry 2012;24:69–81.
89. Ramasubbu R, Taylor VH, Samaan Z, et al. The Canadian Network for Mood and Anxiety Treatments (CANMAT) task force recommendations for the management of patients with mood disorders and select comorbid medical conditions. Ann Clin Psychiatry 2012;24:91–109.
90. Cleare A, Pariante CM, Young AH, et al. Evidence-based guidelines for treating depressive disorders with antidepressants: a revision of the 2008 British Association for Psychopharmacology guidelines. J Psychopharmacol 2015;29:459–525.
91. Cipriani A, Furukawa TA, Salanti G, et al. Comparative efficacy and acceptability of 12 new-generation antidepressants: a multiple-treatments meta-analysis. Lancet 2009;373:746–58.
92. Cipriani A, Furukawa TA, Salanti G, et al. Comparative efficacy and acceptability of 21 antidepressant drugs for the acute treatment of adults with major depressive disorder: a systematic review and network meta-analysis. Lancet 2018;391:1357–66.
93. Sung SC, Haley CL, Wisniewski SR, et al. The impact of chronic depression on acute and long-term outcomes in a randomized trial comparing selective serotonin reuptake inhibitor monotherapy versus each of 2 different antidepressant medication combinations. J Clin Psychiatry 2012;73:967–76.
94. Anderson IM, Ferrier IN, Baldwin RC, et al. Evidence-based guidelines for treating depressive disorders with antidepressants: a revision of the 2000 British Association for Psychopharmacology guidelines. J Psychopharmacol 2008;22:343–96.
95. Zimmerman M, Posternak MA, Attiullah N, et al. Why isn't bupropion the most frequently prescribed antidepressant? J Clin Psychiatry 2005;66:603–10.
96. Trivedi MH, Rush AJ, Carmody TJ, et al. Do bupropion SR and sertraline differ in their effects on anxiety in depressed patients? J Clin Psychiatry 2001;62:776–81.

97. Dunner DL, Zisook S, Billow AA, Batey SR, Johnston JA, Ascher JA. A prospective safety surveillance study for bupropion sustained-release in the treatment of depression. J Clin Psychiatry 1998;59:366–73.
98. Tripp AC. Bupropion, a brief history of seizure risk. Gen Hosp Psychiatry 2010;32:216–7.
99. Mohamed S, Johnson GR, Chen P, et al. Effect of antidepressant switching vs. augmentation on remission among patients with major depressive disorder unresponsive to antidepressant treatment: the VAST-D randomized clinical trial. JAMA 2017; 318:132–45.
100. Gandhi TK, Weingart SN, Borus J, et al. Adverse drug events in ambulatory care. N Engl J Med 2003;348:1556–64.
101. Serretti A, Chiesa A. Treatment-emergent sexual dysfunction related to antidepressants: a meta-analysis. J Clin Psychopharmacol 2009;29:259–66.
102. Montejo AL, Llorca G, Izquierdo JA, Rico-Villademoros F. Incidence of sexual dysfunction associated with antidepressant agents: a prospective multicenter study of 1022 outpatients. Spanish Working Group for the Study of Psychotropic-Related Sexual Dysfunction. J Clin Psychiatry 2001;62 suppl 3:10–21.
103. Fava M, Nurnberg HG, Seidman SN, et al. Efficacy and safety of sildenafil in men with serotonergic antidepressant-associated erectile dysfunction: results from a randomized, double-blind, placebo -controlled trial. J Clin Psychiatry 2006;67:240–6.
104. Moon CA, Laws D, Stott PC, Hayes G. Efficacy and tolerability of controlled-release trazodone in depression: a large multicentre study in general practice. Curr Med Res Opin 1990;12:160–8.
105. Frampton JE. Vortioxetine: a review in cognitive dysfunction in depression. Drugs 2016;76:1675–82.
106. McIntyre RS, Florea I, Tonnoir B, Loft H, Lam RW, Christensen MC. Efficacy of vortioxetine on cognitive functioning in working patients with major depressive disorder. J Clin Psychiatry 2017;78:115–21.
107. Spielmans GI. Duloxetine does not relieve painful physical symptoms in depression: a meta-analysis. Psychother Psychosom 2008;77:12–6.
108. Gebhardt S, Heinzel-Gutenbrunner M, Konig U. Pain relief in depressive disorders: a meta-analysis of the effects of antidepressants. J Clin Psychopharmacol 2016;36:658–68.
109. Leong C, Alessi-Severini S, Enns MW, et al. Cerebrovascular, cardiovascular, and mortality events in new users of selective serotonin reuptake inhibitors and serotonin norepinephrine reuptake inhibitors: a propensity score-matched population-based study. J Clin Psychopharmacol 2017;37:332–40.
110. Safer DJ. Raising the minimum effective dose of serotonin reuptake inhibitor antidepressants: adverse drug events. J Clin Psychopharmacol 2016;36:483–91.
111. Uher R, Mors O, Rietschel M, et al. Early and delayed onset of response to antidepressants in individual trajectories of change during treatment of major depression: a secondary analysis of data from the Genome-Based Therapeutic Drugs for Depression (GENDEP) study. J Clin Psychiatry 2011;72:1478–84.
112. Nelson JC. Treatment of antidepressant nonresponders: augmentation or switch? J Clin Psychiatry 1998;59 suppl 15: 35–41.
113. Gaynes BN, Dusetzina SB, Ellis AR, et al. Treating depression after initial treatment failure: directly comparing switch and augmenting strategies in STAR*D. J Clin Psychopharmacol 2012;32:114–9.
114. Quitkin FM, McGrath PJ, Stewart JW, et al. Remission rates with 3 consecutive antidepressant trials: effectiveness for depressed outpatients. J Clin Psychiatry 2005;66:670–6.
115. Papakostas GI, Fava M, Thase ME. Treatment of SSRI-resistant depression: a meta-analysis comparing within- versus across-class switches. Biol Psychiatry 2008;63:699–704.
116. Ruhe HG, Huyser J, Swinkels JA, Schene AH. Switching antidepressants after a first selective serotonin reuptake inhibitor in major depressive disorder: a systematic review. J Clin Psychiatry 2006;67:1836–55.
117. Souery D, Serretti A, Calati R, et al. Switching antidepressant class does not improve response or remission in treatmentresistant depression. J Clin Psychopharmacol 2011;31:512–6.
118. Bschor T, Baethge C. No evidence for switching the antidepressant: systematic review and meta-analysis of RCTs of a common therapeutic strategy. Acta Psychiatr Scand 2010;121:174–9.

119. Bauer M, Tharmanathan P, Volz HP, Moeller HJ, Freemantle N. The effect of venlafaxine compared with other antidepressants and placebo in the treatment of major depression: a metaanalysis. Eur Arch Psychiatry Clin Neurosci 2009;259:172–85.
120. Smith D, Dempster C, Glanville J, Freemantle N, Anderson I. Efficacy and tolerability of venlafaxine compared with selective serotonin reuptake inhibitors and other antidepressants: a meta-analysis. Br J Psychiatry 2002;180:396–404.
121. Rudolph RL, Feiger AD. A double-blind, randomized, placebo-controlled trial of once-daily venlafaxine extended release (XR) and fluoxetine for the treatment of depression. J Affect Disord 1999;56:171–81.
122. Leinonen E, Skarstein J, Behnke K, Agren H, Helsdingen JT. Efficacy and tolerability of mirtazapine versus citalopram: a double-blind, randomized study in patients with major depressive disorder. Nordic Antidepressant Study Group. Int Clin Psychopharmacol 1999;14:329–37.
123. Watanabe N, Omori IM, Nakagawa A, et al. Mirtazapine versus other antidepressants in the acute-phase treatment of adults with major depression: systematic review and meta-analysis. J Clin Psychiatry 2008;69:1404–15.
124. Schutter DJ, van Honk J. A framework for targeting alternative brain regions with repetitive transcranial magnetic stimulation in the treatment of depression. J Psychiatry Neurosci 2005;30: 91–7.
125. Seminowicz DA, Mayberg HS, McIntosh AR, et al. Limbic-frontal circuitry in major depression: a path modeling metanalysis. Neuroimage 2004;22:409–18.
126. Eranti S, Mogg A, Pluck G, et al. A randomized, controlled trial with 6-month follow-up of repetitive transcranial magnetic stimulation and electroconvulsive therapy for severe depression. Am J Psychiatry 2007;164:73–81.
127. O'Reardon JP, Cristancho P, Pilania P, Bapatla KB, Chuai S, Peshek AD. Patients with a major depressive episode responding to treatment with repetitive transcranial magnetic stimulation (rTMS) are resistant to the effects of rapid tryptophan depletion. Depress Anxiety 2007;24:537–44.
128. Sharma A, Gerbarg P, Bottiglieri T, et al. S-adenosylmethionine (SAMe) for neuropsychiatric disorders: a clinician-oriented review of research. J Clin Psychiatry 2017;78:e656-e67.
129. Linde K, Berner MM, Kriston L. St John's wort for major depression. Cochrane Database Syst Rev 2008;(4):CD000448.
130. Papakostas GI, Shelton RC, Zajecka JM, et al. L-methylfolate as adjunctive therapy for SSRI-resistant major depression: results of two randomized, double-blind, parallel-sequential trials. Am J Psychiatry 2012;169:1267–74..
131. Berk M, Dean OM, Cotton SM, et al. The efficacy of adjunctive N-acetylcysteine in major depressive disorder: a double-blind, randomized, placebo-controlled trial. J Clin Psychiatry 2014;75:628–36.
132. Gertsik L, Poland RE, Bresee C, Rapaport MH. Omega-3 fatty acid augmentation of citalopram treatment for patients with major depressive disorder. J Clin Psychopharmacol 2012;32:61–4.
133. Perera S, Eisen R, Bhatt M, et al. Light therapy for nonseasonal depression: systematic review and meta-analysis. BJPsych Open 2016;2:116–26.
134. Sarris J, Murphy J, Mischoulon D, et al. Adjunctive nutraceuticals for depression: a systematic review and meta-analyses. Am J Psychiatry 2016;173:575–87.
135. Jefferson JW. Folate for depression: fabulous facilitator or fantastic flop? Psychopharm Rev 2007;42:75–82.
136. Lam RW, Levitt AJ, Levitan RD, et al. Efficacy of bright light treatment, fluoxetine, and the combination in patients with nonseasonal major depressive disorder: a randomized clinical trial. JAMA Psychiatry 2016;73:56–63.
137. Ostroff RB, Nelson JC. Risperidone augmentation of selective serotonin reuptake inhibitors in major depression. J Clin Psychiatry 1999;60:256–9.
138. Nelson JC, Papakostas GI. Atypical antipsychotic augmentation in major depressive disorder: a meta-analysis of placebocontrolled randomized trials. Am J Psychiatry 2009;166: 980–91.

139. Spielmans GI, Berman MI, Linardatos E, Rosenlicht NZ, Perry A, Tsai AC. Adjunctive atypical antipsychotic treatment for major depressive disorder: a meta-analysis of depression, quality of life, and safety outcomes. PLoS Med 2013;10: e1001403.
140. Fava M, Rush AJ, Trivedi MH, et al. Background and rationale for the Sequenced Treatment Alternatives to Relieve Depression (STAR*D) study. Psychiatr Clin North Am 2003;26: 457–94, x.
141. Carpenter LL, Yasmin S, Price LH. A double-blind, placebo-controlled study of antidepressant augmentation with mirtazapine. Biol Psychiatry 2002;51:183–8.
142. Carpenter LL, Jocic Z, Hall JM, Rasmussen SA, Price LH. Mirtazapine augmentation in the treatment of refractory depression. J Clin Psychiatry 1999;60:45–9.
143. Atmaca M, Korkmaz S, Topuz M, Mermi O. Mirtazapine augmentation for selective serotonin reuptake inhibitor-induced sexual dysfunction: a retrospective investigation. Psychiatry Investig 2011;8:55–7.
144. Ivanova JI, Birnbaum HG, Kidolezi Y, Subramanian G, Khan SA, Stensland MD. Direct and indirect costs of employees with treatment-resistant and non-treatment-resistant major depressive disorder. Curr Med Res Opin 2010;26:2475–84.
145. Pae CU, Tharwani H, Marks DM, Masand PS, Patkar AA. Atypical depression: a comprehensive review CNS Drugs 2009;23:1023–37.
146. Joyce PR, Mulder RT, Luty SE, et al. Patterns and predictors of remission, response and recovery in major depression treated with fluoxetine or nortriptyline. Aust N Z J Psychiatry 2002; 36:384–91.
147. Sogaard J, Lane R, Latimer P, et al. A 12-week study comparing moclobemide and sertraline in the treatment of outpatients with atypical depression. J Psychopharmacol 1999; 13:406–14.
148. Henkel V, Mergl R, Allgaier AK, Kohnen R, Moller HJ, Hegerl U. Treatment of depression with atypical features: a meta-analytic approach. Psychiatry Res 2006;141:89–101.
149. Stewart JW, Tricamo E, McGrath PJ, Quitkin FM. Prophylactic efficacy of phenelzine and imipramine in chronic atypical depression: likelihood of recurrence on discontinuation after 6 months' remission. Am J Psychiatry 1997;154:31–6.
150. Rabkin J, Quitkin F, Harrison W, Tricamo E, McGrath P. Adverse reactions to monoamine oxidase inhibitors. Part I. A comparative study. J Clin Psychopharmacol 1984;4:270–8.
151. Patkar AA, Pae CU, Masand PS. Transdermal selegiline: the new generation of monoamine oxidase inhibitors. CNS Spectr 2006;11:363–75.
152. Rapaport MH, Thase ME. Translating the evidence on atypical depression into clinical practice. J Clin Psychiatry 2007; 68:e11.
153. Stahl SM. Prescriber's guide: Stahl's essential psychopharmacology. 6th ed. Cambridge: Cambridge University Press, 2017:663.
154. Asnis GM, Henderson MA. EMSAM (deprenyl patch): how a promising antidepressant was underutilized. Neuropsychiatr Dis Treat 2014;10:1911–23.
155. Becker ME, Hertzberg MA, Moore SD, Dennis MF, Bukenya DS, Beckham JC. A placebo-controlled trial of bupropion SR in the treatment of chronic posttraumatic stress disorder. J Clin Psychopharmacol 2007;27:193–7.
156. Fava M. Lessons learned from the VA Augmentation and Switching Treatments for Improving Depression Outcomes (VAST D) study. JAMA 2017;318:126–8.
157. Baldomero EB, Ubago JG, Cercos CL, Ruiloba JV, Calvo CG, Lopez RP. Venlafaxine extended release versus conventional antidepressants in the remission of depressive disorders after previous antidepressant failure: ARGOS study. Depress Anxiety 2005;22:68–76.
158. Thase ME, Rush AJ, Howland RH, et al. Double-blind switch study of imipramine or sertraline treatment of antidepressant resistant chronic depression. Arch Gen Psychiatry 2002;59: 233–9.
159. Blier P, Ward HE, Tremblay P, Laberge L, Hebert C, Bergeron R. Combination of antidepressant medications from treatment initiation for major depressive disorder: a double-blind randomized study. Am J Psychiatry 2010;167:281–8.

160. Rasmussen KG, Mueller M, Knapp RG, et al. Antidepressant medication treatment failure does not predict lower remission with ECT for major depressive disorder: a report from the Consortium for Research in Electroconvulsive Therapy. J Clin Psychiatry 2007;68:1701–6.
161. Dombrovski AY, Mulsant BH, Haskett RF, Prudic J, Begley AE, Sackeim HA. Predictors of remission after electroconvulsive therapy in unipolar major depression. J Clin Psychiatry 2005;66:1043–9.
162. Briley M, Moret C. Treatment of comorbid pain with serotonin norepinephrine reuptake inhibitors. CNS Spectr 2008;13: 22–6.
163. Philipp M, Fickinger M. Psychotropic drugs in the management of chronic pain syndromes. Pharmacopsychiatry 1993;26: 221–34.
164. Rintala DH, Holmes SA, Courtade D, Fiess RN, Tastard LV, Loubser PG. Comparison of the effectiveness of amitriptyline and gabapentin on chronic neuropathic pain in persons with spinal cord injury. Arch Phys Med Rehabil 2007;88:1547–60.
165. Finnerup NB, Otto M, McQuay HJ, Jensen TS, Sindrup SH. Algorithm for neuropathic pain treatment: an evidence-based proposal. Pain 2005;118:289–305.
166. Bech P, Gormsen L, Loldrup D, Lunde M. The clinical effect of clomipramine in chronic idiopathic pain disorder revisited using the Spielberger State Anxiety Symptom Scale (SSASS) as outcome scale. J Affect Disord 2009;119:43–51.
167. Perahia DG, Pritchett YL, Desaiah D, Raskin J. Efficacy of duloxetine in painful symptoms: an analgesic or antidepressant effect? Int Clin Psychopharmacol 2006;21:311–7.
168. Raskin J, Pritchett YL, Wang F, et al. A double-blind, randomized multicenter trial comparing duloxetine with placebo in the management of diabetic peripheral neuropathic pain. Pain Med 2005;6:346–56.
169. Arnold LM, Pritchett YL, D'Souza DN, Kajdasz DK, Iyengar S, Wernicke JF. Duloxetine for the treatment of fibromyalgia in women: pooled results from two randomized, placebo-controlled clinical trials. J Womens Health (Larchmt) 2007;16:1145–56.
170. Brecht S, Courtecuisse C, Debieuvre C, et al. Efficacy and safety of duloxetine 60 mg once daily in the treatment of pain in patients with major depressive disorder and at least moderate pain of unknown etiology: a randomized controlled trial. J Clin Psychiatry 2007;68:1707–16.
171. Freeman R, Durso-Decruz E, Emir B. Efficacy, safety, and tolerability of pregabalin treatment for painful diabetic peripheral neuropathy: findings from seven randomized, controlled trials across a range of doses. Diabetes Care 2008;31: 1448–54.
172. Wiffen PJ, McQuay HJ, Edwards JE, Moore RA. Gabapentin for acute and chronic pain. Cochrane Database Syst Rev 2011;(3):CD005452.
173. Moore RA, Wiffen PJ, Derry S, McQuay HJ. Gabapentin for chronic neuropathic pain and fibromyalgia in adults. Cochrane Database Syst Rev 2011;(3):CD007938.
174. Bloch MH, McGuire J, Landeros-Weisenberger A, Leckman JF, Pittenger C. Meta-analysis of the dose-response relationship of SSRI in obsessive-compulsive disorder. Mol Psychiatry 2010;15: 850–5.
175. Dougherty DD, Rauch SL, Jenike MA. Pharmacotherapy for obsessive-compulsive disorder. J Clin Psychol 2004;60: 1195–202.
176. Tollefson GD, Rampey AHJr, Potvin JH, et al. A multicenter investigation of fixed-dose fluoxetine in the treatment of obsessive-compulsive disorder. Arch Gen Psychiatry 1994;51: 559–67.
177. Veale D, Miles S, Smallcombe N, Ghezai H, Goldacre B, Hodsoll J. Atypical antipsychotic augmentation in SSRI treatment refractory obsessive-compulsive disorder: a systematic review and meta-analysis. BMC Psychiatry 2014;14:317.
178. Wilens TE, Morrison NR, Prince J. An update on the pharmacotherapy of attention-deficit/hyperactivity disorder in adults. Expert Rev Neurother 2011;11:1443–65.
179. Nuijten M, Blanken P, van de Wetering B, Nuijen B, van den Brink W, Hendriks VM. Sustained-release dexamfetamine in the treatment of chronic cocaine-dependent patients on heroin-assisted treatment: a randomised, double-blind, placebo-controlled trial. Lancet 2016;387:2226–34.

180. McIntyre RS, Lee Y, Zhou AJ, et al. The efficacy of psychostimulants in major depressive episodes: a systematic review and meta-analysis. J Clin Psychopharmacol 2017;37:412–8.
181. Rosler M, Retz W, Fischer R, et al. Twenty-four-week treatment with extended release methylphenidate improves emotional symptoms in adult ADHD. World J Biol Psychiatry 2010;11:709–18.
182. Wernicke JF, Adler L, Spencer T, et al. Changes in symptoms and adverse events after discontinuation of atomoxetine in children and adults with attention deficit/hyperactivity disorder: a prospective, placebo-controlled assessment. J Clin Psychopharmacol 2004;24:30–5.
183. Wilens TE, Haight BR, Horrigan JP, et al. Bupropion XL in adults with attention-deficit/hyperactivity disorder: a randomized, placebo-controlled study. Biol Psychiatry 2005;57: 793–801.
184. Wilens TE, Biederman J, Mick E, Spencer TJ. A systematic assessment of tricyclic antidepressants in the treatment of adult attention-deficit hyperactivity disorder. J Nerv Ment Dis 1995;183:48–50.
185. Hornig-Rohan M, Amsterdam JD. Venlafaxine versus stimulant therapy in patients with dual diagnosis ADD and depression. Prog Neuropsychopharmacol Biol Psychiatry 2002;26: 585–9.
186. Adler LA, Resnick S, Kunz M, Devinsky O. Open-label trial of venlafaxine in adults with attention deficit disorder. Psychopharmacol Bull 1995;31:785–8.
187. Raskind MA, Peterson K, Williams T, et al. A trial of prazosin for combat trauma PTSD with nightmares in active-duty soldiers returned from Iraq and Afghanistan. Am J Psychiatry 192. 2013;170:1003–10.
188. De Jong J, Wauben P, Huijbrechts I, Oolders H, Haffmans J. 193. Doxazosin treatment for posttraumatic stress disorder. J Clin Psychopharmacol 2010;30:84–5.
189. Aaronson ST, Sears P, Ruvuna F, et al. A 5-year observational study of patients with treatment-resistant depression treated 194. with vagus nerve stimulation or treatment as usual: comparison of response, remission, and suicidality. Am J Psychiatry 195. 2017;174:640–8.
190. Avorn J. The psychology of clinical decision making—implications for medication use. N Engl J Med 2018;378:689–91.
191. Groopman J. How doctors think. Boston: Houghton Mifflin, 2007.
192. Dawes RM, Faust D, Meehl PE. Clinical versus actuarial judgment. Science 1989;243:1668–74.
193. Dawes RM. The robust beauty of improper linear models in decision making. In: Kahneman D, Slovic P, Tversky A, eds. Judgment under uncertainty: heuristics and biases. New York: Cambridge University Press, 1983:391–407.
194. Mullaney TJ. Doctors wielding data. Bus Week 2005;21 Nov: 94,98.
195. Adli M, Bauer M, Rush AJ. Algorithms and collaborative-care systems for depression: are they effective and why? A systematic review. Biol Psychiatry 2006;59:1029–38.
196. Osser D, Patterson R. On the value of evidence-based psychopharmacology algorithms. Bull Clin Psychopharmacol 2013;23: 1–5.

NOTA: Se han introducido algunos cambios en este texto que corrigen errores de la publicación original. Las modificaciones pueden solicitarse al autor.

ACTUALIZACIÓN

DEPRESIÓN MAYOR

David N. Osser, MD

El algoritmo de la depresión mayor se publicó hace 5 años y no se han producido muchos cambios en las recomendaciones, aunque ha habido algunos estudios nuevos que se suman a la base de evidencia que respalda las recomendaciones básicas y específicas. También se han producido avances con las sustancias controladas de la lista III, la ketamina y su enantiómero S la «esketamina», que requieren debate. El algoritmo publicado sí proponía un papel para la ketamina intravenosa (i.v.) para los pacientes hospitalizados graves con melancolía si la TEC resultaba ineficaz o se rechazaba, y esto se mantiene donde está en el algoritmo. Ciertos datos observacionales recientes del Veterans Affairs Health System apoyan este uso.[1] Algunas pruebas sugieren incluso que las infusiones de ketamina pueden ser más eficaces que la TEC,[2] pero esto requiere más estudios. Aunque no está aprobada como tratamiento para la depresión por la FDA de los EE.UU., también se usa ampliamente en clínicas privadas en diversas formulaciones.[3] Se necesita más investigación para determinar si tiene cabida en este algoritmo derivado de la evidencia. Se discutirá la colocación de la esketamina, que está aprobada por la FDA, en el algoritmo.

Durante estos años se han comercializado otros tres antidepresivos, pero como son muy costosos, no se ha probado que funcionen en los casos resistentes al tratamiento, y no ofrecen ventajas aparentes sobre los productos recomendados anteriormente para el uso de primera línea, no hay un lugar para ellos en el algoritmo. Se trata del hidrobromuro de bupropión, el dextrometorfano combinado con bupropión y la gepirona. Han aparecido dos fármacos contra la depresión posparto, la brexanolona i.v. y la zuranolona por vía oral. Son extremadamente costosos y no se han comparado con los antidepresivos estándar para esta indicación. Por el momento no hemos desarrollado un algoritmo para la depresión posparto.

Las sustancias psicodélicas también han surgido durante este periodo como tratamientos para la depresión. El tratamiento «asistido» (por psicoterapia) con psilocibina en caso de depresión se comparó con el escitalopram en un estudio controlado de 6 semanas en el 2021 y se encontró que era posiblemente equivalente, y algunos estudios posteriores (pero no todos) han constatado su eficacia,[4-6] aunque los problemas metodológicos de estos estudios (incluida la dificultad para la ocultación) dejan a muchos expertos en duda.[7] Siguen produciéndose malos viajes.[8] El público está extremadamente interesado, y hay movimientos en marcha para hacer que algunos de estos productos estén disponibles sin receta, como es el caso de los productos de la marihuana. En el momento de escribir estas líneas, no parece adecuado recomendarlas en el algoritmo.

Otro avance fue la salida al mercado y comercialización de la prueba genética GeneSight® para predecir la respuesta a los antidepresivos y varios otros productos de pruebas genéticas para ayudar durante la prescripción de antidepresivos. Lo comentaremos.

Esketamina contra la depresión resistente al tratamiento

La esketamina en forma de aerosol nasal fue aprobada por la FDA como complemento de los antidepresivos para la DRT en junio del 2019. Es costosa, con un precio al por mayor de alrededor de 3000 dólares según la *Medical Letter on Drugs and Therapeutics* (vol. 65, 11 de diciembre del 2023) para el tratamiento inicial según la ficha técnica de 2 meses, aunque el precio al por menor es mucho mayor.[9] La historia de los estudios que condujeron a esta aprobación es compleja.[10] Era necesario equilibrar las preocupaciones sobre los daños potenciales, incluido su potencial de abuso (la ketamina era conocida en la calle como *special K* por sus efectos disociativos), hipertensión (pueden producirse aumentos transitorios de 40 mmHg), riesgo de suicidio y sedación. La FDA la aprobó con una estrategia de evaluación y mitigación de riesgos que exige que solo se administre en grandes centros clínicos donde se pueda observar al paciente durante 2 h después de cada administración. Se probó y aprobó como potenciador de un antidepresivo, porque se consideraba poco ético tratar a los pacientes con una enfermedad grave como la DRT sin un tratamiento potencialmente eficaz a bordo. La DRT tiene muchas definiciones. En nuestro algoritmo, se define como la falta de respuesta satisfactoria a dos ensayos terapéuticos adecuados de terapia antidepresiva (ya sean monoterapias sucesivas o un solo antidepresivo seguido de un intento de potenciación respaldado por la evidencia). En los estudios con esketamina, la DRT se definió como dos ensayos adecuados (de los cuales uno se observó prospectivamente). Había muchos criterios de exclusión: psicosis, bipolaridad, trastornos de la personalidad, trastornos moderados o graves por consumo de sustancias en los últimos 6 meses o detección sistemática reciente positiva, y TOC. Algunos de los pacientes deprimidos excluidos podrían estar cubiertos por los algoritmos de este libro para la depresión bipolar y la psicótica.

Un comentario de Alan Schatzberg en el *American Journal* sobre los estudios con esketamina que condujeron a la aprobación de la FDA es revelador y contiene más preguntas que respuestas.[11] Aunque es más fácil de administrar que la ketamina i.v., la eficacia de la esketamina en algunos de los estudios fue mínima. No estaba claro durante cuánto tiempo debía prescribirse (además del antidepresivo) ni qué hacer si perdía su eficacia. Hubo algunas sugerencias de que los pacientes pueden recaer rápidamente y podrían llegar a tener tendencias suicidas. También se expresó preocupación significativa sobre el mecanismo de acción: ¿se trata de un efecto mediado por receptores opioides y se harán cada vez más evidentes los problemas de potencial de abuso a medida que se tenga más experiencia con la esketamina?[12] El ensayo de mantenimiento de 12 semanas seguido de su interrupción publicado recientemente fue algo tranquilizador en este sentido,[13] pero los pacientes inscritos solo tenían en su mayoría uno o dos ensayos previos con antidepresivos, y los antidepresivos a los que se añadió la esketamina estaban dosificados de forma subóptima. Por lo tanto, no está claro si una dosis más alta de los antidepresivos u otra estrategia de potenciación habría sido igual de eficaz, según un comentario de Steven Dubovsky en el boletín de noticias *Journal Watch Psychiatry* del *New England Journal of Medicine*, de diciembre del 2019.

Otra preocupación relativa al potencial de abuso es si los pacientes deprimidos, cuando ya no tengan acceso a la ketamina o la esketamina, podrían recurrir a los opiáceos u otras drogas o a la ketamina ilegal.[14] Evidentemente, los registros que se han creado no recogen esta información.

En conclusión sobre la esketamina, no parece estar preparada para sustituir a ninguno de nuestros cambios o potenciadores favoritos para el segundo o incluso el tercer ensayo del algoritmo. La base de evidencia está evolucionando rápidamente y debe seguirse de cerca, pero en este momento la esketamina parece pertenecer al algoritmo solo al final, después de que se hayan completado al menos varios ensayos antidepresivos razonablemente realizados.

Tabla 4-1: Comorbilidades y otras características en la depresión mayor y cómo afectan el algoritmo

El último elemento de esta tabla es la depresión con angustia ansiosa. Observamos que en *Sequenced Treatment Alternatives to Relieve Depression* (STAR*D) y otros estudios esta es una comorbilidad frecuente y se asocia a peor respuesta a los antidepresivos y a la mayoría de los potenciadores. Los ASG sedantes o «atípicos», como la quetiapina, pueden ser eficaces como potenciadores en esta situación diagnóstica, pero conllevan una importante carga de efectos secundarios. El aripiprazol, que es menos sedante, es otra opción. No se menciona la opción de añadir una benzodiacepina. Tienen su propia carga de efectos secundarios, por supuesto, y no se utilizaron en STAR*D, pero hay bibliografía más antigua que sugiere que pueden mejorar el resultado de la depresión en algunos pacientes. En un metaanálisis publicado en el 2001 de nueve estudios en los que participaron 697 sujetos,[15] la tasa de respuesta de la depresión (respuesta = reducción del 50% en las puntuaciones de la escala de valoración) con una benzodiacepina añadida fue del 63% frente al 38% con el antidepresivo solo. El número necesario a tratar (NNT) fue de 4. Todos estos eran estudios a corto plazo, de 4 a 8 semanas, por lo que no se podían conocer los riesgos a largo plazo de la combinación, pero sin duda podrían incluir la dependencia de la benzodiacepina y la propensión a los accidentes.

Una nueva opción contra la depresión con angustia ansiosa es la neuromodulación realizada mediante diversos dispositivos de EMT. El aparato de «cerebro profundo» BrainsWay® recibió la aprobación de la FDA en el 2021 para la ansiedad que acompaña a la depresión, con base en los datos presentados sobre 577 pacientes en 11 estudios, pero se han empleado otros dispositivos como NeuroStar® y han producido beneficios similares.[16]

Nodo 4B: Si la respuesta al primer ensayo con antidepresivos es insatisfactoria, probar una de estas alternativas

Un metaanálisis en red más reciente añade sustento a nuestras recomendaciones para el tratamiento inicial con base en metaanálisis en red anteriores, y las recomendaciones siguen siendo los ISRS escitalopram y sertralina, y el bupropión como respaldo si deben evitarse los efectos secundarios sexuales.[17]

Si la respuesta a un ensayo terapéutico adecuado con un antidepresivo de primera línea no es satisfactoria, se ofrecieron cuatro opciones de cambio y cuatro de potenciación. No se pudieron discernir diferencias claras en la eficacia a partir de la base de evidencia, por lo que la elección estaría muy influida por los efectos secundarios y los costos que supondría para cada paciente. La preferencia del paciente, siempre importante, lo fue de forma excepcional en este paso del algoritmo. Para reiterarlo brevemente, las opciones de cambio eran *1)* a un fármaco diferente de las opciones de primera línea del nodo 4 (sertralina, escitalopram o bupropión); *2)* a uno de doble acción (venlafaxina o mirtazapina, pero no duloxetina); *3)* a EMTr, o *4)* a *S*-adenosilmetionina o hierba de San Juan. Las opciones de potenciación eran *1)* ácido graso ω-3, L-metilfolato, *N*-acetilcisteína o fototerapia de luz brillante; *2)* aripiprazol, quetiapina o risperidona; *3)* un antidepresivo (bupropión o mirtazapina); o *4)* litio o T_3.

No hay ninguna actualización para nuestras opciones de cambio. Sigue siendo muy popular entre los médicos en ejercicio. No obstante, debe tenerse en cuenta que en un metaanálisis de 12 estudios cualificados donde se investigó el cambio de medicación se constató que modificar el fármaco no es más eficaz en comparación con la simple continuación del antidepresivo inicial.[18] Los autores instaron a tener precaución al elegir el cambio de medicación en lugar de optar por la potenciación. Sin embargo, la EMTr fue aprobada por la FDA tras pasar por uno o dos intentos fallidos con antidepresivos, y puede (como se ha señalado con anterioridad) ser especialmente ventajosa si la depresión se asocia a angustia ansiosa.[16] Puede utilizarse como monoterapia o forma de potenciación de un antidepresivo. Seguimos considerándola una opción para el cambio en el algoritmo, pero faltan estudios controlados que comparen el cambio con la potenciación. Funciona bastante bien como vía de potenciación según un metaanálisis[19] y podría añadirse a las opciones de potenciación.

Las expectativas y las preferencias del paciente influyen mucho en los resultados del tratamiento,[20] y por eso se insiste en la importancia de que la persona elija entre estos cambios y las opciones de potenciación.

Las opciones de potenciación han experimentado algunos cambios. En la categoría de nutracéuticos, se ha descartado la *N*-acetilcisteína, que tiene unas pocas pruebas de eficacia pero no las suficientes para merecer estar en nuestra lista prioritaria;[21] sin embargo, el L-metilfolato se mantiene porque ahora ha tenido un metaanálisis de nueve estudios en 6700 pacientes que muestra eficacia moderada.[22] Se mantiene el ácido graso ω-3, pero un metaanálisis indica un pequeño riesgo de fibrilación auricular (OR 1.37) si el paciente tiene triglicéridos elevados y riesgos cardiovasculares altos.[23] Algunos lectores han preguntado si deberíamos haber incluido aquí a la *S*-adenosilmetionina como opción de potenciación. Tiene un estudio positivo[24] pero dos negativos. No nos pareció suficiente sustento en este momento. La fototerapia se mantiene.

Los ASG, ampliamente estudiados, se mantienen como opciones de potenciación. Hay un ASG recientemente aprobado como potenciador que no recomendamos porque no tiene ventajas y es mucho más costoso: la cariprazina. Lo mismo puede decirse de la lumateperona, cuya eficacia para este uso se ha informado recientemente y que podría obtener una indicación de la FDA. En la publicación original del algoritmo se hablaba de la elevada carga de efectos secundarios asociada a los ASG como potenciadores y de que su tamaño de efecto no es mayor que el de otras opciones. Entre los ASG disponibles, el aripiprazol lidera ligeramente el grupo con un cociente de riesgos de 1.56 sobre el placebo.[25] En una comparación controlada en pacientes ancianos deprimidos, la potenciación con aripiprazol funcionó muy ligeramente mejor que la potenciación con bupropión, y considerablemente mejor que el cambio a bupropión solo;[26] sin embargo, ha surgido un nuevo efecto secundario de este uso de los ASG: la mortalidad. En un estudio de cohortes se constató un aumento de la mortalidad del 45% con respecto al placebo asociado al uso de ASG como potenciadores en el programa Medicaid de los EE.UU.[27] El número absoluto de pacientes que murieron durante los ensayos fue pequeño, pero este aumento del 45% es muy similar al 54% de elevación de la mortalidad asociado al uso de ASG para la agitación en los adultos mayores con demencia que hizo que la FDA exigiera una advertencia de recuadro negro sobre este riesgo en los prospectos de todos estos fármacos. Por lo tanto, quizás se deban considerar primero otras opciones.[28] La risperidona y la olanzapina podrían evitarse especialmente por este motivo.

La tercera opción, añadir un segundo antidepresivo, bupropión o mirtazapina, parece menos valiosa en el momento de escribir estas líneas. Dos metaanálisis de las pruebas sobre la potenciación con bupropión la consideraron ineficaz.[25,29] El tema con la mirtazapina no es tan claro: en una revisión se le catalogó como convincentemente eficaz,[29] pero en otra no.[25] Tras estudiar ambas revisiones, seguiríamos favoreciéndola como opción siempre que el paciente esté preparado para hacer frente a sus efectos secundarios, incluido el aumento de peso.

La cuarta opción, la potenciación con litio o T_3, se mantiene. Estos obtuvieron resultados positivos en un metaanálisis en red.[25]

En un estudio se compararon dos potenciaciones frente a frente en un ensayo abierto bastante amplio. Un total de 104 pacientes con depresión mayor grave (*Hamilton Depression Rating* de 24 o más), con un 16% de ellos hospitalizados, que no habían respondido a un ensayo de 10 semanas de imipramina a concentraciones terapéuticos fueron aleatorizados a la adición de litio frente a la adición de citalopram.[30] Alrededor del 21% remitieron con el litio frente al 40% con el citalopram durante las 10 semanas siguientes, lo que supuso una diferencia significativa y tuvo un NNT de 5. Aunque el orden de combinación de la imipramina y el citalopram es inverso al que se seguiría si se aplicara el algoritmo, el estudio sugiere que la combinación de un ISRS y un ATC es una opción comprobada (superior a la adición de litio en este estudio, aunque la potenciación con litio de los ATC está razonablemente demostrada[31]) y podría ser una segunda opción junto con la mirtazapina. A pesar de ello, los tricíclicos introducen muchos efectos secundarios.

Nodo 5B: DRT sin comorbilidades ni rasgos atípicos

En este punto del algoritmo, el paciente ha pasado por dos ensayos adecuados con antidepresivos. Se propuso que el prescriptor considere algunas de las ocho opciones de cambios y potenciaciones no probadas todavía que se ofrecieron para el segundo ensayo en el nodo 4B (además se añadieron algunas opciones más: un tricíclico, la combinación de venlafaxina y mirtazapina, y la TEC). Como ya se ha señalado, una de esas ocho opciones era la EMTr, que está aprobada por la FDA tras pasar uno o dos ensayos fallidos con antidepresivos, pero no después de más de dos ensayos fallidos. Muchos piensan que la EMTr es un buen tratamiento contra el DRT,[32] pero algunos de los ensayos controlados no son tan favorables. Existe un gran estudio en pacientes civiles con un nivel moderado de resistencia al tratamiento (1-4 ensayos previos, media de 1.5) que constató que el 14% de quienes recibieron EMTr remitieron en comparación con el 5% que recibieron tratamiento simulado (estadísticamente significativo, NNT de 11).[33] Un gran estudio sobre la EMTr en veteranos de guerra estadounidenses con aproximadamente el mismo nivel moderado de DRT (al menos dos ensayos fallidos) no observó una ventaja de la EMTr sobre el tratamiento simulado. Se aleatorizó a un total de 164 participantes y el 41% remitió con EMTr y el 37% con simulación (NNT = 25).[34] Las razones de la mayor tasa global de remisión en la población de veteranos son difíciles de explicar; quizás los procedimientos complejos tuvieron un alto efecto placebo en este grupo; sin embargo, parecía que la EMTr tenía, en el mejor de los casos, un impacto muy menor en su DRT. Los autores especularon con que los avances en las técnicas de administración de la EMTr podrían haber producido mejores resultados si se repitiera el estudio con esas técnicas, pero una carta al editor planteó un contraargumento tajante en contra de concluir el artículo con esa especulación.[35] Se están investigando otros métodos de administración de los estímulos. La terapia de neuromodulación de Stanford, que es una variación de la «estimulación intermitente en ráfaga θ» aprobada por la FDA, parece prometedora (en un pequeño ensayo controlado simulado) y funcionó con rapidez, aunque el beneficio empezó a perderse a las 6 semanas y evidentemente necesita ir seguida de algo para mantenerlo.[36]

En una reciente comparación controlada en 89 pacientes en los que habían fracasado al menos dos ensayos con antidepresivos, se comparó la EMTr (24 tratamientos durante 8 semanas) con un cambio de medicación (cambiar a un tricíclico o potenciar con litio o un ASG).[37] La EMTr produjo un 27% de remisiones frente al 5% del cambio de medicación (NNT = 5). Los autores señalaron, sin embargo, que el sesgo de selección y de expectativas podría haber influido en los resultados, ya que los sujetos indicaron que tenían una opinión más favorable de la EMTr cuando se inscribieron. De hecho, fueron muy cumplidores con los 24 viajes a la clínica para recibir los tratamientos (muy difíciles si trabajaban), mucho más de lo que lo fueron los sujetos a quienes se les prescribió medicación.

En un reciente ensayo controlado multicéntrico más amplio de 278 sujetos que habían tenido una media de 2.8 ensayos fallidos con sus antidepresivos, el estudio «ASCERTAIN-DRT», se comparó la potenciación con EMTr durante 8 semanas con la potenciación con aripiprazol (media de 10 mg) o un cambio a venlafaxina (o duloxetina si la venlafaxina se consideraba inadecuada).[38] La mejoría de los síntomas fue ligeramente mayor con la EMTr en la escala de depresión de Montgomery-Asberg (−17 puntos) en comparación con el cambio (−13), pero no muy diferente de la potenciación con aripiprazol (−15). El estudio era abierto, por lo que las preocupaciones habituales sobre el sesgo de actitud de los sujetos podrían haber sido un factor.

Un estudio de Barcelona, España, refuerza las pruebas a favor del cambio a un ATC. Navarro y cols. desarrollaron una muestra de 112 pacientes (el 90% eran ambulatorios) con resistencia moderada al tratamiento pero con gravedad significativa (*Hamilton Depression Rating* de 21 o más) cuyo último ensayo fue con venlafaxina de 225 a 300 mg diarios durante 10 semanas.[39] Estos sujetos fueron aleatorizados (en estudio abierto) para que se les añadiera mirtazapina a su venlafaxina frente al cambio a imipramina con dosis ajustada según las concentraciones plasmáticas. Alrededor del 71% de los sujetos respondieron a la imipramina mientras que el 39% lo hicieron a la adición de mirtazapina (NNT = 3 a favor de la imipramina).

La TEC sigue siendo una opción robusta de neuromodulación a tener en cuenta para la DRT.[40]

Nodo 6: DRT con comorbilidades

La primera comorbilidad de la que se habló fue el dolor crónico. Se discutió el papel de los antidepresivos en la depresión concomitante con dolor crónico y se citaron pruebas de que la duloxetina, a menudo recetada, no tiene beneficio significativo en esta situación. Solo funciona en el dolor crónico *sin* depresión. En otro metaanálisis donde se analizaba una bibliografía más amplia se llegó a una conclusión similar y se descubrió que la duloxetina no aportaba mayores beneficios para el dolor que otros antidepresivos.[41] Una revisión reciente que analizaba un número todavía mayor de estudios relevantes aportó algunas precisiones adicionales sobre cuándo cabría esperar una mejoría del dolor.[42] Los autores constataron que los IRSN, pero no los ISRS ni los ATC, reducían el dolor de espalda y el de la artrosis, pero no la discapacidad por dolor. La cantidad de mejora fue pequeña. Probablemente «no fue clínicamente importante» para el dolor de espalda, pero el efecto sobre el de la artrosis posiblemente fue importante. Los IRSN y los ATC podrían ser eficaces para el dolor de la ciática, pero las pruebas fueron de calidad «baja a muy baja».

La última comorbilidad comentada fue el TEPT. Sugerimos que la prazosina era mejor que los ISRS para los síntomas del TEPT. Un nuevo metaanálisis en red que tuvo en cuenta los nueve ensayos controlados con placebo que se han publicado con prazosina aporta sustento significativo a esta afirmación.[43] En otro capítulo de este libro se encontrará un análisis completo del tratamiento farmacológico del TEPT.

Prueba genética GeneSight® y otras estrategias de pruebas farmacogenómicas para elegir el tratamiento de los pacientes deprimidos

En un ensayo aleatorizado multicéntrico de esta combinación de 59 pruebas genéticas relacionadas con la farmacogenética del metabolismo de los fármacos y la farmacodinámica de 38 medicamentos, se comparó el uso de la prueba para seleccionar el tratamiento contra el «tratamiento habitual» por parte de los médicos de atención primaria y psiquiátrica.[44] Hubo un total de 1541 participantes. No hubo diferencias en las medidas de la escala de valoración de la depresión (el criterio de valoración principal), pero los resultados secundarios de mejoría y remisión favorecieron ligeramente al grupo que usó GeneSight® (NNT de 16 para la mejoría, 20 para la remisión). Se trata de diferencias que no son clínicamente significativas. Además, no hubo ocultación para los médicos y podrían haber comunicado las asignaciones de grupo algunas veces, y el estudio fue financiado por GeneSight®. Con el debido respeto a la perspicacia clínica y la experiencia de los profesionales del estudio, su tratamiento habitual puede no estar necesariamente respaldado por la evidencia. Estos productos genómicos deben comparar sus resultados con los de los médicos que se esfuerzan por usar el sustento en la evidencia lo más fielmente posible, empleando algoritmos basados en la evidencia como el de este libro.[45] Ninguno de los estudios lo ha hecho. Otra dificultad es la falta de transparencia de estos productos genómicos. No se ofrece ningún razonamiento sobre por qué la prueba predice la eficacia de un fármaco en particular. De hecho, su algoritmo sobre cómo el ordenador mezcla y combina los resultados de los genes para hacer una predicción está patentado y es secreto. Parece que los médicos no deberán detener su esfuerzo por mantenerse al día y ejercer su práctica de acuerdo con las mejores evidencias disponibles en lugar de dejar que las decisiones se tomen a ciegas mediante pruebas costosas como GeneSight®. Una revisión exhaustiva reciente de 11 ensayos clínicos y cinco metaanálisis de herramientas de apoyo farmacogenómico para la elección de tratamientos en la depresión llegó a la misma conclusión, a saber, que la evidencia no respaldan el uso de estas pruebas para la selección de tratamientos en la depresión mayor.[46]

REFERENCIAS

1. Pfeiffer PN, Geller J, Ganoczy D, et al. Clinical outcomes of intravenous ketamine treatment for depression in the VA Health System. *J Clin Psychiatry*. 2024;85:23m14984.
2. Anand A, Mathew SJ, Hu B. Ketamine versus ECT for nonpsychotic treatment-resistant major depression. Reply. *N Engl J Med*. 2023;389:961-962.
3. Di Vincenzo JD, Lipsitz O, Rodrigues NB, et al. Ketamine monotherapy versus adjunctive ketamine in adults with treatment-resistant depression: results from the Canadian Rapid Treatment Centre of Excellence. *J Psychiatr Res*. 2021;143:209-214.
4. Davis AK, Barrett FS, May DG, et al. Effects of psilocybin-assisted therapy on major depressive disorder: a randomized clinical trial. *JAMA Psychiatry*. 2021;78:481-489.
5. Goodwin GM, Aaronson ST, Alvarez O, et al. Single-dose psilocybin for a treatment-resistant episode of major depression. *N Engl J Med*. 2022;387:1637-1648.
6. Raison CL, Sanacora G, Woolley J, et al. Single-dose psilocybin treatment for major depressive disorder: a randomized clinical trial. *JAMA*. 2023;330:843-853.

7. Aday JS, Carhart-Harris RL, Woolley JD. Emerging challenges for psychedelic therapy. *JAMA Psychiatry*. 2023;80:533-534.
8. Barber G, Nemeroff CB, Siegel S. A case of prolonged mania, psychosis, and severe depression after psilocybin use: implications of increased psychedelic drug availability. *Am J Psychiatry*. 2022;179:892-896.
9. Wilkinson ST, Howard DH, Busch SH. Psychiatric practice patterns and barriers to the adoption of esketamine. *JAMA*. 2019;322:1039-1040.
10. Kim J, Farchione T, Potter A, Chen Q, Temple R. Esketamine for treatment-resistant depression—first FDA-approved antidepressant in a new class. *N Engl J Med*. 2019;381:1-4.
11. Schatzberg AF. A word to the wise about intranasal esketamine. *Am J Psychiatry*. 2019;176:422-424.
12. George MS. Is there really nothing new under the sun? Is low-dose ketamine a fast-acting antidepressant simply because it is an opioid? *Am J Psychiatry*. 2018;175:1157-1158.
13. Daly EJ, Trivedi MH, Janik A, et al. Efficacy of esketamine nasal spray plus oral antidepressant treatment for relapse prevention in patients with treatment-resistant depression: a randomized clinical trial. *JAMA Psychiatry*. 2019;76:893-903.
14. McShane R, Baldwin DS, McAllister-Williams RH, et al. Esketamine and the need for a new type of registry for drugs with abuse potential. *Am J Psychiatry*. 2019;176:966.
15. Furukawa TA, Streiner DL, Young LT. Is antidepressant-benzodiazepine combination therapy clinically more useful? A meta-analytic study. *J Affect Disord*. 2001;65:173-177.
16. Hutton TM, Aaronson ST, Carpenter LL, et al. The anxiolytic and antidepressant effects of transcranial magnetic stimulation in patients with anxious depression. *J Clin Psychiatry*. 2023;84:8-16.
17. Furukawa TA, Shinohara K, Sahker E, et al. Initial treatment choices to achieve sustained response in major depression: a systematic review and network meta-analysis. *World Psychiatry*. 2021;20:387-396.
18. Bschor T, Kern H, Henssler J, Baethge C. Switching the antidepressant after nonresponse in adults with major depression: a systematic literature search and meta-analysis. *J Clin Psychiatry*. 2018;79:16r10749.
19. Liu B, Zhang Y, Zhang L, Li L. Repetitive transcranial magnetic stimulation as an augmentative strategy for treatment-resistant depression, a meta-analysis of randomized, double-blind and sham-controlled study. *BMC Psychiatry*. 2014;14:342.
20. Swift JK, Mullins RH, Penix EA, Roth KL, Trusty WT. The importance of listening to patient preferences when making mental health care decisions. *World Psychiatry*. 2021;20:316-317.
21. Bradlow RCJ, Berk M, Kalivas PW, Back SE, Kanaan RA. The potential of N-acetyl-L-cysteine (NAC) in the treatment of psychiatric disorders. *CNS Drugs*. 2022;36:451-482.
22. Maruf AA, Poweleit EA, Brown LC, Strawn JR, Bousman CA. Systematic review and meta-analysis of L-methylfolate augmentation in depressive disorders. *Pharmacopsychiatry*. 2022;55:139-147.
23. Lombardi M, Carbone S, Del Buono MG, et al. Omega-3 fatty acids supplementation and risk of atrial fibrillation: an updated meta-analysis of randomized controlled trials. *Eur Heart J Cardiovasc Pharmacother*. 2021;7:e69-e70.
24. Papakostas GI, Mischoulon D, Shyu I, Alpert JE, Fava M. S-adenosyl methionine (SAMe) augmentation of serotonin reuptake inhibitors for antidepressant nonresponders with major depressive disorder: a double-blind, randomized clinical trial. *Am J Psychiatry*. 2010;167:942-948.
25. Nunez NA, Joseph B, Pahwa M, et al. Augmentation strategies for treatment resistant major depression: a systematic review and network meta-analysis. *J Affect Disord*. 2022;302:385-400.
26. Lenze EJ, Mulsant BH, Roose SP, et al. Antidepressant augmentation versus switch in treatment-resistant geriatric depression. *N Engl J Med*. 2023;388:1067-1079.
27. Gerhard T, Stroup TS, Correll CU, et al. Mortality risk of antipsychotic augmentation for adult depression. *PLoS One*. 2020;15:e0239206.
28. Yager J. Commentary: mortality risk of antipsychotic augmentation. *J Watch Psychiatry*. 2020;26:81-82.
29. Henssler J, Alexander D, Schwarzer G, Bschor T, Baethge C. Combining antidepressants vs antidepressant monotherapy for treatment of patients with acute depression: a systematic review and meta-analysis. *JAMA Psychiatry*. 2022;79:300-312.

30. Navarro V, Boulahfa I, Obach A, et al. Lithium augmentation versus citalopram combination in imipramine-resistant major depression: a 10-week randomized open-label study. *J Clin Psychopharmacol.* 2019;39:254-257.
31. Thase ME. Therapeutic alternatives for difficult-to-treat depression: a narrative review of the state of the evidence. *CNS Spectr.* 2004;9:808-816, 818-821.
32. Kaster TS, Blumberger DM. Positioning rTMS within a sequential treatment algorithm of depression. *Am J Psychiatry*. 2024;181:781-783.
33. George MS, Lisanby SH, Avery D, et al. Daily left prefrontal transcranial magnetic stimulation therapy for major depressive disorder: a sham-controlled randomized trial. *Arch Gen Psychiatry*. 2010;67:507-516.
34. Yesavage JA, Fairchild JK, Mi Z, et al. Effect of repetitive transcranial magnetic stimulation on treatment-resistant major depression in US veterans: a randomized clinical trial. *JAMA Psychiatry*. 2018;75:884-893.
35. Chow ZR. Sham treatment is as effective for treatment-resistant depression as repetitive transcranial magnetic stimulation. *JAMA Psychiatry.* 2019;76:99.
36. Cole EJ, Phillips AL, Bentzley BS, et al. Stanford neuromodulation therapy (SNT): a double-blind randomized controlled trial. *Am J Psychiatry*. 2022;179:132-141.
37. Dalhuisen I, van Oostrom I, Spijker J, et al. rTMS as a next step in antidepressant nonresponders: a randomized comparison with current antidepressant treatment approaches. *Am J Psychiatry*. 2024;181:806-814.
38. Papakostas GI, Trivedi MH, Shelton RC, et al. Comparative effectiveness research trial for antidepressant incomplete and non-responders with treatment resistant depression (ASCERTAIN-TRD) a randomized clinical trial. *Mol Psychiatry*. 2024;29:2287-2295.
39. Navarro V, Boulahfa I, Obach A, et al. Switching to imipramine versus add-on mirtazapine in venlafaxine-resistant major depression: a 10-week randomized open study. *J Clin Psychopharmacol.* 2019;39:63-66.
40. Ross EL, Zivin K, Maixner DF. Cost-effectiveness of electroconvulsive therapy vs pharmacotherapy/psychotherapy for treatment-resistant depression in the United States. *JAMA Psychiatry*. 2018;75:713-722.
41. Gebhardt S, Heinzel-Gutenbrunner M, Konig U. Pain relief in depressive disorders: a meta-analysis of the effects of antidepressants. *J Clin Psychopharmacol*. 2016;36:658-668.
42. Ferreira GE, Abdel-Shaheed C, Underwood M, et al. Efficacy, safety, and tolerability of antidepressants for pain in adults: overview of systematic reviews. *BMJ*. 2023;380:e072415.
43. Lappas AS, Glarou E, Polyzopoulou ZA, et al. Pharmacotherapy for sleep disturbances in post-traumatic stress disorder (PTSD): a network meta-analysis. *Sleep Med*. 2024;119:467-479.
44. Greden JF, Parikh SV, Rothschild AJ, et al. Impact of pharmacogenomics on clinical outcomes in major depressive disorder in the GUIDED trial: a large, patient- and rater-blinded, randomized, controlled study. *J Psychiatr Res*. 2019;111:59-67.
45. Zubenko GS, Sommer BR, Cohen BM. On the marketing and use of pharmacogenetic tests for psychiatric treatment. *JAMA Psychiatry*. 2018;75:769-770.
46. Baum ML, Widge AS, Carpenter LL, et al. Pharmacogenomic clinical support tools for the treatment of depression. *Am J Psychiatry*. 2024;181:591-607.

Proyecto de algoritmos en psicofarmacología del programa de Harvard South Shore: Actualización sobre la depresión psicótica (2012)

Michael Tang, DO[1] y David N. Osser, MD[2]

Resumen: *proyecto de algoritmos en psicofarmacología del programa de Harvard South Shore, actualización del 2012 sobre la depresión psicótica.*

Antecedentes: *el proyecto de algoritmos en psicofarmacología del programa de especialización en Psiquiatría de Harvard South Shore (PAPHSS) publicó algoritmos respaldados por la evidencia para el tratamiento farmacológico del trastorno depresivo mayor con rasgos psicóticos (depresión psicótica) en 1998 y el 2008. Este artículo es una actualización del algoritmo del 2008.*

Método: *con una metodología similar a la de la actualización del 2008, se realizaron búsquedas en PubMed y EMBASE para identificar la bibliografía pertinente en lengua inglesa desde noviembre del 2007 hasta julio del 2012. Los artículos se evaluaron en función de la calidad de los datos y de si aportaban pruebas adicionales que respaldaran recomendaciones anteriores o impulsaban cambios en el algoritmo previo.*

Resultados: *se introdujeron cambios menores en el algoritmo; se mantuvieron la mayoría de las recomendaciones anteriores. El tratamiento más eficaz para los pacientes hospitalizados con depresión psicótica grave sigue siendo la terapia electroconvulsiva (TEC). La combinación de un antidepresivo (tricíclico [ATC], inhibidor selectivo de la recaptación de serotonina [ISRS] o inhibidor de la recaptación de serotonina y noradrenalina [IRSN]) más un antipsicótico sigue siendo la modalidad farmacológica preferida cuando la TEC no está disponible o se tiene que postergar. Desde la última actualización, las nuevas evidencias tienden a sustentar el uso de venlafaxina de liberación prolongada, un IRSN, como antidepresivo de primera elección. En cuanto a los antipsicóticos, tanto la olanzapina como la quetiapina tienen nuevos datos que muestran su eficacia. No obstante, se sugiere que puede ser razonable probar otros antipsicóticos atípicos con perfiles de seguridad más benignos (p. ej., ziprasidona, aripiprazol) como antipsicótico de primera elección. Los nuevos datos también sugieren que al menos 4 meses de terapia de mantenimiento son eficaces. Si la primera combinación de antidepresivo y antipsicótico produce un resultado insatisfactorio, y la TEC sigue sin ser aceptable o adecuada, el segundo ensayo farmacoterapéutico puede ser con un cambio de antidepresivo, como se recomendaba en el algoritmo del 2008. Tras el fracaso de dos ensayos de terapia combinada*

---

[1]DO, Facultad de Medicina de Harvard; división de Brockton del Sistema Sanitario VA de Boston, Brockton, MA.
[2]MD, Facultad de Medicina de Harvard; división de Brockton del Sistema Sanitario VA de Boston, Brockton, MA.
Dirigir las solicitudes de reimpresión a: David N. Osser, MD, división de Brockton del Sistema Sanitario VA de Boston, 940 Belmont Street, Brockton, MA 02301
Teléfono: 774-826-1650
Fax: 774-826-1655
Correo electrónico: david.osser@va.gov
Fecha de aceptación: 9 de diciembre del 2012.
Declaración de intereses:
M.T., D.N.O.: los autores no informaron ningún conflicto de intereses relacionado con este artículo.

(y, de nuevo, la TEC no es una opción), el algoritmo sigue recomendando la potenciación con litio. Las pruebas limitadas también sugieren considerar un cambio a la monoterapia con clozapina. La potenciación con metilfenidato es una alternativa recientemente mencionada con base en pruebas muy escasas. Cuando se aplaza la terapia combinada, la evidencia sugiere que la monoterapia con un ATC puede ser más eficaz que un inhibidor de la IRSN o un ISRS; sin embargo, los problemas de seguridad y el posible aumento del riesgo de empeoramiento de la psicosis son factores que desfavorecen el uso de la monoterapia con ATC. Debe reconsiderarse la TEC o la adición de un antipsicótico si fracasa la monoterapia antidepresiva.

Conclusión: *esta heurística afina todavía más el anterior análisis del PAPHSS sobre la evidencia disponible sobre el tratamiento farmacológico de la depresión psicótica. La validez de las conclusiones está limitada por la calidad y la cantidad de la bibliografía disponible: el número de ensayos prospectivos cara a cara en caso de depresión psicótica todavía es relativamente pequeño; sin embargo, este algoritmo puede servir de guía a los clínicos para el manejo de la depresión psicótica.*

Palabras clave: trastornos afectivos, psicóticos, depresión psicótica, depresión delirante, tratamiento farmacológico, psicofarmacología.

INTRODUCCIÓN

El tratamiento farmacológico de la depresión psicótica ha variado entre los médicos, y el debate sobre el abordaje óptimo sigue en curso. El proyecto de algoritmos en psicofarmacología del programa de especialización en Psiquiatría de Harvard South Shore (PAPHSS) creó y publicó en 1998 y el 2008 una heurística respaldada por la evidencia sobre el uso de medicación para tratar la depresión psicótica.[1,2] Este artículo sirve como actualización del algoritmo del 2008.

Se calcula que la depresión psicótica se produce en el 14% al 18% de todos los pacientes con episodios depresivos,[3,4] y en aproximadamente el 25% de aquellos individuos hospitalizados por trastorno depresivo mayor;[5] sin embargo, se tienen pruebas de una posible inestabilidad diagnóstica cuando se lleva a cabo el seguimiento longitudinal de los pacientes. En un estudio prospectivo de 10 años publicado por Ruggero y cols.,[6] se realizó el seguimiento de 80 sujetos diagnosticados inicialmente de depresión psicótica según los criterios de la 4.ª edición del *Manual diagnóstico y estadístico de los trastornos mentales* (DSM-IV). Solo 36 (45%) conservaron el diagnóstico original en el año 10, mientras que a 11 (14%) se les diagnosticó trastorno bipolar y 33 (41%) tenían un trastorno que no era del estado de ánimo en el año 10. En otro estudio, Tohen y cols. efectuaron el seguimiento a 2 años de 56 pacientes con un primer episodio de depresión psicótica.[7] Siete abandonaron el estudio, 29 (59%) conservaron su diagnóstico inicial y los otros 20 cambiaron a un diagnóstico de trastorno bipolar (14/20) o de trastorno esquizoafectivo (6/20). Ante tales estadísticas, los clínicos deben recordar que el diagnóstico inicial es solo provisional y que la evolución posterior puede dar lugar a un cambio en el diagnóstico y la psicofarmacología indicada.

MÉTODOS

Esta actualización del algoritmo es una de las varias publicadas recientemente por el PAPHSS,[1,8-11] y está disponible en formato condensado para su acceso en dispositivos móviles inteligentes en el sitio web www.psychopharm.mobi. Los métodos de elaboración de estos algoritmos se han descrito en las publicaciones anteriores. Para esta actualización de la depresión psicótica, los autores utilizaron una metodología similar a la de la versión del 2008, en la que se realizaron búsquedas en PubMed y EMBASE para identificar estudios relevantes, metaanálisis, directrices prácticas y revisiones en inglés desde noviembre del 2007 hasta julio del 2012. Los artículos se evaluaron en función de la calidad de las pruebas y de si aportaban sustento a las conclusiones anteriores del algoritmo del PAPHSS o si pedían la reconsideración o el cambio de las recomendaciones.

El algoritmo se representa en la figura 5-1. Se centra en el tratamiento psicofarmacológico de la depresión psicótica y no aborda las opciones de tratamiento psicoterapéutico. Los números arábigos se refieren a «nodos» en el diagrama de flujo del algoritmo, y cada nodo se revisa a continuación con la discusión de las pruebas pertinentes y sus limitaciones.

NODO 1: SI EL PACIENTE ESTÁ GRAVEMENTE ENFERMO, ¿SE HA CONSIDERADO LA TERAPIA ELECTROCONVULSIVA?

El algoritmo comienza cuestionando si el paciente es candidato para recibir la terapia electroconvulsiva (TEC) como tratamiento inicial. En congruencia con el algoritmo del 2008, la TEC debe seguir considerándose para las personas hospitalizadas y gravemente enfermas, ya que puede ser el tratamiento más eficaz contra la depresión psicótica; sin embargo, los datos que sustentan esto proceden todos de estudios no controlados. En un estudio observacional realizado por Petrides y cols., 77 sujetos con depresión psicótica que recibieron TEC bilateral alcanzaron una tasa de remisión del 95%, según la *24-item Hamilton Depression Rating Scale* (HAM-D-24), frente al 83% de los pacientes deprimidos no psicóticos ($n = 176$, $p < 0.01$).[12] En una revisión de gráficos en la que se compararon 14 pacientes que recibieron TEC y 12 pacientes no emparejados que recibieron una combinación de antidepresivo más antipsicótico, el 86% de quienes recibieron la TEC obtuvieron una respuesta global favorable en comparación con el 42% de aquellos del grupo de la combinación ($p < 0.05$).[13] Este estudio tenía un tamaño de muestra pequeño, y la TEC se comparó con diferentes combinaciones con dosis y periodos de tratamiento variables.

Otros estudios no controlados encontraron que la TEC tenía mejores tasas de respuesta que el tratamiento farmacológico. Olfson y cols. constataron que la TEC es más rápidamente eficaz que la farmacoterapia, acorta la estancia hospitalaria y reduce los costos del tratamiento si se inicia en los 5 días siguientes al ingreso;[14] sin embargo, la TEC sigue sin compararse de forma aleatorizada y prospectiva para el tratamiento agudo frente a cualquier esquema de medicación, y la duración del efecto de la TEC sigue sin estar clara.[15]

Aunque este algoritmo se centra principalmente en el tratamiento agudo de la depresión psicótica, cabe destacar un nuevo estudio sobre el tratamiento de mantenimiento realizado por Navarro y cols. que reflexiona favorablemente sobre el papel de la TEC.[16] Consistió en un estudio aleatorizado con ciego simple de 2 años de duración en pacientes de 60 años o más, tratados inicialmente con TEC y nortriptilina, seguidos de monoterapia con nortriptilina ($n = 16$) o TEC más nortriptilina ($n = 17$). El grupo de la monoterapia con nortriptilina también recibió 6 semanas de risperidona hasta 2 mg diarios. Los resultados mostraron que 5 de 17 pacientes en monoterapia con nortriptilina no tuvieron una recurrencia, en comparación con 11 de 16 en el grupo de TEC más nortriptilina ($p = 0.009$). Ambos grupos tuvieron 4 abandonos. Las limitaciones del estudio incluyeron el pequeño tamaño de la muestra y la inclusión únicamente de sujetos de edad avanzada. Además, habría sido interesante contar con un grupo de comparación de pacientes mantenidos con antidepresivos combinados más antipsicóticos.

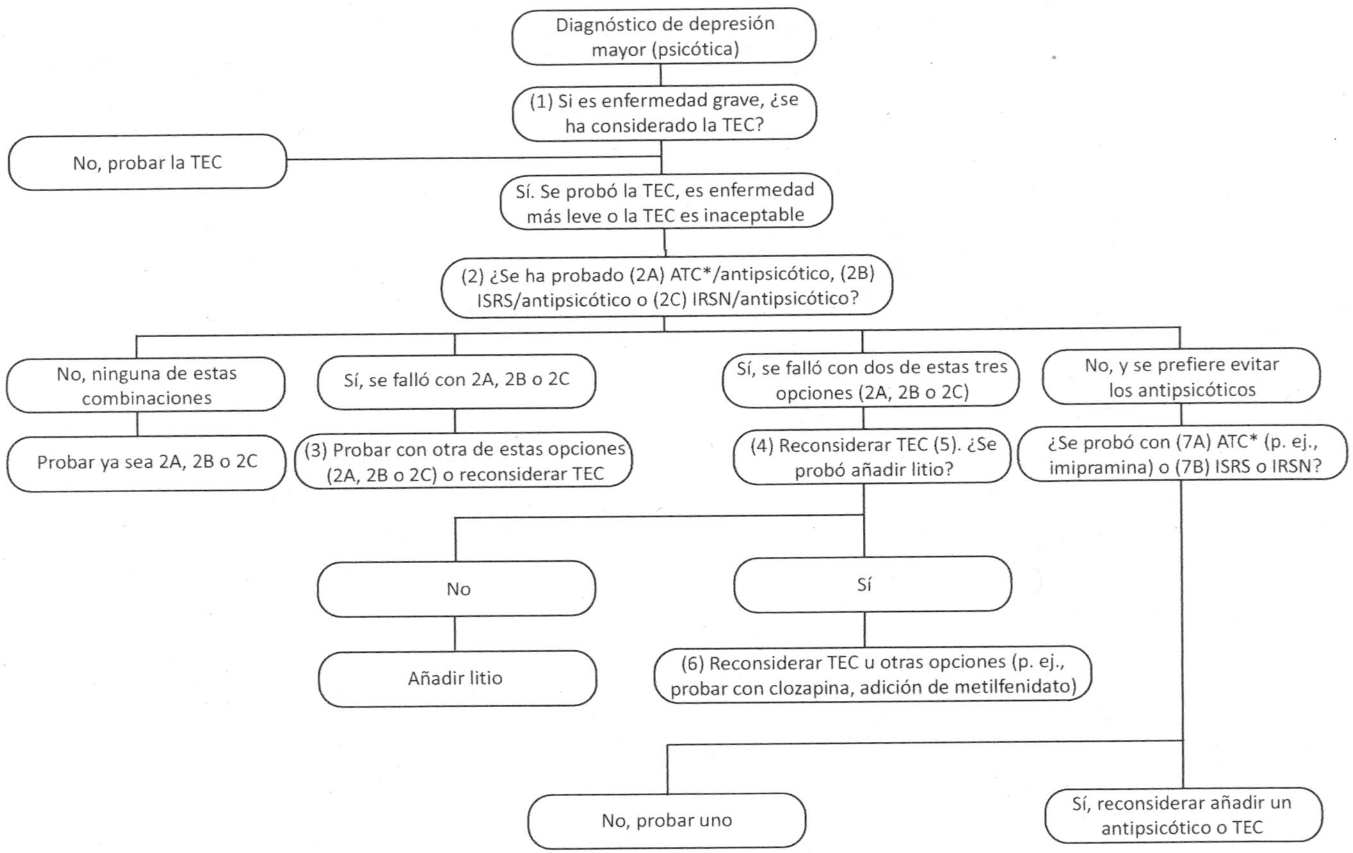

Figura 5-1. Diagrama de flujo del algoritmo para la depresión psicótica.

ATC: antidepresivo tricíclico; IRSN: inhibidor de la recaptación de serotonina y noradrenalina; ISRS: inhibidor selectivo de la recaptación de serotonina; TEC: terapia electroconvulsiva. *Los pacientes con depresión psicótica tienen mayor riesgo de suicidio o sobredosis.

A pesar de su aparente eficacia, la TEC presenta varios problemas, como su limitada disponibilidad y sus efectos secundarios, entre los que destaca el deterioro de la memoria. Además, algunos estudios también han informado una alta tasa de recaídas en la depresión psicótica tras una buena respuesta a la TEC.[17,18] Asimismo, los pacientes y sus familias pueden rechazar el tratamiento con TEC, o pueden no ser buenos candidatos debido a afecciones médicas concomitantes.

NODO 2: ¿SE HAN PROBADO LAS COMBINACIONES ANTIDEPRESIVO TRICÍCLICO MÁS ANTIPSICÓTICO (2A), INHIBIDOR SELECTIVO DE LA RECAPTACIÓN DE SEROTONINA MÁS ANTIPSICÓTICO (2B), O INHIBIDOR DE LA RECAPTACIÓN DE SEROTONINA Y NORADRENALINA MÁS ANTIPSICÓTICO (2C)?

Cuando el paciente tiene una presentación más leve, rechaza la TEC o no es un candidato adecuado para esta terapia, el tratamiento farmacológico está recomendado por la directriz de práctica clínica de la American Psychiatric Association (APA) del 2010[19] y la directriz del British National Institute for Clinical Excellence (NICE) del 2009.[20] El algoritmo del PAPHSS del 2008,[1] la directriz de práctica de la APA y un metaanálisis reciente de Farahani y cols.[21] sugieren que la depresión psicótica suele responder mejor a la terapia combinada con un antidepresivo más un antipsicótico que a la monoterapia con uno u otro. No obstante, la actualización más reciente (2009) del metaanálisis de la colaboración Cochrane sobre la depresión psicótica[22] sigue sugiriendo que la monoterapia con antidepresivos debe ser la oferta inicial y después la terapia combinada de antidepresivos y antipsicóticos si el paciente no responde al antidepresivo solo. Destacan el potencial de efectos adversos asociados a la terapia combinada. En esta actualización del algoritmo, la terapia combinada sigue siendo la recomendación de primera línea. Se evaluarán las pruebas relacionadas con estas opiniones diferentes.

Nodo 2A: Combinación de un antidepresivo tricíclico y un antipsicótico. Como se describe en la versión del 2008 del algoritmo del PAPHSS,[1] a continuación se presentan algunos estudios clave pertinentes a la cuestión de si la combinación de un antidepresivo tricíclico (ATC) y un antipsicótico tiene una mejor respuesta al tratamiento en comparación con la monoterapia con ATC.

En 1985, Spiker y cols. realizaron lo que puede considerarse el estudio de referencia sobre el tratamiento farmacológico de la depresión psicótica con 51 pacientes con depresión delirante.[23] La depresión delirante es algo diferente del concepto actual del DSM-IV de depresión psicótica, como se describió en la publicación anterior sobre el algoritmo.[1] Los pacientes fueron asignados aleatoriamente durante 6 semanas a un tratamiento combinado de amitriptilina más perfenazina (n = 18), a monoterapia con amitriptilina (n = 17) o a monoterapia con perfenazina (n = 16). Los resultados mostraron que la terapia combinada tenía una tasa de respuesta del 78%, determinada por la *17-item Hamilton Depression Rating Scale* (HAM-D-17), en comparación con el 41% de la monoterapia con amitriptilina y el 19% de la monoterapia con perfenazina ($p < 0{,}01$). Las limitaciones del estudio incluyeron el pequeño tamaño de la muestra, la ausencia de un grupo con placebo y el hecho de que, tras tener en cuenta varios abandonos, el análisis por intención de tratar no mostró un beneficio estadísticamente significativo de la terapia combinada frente al antidepresivo solo.

Anton y Burch[24] estudiaron una comparación similar empleando a 38 participantes hospitalizados a los que se administró amitriptilina más perfenazina o amoxapina sola durante un periodo de 4 semanas. Las tasas de respuesta (definidas como reducción > 50% en la HAM-D-17) fueron del 81% para la terapia combinada y del 71% para la monoterapia, una diferencia que no era significativa. El 76% de los pacientes tratados con amitriptilina más perfenazina presentaron una mejoría en la *Brief Psychiatric Rating Scale* (BPRS) superior al 50%, en comparación con el 59% de aquellos tratados con amoxapina. Esta diferencia tampoco fue significativa. Las limitaciones del estudio incluyeron su diseño con ocultación simple, el pequeño tamaño de la muestra y la falta de control con placebo. Es importante señalar que el fracaso de la terapia combinada para producir algo más que una ligera ventaja numérica sobre la amoxapina podría deberse a que este fármaco es en realidad un tratamiento combinado: su principal metabolito tiene propiedades bloqueadoras de los receptores de dopamina y probablemente se trate de un antipsicótico.[1]

En otro estudio de 35 pacientes con depresión delirante a los que se administró desipramina más perfenazina o más haloperidol, Nelson y cols. concluyeron a partir de sus resultados que tanto el ATC como el antipsicótico contribuyeron de forma independiente al beneficio clínico.[25] Quienes respondieron tenían una dosis promedio de haloperidol de 12 mg/día frente a aquellos sin respuesta, que tenían una dosis diaria de 6 mg ($p < 0.04$). Los respondedores a la perfenazina tenían una dosis promedio superior a 48 mg diarios. El número de respondedores cuando las concentraciones plasmáticas de desipramina eran inferiores a 100 ng/mL fue de 1 de 8 pacientes, en comparación con 15 de 23 pacientes cuando las concentraciones eran superiores a 100 ng/mL ($p < 0.05$).

En un ensayo aleatorizado doble ciego realizado por Mulsant y cols.,[26] 52 pacientes ancianos (edad promedio = 72) recibieron inicialmente nortriptilina en monoterapia durante un periodo de 2 semanas. A continuación se añadió perfenazina (n = 17) o placebo (n = 19) durante 2 semanas más. La respuesta se definió como una puntuación en la HAM-D-17 inferior a 10 y la remisión de los síntomas psicóticos en la BPRS. Los resultados mostraron una respuesta del 44% durante el tratamiento inicial de monoterapia con nortriptilina. En el periodo restante (con tres abandonos en cada grupo), se observó respuesta en el 50% (n = 7) del grupo de nortriptilina más perfenazina y en el 44% (n = 7) del grupo de nortriptilina más placebo, una diferencia no significativa. Las limitaciones del estudio incluyeron el pequeño tamaño de la muestra y la población de pacientes ancianos y con demencia que podría haber reducido las tasas de respuesta.

En su metaanálisis sobre la cuestión de la terapia combinada frente a la monoterapia con ATC, la revisión Cochrane solo tuvo en cuenta dos de estos cuatro estudios: Spiker y cols. y Mulsant y cols. No encontraron ninguna ventaja significativa para la combinación (cociente de riesgos relativos = 1.44; intervalo de confianza [IC] del 95%: 0.86-2.41; $p = 0.16$). Sin embargo, estos dos estudios tenían tamaños de muestra pequeños, poblaciones de pacientes disímiles (edad promedio de 72 años frente a 44 años) y metodologías diferentes (p. ej., el momento de iniciar la terapia combinada). En el algoritmo del PAPHSS del 2008, se observó que incluso con la limitación a estos dos estudios, la ventaja numérica para el tratamiento combinado parecía lo suficientemente grande como para ser clínicamente significativa.

Nodo 2B: Combinación de un inhibidor selectivo de la recaptación de serotonina y un antipsicótico. Los inhibidores selectivos de la recaptación de serotonina (ISRS) han desplazado a los ATC en el tratamiento de la depresión en la práctica habitual debido a su mayor perfil de seguridad. No obstante, algunas pruebas sustentan la idea de que los ATC son superiores en eficacia, especialmente en los hombres y los casos con depresión más grave.[27,28] En la depresión psicótica, por desgracia, aún no se han realizado comparaciones prospectivas directas entre un ISRS más un antipsicótico frente a un ATC más un antipsicótico. A continuación, se repasan brevemente algunos estudios indirectamente pertinentes a estas cuestiones que se debatieron en el algoritmo del 2008 y un nuevo ensayo clínico.

Los ISRS se han combinado con antipsicóticos típicos y atípicos, por lo que se hablará de estas combinaciones por separado.

ISRS y antipsicóticos típicos. En dos pequeños estudios se examinó la combinación de un ISRS y un antipsicótico típico.

El primero fue realizado por Rothschild y cols. e incluyó a 30 pacientes (que cumplían los criterios del DSM-III-R de depresión psicótica) tratados con una combinación de fluoxetina y perfenazina.[29] El 73% de los pacientes (23/30) presentaron una reducción de las puntuaciones de la HAM-D-17 y la BPRS del 50% o más tras 5 semanas. Las limitaciones del estudio incluyen el diseño abierto, el pequeño tamaño de la muestra y la falta de un grupo de control con placebo. Cabe destacar que 7 de 30 pacientes tenían diagnósticos bipolares. El segundo estudio fue llevado a cabo por Wolfersdorf y cols. con 14 pacientes tratados con paroxetina y zotepina o haloperidol, o ambos.[30] Tres de cuatro pacientes que recibieron paroxetina combinada más haloperidol tuvieron una reducción del 50% o más en la HAM-D-24. Las limitaciones del estudio fueron el pequeño tamaño de la muestra, el diseño sin ocultación, la falta de control con placebo y el breve periodo de tratamiento de 3 semanas.

ISRS y antipsicóticos atípicos. Rothschild y cols.[31] evaluaron la fluoxetina y la olanzapina en dos ensayos controlados aleatorizados (ECA), doble ciego y multicéntricos, con 124 pacientes hospitalizados en el ensayo 1 y 125 pacientes hospitalizados en el ensayo 2. Los pacientes diagnosticados de depresión psicótica (que cumplían los criterios del DSM-IV) fueron distribuidos al azar en tres grupos (placebo, olanzapina más placebo y olanzapina más fluoxetina) y tratados durante un periodo de 8 semanas. La respuesta se definió como una disminución ≥ 50% con respecto a la HAM-D-24 de referencia. Los resultados del ensayo 1 mostraron que el grupo de la combinación (n = 22) tenía una tasa de respuesta significativamente mayor (64%) que los grupos de placebo (28%: n = 50; $p = 0.004$) u olanzapina (35%: n = 43; $p = 0.027$). No obstante, el ensayo 2 no mostró diferencias significativas en la respuesta entre los grupos de tratamiento (combinación: 48%, n = 23; placebo: 32%, n = 44, $p = 0.20$; y olanzapina: 36%, n = 47, $p = 0.35$). Cabe destacar que la olanzapina sola no fue diferente del placebo en ninguno de los dos estudios, pero la tasa de respuesta del 36% parece superior a la tasa de respuesta del 19% de la monoterapia con perfenazina en el estudio de referencia de Spiker y cols.[23] Esto puede atribuirse a la posibilidad de que ingresaran menos pacientes enfermos en los estudios de Rothschild y cols., que tenían control con placebo, comparado con uno en el que todos los grupos tenían tratamiento activo. Una limitación del estudio fue la falta de un grupo de monoterapia con fluoxetina. Por lo tanto, no ofreció la oportunidad de evaluar la terapia combinada frente a la monoterapia con ISRS (*véase* el nodo 7).

Aunque no replicó los resultados del ensayo 1, el ensayo 2 presentó una tendencia posiblemente significativa desde el punto de vista clínico a favor del tratamiento combinado. El pequeño tamaño de las muestras en los grupos de combinación se debió al programa de aleatorización: los investigadores solo pretendían usar el grupo de combinación como «grupo piloto exploratorio». El objetivo principal de estos ensayos patrocinados por la industria era evaluar la monoterapia con olanzapina en caso de depresión psicótica, y en ese sentido los resultados fueron decepcionantes.

Desde la actualización del 2008, Meyers, Rothschild y otros publicaron el estudio «STOP-PD», un ECA doble ciego de 12 semanas que comparaba la combinación olanzapina (15-20 mg/día) más sertralina (150-200 mg/día) frente a olanzapina más placebo para tratar la depresión psicótica.[32] Se siguió a 259 participantes y el criterio principal de valoración fue la remisión. Los pacientes fueron evaluados semanalmente durante las primeras 6 semanas, seguidas de cada 2 semanas hasta llegar a la 12. La remisión se definió como una puntuación en la HAM-D-24 $\leq$ 10 en dos evaluaciones consecutivas y ausencia de delirios en la segunda evaluación. Los resultados mostraron que la combinación produjo significativamente más remisiones (cociente de posibilidades [OR, *odds ratio*] 1.28; IC 95%: 1.12-1.47, $p < 0.001$) que la olanzapina sola. El 41.9% (54/129) de los participantes con terapia combinada presentaban remisión durante su última evaluación en comparación con el 23.9% (31/130) de aquellos con olanzapina ($p = 0.002$). Al igual que en el estudio anterior de Rothschild y cols. con olanzapina, este estudio volvió a carecer de un grupo de monoterapia con un antidepresivo y tuvo una elevada tasa de deserción (42%).

Recientemente, los autores de este estudio publicaron una evaluación del impacto del tratamiento farmacológico previo antes del ingreso en el estudio.[33] Constataron que si el paciente tenía un intento previo fallido de monoterapia adecuada con un antidepresivo (n=35) y después recibía terapia combinada en el ensayo, solo el 20% respondía. Por el contrario, los 19 pacientes sin tratamiento previo a los que se administró la combinación tuvieron una respuesta del 63% (12/19) frente a una del 20% (12/19). El 33% mostró respuesta (4/12) si se administraba olanzapina sola. Esto sugiere, a pesar de las cifras reducidas, que en esta población de pacientes la falta de respuesta a la monoterapia con un ISRS se asoció a un pronóstico reservado al añadir un antipsicótico. Para aquellos sin tratamiento previo, la combinación fue superior.

En resumen respecto al uso de ISRS, la combinación de un ISRS más un antipsicótico típico o atípico es claramente eficaz en comparación con el placebo o la monoterapia con un antipsicótico, pero no se han realizado comparaciones directas de la combinación con la monoterapia con ISRS. Por lo tanto, si se elige un ISRS como antidepresivo, la confianza en que la terapia combinada será superior a la monoterapia con un antidepresivo puede ser algo menor que si se elige un ATC.

Nodo 2C: Combinación de un inhibidor de la recaptación de serotonina y noradrenalina y un antipsicótico. Ahora se dispone del primer ECA doble ciego de un antidepresivo inhibidor de la recaptación de serotonina y noradrenalina (IRSN) (venlafaxina de liberación prolongada [LP]) publicado desde la actualización del 2008. En este ensayo se compararon un ATC (imipramina), venlafaxina LP y una combinación de venlafaxina LP más quetiapina.[34] Se aleatorizó a 122 pacientes durante un periodo de 7 semanas. La dosis de venlafaxina LP fue de 375 mg diarios, la imipramina se dosificó para producir una concentración plasmática de 200 a 300 ng/mL de imipramina más desipramina, y la combinación incluyó venlafaxina LP a 375 mg diarios y quetiapina a 600 mg diarios. La respuesta se definió como una disminución superior al 50% en la puntuación de la HAM-D-17 y una puntuación final inferior a 15. También se examinaron las tasas de remisión (HAM-D-17 < 8). Los resultados mostraron una tasa de respuesta del 66% (27/41) a la combinación, del 52% (22/42) en el grupo de la imipramina y del 33% (13/39) en el grupo de la venlafaxina LP. La terapia combinada mostró ser más eficaz que la venlafaxina sola (con un OR ajustado de 4.02, IC 95%: 1.56-10.32), pero no hubo diferencias significativas en la respuesta cuando se comparó con el grupo de imipramina (OR ajustado de 1.76, IC 95%: 0.72-4.30). En las comparaciones de la remisión, el 42% (17/41) se produjo en el grupo de combinación, el 21% (9/42) en el de monoterapia con imipramina y el 28% (11/39) en el de monoterapia con venlafaxina. La combinación solo fue estadísticamente superior a la imipramina. En el análisis de modelos lineales mixtos, la disminución de la puntuación media de la HAM-D fue numéricamente mayor (pero no estadísticamente significativa) con la imipramina en comparación con la venlafaxina.

Las limitaciones del estudio incluyeron la falta de un grupo de placebo, las comparaciones de remisión realizadas como criterio secundario de valoración *a posteriori* y el pequeño tamaño de la muestra. No obstante, el estudio sugiere que una combinación de IRSN más antipsicótico puede ser más eficaz que un IRSN o un ATC por separado. El estudio no proporcionó datos sobre cómo se compararía un IRSN más un antipsicótico con un ATC o un ISRS más un antipsicótico.

Nodos 2A, 2B y 2C: conclusiones. A pesar de las limitaciones de los datos, los autores siguen encontrando suficiente sustento para concluir que la combinación de un antidepresivo y un antipsicótico es el tratamiento psicofarmacológico de primera línea contra la depresión psicótica; sin embargo, ¿qué antidepresivos son los preferidos?

Preferencia de antidepresivos: ¿ATC, ISRS o IRSN? Como se ha señalado, todavía no existen comparaciones directas entre un ATC, un ISRS y un IRSN en terapia combinada. En nuestra actualización anterior, se presentó un esfuerzo detallado para realizar una comparación basada en pruebas indirectas y se concluyó que había un ligero sustento para preferir un ATC a un ISRS en cuanto a la eficacia, pero una base más sólida para preferir un ISRS en cuanto a la seguridad, incluido el riesgo de sobredosis.[1] Ahora se disponen de algunos datos sobre un IRSN (venlafaxina LP) para la depresión psicótica.[34] Funcionó bien en combinación con un antipsicótico, separándose de la monoterapia con un ATC y un IRSN tanto en la respuesta como en la remisión. Cuando se comparó en monoterapia con un ATC, las diferentes tendencias sobre la respuesta y (secundariamente) la remisión dificultaron establecer una preferencia. Las cuestiones de seguridad favorecerían a la venlafaxina frente a un ATC. En conclusión, la venlafaxina se ha convertido en nuestra primera elección como antidepresivo a utilizar en terapia combinada. No hay pruebas que sustenten favorecer otros tipos de antidepresivos (p. ej., bupropión, mirtazapina, inhibidores de la monoaminooxidasa) en la depresión psicótica.

Preferencia de antipsicóticos. No se dispone de comparaciones directas para comprobar la eficacia y la seguridad relativas de los distintos antipsicóticos típicos y atípicos. Nuestro análisis anterior de las pruebas indirectas no encontró ningún sustento para mostrar una preferencia basada en la eficacia.[1] Desde la actualización anterior, como se ha señalado, la quetiapina y la olanzapina cuentan con nuevos ECA y ambas demostraron ser opciones eficaces para la terapia combinada. La quetiapina tiene más eficacia que la olanzapina y otros antipsicóticos atípicos contra algunos otros trastornos depresivos como la depresión bipolar.[8] Esto sugiere que podría verse favorecida (por su eficacia) en caso de depresión psicótica.

En cuanto a las cuestiones de seguridad, los antipsicóticos típicos presentan mayor riesgo de discinesia tardía en comparación con los atípicos, especialmente en los pacientes psicóticos con trastornos del estado del estado de ánimo.[35] Los antipsicóticos atípicos suelen producir aumento de peso y problemas metabólicos relacionados, en particular la olanzapina.[36] Curiosamente, el grupo de Rothschild[37] evaluó el aumento de peso de 118 pacientes de su estudio STOP-PD de olanzapina y sertralina, buscando factores de riesgo. La edad tuvo una asociación negativa significativa con el aumento de peso ($p = 0.01$), incluso después de controlar las diferencias en la dosis acumulada de olanzapina y el índice de masa corporal inicial. Cada aumento de 10 años en la edad se asoció a una disminución del aumento de peso promedio en 12 semanas de aproximadamente 0.6 kg ($p = 0.01$). Los resultados sugieren que el aumento ponderal inducido por la olanzapina es más preocupante en los pacientes más jóvenes.

La quetiapina también causa este efecto secundario, solo superada por la olanzapina en un estudio en pacientes jóvenes sin tratamiento antipsicótico previo.[38] También tiene una nueva advertencia en el prospecto del 2011 con respecto a la prolongación del QTc, y ahora debe recibir un control de seguridad adicional por este motivo y no se puede combinar con al menos 12 medicamentos especificados (a los que hay que añadir citalopram, que ha tenido una advertencia similar desde septiembre del 2011).

Dado que tanto la olanzapina como la quetiapina son eficaces para el tratamiento combinado de la depresión psicótica a pesar de sus diferentes propiedades farmacodinámicas (p. ej., la olanzapina está fuertemente unida al receptor de dopamina de tipo 2 y la quetiapina está poco unida), puede ser razonable considerar otros antipsicóticos atípicos con un perfil de seguridad más benigno aunque su eficacia no haya sido tan bien comprobada. La ziprasidona (40-160 mg/día) se combinó con sertralina (100-200 mg/día) en 19 pacientes con depresión psicótica de forma abierta durante 4 semanas (17 completaron el estudio). Los pacientes mejoraron significativamente en la HAM-D-21, la BPRS y otras escalas de valoración.[39] No hubo aumento de peso ni de prolactina, pero el QTc se elevó en promedio 15 ms ($p = 0.04$). El aripiprazol se combinó con el escitalopram en un ensayo abierto de 7 semanas.[40] La tasa de respuesta en las 13 personas que completaron el estudio fue del 63%, definiéndose la respuesta como un descenso del 50% en la HAM-D-17 y la ausencia de psicosis. La risperidona se combinó con un antidepresivo en 11 pacientes como parte de una investigación en una población heterogénea, la mayoría de los cuales padecían depresión psicótica, y los resultados parecieron prometedores.[41]

Continuación del tratamiento combinado tras la fase aguda. Wijkstra y cols. abordaron recientemente esta cuestión en un estudio de seguimiento de 4 meses de su comparación del tratamiento agudo con venlafaxina, imipramina y la combinación de venlafaxina y quetiapina.[42] Los 59 pacientes que respondieron (20 del grupo de imipramina, 13 del de venlafaxina y 26 del grupo de la combinación) fueron evaluados mediante la HAM-D-17 durante un seguimiento abierto de 4 meses. Seis lo abandonaron, pero el 86% (51 de 59) mantuvieron su respuesta: 16 de 17 (94%) de aquellos con imipramina, 12 de 12 (100%) con venlafaxina y 23 de 24 (96%) con la combinación ($p = 1.0$). Este estudio sugiere que es muy recomendable continuar el tratamiento con un régimen de medicación inicialmente eficaz durante al menos 4 meses.

En un estudio de seguimiento naturalista más antiguo, 78 pacientes que habían remitido con terapia combinada presentaban una alta tasa de recaída si abandonaban los antipsicóticos.[43] Los pacientes tomaron los antipsicóticos durante un promedio de 5.0 meses, pero recayeron en una media de 2.0 meses tras la reducción o la interrupción de la dosis de antipsicóticos; sin embargo, en otro estudio en pacientes de mayor edad no se encontraron diferencias en la tasa de recaídas con la interrupción de los antipsicóticos.[17] Durante un periodo de observación de 6 meses, siete de los 28 sujetos presentaron recaída: 5 de 15 en tratamiento combinado frente a 2 de 13 en monoterapia ($p = 0.4$). En un reciente estudio de seguimiento de 2 años de pacientes que recibían un tratamiento naturalista tras su primer diagnóstico de depresión psicótica, se descubrió que el 45% experimentaba episodios nuevos.[7] No está claro si esto se debe a que se prescribió un tratamiento subóptimo, a que los pacientes dejaron de cumplir con el tratamiento o a los cambios de diagnóstico confusos a lo largo del tiempo.

En conclusión, este algoritmo aborda el tratamiento agudo, y los datos sobre la terapia de mantenimiento son limitados; sin embargo, el estudio más reciente sugiere que al menos 4 meses de mantenimiento son eficaces. Hay que tener en cuenta especialmente los efectos secundarios metabólicos a largo plazo asociados al mantenimiento con el antipsicótico que ha recibido más estudios, es decir, la olanzapina. Si los efectos secundarios metabólicos son significativos, puede valer la pena intentar cambiar a un antipsicótico diferente o ver si se puede interrumpir.

NODO 3: ¿SE HA PROBADO CAMBIAR DE ANTIDEPRESIVO SI HA FRACASADO UN PRIMER INTENTO DE COMBINACIÓN?

Si el paciente ha tomado, y ha fracasado, una combinación de ISRS más antipsicótico, se puede considerar cambiar el antidepresivo por venlafaxina LP o un ATC. Como se ha señalado, esto se sustenta en pruebas muy limitadas, pero parece que hay un poco más de fundamento para esto en comparación con la otra opción de cambiar el antipsicótico. Si el paciente fracasó inicialmente con venlafaxina más antipsicótico, un análisis detenido de los datos contradictorios sobre monoterapia del estudio de Wijkstra y cols.[34] sugiere que es posible que le vaya mejor con un ATC.

Si resulta que el tratamiento inicial del paciente fue con un ATC más un antipsicótico, hay pruebas poco relevantes que sugieren que el cambio a un ISRS o IRSN como antidepresivo podría ser ventajoso. En un estudio, ocho pacientes con fracaso previo en la terapia combinada de dosis completa de ATC y antipsicótico típico mostraron una tasa de respuesta del 62% (5/8) tras ser cambiados a terapia con ISRS más antipsicótico (29). Blumberger y cols. constataron que incluso después de fracasar en un ensayo adecuado de varias combinaciones (no especificadas) de antidepresivos y antipsicóticos (n=13), el 25% de los pacientes respondieron entonces a la combinación de sertralina más olanzapina, y (sorprendentemente) el 40% de 11 pacientes respondieron cuando se les asignó la monoterapia con olanzapina, a pesar de que ese no era un buen tratamiento para los pacientes sin tratamiento en su estudio.[33] Posiblemente los diagnósticos de estos 11 pacientes eran incorrectos y en realidad tenían un trastorno psicótico primario.[6,7] Por lo tanto, aunque estas pruebas son muy limitadas, el cambio de antidepresivos parece tener alguna posibilidad de éxito y se propone que esta sea la siguiente intervención en el nodo 3. En este caso también debería reconsiderarse la TEC, dada su eficacia en los pacientes que no responden.[44]

NODO 4: SI FRACASAN DOS INTENTOS DE COMBINACIÓN, VOLVER A RECONSIDERAR LA TEC

La TEC probablemente sea el tratamiento de elección tras dos intentos combinados fallidos con diferentes antidepresivos. Como ya se ha señalado, Blumberger y cols. constataron que la falta de respuesta previa a tratamientos antidepresivos adecuados se asocia a malos resultados con la terapia combinada de olanzapina y sertralina, incluso en condiciones de investigación.[33] En un estudio con 15 pacientes hospitalizados con depresión psicótica (criterios del DSM-III), 8 de 9 pacientes que no respondían a la combinación de ATC más antipsicóticos mostraron una respuesta clínica excelente tras la TEC.[45] En el estudio de Spiker y cols. de 1985, los seis pacientes en los que fracasó la terapia combinada respondieron bien a la TEC.[23]

NODO 5: ¿FALLARON DOS COMBINACIONES Y LA TEC, O LA TEC NO ESTABA DISPONIBLE O RESULTABA INACEPTABLE?

Se dispone de algunas evidencias que sustentan el uso de la terapia de potenciación con litio en esta situación. El litio se empleó para potenciar una combinación de ATC más antipsicóticos en una serie de casos de 20 pacientes, y el 40% tuvo una respuesta parcial o marcada.[46] En otra serie de potenciación con seis pacientes que no respondieron a la combinación de ATC más antipsicóticos, 3 de 6 tuvieron respuesta drástica y 2 de 6 respuesta gradual con el litio.[47] En el primer estudio de Rothschild y cols., 3 de 8 pacientes respondieron a la potenciación con litio tras fracasar con la fluoxetina y la perfenazina.[29] Por último, desde la última actualización del algoritmo, Birkenhager y cols. informaron sobre la adición sin ocultación de litio durante 4 semanas a 15 pacientes que no mostraron respuesta en su estudio de venlafaxina/imipramina/quetiapina.[48] Se les mantuvo su medicación inicial con ocultación. Nueve pacientes (60%) tuvieron remisión continua. Cinco de los 15 pacientes seguían una terapia combinada, pero lamentablemente sus resultados no se comunicaron por separado.

NODO 6: ¿FALLARON DOS COMBINACIONES Y LA POTENCIACIÓN CON LITIO?

La TEC sigue considerándose la mejor opción en ese momento si todavía no se ha probado.

Puede considerarse la clozapina con base en las pruebas derivadas de series de casos e informes de casos. En tres pacientes con depresión psicótica resistente, que no respondían a la TEC, se comenzó el tratamiento con clozapina.[49] Hubo mejoría tanto de los síntomas psicóticos como de los del estado de ánimo (la respuesta se retrasó en el caso de un paciente), y no se produjeron recaídas durante un periodo de seguimiento de 4 a 6 años.

En un informe de un caso, la puntuación en la BPRS inicial de 62 de una paciente descendió a 39 tras 4 semanas de clozapina, y a 21 tras 4 meses.[50] En otro informe de caso se describieron resultados similares con una paciente cuyos síntomas del estado de ánimo respondieron bien y los síntomas psicóticos remitieron tras recibir clozapina.[51]

Desde la actualización del 2008, ha aparecido un nuevo informe de una estrategia de potenciación que implica la adición de metilfenidato. Esto se suma a un antiguo informe de hace más de 40 años.[52,53] En el caso nuevo, se observó un efecto favorable en una paciente con depresión psicótica cuya combinación de venlafaxina más olanzapina había fracasado. La familia de la paciente había rechazado la TEC. Su psicosis remitió con puntuaciones en la *Impresión clínica global* de 3 y en la HAM-D de 8 al cabo de 4 días, y no tuvo ninguna recidiva en el seguimiento a 2 años.

NODO 7: ¿MONOTERAPIA CON ATC, IRSN O ISRS?

A veces se preferirá la monoterapia con un antidepresivo (p. ej., debido a la preocupación por los efectos secundarios de los antipsicóticos). En caso afirmativo, ¿cuál debería seleccionarse?

Nodo 7A: ¿monoterapia con ATC? Los ATC parecen ser eficaces para muchos casos de depresión psicótica. Un metaanálisis halló que los ATC eran superiores al placebo[54] y a la monoterapia antipsicótica.[22]

Algunas pruebas sugieren que los ATC serían preferibles a los ISRS. Van Den Borek y cols. realizaron un ECA en pacientes deprimidos que determinó que la imipramina a una concentración plasmática de imipramina + desipramina de 192-521 ng/mL era más eficaz que la fluvoxamina a 150-1800 mg diarios.[55] El análisis Cochrane de los pacientes con depresión psicótica de este estudio[56] constató que el 64% (16/25) de quienes tomaban la imipramina presentaban una reducción del 50% en la HAM-D, en comparación con el 30% (7/23) que tomaban fluvoxamina (p = 0.03).

En otro ECA de personas deprimidas llevado a cabo por Brujin y cols., la imipramina mostró ser más eficaz que la mirtazapina.[57] El análisis de la revisión Cochrane de los participantes con depresión psicótica de este estudio[56] mostró que 9 de 15 pacientes (60%) con tratamiento con imipramina consiguieron una reducción del 50% en las puntuaciones de la HAM-D, en comparación con 3 de 15 pacientes (20%) en el grupo de la mirtazapina (p = 0.05).

Como ya se ha comentado, el ECA reciente que compara el ATC imipramina frente a la venlafaxina es difícil de interpretar dados los datos contradictorios sobre la respuesta y la remisión.[34]

La amoxapina, como ya se ha mencionado, tiene potentes propiedades antipsicóticas típicas de su metabolito 7-hidroxiamoxapina.[24] Por lo tanto, no se recomienda este producto debido a sus posibles riesgos asociados de discinesia tardía.

Nodo 7B: ¿un ISRS o IRSN? A continuación se analizan los estudios que sugieren la eficacia de la monoterapia con un ISRS o IRSN. La fluvoxamina,[58] la sertralina,[59] la paroxetina[59] y la venlafaxina[34,60] cuentan con algunas pruebas que sustentan su uso.

Zanardi y cols. realizaron un estudio controlado con doble ciego de 6 semanas en el que se compararon las respuestas de 66 pacientes con depresión psicótica (DSM-III-R) a la sertralina (n = 24) y la paroxetina (n = 22).[59] Se emplearon la HAM-D-21 y la *Dimensions of Delusional Experience Rating Scale* (DDERS) para evaluar la respuesta. Respondieron el 75% de los pacientes con sertralina y el 46% de aquellos con paroxetina, pero la diferencia no fue estadísticamente significativa (p = 0.16). Las limitaciones del estudio incluyen la falta de un grupo con placebo, la elevada tasa de abandonos (41%) en el grupo de paroxetina y la inscripción de 14 pacientes bipolares.

Algunos estudios y series de casos han descrito el uso de la monoterapia con fluvoxamina.[58] En un estudio de caso reciente, una paciente fue tratada inicialmente con fluvoxamina y risperidona durante 1 año, seguido de mantenimiento con monoterapia de fluvoxamina durante 2 años.[61] En este punto, se le cambió a sertralina, pero desarrolló delirios. Sus síntomas se resolvieron tras volver a tomar la fluvoxamina. En una serie de casos, cinco pacientes tratados con fluvoxamina mostraron una reducción en las puntuaciones de la HAM-D y la BPRS.[62]

Zanardi y cols. realizaron otro ECA de 6 semanas con 28 pacientes hospitalizados con depresión psicótica según el DSM-IV.[60] Los sujetos recibieron 300 mg de fluvoxamina o 300 mg de venlafaxina. El 79% del grupo de fluvoxamina (n = 11) y el 58% del de venlafaxina (n = 7) mostraron respuesta con reducción de la puntuación de la HAM-D-21 a ≤ 8 y puntuación de la DDERS de 0. No se encontraron diferencias estadísticamente significativas entre ambos fármacos (p = 0.40). Las limitaciones del estudio incluyeron el pequeño tamaño de la muestra, la falta de control con placebo y la inscripción de seis pacientes bipolares.

Kantrowitz y cols. examinaron el riesgo de empeoramiento de la psicosis con la monoterapia con ATC y antidepresivos serotoninérgicos en una revisión sistémica sobre la depresión psicótica.[63] Entre los 20 estudios revisados, los pacientes asignados a un ATC tenían más probabilidades de presentar reagudización de la psicosis (8/78) que aquellos con antidepresivos serotoninérgicos (1/93), con $p = 0.01$. Seis de seis pacientes tratados con inhibidores de la monoamino-oxidasa mostraron una exacerbación de la psicosis.

En conclusión, la monoterapia con ISRS o venlafaxina puede tener cierta eficacia, pero las pruebas parecen ligeramente más sólidas para la monoterapia con ATC; sin embargo, los ATC presentan los problemas de seguridad señalados anteriormente y también puede haber cierto aumento del riesgo de reagudización de la psicosis con la monoterapia con ATC. Las pruebas más robustas sustentan el uso inicial de terapia combinada con un antidepresivo y un antipsicótico, si no se utiliza la TEC.

COMENTARIOS FINALES

Esta actualización del algoritmo del PAPHSS del 2008 perfecciona el análisis previo de las pruebas disponibles para el tratamiento farmacológico de la depresión psicótica; sin embargo, la validez de las conclusiones está limitada por la calidad y la cantidad de estudios y pruebas disponibles. Los ensayos prospectivos cara a cara en caso de depresión psicótica siguen siendo relativamente escasos en cuanto a número. No obstante, la alternativa a apoyarse lo mejor posible en esta base de evidencia sería tomar las decisiones únicamente en función de la experiencia clínica de cada profesional. Esto puede ser un sustento poco fiable para la toma de decisiones.[64] En el 2007, Andreescu y cols. constataron que solo el 57% de 100 pacientes con depresión psicótica recibieron al menos una combinación de un antidepresivo y un antipsicótico, y solo el 5% tuvo una dosis completa del antipsicótico.[65] Mulsant y cols. mostraron resultados similares en 1997, cuando el 4% de 53 pacientes recibieron una terapia combinada adecuada.[66] Por lo tanto, esta actualización del algoritmo espera informar a los clínicos sobre las pruebas disponibles en torno a la psicofarmacología de la depresión psicótica. Este algoritmo organiza esta evidencia de forma sistemática, pero es lo suficientemente flexible en sus recomendaciones como para dejar amplia oportunidad de complementarlo con el juicio personal con base en la experiencia clínica.

REFERENCIAS

1. Hamoda HM, Osser DN. The Psychopharmacology Algorithm Project at the Harvard South Shore Program: an update on psychotic depression. Harv Rev Psychiatry. 2008;16:235-47.
2. Osser DN, Patterson RD. Algorithms for the pharmacotherapy of depression: Part One Directions in Psychiatry. 1998;18:303-18.
3. Johnson J, Jowarth E, Weissman MM. The validity of major depression with psychotic features based on a community study Arch Gen Psychiatry. 1991;48:1075-81.
4. Ohayon MM, Schatzberg AF. Prevalence of depressive episodes with psychotic features in the general population. Am J Psychiatry. 2002;159:1855-61.
5. Coryell W, Lavori P, Endicott J, Keller M, VanEerdewegh M. Outcome in schizoaffective, psychotic, and nonpsychotic depression. Course during a six- to 24-month follow-up. Arch Gen Psychiatry. 1984;41:787-91.
6. Ruggero CJ, Kotov R, Carlson GA, Tanenberg-Karant M, Gonzalez DA, Bromet EJ. Diagnostic consistency of major depression with psychosis across 10 years. J Clin Psychiatry. 2011;72:1207-13.

7. Tohen M, Khalsa HM, Salvatore P, Vieta E, Ravichandran C, Baldessarini RJ. Two-year outcomes in first-episode psychotic depression the McLean-Harvard First-Episode Project. J Affect Disord. 2012;136:1-8.
8. Ansari A, Osser DN. The psychopharmacology algorithm project at the Harvard South Shore Program: an update on bipolar depression. Harv Rev Psychiatry. 2010;18:36-55.
9. Bajor LA, Ticlea AN, Osser DN. The Psychopharmacology Algorithm Project at the Harvard South Shore Program: an update on posttraumatic stress disorder. Harv Rev Psychiatry. 2011;19:240-58.
10. Osser DN, Dunlop LR. The Psychopharmacology Algorithm Project at the Harvard South Shore Program: an update on generalized social anxiety disorder. Psychopharm Review. 2010;45:91-8.
11. Osser DN, Jalali-Roudsari M, Manschreck T. The Psychopharmacology Algorithm Project at the Harvard South Shore Program: an update on schizophrenia. Harv Rev Psychiatry. 2013;21:in press.
12. Petrides G, Fink M, Husain MM, Knapp RG, Rush AJ, Mueller M, et al. ECT remission rates in psychotic versus nonpsychotic depressed patients: a report from CORE. J ECT. 2001;17:244-53.
13. Perry P, Morgan D, Smith R, Tsuang M. Treatment of unipolar depression accompanied by delusions. J Affect Disord. 1982;4:195-200.
14. Olfson M, Marcus S, Sackeim HA, Thompson J, Pincus HA. Use of ECT for the inpatient treatment of recurrent major depression. Am J Psychiatry. 1998;155:22-9.
15. Keller J, Schatzberg AF, Maj M. Current issues in the classification of psychotic major depression. Schizophr Bull. 2007;33:877-85.
16. Navarro V, Gasto C, Torres X, Masana G, Penades R, Guarch J, et al. Continuation/maintenance treatment with nortriptyline versus combined nortriptyline and ECT in late-life psychotic depression: a two-year randomized study. Am J Geriatr Psychiatry. 2008;16:498-505.
17. Meyers BS, Klimstra SA, Gabriele M, Hamilton M, Kakuma T, Tirumalasetti F, et al. Continuation treatment of delusional depression in older adults. American Journal of Geriatric Psychiatry. 2001;9:415-22.
18. Sackeim HA, Haskett RF, Mulsant BH, Thase ME, Mann JJ, Pettinati HM, et al. Continuation pharmacotherapy in the prevention of relapse following electroconvulsive therapy: a randomized controlled trial. JAMA. 2001;285:1299-307.
19. American Psychiatric Association. Practice guideline for the treatment of patients with major depressive disorder, third edition. Am J Psychiatry. 2010;167:1-118.
20. National Collaborating Centre for Mental Health. The treatment and management of depression in adults: NICE clinical guideline 90. London; Leicester, UK: Gaskell and the British Psychological Society, 2009.
21. Farahani A, Correll CU. Are antipsychotics or antidepressants needed for psychotic depression? A systematic review and meta-analysis of trials comparing antidepressant or antipsychotic monotherapy with combination treatment. J Clin Psychiatry. 2012;73:486-96.
22. Wijkstra J, Lijmer J, Balk FJ, Geddes JR, Nolen WA. Pharmacological treatment for unipolar psychotic depression: Systematic review and meta-analysis. Br J Psychiatry. 2006;188:410-5.
23. Spiker DG, Weiss JC, Dealy RS, Griffin SJ, Hanin I, Neil JF, et al. The pharmacological treatment of delusional depression. Am J Psychiatry. 1985;142:430-6.
24. Anton R, Burch E. Amoxapine vs amitriptyline combined with perphenazine in the treatment of psychotic depression. Am J Psychiatry. 1990;147:1203-8.
25. Nelson JC, Price L, Jatlow P. Neuroleptic dose and desipramine concentration during combined treatment of unipolar delusional depression. Am J Psychiatry. 1986;143:1151-4.
26. Mulsant BH, Sweet RA, Rosen J, Pollock BG, Zubenko GS, Flynn T, et al. A double-blind randomized comparison of nortriptyline plus perphenazine versus nortriptyline plus placebo in the treatment of psychotic depression in late life. J Clin Psychiatry. 2001;62:597-604.
27. Anderson IM. SSRIS versus tricyclic antidepressants in depressed inpatients: a meta-analysis of efficacy and tolerability. Depress Anxiety. 1998;7 Suppl 1:11-7.
28. Vermeiden M, van den Broek WW, Mulder PG, Birkenhager TK. Influence of gender and menopausal status on antidepressant treatment response in depressed inpatients. J Psychopharmacol. 2010;24:497-502.

29. Rothschild AJ, Samson JA, Bessette MP, Carter-Campbell JT. Efficacy of the combination of fluoxetine and perphenazine in the treatment of psychotic depression. J Clin Psychiatry. 1993;54:338-42.
30. Wolfersdorf M, Barg T, Konig F, Leibfarth M, Grunewald I. Paroxetine as antidepressant in combined antidepressant-neuroleptic therapy in delusional depression: observation of clinical use. Pharmacopsychiatry. 1995;28:56-60.
31. Rothschild AJ, Williamson DJ, Tohen MF, Schatzberg A, Andersen SW, Van Campen LE, et al. A double-blind, randomized study of olanzapine and olanzapine/fluoxetine combination for major depression with psychotic features. J Clin Psychopharmacol. 2004;24:365-73.
32. Meyers BS, Flint AJ, Rothschild AJ, Mulsant BH, Whyte EM, Peasley-Miklus C, et al. A double-blind randomized controlled trial of olanzapine plus sertraline vs olanzapine plus placebo for psychotic depression: the study of pharmacotherapy of psychotic depression (STOP-PD). Arch Gen Psychiatry. 2009;66:838-47.
33. Blumberger DM, Mulsant BH, Emeremni C, Houck P, Andreescu C, Mazumdar S, et al. Impact of prior pharmacotherapy on remission of psychotic depression in a randomized controlled trial. J Psychiatr Res. 2011;45:896-901.
34. Wijkstra J, Burger H, van den Broek WW, Birkenhager TK, Janzing JG, Boks MP, et al. Treatment of unipolar psychotic depression: a randomized, double-blind study comparing imipramine, venlafaxine, and venlafaxine plus quetiapine. Acta Psychiatr Scand. 2010;121:190-200.
35. Correll CU, Leucht S, Kane JM. Lower risk for tardive dyskinesia associated with second-generation antipsychotics: a systematic review of 1-year studies. Am J Psychiatry. 2004;161:414-25.
36. Chiu CC, Chen KP, Liu HC, Lu ML. The early effect of olanzapine and risperidone on insulin secretion in atypical-naive schizophrenic patients. J Clin Psychopharmacol. 2006;26:504-7.
37. Smith E, Rothschild AJ, Heo M, Peasley-Miklus C, Caswell M, Papademetriou E, et al. Weight gain during olanzapine treatment for psychotic depression: effects of dose and age. Int Clin Psychopharmacol. 2008;23:130-7.
38. Correll CU, Manu P, Olshanskiy V, Napolitano B, Kane JM, Malhotra AK. Cardiometabolic risk of second-generation antipsychotic medications during first-time use in children and adolescents. JAMA. 2009;302:1765-73.
39. Moeller O, Evers S, Deckert J, Baune BT, Dannlowski U, Nguyen DH, et al. The impact of ziprasidone in combination with sertraline on visually-evoked event-related potentials in depressed patients with psychotic features. Prog Neuropsychopharmacol Biol Psychiatry. 2007;31:1440-3.
40. Matthews JD, Siefert C, Dording C, Denninger JW, Park L, van Nieuwenhuizen AO, et al. An open study of aripiprazole and escitalopram for psychotic major depressive disorder. J Clin Psychopharmacol. 2009;29:73-6.
41. Goto M, Yoshimura R, Kakihara S, Shinkai K, Yamada Y, Kaji K, et al. Risperidone in the treatment of psychotic depression. Prog Neuropsychopharmacol Biol Psychiatry. 2006;30:701-7.
42. Wijkstra J, Burger H, van den Broek WW, Birkenhager TK, Janzing JG, Boks MP, et al. Long-term response to successful acute pharmacological treatment of psychotic depression. J Affect Disord. 2010;123:238-42.
43. Aronson T, Shukla S, Hoff A. Continuation therapy after ECT for delusional depression: a naturalistic study of prophylactic treatments and relapse. Convulsive Therapy. 1987;3:251-9.
44. Schatzberg AF, Rothschild AF. Psychotic (delusional) major depression: should it be included as a distinct syndrome in DSM-IV? Am J Psychiatry. 1992;149:733-45.
45. Khan A, Cohen S, Stowell M, Capwell R, Avery D, Dunner DL. Treatment options in severe psychotic depression. Convulsive Therapy. 1987;3:93-9.
46. Price LH, Charney DS, Heninger GR. Variability of response to lithium augmentation in refractory depression. Am J Psychiatry. 1986;143:1387-92.
47. Price L, Conwell Y, Nelson JC. Lithium augmentation of combined neuroleptic-tricyclic treatment in delusional depression. Am J Psychiatry. 1983;140:318-22.
48. Birkenhager TK, van den Broek WW, Wijkstra J, Bruijn JA, van Os E, Boks M, et al. Treatment of unipolar psychotic depression: an open study of lithium addition in refractory psychotic depression. J Clin Psychopharmacol. 2009;29:513-5.

49. Ranjan R, Meltzer HY. Acute and long-term effectiveness of clozapine in treatment-resistant psychotic depression. Biol Psychiatry. 1996;40:253-8.
50. Jeyapaul P, Vieweg R. A case study evaluating the use of clozapine in depression with psychotic features. Ann Gen Psychiatry. 2006;5:20.
51. Dassa D, Kaladjian A, Azorin JM, Giudicelli S. Clozapine in the treatment of psychotic refractory depression. British Journal of Psychiatry. 1993;163:822-4.
52. Huang CC, Shiah IS, Chen HK, Mao WC, Yeh YW. Adjunctive use of methylphenidate in the treatment of psychotic unipolar depression. Clin Neuropharmacol. 2008;31:245-7.
53. Wharton R, Perel J, Dayton P, Malitz S. A potential clinical use for methylphenidate with tricyclic antidepressants. Am J Psychiatry. 1971;127:1619-25.
54. Khan A, Noonan C, Healey W. Is a single tricyclic antidepressant trial an active treatment for psychotic depression? Progress in Neuro-Psychopharmacology and Biological Psychiatry. 1991;15:765-70.
55. van den Broek WW, Birkenhager TK, Mulder PG, Bruijn JA, Moleman P. A double-blind randomized study comparing imipramine with fluvoxamine in depressed inpatients. Psychopharmacology (Berl). 2004;175:481-6.
56. Wijkstra J, Lijmer J, Balk F, Geddes J, Nolen WA. Pharmacological treatment for psychotic depression. The Cochrane Database of Systematic Reviews, 2004: Art. No.:CD004044.pub2. DOI:10.1002/14651858.CD004044.pub2.
57. Bruijn JA, Moleman P, Mulder PG, van den Broek WW, van Hulst AM, van der Mast RC, et al. A double-blind, fixed blood-level study comparing mirtazapine with imipramine in depressed in patients. Psychopharmacology (Berl). 1996;127:231-7.
58. Gatti F, Bellini L, Gasperini M, Perez J, Zanardi R, Smeraldi E. Fluvoxamine alone in the treatment of delusional depression. Am J Psychiatry. 1996;153:414-6.
59. Zanardi R, Franchini L, Gasperini M, Perez J, Smeraldi E. Double-blind controlled trial of sertraline versus paroxetine in the treatment of delusional depression. Am J Psychiatry. 1996;153:1631-3.
60. Zanardi R, Franchini L, Serretti A, Perez J, Smeraldi E. Venlafaxine versus fluvoxamine in the treatment of delusional depression: a pilot double-blind controlled study. J Clin Psychiatry. 2000;61:26-9.
61. Kishimoto A, Todani A, Miura J, Kitagaki T, Hashimoto K. The opposite effects of fluvoxamine and sertraline in the treatment of psychotic major depression: a case report. Ann Gen Psychiatry. 2010;9:23.
62. Furuse T, Hashimoto K. Fluvoxamine monotherapy for psychotic depression: the potential role of sigma-1 receptors. Ann Gen Psychiatry.2009;8:26.
63. Kantrowitz JT, Tampi RR. Risk of psychosis exacerbation by tricyclic antidepressants in unipolar Major Depressive Disorder with psychotic features. J Affect Disord. 2008;106:27279-84.
64. Osser DN. Why physicians do not follow some algorithms and guidelines. Drug Benefit Trends. 2009;21:345-54.
65. Andreescu C, Mulsant BH, Peasley-Miklus C, Rothschild AJ, Flint AJ, Heo M, et al. Persisting low use of antipsychotics in the treatment of major depressive disorder with psychotic features. J Clin Psychiatry. 2007;68:194-200.
66. Mulsant BH, Haskett RF, Prudic J, Thase ME, Malone KM, Mann JJ, et al. Low use of neuroleptic drugs in the treatment of psychotic major depression. Am J Psychiatry. 1997;154:559-61.

ACTUALIZACIÓN

ACTUALIZACIÓN DEL ALGORITMO DE LA DEPRESIÓN PSICÓTICA

David N. Osser, MD

En los 12 años transcurridos desde la última publicación de este algoritmo, las recomendaciones y el diagrama de flujo siguen siendo prácticamente los mismos. No ha habido nuevos estudios que parezcan cambiar las secuencias generales de los nodos. En particular, todavía no hay ningún medicamento que haya recibido la autorización de la Food and Drug Administration (FDA) de los Estados Unidos para el tratamiento de la depresión psicótica;[1] sin embargo, ha habido algunos estudios que añaden sustento a lo propuesto en el algoritmo del 2012. Además, hay una nueva opción para agregar al final del algoritmo que puede ser útil para los casos resistentes al tratamiento: la ketamina.

La importancia de diagnosticar y tratar correctamente la depresión psicótica de la forma más respaldada por la evidencia posible se destacó gracias a un metaanálisis de 20 estudios relevantes que constató que la tasa de intentos de suicidio es más de dos veces mayor que la tasa en las personas que tienen depresión no psicótica.[2] Esto resultó cierto en todos los grupos de edad y no estuvo asociado a ninguna característica particular de los episodios, como la gravedad, la presencia o ausencia de alucinaciones, la disfunción cognitiva o la comorbilidad física o psiquiátrica. El suicidio consumado también fue mayor en el grupo de depresión psicótica, con un OR de 1.7 (si se excluía un gran estudio periférico).[3]

Nodo 2B: Tratamiento de primera línea con una combinación de un antidepresivo ISRS y un antipsicótico

En este nodo los autores consideraron las pruebas que sustentan la combinación de un ISRS como antidepresivo y un antipsicótico. Se revisaron las evidencias con diferentes antipsicóticos. En el estudio STOP-PD, la sertralina fue el ISRS y la olanzapina el antipsicótico, y esta combinación se comparó con la olanzapina sola.[4] En congruencia con otros estudios de combinaciones de antidepresivos y antipsicóticos, la tasa de remisión con la combinación fue superior a la monoterapia antipsicótica, con un OR de 1.3. En el 2019 se publicó un nuevo estudio llamado STOP-PD II,[5] que fue patrocinado por el National Institute of Mental Health, mientras que STOP-PD fue patrocinado por el fabricante de la olanzapina. Esto explica la selección de este antipsicótico de segunda generación (ASG) especialmente propenso a los efectos secundarios y el diseño del estudio, que se centró en averiguar la eficacia de la olanzapina como monoterapia. En STOP-PD II, el propósito era ver si quienes remitían con la combinación de sertralina y olanzapina podían mantenerse con el antidepresivo solo sin la olanzapina frente a permanecer con la combinación durante 9 meses.

En STOP-PD II, se reclutaron 269 participantes (en su mayoría pacientes hospitalizados, con edades comprendidas entre los 18 y los 85 años) de cuatro centros y se les trató de forma abierta con sertralina (150-200 mg) más olanzapina (15-20 mg). Aquellos que remitieron o estuvieron a punto de hacerlo durante 8 semanas fueron asignados aleatoriamente a seguir con su combinación o a que se les redujera la olanzapina durante 4 semanas con placebos de apariencia idéntica. La tasa de recaída con la combinación fue del 20% frente al 55% con la sertralina más placebo. Se trata de un impresionante número necesario a tratar de 2.8 a favor de seguir con la combinación. Casi todas las recaídas se produjeron en los primeros 2 meses. En el lado negativo de la combinación, los pacientes aumentaron (en promedio) 2.7 kg adicionales con la olanzapina frente a 1.3 kg con el placebo. Los pacientes ya habían ganado una media de 5.4 kg en la fase abierta con olanzapina. Este estudio aporta un fuerte sustento a la recomendación del algoritmo de usar una combinación de un antipsicótico y un antidepresivo contra la depresión psicótica, y sugiere además que debe continuarse durante al menos 4 meses antes de pensar en intentar reducir gradualmente el antipsicótico.

Un editorial recomienda que los médicos consideren el uso de un ASG menos peligroso que la olanzapina, por ejemplo, el aripiprazol,[6] a pesar de que la cantidad de pruebas favorables disponibles de los estudios es mayor con la olanzapina. El uso de otro ASG podría reducir el incentivo para disminuir y eliminar el antipsicótico. Esta fue también la sugerencia en nuestro algoritmo del 2012. Si la persona tenía ideas suicidas cuando estaba deprimido, habría que ser especialmente reacio a retirar el antipsicótico. El autor del editorial también señaló que los pacientes con alucinaciones fueron excluidos de STOP-PD II, aunque esto se admite en los criterios del DSM-IV y el DSM-5[*] de depresión psicótica; esto reduce ligeramente la aplicabilidad de los resultados.

El estudio no incluyó a personas psicóticas con depresión bipolar, por lo que el abordaje del tratamiento debería ser diferente. El editorial sugiere que el litio puede ser tan eficaz como los antipsicóticos para esos pacientes.[6] *Véase* el capítulo de este libro sobre el algoritmo para la depresión bipolar, que coincide con esta opinión.

La cuestión de la farmacoterapia de mantenimiento de la depresión psicótica (sobre la que se ha investigado muy poco) se abordó en un informe de investigación del 2024 sobre dos grandes cohortes nacionales de pacientes de Finlandia y Suecia (unos 33 000 pacientes).[7] Los autores afirman que los resultados cuestionan las recomendaciones para el tratamiento agudo de la depresión psicótica con la combinación de un antidepresivo y un antipsicótico en este algoritmo, en las revisiones Cochrane y en otras directrices. Creemos que esta afirmación es exagerada. Muchos de los hallazgos coinciden realmente con nuestras recomendaciones para el tratamiento agudo. El mejor tratamiento combinado (en comparación con el no usar un antidepresivo y un antipsicótico) fue la amitriptilina más olanzapina, que se calculó que tenía un cociente de riesgos instantáneos (HR, *hazard ratio*) de 0.45. Entre los antidepresivos que funcionaron muy bien (en combinación con la perfenazina) en el estudio de Spiker y cols., la amitriptilina fue la que causó mayor impresión durante la elaboración de nuestro algoritmo.[8] La combinación de sertralina y quetiapina también fue bastante buena (0.79), al igual que la venlafaxina más quetiapina (0.82), y estas son combinaciones que se discuten y que sí tienen evidencia que sustentan su uso en casos agudos.

En el estudio también se encontró asociación entre el uso de ciertas monoterapias de antidepresivos con un menor riesgo de recaída en comparación con el no utilizar un antidepresivo o el no emplear tanto un antidepresivo como un antipsicótico. Los dos mejores fueron el bupropión y la vortioxetina, que tuvieron un HR en torno a 0.7, lo que indica un efecto favorable de tomar estos antidepresivos. Nuestro algoritmo no analiza ninguno de estos antidepresivos porque no hay estudios sobre su uso agudo para la depresión psicótica. Estos resultados fueron difíciles de explicar; sin embargo, he aquí una posible explicación. Los autores señalaron una limitación importante en su encuesta, y es que no disponían de información sobre el uso de la TEC. Se puede especular que después de utilizar una monoterapia con un antidepresivo probablemente ineficaz como el bupropión, podrían haber recurrido a la TEC a continuación y eso podría explicar por qué al uso del bupropión le siguieron buenos resultados de mantenimiento. Por el contrario, ninguna de las monoterapias con antidepresivos que se comentaron en la publicación sobre el algoritmo y que tienen algo de evidencia de utilidad (ISRS, IRSN) –evidencia que nos pareció de dudosa calidad– se asoció a la eficacia en esta encuesta.

En cuanto a la vortioxetina, que se empleó con muy poca frecuencia (n = 179), los pacientes podrían haberse beneficiado del sesgo del investigador debido al entusiasmo relacionado con el uso de un producto nuevo y costoso.

Una nueva perspectiva útil de este trabajo fue el hallazgo de que, por mucho, el antipsicótico más eficaz (solo o en combinación con un antidepresivo) para el mantenimiento era cualquier producto inyectable de acción prolongada (IAP), en comparación con el uso de ningún antipsicótico. El uso de un IAP produjo un HR de 0.60. No hay estudios sobre el uso agudo de productos IAP en la depresión psicótica, pero parece razonable suponer que el cumplimiento adecuado podría mejorar con los IAP, al igual que sucede en el tratamiento de la manía y la esquizofrenia. No se mencionan los IAP en la publicación del algoritmo, pero el uso agudo o la conversión a IAP merece ser considerado como una recomendación basada en el hallazgo de este estudio. No obstante, la confianza en el resultado se ve limitada por el hecho de que solo se registraron 83 casos de utilización de un IAP frente a más de 16000 usos totales de antipsicóticos en estos pacientes.

El segundo mejor antipsicótico, y el único con superioridad estadísticamente significativa, fue la clozapina. El HR para su uso fue de 0.72. Solo lo recibieron 113 pacientes. Uno tiene que preguntarse qué pensaban los clínicos prescriptores sobre el diagnóstico al elegir la clozapina; sin embargo, la clozapina era una recomendación en el nodo 6 de nuestro algoritmo para los casos resistentes al tratamiento.

Cabe destacar que en otro estudio del 2024 que investigó los datos del registro nacional sueco (n = 4.391) se compararon las tasas de reingreso de los pacientes con depresión psicótica que recibían monoterapia antidepresiva frente a los que tomaban una combinación con un antipsicótico.[9] Se constató que las personas que usaban la combinación tenían un resultado inferior. Un editorial del Dr. Rothschild explicaba las limitaciones de la «metodología de registro», y seguía más persuadido por los resultados de los estudios prospectivos aleatorizados del programa STOP-BD que sustentan la terapia combinada para el tratamiento agudo y, para muchos pacientes, también de mantenimiento de la depresión psicótica.[10]

Nodo 6: ¿Fallaron dos combinaciones y la potenciación con litio?

Este es el último nodo del algoritmo, que aborda los casos resistentes al tratamiento, y se ofrecieron las opciones de clozapina y potenciación con metilfenidato. A estos se añadirían los productos de ketamina que tienen pruebas no controladas de eficacia para el tratamiento agudo. En una revisión bibliográfica se encontraron 41 pacientes tratados con ketamina intravenosa con buenos resultados y sin indicios de reagudización de la psicosis.[11] Después de esto, se publicó otra serie de casos de 15 pacientes con buenos resultados similares utilizando una sola infusión de esketamina parenteral a una dosis de 0.5 mg/kg. Se produjo una mejoría significativa ($p < 0.001$) en comparación con los síntomas iniciales.[12]

REFERENCIAS

1. Rothschild AJ. Why is there no Food and Drug Administration-approved medication for major depression with psychotic features? *J Clin Psychopharmacol*. 2021;41:359-361.
2. Gournellis R, Tournikioti K, Touloumi G, et al. Psychotic (delusional) depression and suicidal attempts: a systematic review and meta-analysis. *Acta Psychiatr Scand*. 2018;137:18-29.
3. Gournellis R, Tournikioti K, Touloumi G, et al. Psychotic (delusional) depression and completed suicide: a systematic review and meta-analysis. *Ann Gen Psychiatry*. 2018;17:39.
4. Meyers BS, Flint AJ, Rothschild AJ, et al. A double-blind randomized controlled trial of olanzapine plus sertraline vs olanzapine plus placebo for psychotic depression: the study of pharmacotherapy of psychotic depression (STOP-PD). *Arch Gen Psychiatry*. 2009;66:838-847.
5. Flint AJ, Meyers BS, Rothschild AJ, et al. Effect of continuing olanzapine vs placebo on relapse among patients with psychotic depression in remission: the STOP-PD II randomized clinical trial. *JAMA*. 2019;322:622-631.
6. Coryell WH. Maintenance treatment for psychotic depressive disorders: progress and remaining challenges. *JAMA*. 2019;322:615-617.
7. Taipale H, Lieslehto J, Lahteenvuo M, et al. Real-world effectiveness of antidepressants, antipsychotics and their combinations in the maintenance treatment of psychotic depression. Evidence from within-subject analyses of two nationwide cohorts. *World Psychiatry*. 2024;23:276-284.
8. Spiker DG, Weiss JC, Dealy RS, et al. The pharmacological treatment of delusional depression. *Am J Psychiatry*. 1985;142:430-436.
9. Al-Wandi A, Landen M, Nordenskjold A. Antipsychotics in the maintenance phase for psychotic depression. *Acta Psychiatr Scand*. 2024;149:6-17.
10. Rothschild AJ. Maintenance treatment of psychotic depression: is antipsychotic medication needed? *Acta Psychiatr Scand*. 2024;149:3-5.
11. Veraart JKE, Smith-Apeldoorn SY, Spijker J, Kamphuis J, Schoevers RA. Ketamine treatment for depression in patients with a history of psychosis or current psychotic symptoms: a systematic review. *J Clin Psychiatry*. 2021;82:20r13459.
12. Souza-Marques B, Telles M, Leal GC, et al. Esketamine for unipolar major depression with psychotic features: a retrospective chart review and comparison with nonpsychotic depression. *J Clin Psychopharmacol*. 2022;42:408-412.

Proyecto de algoritmos en psicofarmacología del programa de Harvard South Shore: Actualización sobre la esquizofrenia

David N. Osser, MD, Mohsen Jalali Roudsari, MD y Theo Manschreck, MD

Este artículo es una actualización del algoritmo para la esquizofrenia del proyecto de algoritmos en psicofarmacología del programa de Harvard South Shore. Se realizó una revisión bibliográfica centrada en los nuevos datos desde la última versión publicada (1999-2001). La recomendación de tratamiento de primera línea contra la esquizofrenia de nueva aparición es con amisulprida, aripiprazol, risperidona o ziprasidona durante 4 a 6 semanas. En algunos contextos la prueba podría ser más breve, teniendo en cuenta que la evidencia de mejoría clara con los antipsicóticos suele producirse en las primeras 2 semanas. Si el ensayo terapéutico del primer antipsicótico no puede completarse debido a la intolerancia, se debe probar con otro hasta que se tolere uno de los cuatro y se realice una prueba adecuada. Debe haber evidencia de biodisponibilidad. Si la respuesta a este ensayo adecuado no es satisfactoria, probar una segunda monoterapia. Si la respuesta a este segundo intento adecuado tampoco es satisfactoria, y si al menos uno de los dos primeros ensayos fue con risperidona, olanzapina o un antipsicótico de primera generación (típico), entonces se recomienda la clozapina para el tercer ensayo. Si ninguno de los ensayos se realizó con alguna de estas tres opciones, deberá hacerse un tercer intento antes de la clozapina, empleando una de las tres. Si la respuesta a la monoterapia con clozapina (con dosis ajustada según las concentraciones plasmáticas) es insatisfactoria, considerar añadir risperidona, lamotrigina o terapia electroconvulsiva (TEC). Más allá de ese punto, hay pocas pruebas robustas que sustenten otras opciones de tratamiento psicofarmacológico, aunque se revisan las posibles opciones.

Palabras clave: algoritmos, antipsicóticos, psicofarmacología, esquizofrenia.

La evolución de la terapéutica clínica en la esquizofrenia desafía a los profesionales clínicos a mantenerse actualizados y a basarse en la evidencia en sus prácticas psicofarmacológicas. Se han añadido nuevos medicamentos al arsenal de fármacos antipsicóticos disponibles, y los medicamentos más antiguos han sido objeto de nuevos estudios y metaanálisis sobre su eficacia y seguridad comparativas. La mayor consciencia sobre los efectos secundarios asociados a la administración prolongada de medicamentos sugiere una mayor necesidad de planificación anticipada para las personas con riesgo de acortamiento

De la Facultad de Medicina de Harvard; división de Brockton del Sistema Sanitario VA de Boston, Brockton, MA (Dres. Osser y Manschreck); Laboratory for Clinical and Experimental Psychopathology, Corrigan Mental Health Center, Fall River, MA (Dres. Jalali Roudsari y Manschreck); Harvard Commonwealth Center of Excellence in Clinical Neuroscience and Psychopharmacological Research, Beth Israel Deaconess Medical Center, Boston, MA (Dres. Jalali Roudsari y Manschreck).
Manuscrito original recibido el 27 de diciembre del 2011; manuscrito revisado recibido el 18 de agosto del 2012, aceptado para su publicación el 24 de septiembre del 2012.
Correspondencia: David N. Osser, MD, división de Brockton del Sistema Sanitario VA de Boston, Brockton, 940 Belmont St., Brockton, MA, 02301. Correo electrónico: david.osser@va.gov

DOI: 10.1097/HRP.0b013e31827fd915

de su vida a causa de estas complicaciones. Además, cada vez hay más evidencia de que los abordajes integradores, que utilizan técnicas psicosociales y cognitivo-conductuales para potenciar el tratamiento farmacológico, prometen producir mejores resultados. Por ejemplo, las intervenciones de psicoeducación, la terapia cognitivo-conductual y, más recientemente, los protocolos de rehabilitación cognitiva[1] han mostrado avances significativos en la ayuda a los pacientes; sin embargo, el éxito de las estrategias no farmacológicas depende fundamentalmente de la eficacia y la tolerabilidad del tratamiento farmacológico. En consecuencia, los psiquiatras deben tener tanto amplios conocimientos sobre la terapéutica complementaria y adyuvante como experiencia en lo que respecta a las complejas cuestiones del tratamiento farmacológico.

En este artículo se presenta un algoritmo recientemente actualizado para guiar a los médicos en la dimensión farmacológica de la atención de los pacientes con esquizofrenia. Esta versión forma parte de nuestra serie en curso de revisiones de un algoritmo de psicofarmacología de la esquizofrenia, publicado por primera vez en 1988.[2-7] También se ha visto influido por el algoritmo de la esquizofrenia del International Psychopharmacology Algorithm Project (2005-06, en www.ipap.org), del que uno de los autores (DNO) fue copresidente. Hemos integrado pruebas más recientes y extensas con estos esfuerzos anteriores, pero el algoritmo actual difiere sustancialmente en enfoque, diseño y complejidad de sus predecesores. Pretende ser independiente como interpretación de estas pruebas y no requiere referencia a versiones anteriores.

MÉTODOS

Este algoritmo es uno de los varios que está desarrollando el proyecto de algoritmos en psicofarmacología del programa de especialización en Psiquiatría de Harvard South Shore (PAPHSS). Los métodos más recientes se han descrito en publicaciones recientes del PAPHSS.[8-11] Se realizaron búsquedas bibliográficas en PubMed y otras bases de datos, centrándose en los nuevos ensayos controlados aleatorizados (ECA) publicados desde la última versión hace unos 10 años. También examinamos revisiones sistemáticas de cuestiones clínicas pertinentes, así como otras directrices y algoritmos publicados. Este algoritmo comienza con el abordaje de las personas con diagnóstico reciente de esquizofrenia y, a continuación, sugiere estrategias para contrarrestar las respuestas insatisfactorias al tratamiento. El principal objetivo de interés del algoritmo son los síntomas positivos, aunque se analiza el tratamiento de los síntomas negativos persistentes, cognitivos y de otro tipo. Para cada punto de decisión o nodo, se especifican las estrategias que parecen estar de acuerdo con las mejores evidencias. Puesto que la esquizofrenia es una enfermedad crónica y es probable que los pacientes necesiten medicación indefinidamente, las recomendaciones priorizan el uso de medicamentos de eficacia comprobada, pero también de aquellos con los efectos secundarios más aceptables a largo plazo. Los autores se mostraron a favor de hacer mayor hincapié en la elección de un antipsicótico con un perfil de efectos secundarios a largo plazo más benigno para el primer ensayo con un antipsicótico. A partir de entonces, para el siguiente ensayo y los posteriores, se hizo mayor hincapié en la eficacia (mientras se refuerza el reconocimiento de las toxicidades de algunos de estos fármacos).

Todas las recomendaciones jerárquicas y otras recomendaciones clínicas son el resultado del pleno acuerdo de los tres autores. Además, el proceso de revisión por pares que siguió a la presentación de este artículo fue una parte importante de la evaluación de validación de este algoritmo (y de otros algoritmos del PAPHSS): si el razonamiento, basado en las interpretaciones de las pruebas aportadas, era convincente para todos los revisores, entonces se mantenía. Cuando hubo diferencias de opinión sobre alguna cuestión en particular, se hicieron ajustes o se exploraron más a fondo las pruebas pertinentes hasta que se alcanzó un consenso o los autores pudieron presentar un argumento más robusto en apoyo de su postura.

El algoritmo se construye en torno a las preguntas que podría formular un médico especialista en psicofarmacología dotado de conocimientos sobre la base empírica. El médico especialista responde a las preguntas con otra pregunta o una valoración de las pruebas pertinentes para el tratamiento óptimo del escenario clínico en cuestión. A continuación, se formulan recomendaciones derivadas de esta valoración.

DIAGRAMA DE FLUJO DEL ALGORITMO

El algoritmo aparece en la figura 6-1. Cada nodo numerado refleja un punto de decisión en el tratamiento. A continuación se presentarán las preguntas y la justificación de las recomendaciones en cada nodo.

En el umbral, el diagnóstico preciso es esencial para la aplicación de una psicofarmacología basada en la evidencia. También es fundamental la caracterización de las posibles afecciones concomitantes, incluidas las enfermedades tanto médicas como psiquiátricas.[12,13] La presencia de estas comorbilidades puede influir en la respuesta a la medicación y alterar la selección del tratamiento en el algoritmo. En la tabla 6-1 se resumen las consideraciones sobre comorbilidades frecuentes en los pacientes con esquizofrenia y cómo pueden influir en el algoritmo.

NODO 1: PRIMER EPISODIO/PRIMER ENSAYO TERAPÉUTICO

Una vez revisadas estas consideraciones preliminares relacionadas con el diagnóstico y la comorbilidad, se pasa a analizar la base empírica para seleccionar el antipsicótico inicial para el paciente con esquizofrenia de nueva aparición.

Crossley y cols.[63] realizaron un metaanálisis de 15 ECA que comparaban los antipsicóticos de primera generación (APG), o típicos, y los de segunda generación (ASG), o atípicos, en la psicosis temprana y no encontraron diferencias en la eficacia aguda. No obstante, en comparación con los APG, los ASG parecen mostrar mayores ventajas a largo plazo, como mayor tiempo hasta la recaída, mejor retención del tratamiento y mayor probabilidad de permanecer en remisión.[64-68] Cuatro estudios en pacientes con un primer episodio sugieren que los APG son menos eficaces que los ASG para prevenir un segundo episodio.[69] Los ASG también presentan menor incidencia de trastornos del movimiento inducidos por fármacos y de discinesia tardía.[64,65,68,70-73] Los APG se asocian a mayor uso de medicamentos anticolinérgicos adyuvantes en estos estudios, que presentan más riesgo de causar efectos adversos cognitivos y anticolinérgicos periféricos.[74] Aunque ayudan con los síntomas negativos secundarios debidos a los efectos adversos extrapiramidales, los anticolinérgicos también pueden atenuar el efecto antipsicótico de los APG sobre los síntomas positivos.[75] Incluso las dosis muy bajas de haloperidol (1.7 mg) en los pacientes en su primer episodio se asociaron a una alta incidencia de discinesia tardía al año (12%);[76] sin embargo, no todos los estudios confirman esta diferencia de riesgo entre los APG y los ASG,[77] y algunos estudios anteriores, revisados por Correll y cols. en el 2004,[71] pueden haber sido defectuosos por el uso de dosis altas de haloperidol o por sesgos en el diseño de los estudios asociados al patrocinio de la industria. No obstante, dada la dirección de la preponderancia de los datos citados anteriormente, se favorecen los ASG sobre los APG para el uso de primera línea en el nodo 1 en este algoritmo.

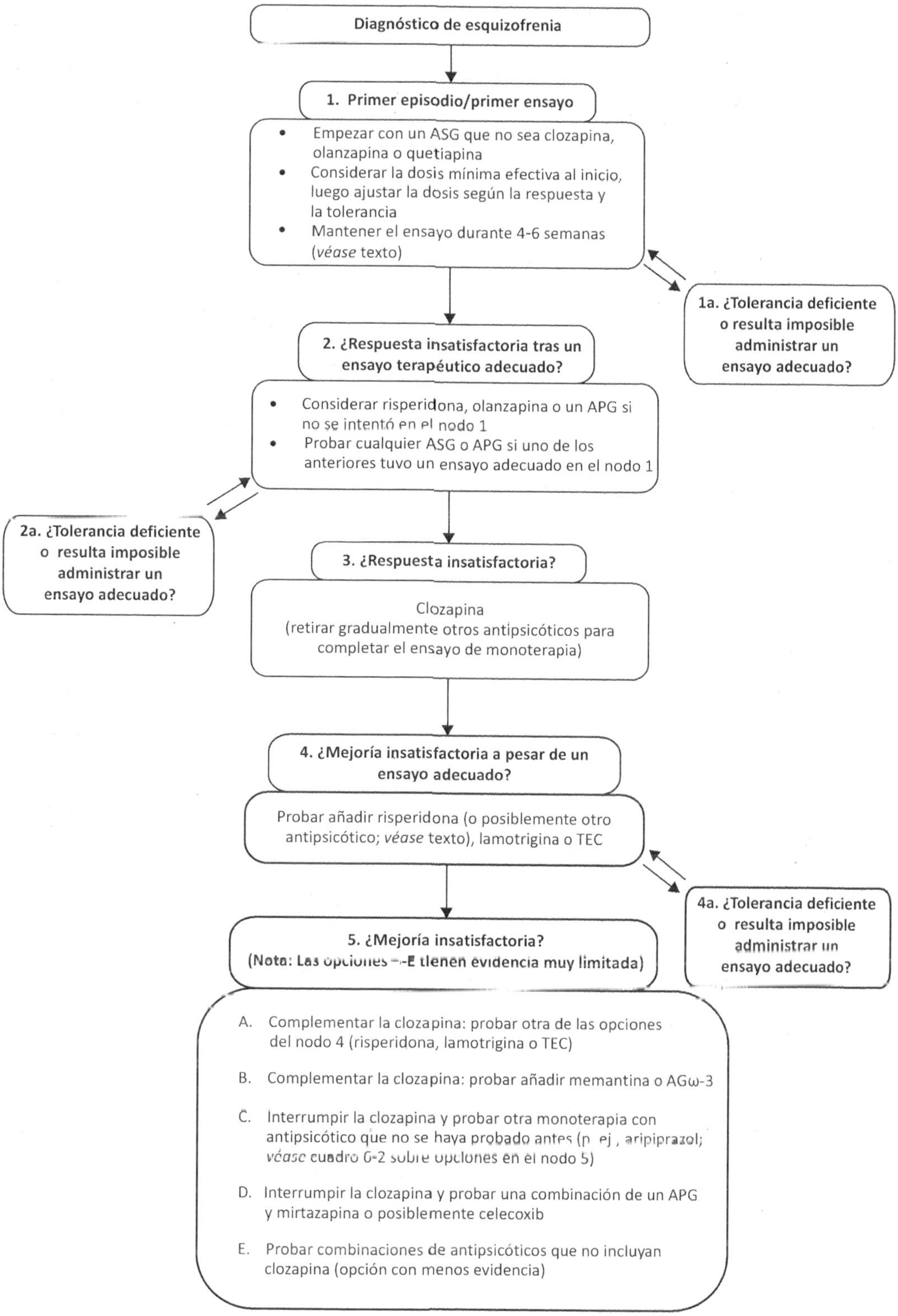

Figura 6-1. Diagrama de flujo del algoritmo para la esquizofrenia. AGω-3: ácidos grasos ω-3; APG: antipsicótico de primera generación; ASG: antipsicótico de segunda generación; TEC terapia electroconvulsiva.

Tabla 6-1 | Comorbilidad y otras características de la esquizofrenia y cómo afectan el algoritmo

Comorbilidades	*Consideraciones sobre la evidencia*	*Recomendaciones*
Tendencias suicidas[14-16]	La clozapina redujo los síntomas y el comportamiento suicida más que la olanzapina en el estudio InterSePT El uso de benzodiacepinas se asoció a mayor mortalidad por suicidio en la esquizofrenia	Para los pacientes con esquizofrenia con pensamientos o comportamientos suicidas activos, considerar la clozapina antes (p. ej., en el nodo 2) aunque el paciente no sea resistente al tratamiento Evitar las benzodiacepinas
Comportamiento hostil y agresivo[17-19]	La clozapina fue más eficaz para mejorar el comportamiento agresivo que la olanzapina, la risperidona y el haloperidol La olanzapina parece ser la siguiente mejor opción	Considerar la clozapina en caso de hostilidad persistente y comportamiento violento incluso si el paciente no es resistente al tratamiento La pequeña ventaja de eficacia temprana de la olanzapina sobre las demás debe sopesarse frente a sus efectos adversos a largo plazo
Agitación que requiere manejo rápido[20-25]	El lorazepam i.m., el haloperidol i.m. y los ASG i.m. son superiores al placebo para el control de la agitación en la esquizofrenia La combinación de lorazepam y haloperidol pareció más beneficiosa que el haloperidol o el lorazepam solos Los ASG i.m. tienen un riesgo significativamente menor de ESE agudos en comparación con el haloperidol cuando se utilizan sin lorazepam ni antiparkinsonianos; sin embargo, esta diferencia de riesgo se vuelve insignificante cuando se añade un anticolinérgico o lorazepam. Nota: Los pacientes prefieren los fármacos orales	El haloperidol i.m. más lorazepam sigue siendo el tratamiento de elección por su eficacia y para el tratamiento rápido y rentable de la agitación grave en la esquizofrenia A menudo se utilizan antipsicóticos orales según la necesidad, pero suelen ser innecesarios contra la agitación menos grave[26]
Síntomas negativos secundarios (es decir, debidos a causas subyacentes como síntomas positivos, ESE o depresión)[27]	Los APG y los ASG varían en su capacidad para causar síntomas negativos secundarios[28]	Tratar los síntomas positivos (p. ej., la paranoia que produce el comportamiento asocial) con el algoritmo habitual Tratar los ESE con los fármacos adecuados, o cambiar a un antipsicótico con menor riesgo de ESE Gestionar la sedación eliminando, si es posible, los sedantes innecesarios
Síntomas negativos primarios (es decir, síntomas de «déficit», incluida la disminución duradera de la motivación, la reducción de la intensidad afectiva y el rango emocional, y la escasez de comunicación)[27]	Los síntomas negativos primarios responden mal a todos los antipsicóticos, incluso a la clozapina[29] La base de evidencia sugiere cierta eficacia al añadir antidepresivos en algunos pacientes[30,31] Entre los posibles tratamientos experimentales contra los síntomas negativos primarios se incluyen memantina, D-serina, sarcosina, selegilina,[32] deshidroepiandrosterona,[33] *Ginkgo biloba* y minociclina[35]	Podría intentarse añadir ISRS, mirtazapina, trazodona o fluvoxamina a los APG o la risperidona; la eficacia es todavía menos clara para estas adiciones a otros ASG, incluida la clozapina Tener precaución si se combina clozapina con fluvoxamina, fluoxetina o paroxetina, debido a las interacciones farmacocinéticas El citalopram eleva las concentraciones de clozapina y prolonga el QTc a dosis superiores a 40 mg diarios, como se indica en las advertencias del prospecto

Tabla 6-1 | Comorbilidad y otras características de la esquizofrenia y cómo afectan el algoritmo (*continuación*)

Comorbilidades	*Consideraciones sobre la evidencia*	*Recomendaciones*
Depresión mayor[36-38]	Por lo general, la bibliografía es limitada En varios estudios no se encontró eficacia al añadir antidepresivos a los APG Los estudios más antiguos sí observaron mejoría de la depresión en pacientes con «depresión postpsicótica» que recibieron un tricíclico añadido al tratamiento en curso; la imipramina mostró un efecto positivo frente al placebo en un ensayo de mantenimiento Los ASG pueden ser más eficaces que los neurolépticos clásicos para el tratamiento de la depresión concomitante[39] Los APG pueden provocar más síntomas secundarios depresivos y negativos	En primer lugar, asegurar el cumplimiento de la toma de antipsicóticos y la optimización de la dosis Tratar la depresión postpsicótica con un antidepresivo; considerar un tricíclico si falla un ISRS; contemplar las interacciones farmacocinéticas y farmacodinámicas si se añaden antidepresivos Un ISRS puede ser eficaz en los pacientes mayores ligeramente deprimidos con enfermedades crónicas[40]
Tratamiento de mujeres en edad fértil[41-52]	Aunque la seguridad de los antipsicóticos en el embarazo no se ha establecido con claridad (debido a las numerosas limitaciones de los estudios), el amplio uso de los APG durante varias décadas sugiere que los riesgos teratogénicos son pequeños Tanto los APG como los ASG parecen estar asociados a mayor riesgo de complicaciones perinatales. Algunos APG se asocian a discinesias neonatales o ictericia neonatal. Los ASG que causan aumento de peso parecen incrementar el riesgo de complicaciones metabólicas gestacionales, como diabetes y bebés grandes para la edad gestacional La olanzapina puede estar asociada a peso bajo y alto al nacer y riesgo pequeño de malformaciones, entre ellas, displasia de cadera, meningocele, anquilobléfaron y defectos del tubo neural La clozapina puede asociarse a mayor riesgo de convulsiones neonatales, pero no parece mostrar mayor riesgo de malformaciones congénitas; la FDA le ha otorgado un grado B por su seguridad durante el embarazo	Prescribir el menor número posible de fármacos; usar la dosis eficaz más baja de los fármacos con menor riesgo Durante el primer trimestre de embarazo, intentar evitar todos los fármacos Ajustar las dosis a medida que avanza el embarazo: el volumen sanguíneo se incrementa un 30% en el tercer trimestre; es útil vigilar la concentración plasmática Los APG pueden seguir siendo preferibles a los ASG en el embarazo; sin embargo, cuando se produce un embarazo durante el tratamiento antipsicótico, suele ser mejor continuar con la terapia existente para evitar la exposición a múltiples fármacos Tener en cuenta el riesgo de recaída o abstinencia cuando se cambia de medicación o dosis Los fármacos anticolinérgicos no deben recetarse a las mujeres embarazadas, salvo en caso de necesidad aguda y a corto plazo Los antipsicóticos inyectables de liberación prolongada deben utilizarse de forma habitual durante el embarazo, ya que los lactantes pueden presentar síntomas extrapiramidales durante varios meses

(*continúa*)

Tabla 6-1 | Comorbilidad y otras características de la esquizofrenia y cómo afectan el algoritmo (*continuación*)

Comorbilidades	*Consideraciones sobre la evidencia*	*Recomendaciones*
Abuso o dependencia activa de sustancias[53-55]	El abuso o la dependencia de sustancias se presenta en aproximadamente el 50%-70% de los pacientes con esquizofrenia El abuso activo de sustancias se asocia a peor resultado con el tratamiento antipsicótico Las tasas de dependencia del tabaco pueden alcanzar el 90%; esta adicción multiplica por 12 el riesgo de muerte cardiaca en los pacientes con esquizofrenia Los hidrocarburos del humo del tabaco (pero no la nicotina) inducen el metabolismo de la clozapina (fuertemente) y la olanzapina en la enzima P450 1A2[56] Las benzodiacepinas se asocian a mayor riesgo de mortalidad en la esquizofrenia[16]	Prácticamente no se han realizado estudios sobre el uso de medicamentos en los pacientes que consumen activamente sustancias distintas del tabaco; por lo tanto, este algoritmo puede no ser aplicable a ellos. El tratamiento del abuso de sustancias, en la medida de lo posible, es por lo tanto una gran prioridad Las concentraciones de clozapina deben controlarse cuando los fumadores empiezan o dejan de fumar La naltrexona puede ser útil para aquellos con esquizofrenia que consumen alcohol en exceso[57] El bupropión es eficaz para dejar de fumar,[58] al igual que la vareniclina[59] Evitar las benzodiacepinas
Enfermedad cardiaca o presencia de fármacos que prolonguen el QTc[60]	En un metaanálisis de 15 estudios que compararon seis ASG por su efecto sobre la prolongación del QTc, solo el aripiprazol tuvo un efecto significativamente menor que otros antipsicóticos Un séptimo ASG, la quetiapina, tenía cinco estudios relevantes, pero el fabricante se negó a proporcionar a los autores los datos sobre el QTc; sin embargo, en el 2011 se modificó el prospecto de la quetiapina con nuevas advertencias sobre la prolongación del QTc y requisitos para su seguimiento Los APG (especialmente tioridazina, pimozida y haloperidol por vía parenteral) también prolongan el QTc	Considerar el aripiprazol como el antipsicótico a emplear en estos pacientes
Pacientes mayores[61]	Los pacientes ancianos con esquizofrenia tienen mayor riesgo de presentar ESE, síndrome metabólico y discinesia tardía (debido a los APG) Los antipsicóticos probablemente aumenten los eventos cerebrovasculares en este grupo de edad, en especial si hay demencia concomitante o antecedentes de accidente cardiovascular	Emplear los antipsicóticos con mucha precaución y vigilancia estrecha, especialmente si hay demencia concomitante Los síntomas conductuales y la depresión leve pueden responder a la adición de un ISRS[40,62]

APG: antipsicótico de primera generación; ASG: antipsicótico de segunda generación; ESE: efectos secundarios extrapiramidales; FDA: Food and Drug Administration de los Estados Unidos; i.m.: intramuscular; ISRS: inhibidor selectivo de la recaptación de serotonina.

Algunas diferencias entre los ASG influyen en la selección para su uso en los casos de primera aparición. Nos centramos en las diferencias en los efectos secundarios y en la capacidad para prevenir futuros episodios. Ambas son consideraciones importantes teniendo en cuenta la naturaleza a largo plazo de esta enfermedad y la necesidad de reducir al mínimo tanto la grave morbilidad médica derivada del uso prolongado como los daños causados por las reagudizaciones y las recaídas. Por desgracia, ningún ASG es óptimo en ambos aspectos. Cuatro ASG, en conjunto, parecen ligeramente más ventajosos, al menos si se dosifican y controlan adecuadamente: amisulprida, aripiprazol, risperidona y ziprasidona.[63,68,78,79] Se explicará el razonamiento que respalda estas alternativas y los problemas de otras opciones.

Se propone, de acuerdo con otros autores,[80] que la *olanzapina* no se utilice en los pacientes con un primer episodio. La olanzapina, en comparación con otros antipsicóticos, se asocia a un aumento de peso mucho mayor y a otros efectos secundarios metabólicos en estos pacientes.[68,78,79,81] El incremento de peso es casi del doble que con la quetiapina y la risperidona,[78] que se consideran de riesgo intermedio para este efecto secundario. Los riesgos de desregulación de la glucosa y resistencia a la insulina también son elevados con la olanzapina (y se producen precozmente incluso en ausencia de aumento de peso), lo que pone al paciente en riesgo de diabetes.[82] La risperidona se asocia a menos cambios en los triglicéridos séricos y en la concentración de colesterol de las lipoproteínas de alta densidad que la olanzapina y la quetiapina.[78] En el ensayo abierto *European First Episode Schizophrenia Trial*, Kahn y cols.[68] informaron, en relación con la regulación de la glucosa, que la amisulprida, el haloperidol, la olanzapina, la quetiapina y la ziprasidona pueden alterar el estado de la glucosa en ayunas en aquellos con un primer episodio. No obstante, hubo diferencias significativas en el aumento ponderal. Tras 1 año de tratamiento, la ziprasidona se asoció a un aumento promedio de peso de 4.5 kg, en comparación con 7.2 kg para el haloperidol, 9.5 kg para la amisulprida, 10.4 kg para la quetiapina y 14 kg para la olanzapina ($p < 0.0001$). En otros dos ECA con pacientes en su primer episodio, la olanzapina produjo significativamente más problemas metabólicos que el haloperidol.[67,83]

La *quetiapina* induce menos trastornos del movimiento que otros ASG (especialmente en comparación con la olanzapina, risperidona y ziprasidona). También induce menos elevación de la prolactina que la risperidona; sin embargo, se vincula a un mayor aumento de peso y problemas asociados que la risperidona y la ziprasidona: en el estudio CAFE de psicosis temprana, el 50% de los participantes tratados con quetiapina experimentaron más de un 7% de aumento de peso corporal al año, solo superado por la olanzapina con un 80% de los pacientes.[84] Una inquietud reciente se destaca en una advertencia en el prospecto de la quetiapina de julio del 2011 en relación con la elevación del QTc; sugiere que el producto no debe combinarse con una lista de 12 medicamentos especificados. La lista también debería incluir el citalopram porque tiene una advertencia sobre el QTc similar emitida en septiembre del 2011. En un análisis del sustento en la evidencia de los diferentes antipsicóticos en cuanto a tiempo de rehospitalización o recaída tras iniciar la administración, la quetiapina parecía la que menos probabilidades tenía, o entre las que menos, de mantener a los pacientes en un estado mejorado.[85] Por ejemplo, en un estudio de mantenimiento abierto de 4 años de 674 pacientes que habían respondido a la quetiapina en varios protocolos de tratamiento agudo, el 92% la abandonaron por alguna causa, la mayoría de ellos en un plazo de 3 meses.[86] Casi la mitad de los abandonos se debieron a la falta de eficacia. Por estas razones (efectos secundarios, escasa eficacia del mantenimiento), la quetiapina no debe figurar entre los antipsicóticos recomendados del nodo 1.

La lista recomendada incluye la *risperidona*. Como se comentará en el nodo 2, puede ser uno de los antipsicóticos más eficaces en aquellos con empeoramiento agudo de enfermedades recurrentes,[87,88] y también es uno de los que puede tener un efecto relativamente rápido en el ámbito hospitalario.[7] En un estudio de pacientes que se exponían por primera vez a un ASG en un ECA de 8 semanas, la risperidona no se diferenció de la olanzapina y fue superior a la quetiapina.[89] Entre los problemas de efectos secundarios se incluyen un mayor riesgo que la olanzapina, la quetiapina, la ziprasidona e incluso el haloperidol a dosis bajas de inducir elevación de la prolactina en un primer episodio de psicosis.[66,78] El incremento de la prolactina es uno de los diversos factores asociados a la disfunción sexual en los hombres (aunque puede no ser una causa de esta),[90,91] provoca disfunción menstrual, ginecomastia y galactorrea y aumenta el riesgo de osteoporosis.[90,91] La disfunción sexual y la pérdida de la libido se produjeron en los pacientes con grados más altos de patología y en asociación con la mayoría de los antipsicóticos en el *European First-Episode Schizophrenia Trial*.[90,91] La investigación de estos problemas en este grupo de personas podría incluir la evaluación del hipogonadismo, que puede ser una consecuencia de la hiperprolactinemia. Cuando se presenta, y si el riesgo de recaída por cambiar a un antipsicótico diferente se considera inaceptable, la restitución de testosterona podría ser útil.[92] Los efectos secundarios extrapiramidales son mayores con la risperidona que con otros ASG, en especial si se utilizan dosis excesivas (p. ej., más de 2 mg en un caso de primera aparición, o más de 4 mg en un paciente con exposición previa a antipsicóticos con fuertes propiedades bloqueadoras de los receptores de D_2). En resumen, la risperidona es muy eficaz, pero tiene importantes efectos secundarios; sin embargo, los efectos secundarios a largo plazo de este fármaco pueden controlarse más fácilmente o no suelen ser tan graves como los de la olanzapina o la quetiapina.

Se dispone de datos limitados sobre el *aripiprazol* en los pacientes con un primer episodio. Komossa y cols.,[93] en una revisión sistemática que comparaba el aripiprazol y otros antipsicóticos contra la esquizofrenia, informaron que dicho medicamento puede ser menos eficaz que la olanzapina pero más tolerable en cuanto a efectos metabólicos y sedación. Aunque el aripiprazol se asocia a escaso aumento de peso en los pacientes con esquizofrenia crónica, su uso en niños y adolescentes que no han estado expuestos previamente a antipsicóticos se relaciona con un aumento de peso considerable.[94] En un estudio de Correll y cols.,[94] tras una mediana de 11 semanas, los menores de 4 a 19 años con diversos diagnósticos subieron un promedio de 4.5 kg con aripiprazol, aunque esa cifra fue inferior a los 5.4 kg de la risperidona, 5.8 kg de la quetiapina y 8.6 kg de la olanzapina. No hay pruebas que indiquen diferencias de eficacia entre el aripiprazol y la risperidona, pero el primero tiene un perfil más favorable en cuanto a distonía, elevación de lípidos y prolactina y prolongación del QTc. El aripiprazol es el ASG más seguro con respecto a la prolongación del QTc,[60] que puede ser uno de los factores de riesgo a largo plazo de muerte súbita cardiaca con el uso de antipsicóticos.[95]

En una revisión sistemática Cochrane, Komossa y cols.[96] informaron que la *ziprasidona* puede ser ligeramente menos eficaz que la amisulprida, la olanzapina y la risperidona. También era más probable que la ziprasidona se suspendiera que la olanzapina y la risperidona; sin embargo, en un estudio reciente con doble ciego realizado por Grootens y cols. en pacientes con esquizofrenia de inicio reciente,[97] se constató que la ziprasidona y la olanzapina tienen una eficacia terapéutica comparable pero que difieren en sus perfiles de efectos secundarios. La ziprasidona se asoció a concentraciones más bajas de triglicéridos, colesterol y transaminasas, mientras que estos parámetros se elevaron en el grupo de la olanzapina. Otros estudios respaldan la conclusión de que la ziprasidona probablemente tenga la menor tendencia de todos los ASG a inducir aumento de peso y problemas metabólicos asociados como el incremento de los triglicéridos.[68] No obstante, la ziprasidona prolonga el QTc en mayor medida que el haloperidol, la olanzapina, la quetiapina y la risperidona,[98] aunque las evidencias pueden ser contradictorias. La ziprasidona debe administrarse a 80 mg dos veces al día con alimentos de 500 kcal para garantizar una biodisponibilidad óptima y fiable.[99] Los protocolos de dosificación subóptimos en estudios más antiguos y en la práctica clínica habitual pueden explicar algunos de los resultados de eficacia relativamente deficientes con la ziprasidona.

Komossa y cols.,[100] en otra revisión Cochrane, compararon la *amisulprida* (no disponible en los Estados Unidos [EE.UU.]) con la olanzapina, la risperidona y la ziprasidona para el tratamiento de la esquizofrenia. Constataron que la amisulprida era similar en eficacia a la olanzapina y la risperidona y más eficaz que la ziprasidona. La amisulprida indujo menos aumento de peso que la risperidona y la olanzapina, y menos elevación de la glucosa que la olanzapina. No se encontraron diferencias en los efectos cardiacos y los síntomas extrapiramidales con la amisulprida en comparación con la olanzapina, la risperidona y la ziprasidona. En el *European First-Episode Schizophrenia Trial*, la amisulprida fue la segunda opción más eficaz, solo por detrás de la olanzapina, según el criterio principal de valoración que fue la tasa de interrupción por cualquier causa al año.[68] La olanzapina tuvo una tasa de interrupción del 33%, mientras que fue del 40% con la amisulprida, del 45% con la ziprasidona, del 53% con la quetiapina y del 63% con el haloperidol. Todos los ASG fueron significativamente mejores que el haloperidol.

Algunos antipsicóticos más nuevos, aunque no están incluidos en nuestra lista de recomendados del nodo 1, deberían ser analizados. La *iloperidona*[101] fue aprobada recientemente para el tratamiento de la esquizofrenia aguda en los adultos. Aunque tiene una baja incidencia de síntomas extrapiramidales, se asocia a mayor aumento de peso que la risperidona. Además, hay preocupación por la prolongación del QTc que parece estar relacionada con la dosis y ser similar a la que se asocia a la ziprasidona. La administración dos veces al día puede ser una desventaja para algunos. Se necesitan estudios con pacientes psicóticos en su primer episodio y para comparar la iloperidona con otros ASG.

La *asenapina* es un nuevo antipsicótico, aprobado en el 2009, para la administración sublingual a una dosis recomendada de 5 mg dos veces al día.[102] La vía inusual de administración y la falta de datos en casos de primer episodio la vuelven inadecuada para el nodo 1 (*véase* también la discusión en el nodo 2).

La *lurasidona*[103] es un nuevo antipsicótico atípico que se aprobó en los EE.UU. para el tratamiento de la esquizofrenia en octubre del 2010. Puede ser tan eficaz como el aripiprazol, la quetiapina y la ziprasidona para tratar la esquizofrenia, pero parece ser menos efectiva que la olanzapina.[104,105] La lurasidona tiene un perfil de efectos secundarios relativamente bien tolerado, con baja propensión a los síntomas extrapiramidales, sin prolongación significativa del QTc, administración una vez al día (con 350 kcal de alimentos, óptimamente a la hora de la comida) y un perfil metabólico benigno (peso, lípidos y glucosa). Este fármaco puede ser más beneficioso que la ziprasidona para tratar los déficits cognitivos,[120] pero no se ha informado la comparación con otros antipsicóticos.[106] La lurasidona tiene el potencial de sustituir a la ziprasidona en nuestra lista preferida para el nodo 1, pero se necesita de más investigación y experiencia clínica para estar más seguros de dónde colocarla en el algoritmo. No se ha informado de estudios en casos de primera aparición.

En cuanto a la dosificación de los antipsicóticos en los pacientes con un primer episodio, el uso de dosis inferiores a las habituales es especialmente importante para reducir la incidencia y la gravedad de los efectos adversos y mejorar la aceptabilidad del tratamiento.[107-110] Dado que los efectos secundarios de los antipsicóticos pueden tener un impacto negativo duradero en las actitudes hacia el tratamiento antipsicótico y el cumplimiento terapéutico, los esfuerzos para reducirlos al mínimo son especialmente importantes.[111] Por ejemplo, la risperidona no proporcionó mayores beneficios antipsicóticos a dosis de 4 mg o superiores en los pacientes de primer inicio, pero se asoció a más efectos secundarios neurocognitivos y deterioro motor.[107,109,110] Una excepción a esta sugerencia de dosis inferiores a las habituales es la quetiapina, que no es eficaz en los casos de primer inicio cuando se usa en dosis inferiores a las empleadas para la esquizofrenia multiepisódica.[78]

Resumen: Recomendaciones del nodo 1

Para la selección de antipsicóticos como tratamiento de primera línea contra la esquizofrenia en su primer episodio (teniendo en cuenta la eficacia a corto y largo plazo, los efectos secundarios y la tolerabilidad), se pueden seleccionar amisulprida, aripiprazol, risperidona y ziprasidona como las mejores primeras opciones. No obstante, si una de las prioridades es reducir al mínimo el riesgo de aumento de peso, puede ser razonable considerar primero la ziprasidona, aunque no se hayan comunicado comparaciones directas en esta población. Debido a sus elevados riesgos de seguridad a largo plazo, la olanzapina no se recomienda como tratamiento del nodo 1. La quetiapina también presenta problemas significativos en cuanto a aumento de peso y los efectos secundarios metabólicos, y tiene los peores precedentes para el tratamiento de mantenimiento. Por estas razones tampoco se recomienda la quetiapina como tratamiento del nodo 1.

No se recomienda el uso de APG como tratamiento de primera línea, por el riesgo de causar trastornos del movimiento y discinesia tardía,[80] y por los resultados inferiores comparados con los ASG para la prevención de un segundo episodio.[69]

Nodo 1a: ¿Intolerancia o ensayo inadecuado de un antipsicótico del nodo 1?

Antes de considerar que un caso reacciona deficientemente y pasar al nodo 2, es importante determinar si el antipsicótico del nodo 1 se ha probado adecuadamente. Un ensayo terapéutico de 4 a 6 semanas con una dosis adecuada de antipsicóticos representa una prueba razonable para la mayoría de los pacientes. Leucht y cols.[112] observaron que en los pacientes multiepisódicos, si no se logra la reducción del 25% de los síntomas en las primeras 2 semanas, es probable que el resultado sea malo a las 4 semanas; sin embargo, Gallego y cols.[113] constataron que, en los pacientes con un primer episodio, la respuesta temprana a los síntomas no era un buen factor predictivo y que a menudo se necesita más tiempo para lograr un ensayo adecuado. En este estudio de 112 sujetos, el 40% respondieron en la semana 8 y el 65% en la semana 16.[113]

En cuanto a la dosificación adecuada, los APG pueden oscilar entre 300 y 1000 mg equivalentes de clorpromazina,[80] y las dosis sugeridas de ASG pueden ser de 2 a 6 mg con la risperidona,[114] de 10 a 20 mg para la olanzapina[115] (aunque quizás sea preferible al menos 16 mg),[116] de 10 a 15 mg de aripiprazol,[116] de 300 a 750 mg para la quetiapina[80] y 160 mg para la ziprasidona[117] (80 mg dos veces al día con alimentos de 500 kcal).[99]

Cuando la respuesta sea insatisfactoria a pesar de haber optimizado la dosis (según lo permitan los efectos secundarios) y la duración del ensayo, haber considerado los informes de cumplimiento del paciente y los cuidadores, y haber evaluado la presencia de cualquier inductor enzimático conocido o el abuso de sustancias, se debe considerar la posibilidad de analizar la concentración plasmática del antipsicótico. El aripiprazol, la clozapina, el haloperidol, la olanzapina y la ziprasidona se encuentran entre los antipsicóticos con ensayos disponibles.[52] En ausencia de efectos secundarios, y si la concentración plasmática está muy por debajo del intervalo observado en los pacientes con dosis típicas, cabe sospechar cumplimiento terapéutico deficiente o un metabolismo rápido. Si el paciente informa efectos secundarios graves que no son objetivamente evidentes, la concentración plasmática ayudará a evaluar si se trata de somatización o efecto nocebo. A veces, los efectos secundarios inusuales observados objetivamente merecen ser evaluados con la concentración plasmática: cuando es baja o nula, sugerirá que son causados por otro factor.

Los datos sobre las concentraciones plasmáticas de aripiprazol son especialmente útiles, con un intervalo óptimo sugerido entre 150 y 210 ng/mL.[118] Cada vez más pruebas sugieren que el intervalo para la olanzapina es de 20 a 40 ng/mL, sin mayores beneficios y con toxicidad significativa asociada a las cantidades superiores a 80 ng/mL.[119,120] Otros posibles intervalos, menos delineados, incluyen la amisulprida de 200 a 320 ng/mL[121] y la risperidona de 20 a 60 ng/mL.[52] Las concentraciones de quetiapina son tan variables que no parecen útiles en este momento.[122]

Si se determina que el problema es la falta de cumplimiento y no se debe a la intolerancia de los efectos secundarios, se debe considerar la posibilidad de utilizar un antipsicótico inyectable de acción prolongada (IAP). En algunos casos, el uso de un producto IAP puede ser necesario para completar un ensayo adecuado en el nodo 1. El papel de los IAP en el tratamiento de la esquizofrenia se ha investigado en nuevos estudios, a los cuales se hará referencia a continuación.

Pacientes con cumplimiento deficiente: papel de los antipsicóticos inyectables de acción prolongada

La falta de cumplimiento terapéutico es uno de los principales problemas en el tratamiento de los pacientes con esquizofrenia, y los productos IAP son una intervención que se ha considerado mejora el cumplimiento. A pesar de esto, se ha argumentado que, en realidad, los datos sugieren que los IAP pueden no ser significativamente superiores a los antipsicóticos orales a menos que el paciente se comprometa a aceptar esta forma de tratamiento. Como sustento de esta afirmación está el estudio de Olfson y cols.[123] sobre pacientes del programa Medicaid de California. En este estudio observacional de la vida real, que puede tener validez externa importante, se evaluaron 2695 pacientes con adherencia mínima antes, durante y después de iniciar el tratamiento con decanoato de flufenazina, decanoato de haloperidol o microesferas de risperidona IAP. Los autores constataron que muy pocos de estos casos siguieron recibiendo su IAP a los 6 meses (haloperidol, 9.7%; flufenazina, 5.4%, y risperidona, 2.6%; $p < 0.0001$). Se especuló que el resultado especialmente malo con la risperidona IAP podría haber reflejado las restricciones de la farmacopea en algunos contextos ambulatorios; sin embargo, Rosenheck y cols.[124] también hallaron resultados decepcionantes con la risperidona IAP en otro estudio observacional de 369 veteranos estadounidenses con esquizofrenia inestable o trastorno esquizoafectivo. La risperidona IAP no fue superior a los antipsicóticos orales en la tasa de rehospitalización en este estudio. También se asoció a más efectos extrapiramidales y dolor local en el punto de inyección.

Tiihonen y cols.[125] examinaron el riesgo de rehospitalización y de interrupción del tratamiento farmacológico en pacientes con esquizofrenia de Finlandia que habían sido hospitalizados por primera vez. Mostraron que el riesgo de rehospitalización de los pacientes que recibían medicamentos inyectables de liberación prolongada era aproximadamente un tercio del de los casos que recibían formulaciones orales de los mismos compuestos (cociente de riesgos instantáneos [HR, *hazard ratio*] = 0.36; intervalo de confianza [IC] del 95%: 0.17-0.75). No obstante, su muestra de pacientes puede haber sido relativamente poco representativa de poblaciones con menos recursos, como las personas del sector público estadounidense del estudio de Olfson y cols.[123] Leucht y cols.[126] publicaron recientemente un metaanálisis de comparaciones controladas de IAP y formulaciones orales en poblaciones más crónicas y concluyeron que los IAP son mejores para reducir las recaídas. Una vez más, sin embargo, las muestras de pacientes de estos ECA, en su mayoría patrocinados por la industria, estaban libres de comorbilidad importante, eran capaces de cooperar con los complejos procedimientos del estudio y, por lo demás, estaban «limpias» en comparación con las poblaciones más difíciles de los programas públicos infrafinanciados.

En la actualidad existen seis productos IAP de APG de uso internacional, entre los que se incluyen flupentixol, flufenazina, haloperidol, perfenazina, pipotiazina y zuclopentixol. Entre los

ASG, la olanzapina, la risperidona y la paliperidona tienen formulaciones IAP. Se comentarán brevemente algunas cuestiones pertinentes sobre el uso de algunos de estos productos.

Cabe esperar que los APG IAP den lugar a síntomas extrapiramidales agudos, discinesia tardía y síntomas relacionados con la hiperprolactinemia.[127,128] La frecuencia de trastornos del movimiento y discinesia tardía con los APG IAP es similar a la observada con los APG orales.[129] El decanoato de flufenazina y el decanoato de haloperidol pueden asociarse a una tasa relativamente más alta de trastornos del movimiento en comparación con otros IAP, pero quizás con menor riesgo de causar aumento de peso.[128]

La risperidona IAP tiene algo de ventaja sobre los APG en lo que respecta al riesgo de trastornos del movimiento; sin embargo, se asocia a una elevación de la prolactina plasmática similar, aunque de magnitud algo inferior, a la observada con la risperidona oral.[128] La forma IAP se ve afectada por la liberación retardada:[128] transcurren entre 3 y 6 semanas desde la primera inyección de risperidona hasta que se presenta una concentración plasmática terapéutica.[52] Aunque a menudo es poco práctico, la suplementación con risperidona oral durante este periodo cruzado parece esencial para obtener resultados óptimos.[130] En un ECA reciente se constató que los pacientes estabilizados con APG IAP presentaban más interrupciones del tratamiento cuando se les asignaba aleatoriamente a 6 meses de risperidona IAP (31%) en comparación con la permanencia con su APG IAP original (10%).[131] Los pacientes con risperidona subieron significativamente más de peso, pero no presentaron diferencias en los efectos secundarios extrapiramidales de nueva aparición.

El palmitato de paliperidona es el IAP asociado a la paliperidona, el principal metabolito activo de la risperidona. Puede iniciarse con dos inyecciones semanales para alcanzar rápidamente la concentración terapéutica y, a diferencia de la risperidona IAP, no requiere complementación con antipsicóticos orales. Las inyecciones posteriores se realizan a intervalos de 4 semanas, una ventaja sobre el intervalo de 2 semanas con la risperidona IAP. La tolerabilidad y la seguridad del palmitato de paliperidona fueron en general similares a las de la risperidona IAP.[132,133]

La olanzapina IAP es similar a la olanzapina oral tanto en eficacia como en efectos adversos,[128,129,134] con la excepción de un nuevo efecto secundario: el síndrome de delirio y sedación postinyección (incidencia: 1.4% de los pacientes tratados), que implica sedación, confusión, mareos, disartria, somnolencia y posible pérdida del conocimiento.[128,134,135] Este síndrome es el resultado de la ocasional inyección intravascular accidental de olanzapina. Los pacientes deben ser observados durante 3 h después de cada inyección y debe disponerse inmediatamente de una remisión médica. Todos los casos se han recuperado, pero algunos han necesitado hasta 3 días de hospitalización.

En conclusión, los IAP pueden no tener beneficio marcado sobre los medicamentos orales, en especial en las personas crónicamente enfermas y que no cumplen bien el tratamiento. No se recomienda su uso sistemático en el algoritmo, pero pueden tener un papel en la evaluación de la eficacia antipsicótica aguda si los malos resultados se deben claramente a la falta de cumplimiento. Las pruebas sí sugieren que su inicio temprano en la evolución de la esquizofrenia en los *pacientes relativamente cooperativos* puede mejorar el resultado a largo plazo.[125] Este efecto puede deberse a su prevención de la falta de cumplimiento disimulado.[127] Al presentar al paciente las opciones de tratamiento para el primer o segundo ensayo antipsicótico, parece razonable incluir una discusión sobre los IAP como un abordaje que podría reducir la rehospitalización temprana y la recaída. Debe hablarse de los IAP de forma que se intente superar el estigma asociado a la idea de recibir medicamentos por inyección. A pesar de esto, antes de recomendar y seleccionar un producto IAP, también es importante ser consciente de cualquier barrera relacionada con los sistemas que pueda impedir el seguimiento una vez administrado el IAP.[136] Los sistemas de atención ambulatorios variarán en cuanto a la disponibilidad de personal de enfermería para administrar las inyecciones y de financiamiento y procesos de seguimiento fiables.

Si se elige un IAP, el decanoato de haloperidol y el palmitato de paliperidona muestran ventajas por sus periodos de eficacia de 4 semanas.[123,125] Las consideraciones de costo favorecen mucho la primera opción en este momento. La opción menos eficaz parece ser la risperidona IAP, quizás debido a su liberación retardada.

Cuestiones adicionales para el ensayo terapéutico del nodo 1

Algunos clínicos podrían plantearse incrementar las dosis por encima de los intervalos recomendados cuando los pacientes no respondan bien a las dosis habituales en el nodo 1 a pesar de disponer de tiempo suficiente y de concentraciones sanguíneas suficientes para probar la biodisponibilidad. No obstante, no hay evidencia clínica significativa que respalde esta estrategia.[80] Las dosis más altas no se asocian a mayor mejoría con el aripiprazol, la quetiapina, la risperidona o la olanzapina, y a menudo provocan aumento de los efectos secundarios.[114,119,137,138] Administrar un antipsicótico diferente es un método preferible.

La intolerancia a los efectos secundarios del antipsicótico puede conducir a un cumplimiento terapéutico deficiente e interrupción precoz.[52] Si el paciente interrumpe un ensayo prematuramente a pesar del ajuste de la dosis u otras estrategias de tratamiento (p. ej., cambiar el momento de la dosificación, o interrumpir o reducir otros medicamentos que puedan estar contribuyendo al efecto secundario), entonces el nodo 1 no se ha completado, y debe realizarse otro intento con uno de los fármacos recomendados.

Cuadro 6-1 | Acatisia inducida por antipsicóticos en la esquizofrenia

La *acatisia* es una sensación de malestar, a menudo de hormigueo, especialmente en las piernas, que se alivia un poco con la actividad motora[141] En su extremo, puede precipitar comportamientos agresivos, violentos y suicidas[142,143] Para diagnosticarla, se pide al paciente que deje de moverse y que describa las sensaciones subjetivas, si las hay. Se debe diferenciar de la agitación psicótica, la ansiedad, los síndromes de abstinencia de fármacos, algunos trastornos neurológicos o la discinesia tardía.[144] La acatisia puede diagnosticarse erróneamente como agitación psicótica, lo que puede conducir al aumento inadecuado de la terapia con antipsicóticos[144,145] Se ha constatado que la acatisia se produce a dosis de antipsicóticos que producen ocupación total de los receptores de D_2 estriatales;[146] sin embargo, esta ocupación total no tiene implicaciones mecanicistas para la acatisia; es probable que otros sistemas de neurotransmisores (noradrenalina, serotonina) contribuyan a su fisiopatología[147-149] El desarrollo de la acatisia puede ser un posible factor predictivo de respuesta insatisfactoria a un neuroléptico.[140] Incluso si se eleva la dosis (después de tratar la acatisia), la respuesta antipsicótica puede seguir siendo insatisfactoria.[150] No está claro si estos hallazgos son aplicables a los síntomas similares a la acatisia asociados a algunos antipsicóticos de segunda generación	Empezar con una dosis más pequeña y aumentarla gradualmente, sobre todo en los pacientes sin tratamiento farmacológico.[139] Considerar los antagonistas adrenérgicos β,[139,148] p. ej., propranolol Considerar las benzodiacepinas,[139] p. ej., clonazepam, lorazepam o diazepam (especialmente si se asocia a ansiedad) Considerar los antimuscarínicos,[139,147,151,152] p. ej., benzatropina (particularmente si la acatisia está asociada al parkinsonismo); sin embargo, el sustento en la evidencia de su uso es débil[139] Hay otras opciones posibles contra la acatisia resistente al tratamiento: trazodona,[153] ciproheptadina,[148] mirtazapina,[149] zolmitriptán[154] y vitamina B_6[155]

La acatisia es un efecto adverso inducido por los antipsicóticos que afecta especialmente el cumplimiento terapéutico. El primer ajuste debe ser reducir la dosis, si es posible. Si esto falla, parece razonable intentar tratar la acatisia.[139] *Véase* el cuadro 6-1 para consultar una revisión de las opciones de tratamiento. No obstante, debe tenerse en cuenta que se ha constatado que la acatisia es un factor predictivo o marcador de los pacientes que tendrán malos resultados con la terapia con APG a pesar de aplicar los esfuerzos habituales de tratamiento.[140] No está claro si sucede lo mismo con la acatisia de los ASG.

NODO 2: ¿RESPUESTA INSATISFACTORIA A UN ENSAYO ADECUADO DE UN ANTIPSICÓTICO DEL NODO 1?

Se dispone de pruebas relativamente limitadas para guiar la selección del siguiente antipsicótico tras el fracaso del primer ensayo antipsicótico adecuado. Se revisarán algunas de estas pruebas.

En el 2006, McCue y cols.,[88] en un ensayo prospectivo aleatorizado abierto (n = 327), compararon cinco ASG y el haloperidol en pacientes recién ingresados y agudamente enfermos con esquizofrenia, trastorno esquizoafectivo o trastorno esquizofreniforme. Este estudio de eficacia de la vida real empleó como criterio principal de valoración (poco ortodoxo y quizás propenso a sesgos) determinar si los pacientes podían ser dados de alta de la atención hospitalaria en un plazo de 3 semanas. Los resultados fueron que tres medicamentos probaron ser significativamente mejores que otros tres: la olanzapina (dosis media: 19 mg; 92% dados de alta), el haloperidol (16 mg; 89%) y la risperidona (5.2 mg; 88%) fueron los mejores, mientras que el aripiprazol (22 mg; 64%), la quetiapina (650 mg; 63%) y la ziprasidona (150 mg; 64%) fueron significativamente menos eficaces según este criterio. La dosificación fue sólida para los seis medicamentos. Este estudio sugiere que puede haber diferencias importantes en la eficacia de los antipsicóticos en el ámbito de la hospitalización aguda. Estos hallazgos no son contradictorios con los de un metaanálisis a menudo citado de Leucht y cols.[28] de ensayos patrocinados principalmente por la industria que comparaban diferentes antipsicóticos, excepto por su hallazgo de que el haloperidol, un APG, era tan eficaz como los mejores ASG. No obstante, las diferencias a favor de las mejores opciones eran más definidas en los datos de McCue y cols.[88] que en el metaanálisis.[28]

Suzuki y cols.,[89] en un estudio aleatorizado y abierto, evaluaron la eficacia del cambio secuencial entre tres ASG en pacientes japoneses (n = 78) que nunca habían pasado por un ensayo completo de ningún ASG. Los sujetos fueron asignados al azar a dosis robustas de olanzapina, risperidona o quetiapina durante un máximo de 8 semanas. Después, quienes tuvieron una respuesta insatisfactoria a este ensayo fueron asignados aleatoriamente a uno de los otros dos antipsicóticos durante un máximo de 8 semanas más. A los que no respondieron bien tras el segundo ensayo se les administró el tercer antipsicótico. En el estudio se constató que el 50% (n = 39) de los participantes respondieron a la primera ronda de terapia antipsicótica. La olanzapina y la risperidona no difirieron en sus tasas de respuesta, y ambas fueron superiores a la quetiapina. Entre aquellos sin respuesta en la primera ronda, el 38% (n = 14) respondieron al segundo ensayo aleatorizado de ASG. La quetiapina fue la opción de segunda línea más eficaz, con una tasa de respuesta sorprendentemente buena del 60%. Solo dos pacientes respondieron en el tercer intento. Suzuki y cols. concluyeron que tras el fracaso en un ensayo inicial con un ASG, intentar con un segundo ensayo es una estrategia razonable, pero que, tras dos ensayos fallidos, un tercer intento tiene mínimas posibilidades de éxito. Si los pacientes recibían olanzapina o risperidona primero, los hallazgos no respaldaban favorecer la risperidona o la olanzapina frente a la quetiapina como segunda opción. Si recibieron quetiapina en primer lugar, los resultados sugieren cambio a olanzapina o risperidona.

Como ya se ha señalado, la ziprasidona, que no se incluyó en el estudio anterior, no se ha desempeñado bien de forma general en las comparaciones con otros antipsicóticos: un análisis Cochrane de 11 ensayos comparativos en casos establecidos, a diferencia de los de primera aparición, concluyó que la ziprasidona no era tan eficaz como otros antipsicóticos.[96] Estos resultados pueden deberse en parte a que no se emplearon parámetros óptimos de administración: 160 mg diarios[117] (que se encuentra en el extremo superior del intervalo recomendado) en dos dosis, tomados con alimentos de 500 kcal.[156] Incluso si se pueden cumplir estas condiciones, la ziprasidona puede no ser la mejor opción para el nódulo 2.

En un estudio de diseño similar, aleatorizado, abierto y de 8 semanas de duración (también de Japón, y en el que participaron pacientes psicóticos agudos recién ingresados), la olanzapina y la risperidona volvieron a ser significativamente superiores al aripiprazol y la quetiapina en el resultado medido de «tiempo hasta la interrupción».[87]

En sentido general, estos datos, que proceden de estudios con buena validez externa, sustentan la propuesta de que si el ensayo del nodo 1 no se realizó con uno de los ASG propuestos más eficaces (olanzapina, risperidona o un APG), un segundo ensayo debería incluir uno de ellos. El éxito de la perfenazina en la fase 1 de los *Clinical Antipsychotic Trials of Intervention Effectiveness* (CATIE), en comparación con los ASG olanzapina, risperidona, quetiapina y ziprasidona, ha convencido a algunos clínicos de que la perfenazina es ahora el APG de elección frente al haloperidol más tradicional.[157] En este contexto, cabe señalar que la biodisponibilidad de la perfenazina también puede evaluarse con las concentraciones plasmáticas. El intervalo óptimo propuesto es de 1-3 ng/mL, con concentraciones superiores que no producen ningún beneficio adicional y quizás mayor probabilidad de efectos secundarios.[158,159]

La vigilancia terapéutica de las concentraciones de haloperidol tiene una historia larga y compleja.[160] En su día se pensó, con base en seis estudios tempranos, que el haloperidol tenía una relación curvilínea entre concentración plasmática y respuesta (es decir, una ventana terapéutica), con un intervalo terapéutico propuesto de 5 a 15 ng/mL. Los esfuerzos posteriores para confirmar este intervalo han tenido resultados dispares.[161] Las concentraciones de haloperidol siguen siendo al menos tan útiles como las de otros antipsicóticos para confirmar el cumplimiento y la biodisponibilidad. El consenso es que las concentraciones superiores a 15 ng/mL no aportan ningún beneficio adicional,[160] pero el límite inferior probablemente sea inferior a 5 ng/mL para los pacientes que experimentan una primera exposición a APG potentes que ocupan los receptores de D_2. También podría prestarse atención a la presencia de efectos secundarios parkinsonianos (rueda dentada, acinesia), que, si están presentes, indican una ocupación de D_2 superior al 75% y sugieren que, independientemente de lo baja (o alta) que sea la concentración, incrementar la dosis sería de poco beneficio.[6] Por la misma razón, la ausencia de parkinsonismo sugiere menor ocupación de D_2 estriatal y que puede haber beneficios si se aumenta la dosis.

La lurasidona, uno de los ASG más nuevos, se ha mencionado anteriormente como posible antipsicótico del nodo 1 debido a algunas ventajas sobre la ziprasidona; sin embargo, no lo preferimos como elección del nodo 2. En la única comparación aleatorizada (n = 478) con cualquiera de los antipsicóticos que obtuvieron mejores resultados en los estudios de eficacia revisados anteriormente,[87-89] la lurasidona a cualquiera de las dos dosis (40 o 120 mg) pareció ser inferior a la olanzapina a 15 mg[105] a pesar de que el estudio estaba patrocinado por el fabricante de la lurasidona.

En el 2006, Stroup y cols.,[162] en la fase 2T de los ensayos CATIE, estudiaron casos (n = 444) que habían fracasado en su primer ASG y luego fueron asignados de forma aleatoria a otro ASG. Aquellos que cambiaron a olanzapina o risperidona obtuvieron mejores resultados que quienes cambiaron a quetiapina o ziprasidona; sin embargo, un problema metodológico de los CATIE es que una alta proporción de los pacientes que obtuvieron mejores resultados con la olanzapina en el segundo ensayo habían estado tomando dicho fármaco antes de entrar en el estudio.[163] Esta limitación no estaba presente en el estudio de Suzuki y cols.,[89] quienes no hallaron ninguna ventaja de elegir la olanzapina o la risperidona en el segundo ensayo.

En este momento no está claro si la asenapina es una opción razonable para el nodo 2. Se han publicado ECA controlados con placebo con haloperidol y risperidona que muestran una eficacia comparable. Dado que el ensayo sobre el haloperidol excluía a quienes tenían antecedentes de fracaso con otro antipsicótico, los pacientes no serían comparables a aquellos del nodo 2.[164] Tres ensayos no publicados con más de 1000 participantes implicaron la comparación con la olanzapina, y en dos de ellos se describió la asenapina como menos eficaz que la olanzapina.[165] Por lo tanto, la posible clasificación de la asenapina como uno de los antipsicóticos más eficaces espera la publicación de más ensayos suyos y experiencia clínica más amplia.[102] El 30 de septiembre del 2011, la Food and Drug Administration (FDA) de los EE.UU. añadió una advertencia debido a 52 casos de reacciones alérgicas, 19 de los cuales dieron lugar a visitas a urgencias u hospitalización.

Resumen: Recomendaciones del nodo 2

Algunas evidencias sustentan probar un segundo antipsicótico cuidadosamente seleccionado. Si no se ha probado antes, se recomienda un APG, olanzapina o risperidona. Si se probó uno de ellos en el nodo 1, se puede elegir cualquier antipsicótico excepto la clozapina para el nodo 2.

Si se selecciona la olanzapina, se debe considerar la posibilidad de tomar medidas para intentar evitar el subir de peso o prevenir un mayor aumento si comienza de inmediato, es decir, en las primeras semanas de tratamiento. La dieta y el ejercicio se recomiendan para aquellos pocos pacientes suficientemente motivados para realizar estos cambios en su estilo de vida. Se han probado el topiramato y la metformina, tanto al principio como después de que se desarrolle el aumento de peso. En un ECA se comparó la adición de topiramato 100 mg o placebo a 72 pacientes cuando empezaban a tomar la olanzapina.[166] Sorprendentemente, los participantes que usaron el topiramato no subieron de peso, mientras que quienes tomaron el placebo mostraron el aumento de peso habitual. Este estudio necesita replicación pero es prometedor, aunque el topiramato tiene muchos efectos secundarios potenciales. La metformina ha tenido efectos beneficiosos sobre el peso y los parámetros metabólicos.[167,168] Aunque estos estudios fueron a corto plazo, es probable que los resultados positivos se mantengan en el tiempo, y la metformina puede tener efectos secundarios poco frecuentes.[169]

Nodo 2a: ¿Intolerancia o ensayo inadecuado de un antipsicótico del nodo 2?

Si el paciente no pudo completar un ensayo adecuado (como se define en el nodo 1a) de una opción del nodo 2, se debe elegir otro antipsicótico de las opciones recomendadas antes de pasar al nodo 3.

NODO 3: ¿RESPUESTA INSATISFACTORIA A UN SEGUNDO ENSAYO ADECUADO CON ANTIPSICÓTICOS?

La *esquizofrenia resistente al tratamiento* (ERT) se refiere a personas con fracaso en la respuesta a al menos dos ensayos adecuados de diferentes antipsicóticos. Aproximadamente el 30% (intervalo del 10%-45%) de los pacientes con esquizofrenia cumplen este criterio.[170,171] La clozapina es más eficaz que los APG[172-174] y otros ASG[175-177] contra la ERT. Kane y cols.,[172] en el primer ECA doble ciego sobre ERT, mostraron que la clozapina (30%) era más eficaz que la clorpromazina (4%) en quienes habían sido resistentes a ensayos terapéuticos previos de APG, incluido el haloperidol. Chakos y cols.,[173] en una revisión y metaanálisis de ensayos aleatorizados posteriores, constataron que la clozapina seguía siendo superior a los APG para el control de los síntomas en pacientes con esquizofrenia crónica. En la fase 2 de los CATIE, McEvoy y cols.[175] compararon la clozapina, la olanzapina, la risperidona y la quetiapina en un grupo de pacientes con esquizofrenia que no habían mejorado tras el ensayo inicial con uno de los cuatro ASG o con perfenazina. Los pacientes que recibían clozapina tenían menos probabilidades de interrumpir el tratamiento debido a la respuesta terapéutica inadecuada que quienes recibían cualquiera de los otros ASG.

Lewis y cols.,[176] en el ECA de gran tamaño CUtLASS, compararon la clozapina con la amisulprida, la olanzapina, la quetiapina y la risperidona. La clozapina produjo reducciones significativamente en las puntuaciones totales de la *Positive and Negative Syndrome Scale* mayores que otros fármacos (−4.93 puntos; IC: −8.82 a −1.05; $p = 0.013$).

Por lo tanto, las pruebas parecen ser sustanciales en cuanto a que la clozapina es la única opción claramente eficaz contra la ERT, definida por la falta de respuesta a dos ensayos adecuados con antipsicóticos como en este algoritmo.[80] Aunque seis estudios han comparado la olanzapina en varias dosis frente a la clozapina (algunos de los cuales mostraron que la eficacia de la olanzapina era más parecida a la de la clozapina que la de otros ASG), estos tenían problemas metodológicos, incluidas dosis bajas de clozapina y tamaños de muestra pequeños.[80] Conley y cols.,[177] en uno de esos pequeños estudios comparativos, utilizaron un diseño doble ciego cruzado con 13 pacientes para comparar la eficacia de la clozapina (450 mg) frente a la olanzapina a dosis altas (50 mg) en caso de ERT bien definida. La clozapina fue mucho más eficaz que la olanzapina. El 30% de los participantes respondieron a la clozapina, el mismo porcentaje que en el estudio de Kane y cols. sobre ERT mencionado anteriormente,[172] y ningún paciente mejoró con la olanzapina.[177] Además, el 46% de los pacientes abandonaron el estudio en la fase de olanzapina, frente a ninguno mientras tomaban clozapina.

La clozapina también es más eficaz que el haloperidol, la olanzapina y la risperidona en caso de comportamiento agresivo y hostil persistente en la ERT,[18] y es más eficaz que el haloperidol y la olanzapina contra este comportamiento en los pacientes con esquizofrenia no resistente al tratamiento.[17]

La clozapina se asocia a una reducción de las tasas de suicidio en la esquizofrenia. Hay una reducción tres veces mayor en el riesgo de conductas suicidas en comparación con otros medicamentos antipsicóticos.[15] En un estudio internacional aleatorizado con ocultación simple de pacientes con esquizofrenia y trastorno esquizoafectivo con alto riesgo de suicidio ($n = 980$), la clozapina produjo significativamente menos pensamientos y acciones suicidas que en los casos asignados al azar a la olanzapina.[14] En este estudio, solo el 27% de los participantes presentaron ERT.

Los pacientes con ERT suelen mostrar poco cumplimiento de la terapia antipsicótica. La adherencia con la clozapina, no obstante, puede ser mejor.[178]

Analizar las concentraciones sanguíneas de clozapina facilita los esfuerzos por mejorar la respuesta terapéutica. Asimismo, ayuda a evaluar los efectos secundarios inusuales, detectar problemas de cumplimiento y evaluar el impacto de los inhibidores (p. ej., fluvoxamina) y los inductores (p. ej., humo de cigarrillo) metabólicos. La respuesta terapéutica óptima suele producirse con concentraciones de clozapina superiores a 350 a 450 ng/mL.[179-182] Las concentraciones plasmáticas superiores a 600 ng/mL se han asociado a un aumento de la toxicidad, incluidas las convulsiones.[183] El intervalo de dosificación eficaz habitual es de 300 a 400 mg/día en dosis divididas. La dosis total no debe superar los 900 mg/día y, por lo general, las dosis únicas no deben estar por encima de 450 mg. Si la respuesta no es satisfactoria a 600 mg/día, debe obtenerse la concentración en la sangre antes de proceder a nuevos incrementos.[56]

Dado que la clozapina es metabolizada por las isozimas del citocromo P450, especialmente la P450 1A2, la prescripción conjunta con inhibidores e inductores de estas isozimas requiere atención cuidadosa. La fluvoxamina es un fuerte inhibidor de la enzima 1A2 y puede aumentar las concentraciones de clozapina en un 500%, mientras que el humo del cigarrillo induce el metabolismo mediado por 1A2 y puede reducir las concentraciones en más de un 50%.[56,184] Recientemente se ha constatado que el citalopram eleva las concentraciones de clozapina de forma significativa debido a un mecanismo desconocido y tiene un nuevo prospecto que advierte de este efecto.

Si es posible, deben suspenderse o reducirse las benzodiacepinas debido al riesgo de depresión respiratoria en combinación con la clozapina, especialmente al principio del ensayo terapéutico.[185]

La clozapina se asocia a efectos adversos, algunos potencialmente graves y mortales, como agranulocitosis, convulsiones, miocarditis, miocardiopatía, estreñimiento (que puede causar obstrucción e íleo paralítico) y aumento de peso o síndrome metabólico. Algunos efectos secundarios menos graves (p. ej., sedación, hipersalivación, taquicardia, hipotensión, mareos y síntomas obsesivo-compulsivos) pueden ser perturbadores y afectar el cumplimiento. Los médicos deben estar familiarizados con la evidencia sobre cómo manejar de forma óptima estos efectos secundarios.[186] Debido a las preocupaciones sobre los efectos adversos de la clozapina y sobre el tiempo y el esfuerzo necesarios para realizar el seguimiento médico adecuado, tratar los efectos adversos y administrar un ensayo adecuado, esta medicación está infrautilizada a pesar de sus ventajas.[56]

Muchos de los efectos adversos de la clozapina dependen de la dosis y están asociados a la velocidad de ajuste. Dado que los efectos adversos suelen ser más frecuentes al principio de la terapia, es importante iniciar el tratamiento con dosis bajas y aumentarlas con lentitud.[52] La dosis inicial de clozapina es de 12.5 mg una o dos veces al día. Para los pacientes mayores de 60 años, la dosis de 6.25 mg puede ser razonable. La clozapina se aumenta de forma paulatina. Debe procurarse retirar gradualmente el antipsicótico anterior una vez alcanzadas las concentraciones eficaces de clozapina. Muchos creen, aunque no se ha comprobado mediante estudios diseñados de forma adecuada, que los resultados óptimos se producen con la monoterapia.[187]

NODO 4: ¿MEJORÍA NULA O INSATISFACTORIA A PESAR DE HABER HECHO UN ENSAYO ADECUADO CON CLOZAPINA?

Hasta el 30% de las personas con ERT tratadas con clozapina presentan síntomas positivos residuales.[188,189]

La potenciación de la clozapina es un abordaje terapéutico habitual para los pacientes que no responden a la monoterapia con este fármaco; sin embargo, las pruebas que sustentan el uso de la potenciación son limitadas. Los metaanálisis sugieren tamaños de efecto pequeños (en el mejor de los casos) para todas las opciones propuestas.[190-192]

La adición de risperidona se ha estudiado en cinco ECA con placebo.[193-197] Josiassen[196] constató que la risperidona tenía ventaja sobre la potenciación de la clozapina con placebo. Este estudio permitió dosis de hasta 6 mg de risperidona y fue el ensayo más largo, de 12 semanas. En otros tres ensayos no se halló ninguna ventaja con la risperidona, y en uno se notó una fuerte tendencia hacia la superioridad del placebo, pero las dosis estaban restringidas.[195] Un metaanálisis no mostró diferencias en la eficacia global.[192] Por lo tanto, las pruebas de esta opción empleada con frecuencia son débiles, pero podría valer la pena intentar con una dosis más alta de risperidona durante más tiempo.

La potenciación con otros antipsicóticos tiene apoyo muy limitado. En dos ECA, el único efecto claro del aripiprazol como potenciador fue atenuar la gravedad de los efectos metabólicos adversos.[198] Recientemente, se compararon el aripiprazol y el haloperidol como potenciadores de la clozapina en un ECA.[199] No se encontraron diferencias en la eficacia, pero el aripiprazol tenía un perfil de efectos secundarios más favorable. No obstante, es difícil sacar conclusiones de este estudio; el control con placebo es esencial, ya que la mayoría de los estudios de potenciación han encontrado un gran efecto placebo.

En un pequeño estudio sobre la sulpirida (que no está disponible en los EE.UU.) se reveló que era eficaz como potenciador.[192]

Otra opción de potenciación es la lamotrigina. Tiihonen y cols.,[200] en un metaanálisis de cinco ECA con placebo sobre la potenciación de la clozapina con lamotrigina, constataron un pequeño efecto positivo de 0.32 según la *d* de Cohen. El beneficio neto, pese a todo, se debió principalmente a un estudio positivo, lo que llevó a Sommer y cols. en su metaanálisis a eliminar ese estudio como un caso atípico.[192] En dos grandes ECA con placebo (n = 429) sobre potenciación con lamotrigina en pacientes que tomaban varios antipsicóticos, Goff y cols.[201] no encontraron ninguna ventaja con la lamotrigina. No obstante, los 63 pacientes que tomaban clozapina tuvieron resultados ligeramente mejores con la lamotrigina. En conclusión, la lamotrigina puede ser beneficiosa para algunos casos con respuesta parcial a la clozapina.

Las pruebas que sustentan la potenciación de la clozapina con terapia electroconvulsiva son débiles. No se ha publicado ningún ECA. Sin embargo, Havaki-Kontaxaki y cols.,[202] en una revisión de los informes de casos de la administración simultánea de clozapina y TEC en pacientes con esquizofrenia resistente a la clozapina o esquizoafectivos, encontraron que esta terapia combinada parecía ser eficaz y razonablemente segura. Dado que esta opción parece tener tanto mérito como las opciones bien estudiadas, pero poco eficaces, de la risperidona y la lamotrigina, se ha incluido aquí en el nodo 4.

También se ha constatado que la estimulación magnética transcraneal (EMTr) tiene cierta eficacia contra las alucinaciones auditivas crónicas en la esquizofrenia.[80] Aunque las barreras económicas pueden impedir el acceso a muchos pacientes en entornos del sector público, y queda mucho por aprender sobre los parámetros para el tratamiento agudo y de mantenimiento óptimo, parece prometedora como opción del nodo 4 con efectos secundarios potencialmente menores.

Antes de considerar estos potenciadores de la clozapina, se recomienda la reevaluación del diagnóstico, el posible abuso de sustancias y el cumplimiento terapéutico.[203] La optimización de las concentraciones sanguíneas de clozapina, la atención a los efectos secundarios y la eliminación de variables de confusión como la presencia de otros antipsicóticos pueden ser importantes y deben considerarse antes de recurrir a la potenciación de la clozapina.[56,186]

NODO 5: ¿MEJORÍA NULA O INSATISFACTORIA CON LA POTENCIACIÓN DE LA CLOZAPINA?

Si ha habido tres ensayos adecuados fallidos con antipsicóticos, incluida la clozapina, y una potenciación fallida con clozapina, la probabilidad de mejorar con más intervenciones psicofarmacológicas es baja; sin embargo, pueden producirse resultados positivos inesperados. Como se observa en el diagrama de flujo de la figura 6-1, en este punto quizás haya que considerar cinco abordajes. Se comentan en el cuadro 6-2, aunque no necesariamente por orden de preferencia. Para cualquier paciente en particular, el médico que prescribe debe revisar las cinco opciones y determinar qué método parece el mejor. El clínico también debe revisar las posibles intervenciones psicosociales y decidir si alguna de ellas puede haber sido infrautilizada hasta ese momento.

Cuadro 6-2 | Opciones a considerar en caso de esquizofrenia resistente al tratamiento en el nodo 5

Tratamiento	*Observaciones*
Otro de los potenciadores del nodo 4	Probar con risperidona, lamotrigina o terapia electroconvulsiva
Otro potenciador de la clozapina	*Memantina.* Lucena y cols.,[204] en un pequeño ensayo doble ciego de memantina o placebo (n = 21) como vía de potenciación en pacientes resistentes a la clozapina, constataron que la memantina era mejor que el placebo en todos los resultados, con un efecto de grand magnitud (mejoría global: TE = –2.75, $p = 0.01$; síntomas positivos: TE = –1.38). Nota: No se ha hallado ningún beneficio de la potenciación con memantina para otros ASG[204] *AGω-3.* La mayor parte del interés se ha centrado en el uso reciente para prevenir la aparición de la esquizofrenia en jóvenes de alto riesgo;[205] sin embargo, en un ECA del 2002, Peet y cols.[206] evaluaron la adición de AGω-3 a la clozapina (n = 31), ASG (n = 46) y APG (n = 36). Solo los pacientes que tomaban clozapina obtuvieron beneficio significativo
Suspender la clozapina y probar otros antipsicóticos en monoterapia no administrados anteriormente	Tal vez el mejor antipsicótico para probar después de la clozapina sea el aripiprazol, con base en datos anecdóticos.[207] La teoría es que el efecto agonista dopaminérgico parcial del aripiprazol tendrá más beneficios cuando el paciente no haya sido tratado recientemente con un antipsicótico que sea bloqueador potente de la dopamina, que habría producido la regulación a la alza de estos receptores.[208] En consonancia con esta teoría, en un informe se describió a un paciente que respondió bien al aripiprazol después de la clozapina a pesar de no haber respondido a él en un intento previo después de la risperidona.[209] Kane y cols.,[210] en un ECA, compararon la eficacia y la seguridad del aripiprazol (dosis alta: 30 mg) o perfenazina (40 mg, el doble de la utilizada en los CATIE) en pacientes con esquizofrenia bien establecida y resistente al tratamiento. Un impresionante 27% de los participantes tratados con aripiprazol y un 25% de los tratados con perfenazina respondieron, según lo definido mediante una disminución del 30% en las puntuaciones de valoración. Por lo tanto, cualquiera de ellas podría ser una opción razonable en este momento. Considerar también la loxapina, que tiene algunas propiedades farmacodinámicas atípicas[211] y evidencia escasa de funcionar cuando otros antipsicóticos han fracasado[4,6]

Cuadro 6-2 | Opciones a considerar en caso de esquizofrenia resistente al tratamiento en el nodo 5 (*continuación*)

Tratamiento	*Observaciones*
Suspender la clozapina y probar una combinación de un APG y mirtazapina o, si se está al principio de la evolución, de un ASG y celecoxib	Se cree que la combinación de APG y mirtazapina puede duplicar el efecto receptor de la clozapina. Si la clozapina se ha probado y ha fracasado, la probabilidad de éxito posiblemente se reduzca; sin embargo, si el paciente se encuentra en el nodo 5 porque no tolera la clozapina, puede valer la pena considerar esta opción. Joffe y cols.,[212] en un ECA con placebo de 6 semanas de duración (n = 41) de mirtazapina en personas con respuesta inadecuada a sus APG actuales, constataron que el 20% de aquellos (n = 4) tratados con mirtazapina tenían respuesta frente al 5% (n = 1) con placebo. En las puntuaciones de la escala de valoración, el TE fue de 1.0 (IC 95%: 0.34-1.67). Otro ensayo positivo fue el de Terevnikov.[213] Nota: Los ensayos pequeños como estos pueden generar TE más altos que los más grandes. Otro ECA (n = 41) no sustentó el uso de esta potenciación[214] Partiendo de la teoría de que los procesos inflamatorios contribuyen a la patogenia de la esquizofrenia, se ha probado el uso de fármacos antiinflamatorios. El ácido acetilsalicílico (1000 mg diarios) mostró un pequeño efecto sobre los síntomas positivos en un ECA.[215] En otro ECA con el inhibidor de la COX-2 celecoxib (400 mg diarios en comparación con placebo, ambos añadidos a la amisulprida), Muller y cols.[216] trataron durante 6 semanas a 49 pacientes que habían estado enfermos durante 2 años o menos. Se observaron mejorías significativas. Algunos estudios anteriores con pacientes más crónicos no mostraron ningún beneficio del celecoxib
Terapia combinada con APG o ASG diferentes a la clozapina	No existen pruebas fehacientes de que la terapia de combinación de antipsicóticos que no incluya la clozapina ofrezca alguna ventaja de eficacia sobre el uso de antipsicóticos en monoterapia. Las pruebas que respaldan tales combinaciones consisten casi por completo en estudios abiertos y series de casos.[217,218] En un ensayo negativo persuasivo y bien ejecutado sobre la terapia combinada, Kane y cols.[219] realizaron un ECA de 16 semanas, controlado con placebo (n = 323) que añadía aripiprazol a risperidona o quetiapina (número igual de cada una). Podría plantearse la hipótesis de que, con base en especulaciones mecanicistas, el aripiprazol podría ser un complemento útil para cualquiera de los dos; sin embargo, no se vio eficacia alguna. De hecho, en la semana 4, el placebo era significativamente superior, aunque en las 12 semanas siguientes esta diferencia desapareció gradualmente. Ambos grupos mejoraron, por lo que la «experiencia clínica» habría sugerido a los clínicos observadores que esta potenciación fue útil. Hay pocos datos válidos adicionales, lo cual es lamentable teniendo en cuenta lo mucho que se utilizan diversas combinaciones en la práctica internacional

AGω-3: ácidos grasos ω-3; APG: antipsicótico de primera generación; ASG: antipsicótico de segunda generación; CATIE: Clinical Antipsychotic Trials of Intervention Effectiveness; COX-2: ciclooxigenasa 2; ECA: ensayo controlado aleatorizado; IC: intervalo de confianza; TE: tamaño del efecto.

COMPARACIÓN CON OTRAS RECOMENDACIONES DE DIRECTRICES Y ALGORITMOS

El presente algoritmo para seleccionar el tratamiento psicofarmacológico de la esquizofrenia difiere en algunos aspectos de las versiones anteriores del algoritmo del PAPHSS y de otros algoritmos y directrices publicados recientemente. La versión de 1999-2001 del algoritmo del PAPHSS recomendaba el tratamiento inicial de los casos de primera aparición con un ASG, preferiblemente olanzapina o risperidona, y se inclinaba por la risperidona debido a la evidencia de un efecto agudo más rápido.[6,7] El paciente sería apto para la clozapina después de recibir cualquiera de los dos ASG preferidos y un APG. En la nueva versión, ya no se prefiere la olanzapina para el uso de primera línea, y no es necesario un ensayo con APG antes de considerar la clozapina. En la tabla 6-2 se mencionan

Tabla 6-2 | Comparación con algunos otros algoritmos y directrices publicados en los últimos 3 años

Algoritmo/directriz	*Año*	*Comentarios/diferencias respecto al AP*
Algoritmos de las directrices de prescripción de Maudsley[52]	2012	Se discuten exhaustivamente los efectos secundarios de los antipsicóticos y su tratamiento. El AP se centra más en las implicaciones de estos efectos secundarios para las decisiones en varios puntos del algoritmo En un cambio respecto a su algoritmo del 2009, Maudsley decidió que uno de los dos antipsicóticos antes de la clozapina debía ser la olanzapina. En el AP no se encuentran pruebas convincentes de que la olanzapina deba ser una de las dos
Tratamiento farmacológico de la esquizofrenia con base en la evidencia[220]	2011	No se aborda el tratamiento en el primer episodio. El AP sugiere empezar a tratar el primer episodio con un ASG que no sea clozapina, quetiapina u olanzapina; luego el segundo ensayo debe abordarse con risperidona, olanzapina o un APG si no se ha probado primero No se hacen sugerencias para controlar la resistencia a la clozapina. En el AP se revisa la evidencia sobre las diferentes estrategias de potenciación de la clozapina y sobre qué hacer después de dejar o no usar clozapina Se discute la combinación de antipsicóticos como opción si tienen diferentes perfiles en cuanto a los receptores. En el AP se considera que la combinación de antipsicóticos no está respaldada por la evidencia y debe ser la última opción Visión favorable de los AIAP como «garantía» de cumplimiento. En el AP se considera que las pruebas de este punto de vista son menos convincentes y los AIAP no tienen una función primordial
Recomendaciones del Schizophrenia Patient Outcomes Research Team (PORT)[80]	2009	El primer episodio se trata con cualquier antipsicótico excepto clozapina y olanzapina. En el AP se añaden los APG y la quetiapina a la lista de medicamentos no preferidos Los ensayos adecuados se definen en términos generales. La definición del AP de los ensayos adecuados agrega la evaluación de la biodisponibilidad, que puede ser asistida por la concentración plasmática, tras el ajuste de la dosis en función de la respuesta y los efectos secundarios No se tiene preferencia por un segundo ensayo con antipsicóticos en pacientes multiepisódicos. En el AP se prefiere risperidona, olanzapina o APG para el segundo ensayo terapéutico Debido a que la evidencia era tan poco clara, no tenía recomendaciones para los síntomas negativos, la depresión concomitante o la resistencia a la clozapina. El AP se esforzó por ofrecer estrategias posiblemente viables
Directriz sobre esquizofrenia del National Institute for Clinical Excellence (NICE) del Reino Unido[221]	2009	Se hace mucho hincapié en las intervenciones psicosociales, en la participación de los pacientes en las decisiones sobre medicación y en la rentabilidad de los medicamentos, pero no se hacen recomendaciones específicas sobre los fármacos, excepto para la clozapina en caso de resistencia al tratamiento. El AP incluye muchas recomendaciones detalladas en todas las fases del tratamiento, desde la inicial hasta la más resistente al tratamiento, incluidos muchos escenarios con comorbilidad Se recomienda hacer dos ensayos, incluido al menos un ASG, en cualquier orden, antes de «ofrecer» la clozapina. En el AP se recomienda al menos uno de los siguientes antes de la clozapina: risperidona, olanzapina o APG

AIAP: antipsicótico inyectable de acción prolongada; AP: algoritmo del proyecto de algoritmos en psicofarmacología del programa de Harvard South Shore; APG: antipsicótico de primera generación; ASG: antipsicótico de segunda generación.

varias directrices y algoritmos publicados por diferentes grupos en los últimos 3 años que han abordado un ámbito de problemas psicofarmacológicos similar al del presente esfuerzo.[52,80,220,221] Se han observado algunos puntos de contraste entre sus recomendaciones y las nuestras.

CONCLUSIONES Y COMENTARIO FINAL

En el cuarto de siglo transcurrido desde la primera versión de esta heurística, se ha observado una mejoría considerable en el número y la calidad de las opciones de tratamiento psicofarmacológico de la esquizofrenia. No obstante, persisten muchos retos. Se necesitan mejores medicamentos con menos efectos secundarios. Todavía queda mucho por aprender sobre la fisiopatología de esta enfermedad crónica y discapacitante y las comorbilidades con las que suele presentarse. Los avances en la comprensión de la genética, los fundamentos neurobiológicos de la esquizofrenia y los mecanismos subyacentes a sus síntomas prometen mejorías en los tratamientos y en los futuros algoritmos. Con el tiempo, sin duda se desarrollarán tratamientos específicos contra ciertos síntomas de este trastorno complejo y multidimensional.

Cabe destacar que las psicoterapias estructuradas han dejado su marca en el mundo de la atención integral. Sus propósitos incluyen el énfasis en la remisión de los síntomas, los esfuerzos por educar tanto a los pacientes como a las familias sobre la enfermedad y sus requisitos para la autogestión basada en el paciente, y la priorización de la familia como lugar de atención. Estas intervenciones cuadran bien con los avances en el tratamiento farmacológico y los complementan.

Todas las principales directrices y algoritmos para el tratamiento de la esquizofrenia publicados en los últimos años proponen, al igual que los presentes autores, que se realicen dos ensayos de monoterapia con APG y ASG, seguidos, si es necesario, de un ensayo terapéutico de clozapina, pero todos ellos también varían en la forma de llevar a cabo estos pasos.[52,80,220,221] Se ha proporcionado información para ayudar a elegir lo que, en nuestra opinión, es el abordaje más respaldado por la evidencia en el momento de escribir este artículo. No obstante, muchos clínicos se desvían de la opinión consensuada de que debería haber dos ensayos y luego la clozapina,[222] y la polifarmacia no respaldada por la evidencia sigue siendo común a escala internacional. Las recomendaciones que se presentan aquí, si se siguen, ofrecen un camino razonable para mejorar los resultados psicofarmacológicos de los pacientes con esquizofrenia y para reducir el tiempo necesario para lograr el máximo beneficio que se puede obtener con los medicamentos disponibles actualmente. Los autores agradecen los comentarios sobre la experiencia de los lectores y cualquier otro aspecto de este algoritmo que pueda conducir a su mejora en futuras revisiones.

Declaración de intereses: los autores no declaran ningún conflicto de intereses. Los autores son los únicos responsables del contenido y la redacción del artículo.

REFERENCIAS

1. Eack SM, Hogarty GE, Cho RY, et al. Neuroprotective effects of cognitive enhancement therapy against gray matter loss in early schizophrenia: results from a 2 year randomized controlled trial. Arch Gen Psychiatry 2010;67:674–82.
2. Osser DN. Treatment resistant problems. In: Tupin JP, Shader RI, Harnett DS, eds. Clinical handbook of psychopharmacology. New York: Jason Aronson, 1988:269–328.
3. Osser DN. A systematic approach to pharmacotherapy in patients with neuroleptic-resistant psychoses. Hosp Community Psychiatry 1989;40:921–7.
4. Osser DN, Patterson RD. Pharmacotherapy of schizophrenia I: acute treatment. In: Soreff S, ed. Handbook for the treatment of the seriously mentally ill. Toronto: Hogrefe & Huber, 1996:91–119.
5. Osser DN, Patterson RD. Pharmacotherapy of schizophrenia II: an algorithm for neuroleptic resistant patients. In: Soreff S, ed. Handbook for the treatment of the seriously mentally ill. Toronto: Hogrefe & Huber, 1996:121–55.

6. Osser DN, Zarate CJ. Consultant for the pharmacotherapy of schizophrenia. Psychiatr Ann 1999;29:252–69.
7. Osser DN, Sigadel R. Short-term inpatient pharmacotherapy of schizophrenia. Harv Rev Psychiatry 2001;9:89–104.
8. Hamoda HM, Osser DN. The Psychopharmacology Algorithm Project at the Harvard South Shore Program: an update on psychotic depression. Harv Rev Psychiatry 2008;16: 235–47.
9. Ansari A, Osser DN. The Psychopharmacology Algorithm Project at the Harvard South Shore Program: an update on bipolar depression. Harv Rev Psychiatry 2010;18:36–55.
10. Osser DN, Dunlop LR. The Psychopharmacology Algorithm Project at the Harvard South Shore Program: an update on generalized social anxiety disorder. Psychopharm Rev 2010;45:91–8.
11. Bajor L, Ticlea A, Osser DN. The Psychopharmacology Algorithm Project at the Harvard South Shore Program: an update on posttraumatic stress disorder. Harv Rev Psychiatry 2011;19:240–58.
12. Gelenberg AJ. The catatonic syndrome. Lancet 1976;1: 1339–41.
13. Manschreck TC, Petri M. The paranoid syndrome. Lancet 1978;2:251–3.
14. Meltzer HY, Alphs L, Green AI, et al. Clozapine treatment for suicidality in schizophrenia: International Suicide Prevention Trial (InterSePT). Arch Gen Psychiatry 2003;60: 82–91.
15. Hennen J, Baldessarini RJ. Suicidal risk during treatment with clozapine: a meta-analysis. Schizophr Res 2005;73: 139–45.
16. Tiihonen J, Suokas JT, Suvisaari JM, Haukka J, Korhonen P. Polypharmacy with antipsychotics, antidepressants, or benzodiazepines and mortality in schizophrenia. Arch Gen Psychiatry 2012;69:476–83.
17. Krakowski MI, Czobor P, Citrome L, Bark N, Cooper TB. Atypical antipsychotic agents in the treatment of violent patients with schizophrenia and schizoaffective disorder. Arch Gen Psychiatry 2006;63:622–9.
18. Volavka J, Czobor P, Nolan K, et al. Overt aggression and psychotic symptoms in patients with schizophrenia treated with clozapine, olanzapine, risperidone, or haloperidol. J Clin Psychopharmacol 2004;24:225–8.
19. Volavka J, Czobor P, Derks EM, et al. Efficacy of antipsychotic drugs against hostility in the European First-Episode Schizophrenia Trial (EUFEST). J Clin Psychiatry 2011;72: 955–61.
20. Battaglia J, Moss S, Rush J, et al. Haloperidol, lorazepam, or both for psychotic agitation? A multicenter, prospective, double-blind, emergency department study. Am J Emerg Med 1997;15:335–40.
21. Garza-Trevino ES, Hollister LE, Overall JE, Alexander WF. Efficacy of combinations of intramuscular antipsychotics and sedative-hypnotics for control of psychotic agitation. Am J Psychiatry 1989;146:1598–601.
22. Breier A, Meehan K, Birkett M, et al. A double-blind, placebo-controlled dose-response comparison of intramuscular olanzapine and haloperidol in the treatment of acute agitation in schizophrenia. Arch Gen Psychiatry 2002;59: 441–8.
23. Andrezina R, Josiassen RC, Marcus RN, et al. Intramuscular aripiprazole for the treatment of acute agitation in patients with schizophrenia or schizoaffective disorder: a doubleblind, placebo-controlled comparison with intramuscular haloperidol. Psychopharmacology (Berl) 2006;188:281–92.
24. Satterthwaite TD, Wolf DH, Rosenheck RA, Gur RE, Caroff SN. A meta-analysis of the risk of acute extrapyramidal symptoms with intramuscular antipsychotics for the treatment of agitation. J Clin Psychiatry 2008;69:1869–79.
25. Zeller SL, Rhoades RW. Systematic reviews of assessment measures and pharmacologic treatments for agitation. Clin Ther 2010;32:403–25.
26. Thapa PB, Palmer SL, Owen RR, Huntley AL, Clardy JA, Miller LH. P.R.N. (as-needed) orders and exposure of psychiatric inpatients to unnecessary psychotropic medications. Psychiatr Serv 2003;54:1282–6.
27. Carpenter WT, Heinrichs DW, Wagman AMI. Deficit and nondeficit forms of schizophrenia—the concept. Am J Psychiatry 1988;145:578–83.
28. Leucht S, Corves C, Arbter D, Engel RR, Li C, Davis JM. Second-generation versus first-generation antipsychotic drugs for schizophrenia: a meta-analysis. Lancet 2009;373:31–41.

29. Buchanan RW, Breier A, Kirkpatrick B, Ball P, Carpenter WT Jr. Positive and negative symptom response to clozapine in schizophrenic patients with and without the deficit syndrome. Am J Psychiatry 1998;155:751–60.
30. Rado JT. Treatment of negative symptoms in schizophrenia. Psychopharm Rev 2011;46:33–9.
31. Singh SP, Singh V, Kar N, Chan K. Efficacy of antidepressants in treating the negative symptoms of chronic schizophrenia: meta-analysis. Br J Psychiatry 2010;197:174–9.
32. Bodkin JA, Siris SG, Bermanzohn PC, Hennen J, Cole JO. Double-blind, placebo-controlled, multicenter trial of selegiline augmentation of antipsychotic medication to treat negative symptoms in outpatients with schizophrenia. Am J Psychiatry 2005;162:388–90.
33. Strous RD, Maayan R, Lapidus R, et al. Dehydroepiandrosterone augmentation in the management of negative, depressive, and anxiety symptoms in schizophrenia. Arch Gen Psychiatry 2003;60:133–41.
34. Doruk A, Uzun O, Ozsahin A. A placebo-controlled study of extract of ginkgo biloba added to clozapine in patients with treatment-resistant schizophrenia. Int Clin Psychopharmacol 2008;23:223–7.
35. Levkovitz Y, Mendlovich S, Riwkes S, et al. A double-blind, randomized study of minocycline for the treatment of negative and cognitive symptoms in early-phase schizophrenia. J Clin Psychiatry 2010;71:138–49.
36. Whitehead C, Moss S, Cardno A, Lewis G. Antidepressants for people with both schizophrenia and depression. Cochrane Database Syst Rev 2002;(2):CD002305.
37. Siris SG, Bermanzohn PC, Mason SE, Shuwall MA. Maintenance imipramine therapy for secondary depression in schizophrenia. A controlled trial. Arch Gen Psychiatry 1994; 51:109–15.
38. Kirli S, Caliskan M. A comparative study of sertraline versus imipramine in postpsychotic depressive disorder of schizophrenia. Schizophr Res 1998;33:103–11.
39. Moller HJ. Antidepressive effects of traditional and second generation antipsychotics: a review of the clinical data. Eur Arch Psychiatry Clin Neurosci 2005;255:83–93.
40. Zisook S, Kasckow JW, Golshan S, et al. Citalopram augmentation for subsyndromal symptoms of depression in middle-aged and older outpatients with schizophrenia and schizoaffective disorder: a randomized controlled trial. J Clin Psychiatry 2009;70:562–71.
41. Trixler M, Gati A, Fekete S, Tenyi T. Use of antipsychotics in the management of schizophrenia during pregnancy. Drugs 2005;65:1193–206.
42. Gentile S. Antipsychotic therapy during early and late pregnancy. A systematic review. Schizophr Bull 2010;36:518–44.
43. Collins KO, Comer JB. Maternal haloperidol therapy associated with dyskinesia in a newborn. Am J Health Syst Pharm 2003;60:2253–5.
44. Diav-Citrin O, Shechtman S, Ornoy S, et al. Safety of haloperidol and penfluridol in pregnancy: a multicenter, prospective, controlled study. J Clin Psychiatry 2005;66:317–22.
45. Reis M, Kallen B. Maternal use of antipsychotics in early pregnancy and delivery outcome. J Clin Psychopharmacol 2008;28:279–88.
46. Newham JJ, Thomas SH, MacRitchie K, McElhatton PR, McAllister-Williams RH. Birth weight of infants after maternal exposure to typical and atypical antipsychotics: prospective comparison study. Br J Psychiatry 2008;192:333–7.
47. Ernst CL, Goldberg JF. The reproductive safety profile of mood stabilizers, atypical antipsychotics, and broad-spectrum psychotropics. J Clin Psychiatry 2002;63 suppl 4.42 55.
48. McKenna K, Koren G, Tetelbaum M, et al. Pregnancy outcome of women using atypical antipsychotic drugs: a prospective comparative study. J Clin Psychiatry 2005;66:444–9.
49. Spyropoulou AC, Zervas IM, Soldatos CR. Hip dysplasia following a case of olanzapine exposed pregnancy: a questionable association. Arch Womens Ment Health 2006;9: 219–22.
50. Arora M, Praharaj SK. Meningocele and ankyloblepharon following in utero exposure to olanzapine. Eur Psychiatry 2006;21:345–6
51. National Institute for Health and Clinical Excellence. Antenatal and postnatal mental health. Clinical management and service guideline. 2007. http://guidance.nice.org.uk/CG45/ NICEGuidance/pdf/ English

52. Taylor D, Paton C, Kapur S. The Maudsley prescribing guidelines in psychiatry. 11th ed. Padstow, UK: Wiley-Blackwell, 2012.
53. Kirchner JE, Owen RR, Nordquist C, Fischer EP. Diagnosis and management of substance use disorders among inpatients with schizophrenia. Psychiatr Serv 1998;49:82–5.
54. Kerfoot KE, Rosenheck RA, Petrakis IL, et al. Substance use and schizophrenia: adverse correlates in the CATIE study sample. Schizophr Res 2011;132:177–82.
55. Kelly DL, McMahon RP, Wehring HJ, et al. Cigarette smoking and mortality risk in people with schizophrenia. Schizophr Bull 2011;37:832–8.
56. Phansalkar S, Osser DN. Optimizing clozapine treatment, part one. Psychopharm Rev 2009;44:1–7.
57. Petrakis IL, O_Malley S, Rounsaville B, Poling J, McHugh- Strong C, Krystal JH. Naltrexone augmentation of neuroleptic treatment in alcohol abusing patients with schizophrenia. Psychopharmacology (Berl) 2004;172:291–7.
58. Tsoi DT, Porwal M, Webster AC. Efficacy and safety of bupropion for smoking cessation and reduction in schizophrenia: systematic review and meta-analysis. Br J Psychiatry 2010;196:346–53.
59. Weiner E, Buchholz A, Coffay A, et al. Varenicline for smoking cessation in people with schizophrenia: a double blind randomized pilot study. Schizophr Res 2011;129: 94–5.
60. Chung AK, Chua SE. Effects on prolongation of Bazett_s corrected QT interval of seven second-generation antipsychotics in the treatment of schizophrenia: a meta-analysis. J Psychopharmacol 2011;25:646–66.
61. Chahine LM, Acar D, Chemali Z. The elderly safety imperative and antipsychotic usage. Harv Rev Psychiatry 2010; 18:158–72.
62. Pollock BG, Mulsant BH, Rosen J, et al. A double-blind comparison of citalopram and risperidone for the treatment of behavioral and psychotic symptoms associated with dementia. Am J Geriatr Psychiatry 2007;15:942–52.
63. Crossley NA, Constante M, McGuire P, Power P. Efficacy of atypical v. typical antipsychotics in the treatment of early psychosis: meta-analysis. Br J Psychiatry 2010;196:434–9.
64. Emsley RA. Risperidone in the treatment of first-episode psychotic patients: a double-blind multicenter study. Risperidone Working Group. Schizophr Bull 1999;25:721–9.
65. Lieberman JA, Phillips M, Gu H, et al. Atypical and conventional antipsychotic drugs in treatment-naive first-episode schizophrenia: a 52-week randomized trial of clozapine vs chlorpromazine. Neuropsychopharmacology 2003;28: 995–1003.
66. Schooler N, Rabinowitz J, Davidson M, et al. Risperidone and haloperidol in first-episode psychosis: a long-term randomized trial. Am J Psychiatry 2005;162:947–53.
67. Green AI, Lieberman JA, Hamer RM, et al. Olanzapine and haloperidol in first episode psychosis: two-year data. Schizophr Res 2006;86:234–43.
68. Kahn RS, Fleischhacker WW, Boter H, et al. Effectiveness of antipsychotic drugs in first-episode schizophrenia and schizophreniform disorder: an open randomised clinical trial. Lancet 2008;371:1085–97.
69. Alvarez-Jimenez M, Parker AG, Hetrick SE, McGorry PD, Gleeson JF. Preventing the second episode: a systematic review and meta-analysis of psychosocial and pharmacological trials in first-episode psychosis. Schizophr Bull 2011;37: 619–30.
70. Lieberman JA, Tollefson G, Tohen M, et al. Comparative efficacy and safety of atypical and conventional antipsychotic drugs in first-episode psychosis: a randomized, double-blind trial of olanzapine versus haloperidol. Am J Psychiatry 2003; 160:1396–404.
71. Correll CU, Leucht S, Kane JM. Lower risk for tardive dyskinesia associated with second-generation antipsychotics: a systematic review of 1-year studies. Am J Psychiatry 2004; 161:414–25.
72. Gharabawi GM, Bossie CA, Zhu Y. New-onset tardive dyskinesia in patients with first-episode psychosis receiving risperidone or haloperidol. Am J Psychiatry 2006;163: 938–9.
73. Novick D, Haro JM, Bertsch J, Haddad PM. Incidence of extrapyramidal symptoms and tardive dyskinesia in schizophrenia: thirty-six-month results from the European schizophrenia outpatient health outcomes study. J Clin Psychopharmacol 2010;30:531–40.

74. Minzenberg MJ, Poole JH, Benton C, Vinogradov S. Association of anticholinergic load with impairment of complex attention and memory in schizophrenia. Am J Psychiatry 2004;161:116–24.
75. Tandon R, DeQuardo JR, Goodson J, Mann NA, Greden JF. Effect of anticholinergics on positive and negative symptoms in schizophrenia. Psychopharmacol Bull 1992;28:297–302.
76. Oosthuizen PP, Emsley RA, Maritz JS, Turner JA, Keyter N. Incidence of tardive dyskinesia in first-episode psychosis patients treated with low-dose haloperidol. J Clin Psychiatry 2003;64:1075–80.
77. Woods SW, Morgenstern H, Saksa JR, et al. Incidence of tardive dyskinesia with atypical versus conventional antipsychotic medications: a prospective cohort study. J Clin Psychiatry 2010;71:463–74.
78. McEvoy JP, Lieberman JA, Perkins DO, et al. Efficacy and tolerability of olanzapine, quetiapine, and risperidone in the treatment of early psychosis: a randomized, double-blind 52-week comparison. Am J Psychiatry 2007;164:1050–60.
79. Robinson DG, Woerner MG, Napolitano B, et al. Randomized comparison of olanzapine versus risperidone for the treatment of first-episode schizophrenia: 4-month outcomes. Am J Psychiatry 2006;163:2096–102.
80. Buchanan RW, Kreyenbuhl J, Kelly DL, et al. The 2009 schizophrenia PORT psychopharmacological treatment recommendations and summary statements. Schizophr Bull 2010;36:71–93.
81. Zipursky RB, Gu H, Green AI, et al. Course and predictors of weight gain in people with first-episode psychosis treated with olanzapine or haloperidol. Br J Psychiatry 2005;187: 537–43.
82. Fernandez-Egea E, Miller B, Garcia-Rizo C, Bernardo M, Kirkpatrick B. Metabolic effects of olanzapine in patients with newly diagnosed psychosis. J Clin Psychopharmacol 2011;31;154–9.
83. Sanger TM, Lieberman JA, Tohen M, Grundy S, Beasley C Jr, Tollefson GD. Olanzapine versus haloperidol treatment in first-episode psychosis. Am J Psychiatry 1999;156:79–87.
84. Patel JK, Buckley PF, Woolson S, et al. Metabolic profiles of second-generation antipsychotics in early psychosis: findings from the CAFE study. Schizophr Res 2009;111:9–16.
85. Kreyenbuhl J, Slade EP, Medoff DR, et al. Time to discontinuation of first- and second-generation antipsychotic medications in the treatment of schizophrenia. Schizophr Res 2011;131:127–32.
86. Kasper S, Brecher M, Fitton L, Jones AM. Maintenance of long-term efficacy and safety of quetiapine in the open-label treatment of schizophrenia. Int Clin Psychopharmacol 2004;19:281–9.
87. Hatta K, Sato K, Hamakawa H, et al. Effectiveness of second-generation antipsychotics with acute-phase schizophrenia. Schizophr Res 2009;113:49–55.
88. McCue RE, Waheed R, Urcuyo L, et al. Comparative effectiveness of second-generation antipsychotics and haloperidol in acute schizophrenia. Br J Psychiatry 2006;189:433–40.
89. Suzuki T, Uchida H, Watanabe K, et al. How effective is it to sequentially switch among olanzapine, quetiapine and risperidone? A randomized, open-label study of algorithm-based antipsychotic treatment to patients with symptomatic schizophrenia in the real-world clinical setting. Psychopharmacology (Berl) 2007;195:285–95.
90. Malik P, Kemmler G, Hummer M, Riecher-Roessler A, Kahn RS, Fleischhacker WW. Sexual dysfunction in first-episode schizophrenia patients: results from European First Episode Schizophrenia Trial. J Clin Psychopharmacol 2011;31: 274–80.
91. Spollen JJ 3rd, Wooten RG, Cargile C, Bartztokis G. Prolactin levels and erectile function in patients treated with risperidone. J Clin Psychopharmacol 2004;24:161–6.
92. Holt RI, Peveler RC. Antipsychotics and hyperprolactinaemia: mechanisms, consequences and management. Clin Endocrinol (Oxf) 2011;74:141–7.
93. Komossa K, Rummel-Kluge C, Schmid F, et al. Aripiprazole versus other atypical antipsychotics for schizophrenia. Cochrane Database Syst Rev 2009;(4):CD006569.
94. Correll CU, Manu P, Olshanskiy V, Napolitano B, Kane JM, Malhotra AK. Cardiometabolic risk of second-generation antipsychotic medications during first-time use in children and adolescents. JAMA 2009;302:1765–73.
95. Ray WA, Chung CP, Murray KT, Hall K, Stein CM. Atypical antipsychotic drugs and the risk of sudden cardiac death. N Engl J Med 2009;360:225–35.

96. Komossa K, Rummel-Kluge C, Hunger H, et al. Ziprasidone versus other atypical antipsychotics for schizophrenia. Cochrane Database Syst Rev 2009;(4):CD006627.
97. Grootens KP, van Veelen NM, Peuskens J, et al. Ziprasidone vs olanzapine in recent-onset schizophrenia and schizoaffective disorder: results of an 8-week double-blind randomized controlled trial. Schizophr Bull 2011;37:352–61.
98. Taylor D. Ziprasidone in the management of schizophrenia : the QT interval issue in context. CNS Drugs 2003;17: 423–30.
99. Citrome L. Using oral ziprasidone effectively: the food effect and dose-response. Adv Ther 2009;26:739–48.
100. Komossa K, Rummel-Kluge C, Hunger H, et al. Amisulpride versus other atypical antipsychotics for schizophrenia. Cochrane Database Syst Rev 2010;(1):CD006624.
101. Marino J, Caballero J. Iloperidone for the treatment of schizophrenia. Ann Pharmacother 2010;44:863–70.
102. Janicak PG, Rado JT. Asenapine: a review of the data. Psychopharm Rev 2009;44:89–96.
103. Meyer JM, Loebel AD, Schweizer E. Lurasidone: a new drug in development for schizophrenia. Expert Opin Investig Drugs 2009;18:1715–26.
104. Potkin SG, Ogasa M, Cucchiaro J, Loebel A. Double-blind comparison of the safety and efficacy of lurasidone and ziprasidone in clinically stable outpatients with schizophrenia or schizoaffective disorder. Schizophr Res 2011;132:101–7.
105. Meltzer HY, Cucchiaro J, Silva R, et al. Lurasidone in the treatment of schizophrenia: a randomized, double-blind, placebo- and olanzapine-controlled study. Am J Psychiatry 2011;168:957–67.
106. Harvey PD, Ogasa M, Cucchiaro J, Loebel A, Keefe RS. following in utero exposure to cognitive change in a randomized, double-blind comparison of lurasidone vs. ziprasidone. Schizophr Res 2011;127:188–94.
107. Kopala LC, Good KP, Honer WG. Extrapyramidal signs and clinical symptoms in first-episode schizophrenia: response to low-dose risperidone. J Clin Psychopharmacol 1997;17: 308–13.
108. McEvoy JP, Hogarty GE, Steingard S. Optimal dose of neuroleptic in acute schizophrenia. A controlled study of the neuroleptic threshold and higher haloperidol dose. Arch Gen Psychiatry 1991;48:739–45.
109. Merlo MC, Hofer H, Gekle W, et al. Risperidone, 2 mg/day vs. 4 mg/day, in first-episode, acutely psychotic patients: treatment efficacy and effects on fine motor functioning. J Clin Psychiatry 2002;63:885–91.
110. Reilly JL, Harris MS, Keshavan MS, Sweeney JA. Adverse effects of risperidone on spatial working memory in first- episode schizophrenia. Arch Gen Psychiatry 2006;63:1189–97.
111. Lambert M, Conus P, Eide P, et al. Impact of present and past antipsychotic side effects on attitude toward typical antipsychotic treatment and adherence. Eur Psychiatry 2004;19:415–22.
112. Leucht S, Busch R, Kissling W, Kane JM. Early prediction of antipsychotic nonresponse among patients with schizophrenia. J Clin Psychiatry 2007;68:352–60.
113. Gallego JA, Robinson DG, Sevy SM, et al. Time to treatment response in first-episode schizophrenia: should acute treatment trials last several months? J Clin Psychiatry 2011;72:1691–6.
114. Li C, Xia J, Wang J. Risperidone dose for schizophrenia. Cochrane Database Syst Rev 2009;(4):CD007474.
115. Kinon BJ, Volavka J, Stauffer V, et al. Standard and higher dose of olanzapine in patients with schizophrenia or schizoaffective disorder: a randomized, double-blind, fixed-dose study. J Clin Psychopharmacol 2008;28:392–400.
116. Davis JM, Chen N. Dose response and dose equivalence of antipsychotics. J Clin Psychopharmacol 2004;24: 192–208.
117. Citrome L, Yang R, Glue P, Karayal ON. Effect of ziprasidone dose on all-cause discontinuation rates in acute schizophrenia and schizoaffective disorder: a post-hoc analysis of 4 fixed-dose randomized clinical trials. Schizophr Res 2009;111:39–45.

118. Sparshatt A, Taylor D, Patel MX, Kapur S. A systematic review of aripiprazole—dose, plasma concentration, receptor occupancy, and response: implications for therapeutic drug monitoring. J Clin Psychiatry 2010;71:1447–56.
119. Citrome L, Stauffer VL, Chen L, et al. Olanzapine plasma concentrations after treatment with 10, 20, and 40 mg/d in patients with schizophrenia: an analysis of correlations with efficacy, weight gain, and prolactin concentration. J Clin Psychopharmacol 2009;29:278–83.
120. Patel MX, Bowskill S, Couchman L, et al. Plasma olanzapine in relation to prescribed dose and other factors: data from a therapeutic drug monitoring service, 1999–2009. J Clin Psychopharmacol 2011;31:411–7.
121. Sparshatt A, Taylor D, Patel MX, Kapur S. Amisulpride—dose, plasma concentration, occupancy and response: implications for therapeutic drug monitoring. Acta Psychiatr Scand 2009;120:416–28.
122. Sparshatt A, Taylor D, Patel MX, Kapur S. Relationship between daily dose, plasma concentrations, dopamine receptor occupancy, and clinical response to quetiapine: a review. J Clin Psychiatry 2011;72:1108–23.
123. Olfson M, Marcus SC, Ascher-Svanum H. Treatment of schizophrenia with long-acting fluphenazine, haloperidol, or risperidone. Schizophr Bull 2007;33:1379–87.
124. Rosenheck RA, Krystal JH, Lew R, et al. Long-acting risperidone and oral antipsychotics in unstable schizophrenia. N Engl J Med 2011;364:842–51.
125. Tiihonen J, Haukka J, Taylor M, Haddad PM, Patel MX, Korhonen P. A nationwide cohort study of oral and depot antipsychotics after first hospitalization for schizophrenia. Am J Psychiatry 2011;168:603–9.
126. Leucht C, Heres S, Kane JM, Kissling W, Davis JM, Leucht S. Oral versus depot antipsychotic drugs for schizophreniaVa critical systematic review and meta-analysis of randomised long-term trials. Schizophr Res 2011;127: 83–92.
127. Haddad PM, Taylor M, Niaz OS. First-generation antipsychotic long-acting injections v. oral antipsychotics in schizophrenia: systematic review of randomised controlled trials and observational studies. Br J Psychiatry Suppl 2009;52:S20–8.
128. Taylor D. Psychopharmacology and adverse effects of antipsychotic long-acting injections: a review. Br J Psychiatry Suppl 2009;52:S13–9.
129. Adams CE, Fenton MK, Quraishi S, David AS. Systematic meta-review of depot antipsychotic drugs for people with schizophrenia. Br J Psychiatry 2001;179:290–9.
130. Boaz TL, Constantine RJ, Robst J, Becker MA, Howe AM. Risperidone long-acting therapy prescribing patterns and their impact on early discontinuation of treatment in a large Medicaid population. J Clin Psychiatry 2011;72:1079–85.
131. Covell NH, McEvoy JP, Schooler NR, et al. Effectiveness of switching from long-acting injectable fluphenazine or haloperidol decanoate to long-acting injectable risperidone microspheres: an open-label, randomized controlled trial. J Clin Psychiatry 2012;73:669–75.
132. Citrome L. Paliperidone palmitate—review of the efficacy, safety and cost of a new second-generation depot antipsychotic medication. Int J Clin Pract 2010;64:216–39.
133. Bishara D. Once-monthly paliperidone injection for the treatment of schizophrenia. Neuropsychiatr Dis Treat 2010; 6:561–72.
134. Kane JM, Detke HC, Naber D, et al. Olanzapine long-acting injection: a 24-week, randomized, double-blind trial of maintenance treatment in patients with schizophrenia. Am J Psychiatry 2010;167:181–9.
135. Detke HC, McDonnell DP, Brunner E, Zhao F, Sorsaburu S, Stefaniak VJ, Corya SA. Post-injection delirium/sedation syndrome in patients with schizophrenia treated with olanzapine long-acting injection, I: analysis of cases. BMC Psychiatry 2010;10:43.
136. Glasgow RE, Vogt TM, Boles SM. Evaluating the public health impact of health promotion interventions: the REAIM framework. Am J Public Health 1999;89:1322–7.
137. Kane JM, Carson WH, Saha AR, et al. Efficacy and safety of aripiprazole and haloperidol versus placebo in patients with schizophrenia and schizoaffective disorder. J Clin Psychiatry 2002;63:763–71.

138. Lindenmayer JP, Citrome L, Khan A, Kaushik S. A randomized, double-blind, parallel-group, fixed-dose, clinical trial of quetiapine at 600 versus 1200 mg/d for patients with treatment-resistant schizophrenia or schizoaffective disorder. J Clin Psychopharmacol 2011;31:160– 8.
139. Miller CH, Fleischhacker WW. Managing antipsychotic-induced acute and chronic akathisia. Drug Saf 2000;22: 73–81.
140. Levinson DF, Simpson GM, Singh H, et al. Fluphenazine dose, clinical response, and extrapyramidal symptoms during acute treatment. Arch Gen Psychiatry 1990;47:761–8.
141. Sachdev P. The development of the concept of akathisia: a historical overview. Schizophr Res 1995;16:33–45.
142. Crowner ML, Douyon R, Convit A, Gaztanaga P, Volavka J, Bakall R. Akathisia and violence. Psychopharmacol Bull 1990;26:115–7.
143. Hansen L. A critical review of akathisia, and its possible association with suicidal behaviour. Hum Psychopharmacol 2001;16:495–505.
144. Kane JM, Fleischhacker WW, Hansen L, Perlis R, Pikalov A 3rd, Assuncao-Talbott S. Akathisia: an updated review focusing on second-generation antipsychotics. J Clin Psychiatry 2009;70:627–43.
145. Hirose S. The causes of underdiagnosing akathisia. Schizophr Bull 2003;29:547–58.
146. Farde L. Selective D1- and D2-dopamine receptor blockade both induce akathisia in humans: a PET study with [11C]SCH 23390 and [11C]raclopride. Psychopharmacology (Berl) 1992;107:23–9.
147. Adler LA, Peselow E, Rosenthal M, Angrist B. A controlled comparison of the effects of propranolol, benztropine, and placebo on akathisia: an interim analysis. Psychopharmacol Bull 1993;29:283–6.
148. Fischel T, Hermesh H, Aizenberg D, et al. Cyproheptadine versus propranolol for the treatment of acute neuroleptic-induced akathisia: a comparative double-blind study. J Clin Psychopharmacol 2001;21:612–5.
149. Poyurovsky M, Pashinian A, Weizman R, Fuchs C, Weizman A. Low-dose mirtazapine: a new option in the treatment of antipsychotic-induced akathisia. A randomized, doubleblind, placebo- and propranolol-controlled trial. Biol Psychiatry 2006;59:1071–7.
150. Van Putten T, Marder SR. Behavioral toxicity of antipsychotic drugs. J Clin Psychiatry 1987;48 suppl:13–9.
151. Sachdev P, Loneragan C. Intravenous benztropine and propranolol challenges in acute neuroleptic-induced akathisia. Clin Neuropharmacol 1993;16:324–31.
152. Rathbone J, Soares-Weiser K. Anticholinergics for neuroleptic-induced acute akathisia. Cochrane Database Syst Rev 2006;(4):CD003727.
153. Stryjer R, Rosenzcwaig S, Bar F, Ulman AM, Weizman A, Spivak B. Trazodone for the treatment of neuroleptic- induced acute akathisia: a placebo-controlled, double-blind, crossover study. Clin Neuropharmacol 2010;33:219–22.
154. Avital A, Gross-Isseroff R, Stryjer R, Hermesh H, Weizman A, Shiloh R. Zolmitriptan compared to propranolol in the treatment of acute neuroleptic-induced akathisia: a comparative double-blind study. Eur Neuropsychopharmacol 2009;19:476–82.
155. Miodownik C, Lerner V, Statsenko N, et al. Vitamin B6 versus mianserin and placebo in acute neuroleptic-induced akathisia: a randomized, double-blind, controlled study. Clin Neuropharmacol 2006;29:68–72.
156. Gandelman K, Alderman JA, Glue P, et al. The impact of calories and fat content of meals on oral ziprasidone absorption: a randomized, open-label, crossover trial. J Clin Psychiatry 2009;70:58–62.
157. Lieberman JA, Stroup TS, McEvoy JP, et al. Effectiveness of antipsychotic drugs in patients with chronic schizophrenia. N Engl J Med 2005;353:1209– 23.
158. Mazure CM, Nelson JC, Jatlow PI, Kincare P, Bowers MB Jr. The relationship between blood perphenazine levels, early resolution of psychotic symptoms, and side effects. J Clin Psychiatry 1990;51:330 –4.
159. Hansen LB, Larsen NE. Therapeutic advantages of monitoring plasma concentrations of perphenazine in clinical practice. Psychopharmacology (Berl) 1985;87:16–9.

160. Janicak PG, Marder SR, Pavuluri MN. Principles and practice of psychopharmacotherapy. 5th ed. New York: Lippincott Williams & Wilkins, 2011.
161. Janicak PG, Javaid JI, Sharma RP, Leach A, Dowd S, Davis JM. A two-phase, double-blind randomized study of three haloperidol plasma levels for acute psychosis with reassignment of initial non-responders. Acta Psychiatr Scand 1997; 95:343–50.
162. Stroup TS, Lieberman JA, McEvoy JP, et al. Effectiveness of olanzapine, quetiapine, risperidone, and ziprasidone in patients with chronic schizophrenia following discontinuation of a previous atypical antipsychotic. Am J Psychiatry 2006;163:611–22.
163. Essock SM, Covell NH, Davis SM, Stroup TS, Rosenheck RA, Lieberman JA. Effectiveness of switching antipsychotic medications. Am J Psychiatry 2006;163:2090–5.
164. Kane JM, Cohen M, Zhao J, Alphs L, Panagides J. Efficacy and safety of asenapine in a placebo- and haloperidol-controlled trial in patients with acute exacerbation of schizophrenia. J Clin Psychopharmacol 2010;30:106–15.
165. Ashih HW. Saphris and Fanapt: two new antipsychotics. Carlat Psychiatry Rep 2009;7:1–3.
166. Narula PK, Rehan HS, Unni KE, Gupta N. Topiramate for prevention of olanzapine associated weight gain and metabolic dysfunction in schizophrenia: a double-blind, placebo- controlled trial. Schizophr Res 2010;118:218–23.
167. Klein DJ, Cottingham EM, Sorter M, Barton BA, Morrison JA. A randomized, double-blind, placebo-controlled trial of metformin treatment of weight gain associated with initiation of atypical antipsychotic therapy in children and adolescents. Am J Psychiatry 2006;163:2072–9.
168. Wu RR, Zhao JP, Guo XF, et al. Metformin addition attenuates olanzapine-induced weight gain in drug-naive first-episode schizophrenia patients: a double-blind, placebo-controlled study. Am J Psychiatry 2008;165:352–8.
169. Smith RC. Metformin as a treatment for antipsychotic drug side effects: special focus on women with schizophrenia. Am J Psychiatry 2012;169:774 –6.
170. Conley RR, Buchanan RW. Evaluation of treatment-resistant schizophrenia. Schizophr Bull 1997;23:663–74.
171. Meltzer HY. Treatment-resistant schizophrenia—the role of clozapine. Curr Med Res Opin 1997;14:1–20.
172. Kane J, Honigfeld G, Singer J, Meltzer H. Clozapine for the treatment-resistant schizophrenic. A double-blind comparison with chlorpromazine. Arch Gen Psychiatry 1988;45: 789–96.
173. Chakos M, Lieberman J, Hoffman E, Bradford D, Sheitman B. Effectiveness of second-generation antipsychotics in patients with treatment-resistant schizophrenia: a review and meta-analysis of randomized trials. Am J Psychiatry 2001;158:518–26.
174. Essock SM, Hargreaves WA, Covell NH, Goethe J. Clozapine's effectiveness for patients in state hospitals: results from a randomized trial. Psychopharmacol Bull 1996;32:683–97.
175. McEvoy JP, Lieberman JA, Stroup TS, et al. Effectiveness of clozapine versus olanzapine, quetiapine, and risperidone in patients with chronic schizophrenia who did not respond to prior atypical antipsychotic treatment. Am J Psychiatry 2006;163:600–10.
176. Lewis SW, Barnes TR, Davies L, et al. Randomized controlled trial of effect of prescription of clozapine versus other second-generation antipsychotic drugs in resistant schizophrenia. Schizophr Bull 2006;32:715–23.
177. Conley RR, Kelly DL, Richardson CM, Tamminga CA, Carpenter WT Jr. The efficacy of high-dose olanzapine versus clozapine in treatment-resistant schizophrenia: a double-blind crossover study. J Clin Psychopharmacol 2003;23:668–71.
178. Meltzer HY. Dimensions of outcome with clozapine. Br J Psychiatry Suppl 1992;26:46–53.
179. Perry PJ, Miller DD, Arndt SV, Cadoret RJ. Clozapine and norclozapine plasma concentrations and clinical response of treatment-refractory schizophrenic patients. Am J Psychiatry 1991;148:231–5.
180. Kronig MH, Munne RA, Szymanski S, et al. Plasma clozapine levels and clinical response for treatment-refractory schizophrenic patients. Am J Psychiatry 1995;152: 179–82.

181. Hasegawa M, Gutierrez-Esteinou R, Way L, Meltzer HY. Relationship between clinical efficacy and clozapine concentrations in plasma in schizophrenia: effect of smoking. J Clin Psychopharmacol 1993;13:383–90.
182. Potkin SG, Bera R, Gulasekaram B, et al. Plasma clozapine concentrations predict clinical response in treatment-resistant schizophrenia. J Clin Psychiatry 1994;55 suppl B:133–6.
183. Freudenreich O, Weiner RD, McEvoy JP. Clozapine-induced electroencephalogram changes as a function of clozapine serum levels. Biol Psychiatry 1997;42:132–7.
184. Lu ML, Lane HY, Lin SK, Chen KP, Chang WH. Adjunctive fluvoxamine inhibits clozapine-related weight gain and metabolic disturbances. J Clin Psychiatry 2004;65:766–71.
185. Faisal I, lindenmayer JP, Taintor Z, Cancro R. Clozapinebenzodiazepine interactions. J Clin Psychiatry 1997;58: 547–8.
186. Phansalkar S, Osser DN. Optimizing clozapine treatment; part II. Psychopharm Rev 2009;44:9–16.
187. Meltzer HY. Treatment of the neuroleptic-nonresponsive schizophrenic patient. Schizophr Bull 1992;18:515–42.
188. Meltzer HY, Bastani B, Kwon KY, Ramirez LF, Burnett S, Sharpe J. A prospective study of clozapine in treatment-resistant schizophrenic patients. I. Preliminary report. Psychopharmacology (Berl) 1989;99 suppl:S68–72.
189. Buckley P, Miller A, Olsen J, Garver D, Miller DD, Csernansky J. When symptoms persist: clozapine augmentation strategies. Schizophr Bull 2001;27:615–28.
190. Barbui C, Signoretti A, Mule S, Boso M, Cipriani A. Does the addition of a second antipsychotic drug improve clozapine treatment? Schizophr Bull 2009;35:458–68.
191. Taylor DM, Smith L. Augmentation of clozapine with a second antipsychotic—a meta-analysis of randomized, placebo-controlled studies. Acta Psychiatr Scand 2009;119:419–25.
192. Sommer IE, Begemann MJ, Temmerman A, Leucht S. Pharmacological augmentation strategies for schizophrenia patients with insufficient response to clozapine: a quantitative literature review. Schizophr Bull 2012;38:1003–11.
193. Freudenreich O, Henderson DC, Walsh JP, Culhane MA, Goff DC. Risperidone augmentation for schizophrenia partially responsive to clozapine: a double-blind, placebo-controlled trial. Schizophr Res 2007;92:90–4.
194. Honer WG, Thornton AE, Chen EY, et al. Clozapine alone versus clozapine and risperidone with refractory schizophrenia. N Engl J Med 2006;354:472–82.
195. Anil Yagcioglu AE, Kivircik Akdede BB, Turgut TI, et al. A double-blind controlled study of adjunctive treatment with risperidone in schizophrenic patients partially responsive to clozapine: efficacy and safety. J Clin Psychiatry 2005;66: 63–72.
196. Josiassen RC, Joseph A, Kohegyi E, et al. Clozapine augmented with risperidone in the treatment of schizophrenia: a randomized, double-blind, placebo-controlled trial. Am J Psychiatry 2005;162:130–6.
197. Weiner E, Conley RR, Ball MP, et al. Adjunctive risperidone for partially responsive people with schizophrenia treated with clozapine. Neuropsychopharmacology 2010;35: 2274–83.
198. Henderson DC, Kunkel L, Nguyen DD, et al. An exploratory open-label trial of aripiprazole as an adjuvant to clozapine therapy in chronic schizophrenia. Acta Psychiatr Scand 2006;113:142–7.
199. Barbui C, Accordini S, Nose M, et al. Aripiprazole versus haloperidol in combination with clozapine for treatment-resistant schizophrenia in routine clinical care: a randomized, controlled trial. J Clin Psychopharmacol 2011;31: 266–73.
200. Tiihonen J, Wahlbeck K, Kiviniemi V. The efficacy of lamotrigine in clozapine-resistant schizophrenia: a systematic review and meta-analysis. Schizophr Res 2009;109: 10–4.
201. Goff DC, Keefe R, Citrome L, et al. Lamotrigine as add-on therapy in schizophrenia: results of 2 placebo-controlled trials. J Clin Psychopharmacol 2007;27:582–9.
202. Havaki-Kontaxaki BJ, Ferentinos PP, Kontaxakis VP, Paplos KG, Soldatos CR. Concurrent administration of clozapine and electroconvulsive therapy in clozapine-resistant schizophrenia. Clin Neuropharmacol 2006;29:52–6.

203. Moore TA, Buchanan RW, Buckley PF, et al. The Texas Medication Algorithm Project antipsychotic algorithm for schizophrenia: 2006 update. J Clin Psychiatry 2007;68: 1751–62.
204. De Lucena D, Fernandes BS, Berk M, et al. Improvement of negative and positive symptoms in treatment-refractory schizophrenia: a double-blind, randomized, placebo-controlled trial with memantine as add-on therapy to clozapine. J Clin Psychiatry 2009;70:1416–23.
205. Amminger GP, Schafer MR, Papageorgiou K, et al. Long-chain omega-3 fatty acids for indicated prevention of psychotic disorders: a randomized, placebo-controlled trial. Arch Gen Psychiatry 2010;67:146–54.
206. Peet M, Horrobin DF. A dose-ranging exploratory study of the effects of ethyl-eicosapentaenoate in patients with persistent schizophrenic symptoms. J Psychiatr Res 2002;36: 7–18.
207. Raja M. Improvement or worsening of psychotic symptoms after treatment with low doses of aripiprazole. Int J Neuro-psychopharmacol 2007;10:107–10.
208. Tadokoro S, Okamura N, Sekine Y, Kanahara N, Hashimoto K, Iyo M. Chronic treatment with aripiprazole prevents development of dopamine supersensitivity and potentially supersensitivity psychosis. Schizophr Bull 2012;38: 1012–20.
209. Jong-Yih L. Successful switch from clozapine to aripiprazole: a case report. J Clin Psychopharmacol 2009;29:93–5.
210. Kane JM, Meltzer HY, Carson WH Jr, McQuade RD, Marcus RN, Sanchez R. Aripiprazole for treatment-resistant schizophrenia: results of a multicenter, randomized, doubleblind, comparison study versus perphenazine. J Clin Psychiatry 2007;68:213–23.
211. Meltzer HY, Jayathilake K. Low-dose loxapine in the treatment of schizophrenia: is it more effective and more Batypical[than standard-dose loxapine? J Clin Psychiatry 1999;60 suppl 10:47–51.
212. Joffe G, Terevnikov V, Joffe M, Stenberg JH, Burkin M, Tiihonen J. Add-on mirtazapine enhances antipsychotic effect of first generation antipsychotics in schizophrenia: a double-blind, randomized, placebo-controlled trial. Schizophr Res 2009;108:245–51.
213. Terevnikov V, Stenberg JH, Joffe M, et al. More evidence on additive antipsychotic effect of adjunctive mirtazapine in schizophrenia: an extension phase of a randomized controlled trial. Hum Psychopharmacol 2010;25:431–8.
214. Berk M, Gama CS, Sundram S, et al. Mirtazapine add-on therapy in the treatment of schizophrenia with atypical antipsychotics: a double-blind, randomised, placebo-controlled clinical trial. Hum Psychopharmacol 2009;24:233–8.
215. Laan W, Grobbee DE, Selten JP, Heijnen CJ, Kahn RS, Burger H. Adjuvant aspirin therapy reduces symptoms of schizophrenia spectrum disorders: results from a randomized, double-blind, placebo-controlled trial. J Clin Psychiatry 2010;71:520–7.
216. Riedel M, Strassnig M, Schwarz MJ, Muller N. COX 2 inhibitors as adjunctive therapy in schizophrenia: rationale for use and evidence to date. CNS Drugs 2005;19:805–19.
217. Chan J, Sweeting M. Review: Combination therapy with non-clozapine atypical antipsychotic medication: a review of current evidence. J Psychopharmacol 2007;21:657–64.
218. Lerner V, Libov I, Kotler M, Strous RD. Combination of atypical antipsychotic medication in the management of treatment-resistant schizophrenia and schizoaffective disorder. Prog Neuropsychopharmacol Biol Psychiatry 2004;28: 89–98.
219. Kane JM, Correll CU, Goff DC, et al. A multicenter, randomized, double-blind, placebo controlled, 16 week study of adjunctive aripiprazole for schizophrenia or schizoaffective disorder inadequately treated with quetiapine or risperidone monotherapy. J Clin Psychiatry 2009;70:1348–57.
220. Leucht S, Heres S, Kissling W, Davis JM. Evidence-based pharmacotherapy of schizophrenia. Int J Neuropsychopharmacol 2011;14:269–84.
221. National Institute for Health and Clinical Excellence. Schizophrenia: core interventions in the treatment and management of schizophrenia in adults in primary and secondary care (update). 2009. http://www.nice.org.uk/CG82
222. Osser DN. Why physicians do not follow some guidelines and algorithms. Drug Benefit Trends 2009;21:345–54.

ACTUALIZACIÓN

ALGORITMO DE LA ESQUIZOFRENIA*

David N. Osser, MD

Se ha publicado un algoritmo para la farmacoterapia de la esquizofrenia seis veces desde el primero de este autor en 1988. Ha habido muchos cambios a lo largo de estos años; sin embargo, en los 11 años transcurridos desde su última publicación revisada por pares en el 2013, las recomendaciones y el diagrama de flujo siguen siendo en su mayoría los mismos. No ha habido nuevos estudios que parezcan cambiar las secuencias generales de los nodos. Ha habido una variedad de estudios que, de forma general, añaden sustento a lo que se propuso en el algoritmo del 2013, pero a veces hacen ajustes al análisis entre riesgo y beneficio para ciertas recomendaciones. Estos se explicarán en esta actualización. Hay tres nuevos medicamentos para adultos aprobados en los EE.UU. para el tratamiento agudo de la esquizofrenia: brexpiprazol, cariprazina y lumateperona. Parecen tener eficacia comparable a la de los antipsicóticos más antiguos y en este momento son mucho más costosos. Producen menos aumento de peso que otros y en ocasiones esto puede hacerlos preferibles a algunas opciones de menor costo, y la cariprazina puede tener cierto efecto sobre los síntomas negativos persistentes (se discutirá). La olanzapina fue aprobada, de nuevo, en una formulación combinada con samidorfano, un antagonista opiáceo que se supone que reduce el aumento de peso provocado por la olanzapina. No obstante, en un análisis conjunto de cuatro ensayos aleatorizados a corto plazo, el aumento promedio de peso con la combinación fue de 3.1 kg en comparación con los 5 kg de la olanzapina sola, una diferencia no significativa y clínicamente pequeña, y (lo que es importante) tampoco hubo diferencias en las anomalías metabólicas relacionadas con la glucosa o los lípidos.[1] Por lo tanto, los tratamientos de elección para tratar o prevenir el aumento de peso por la olanzapina seguirían incluyendo la metformina,[2] aunque hay entusiasmo por el posible papel de los nuevos agonistas del receptor del péptido similar al glucagón 1 (GLP-1) y sus potentes efectos adelgazantes.[3] La lurasidona es bastante nueva y se trató en el algoritmo anterior, pero en el 2017 recibió una nueva indicación contra la esquizofrenia en adolescentes, y esto cambió su ubicación en el algoritmo. Además, ha habido varios productos nuevos en la categoría de antipsicóticos IAP que se comentan en esta actualización.

La nueva adición más interesante al arsenal de antipsicóticos es la combinación de xanomelina y cloruro de trospio, que acaba de ser aprobada por la FDA. El trospio es un antagonista de los receptores muscarínicos que está ahí para reducir la activación muscarínica periférica y los efectos

*Agradezco al Dr. Robert D. Patterson por preparar el diagrama de flujo revisado para el algoritmo de la esquizofrenia.

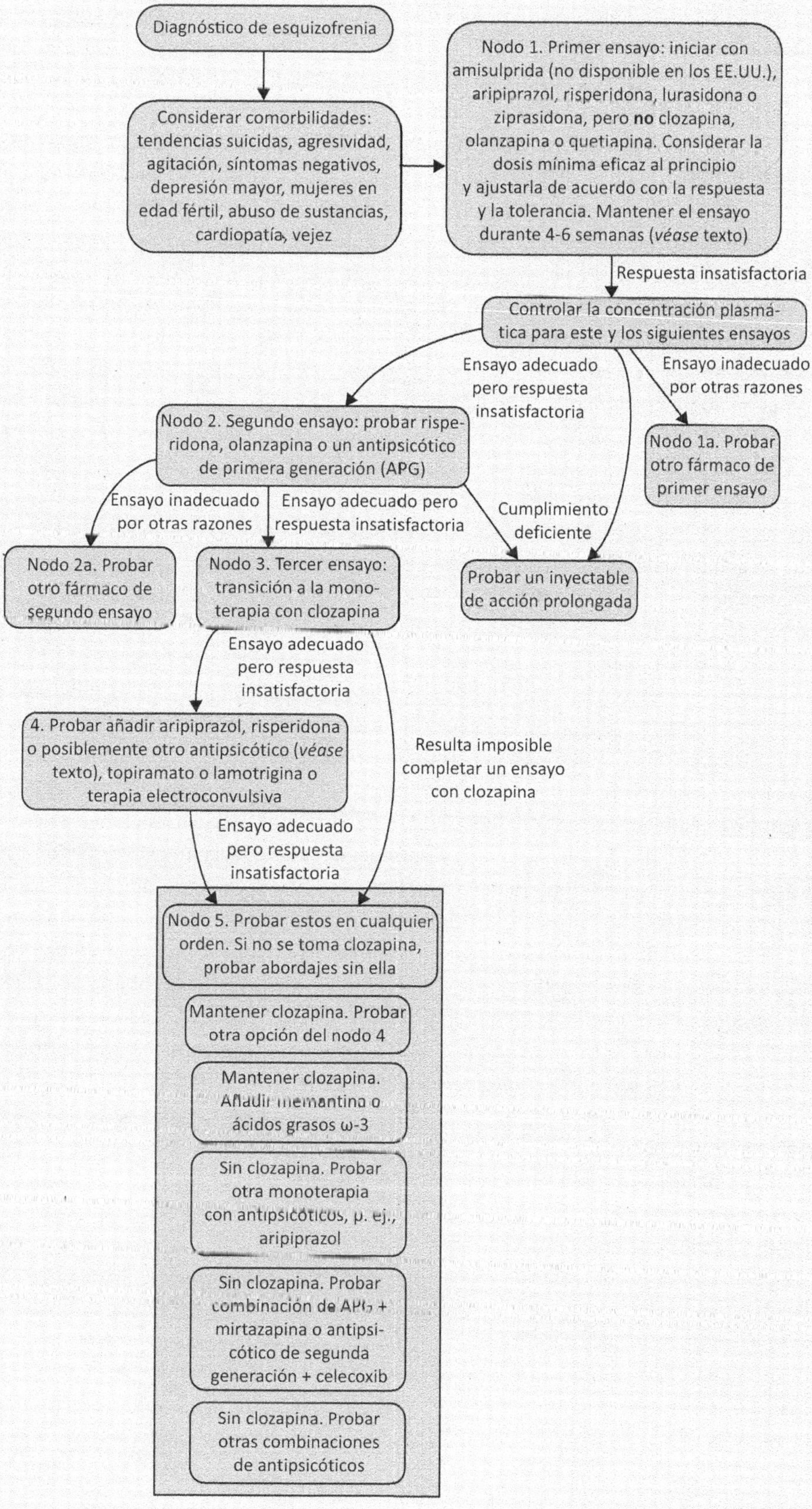
Diagnóstico de esquizofrenia
Considerar comorbilidades: tendencias suicidas, agresividad, agitación, síntomas negativos, depresión mayor, mujeres en edad fértil, abuso de sustancias, cardiopatía, vejez
Nodo 1. Primer ensayo: iniciar con amisulprida (no disponible en los EE.UU.), aripiprazol, risperidona, lurasidona o ziprasidona, pero **no** clozapina, olanzapina o quetiapina. Considerar la dosis mínima eficaz al principio y ajustarla de acuerdo con la respuesta y la tolerancia. Mantener el ensayo durante 4-6 semanas (*véase* texto)
Respuesta insatisfactoria
Controlar la concentración plasmática para este y los siguientes ensayos
Ensayo adecuado pero respuesta insatisfactoria
Ensayo inadecuado por otras razones
Nodo 1a. Probar otro fármaco de primer ensayo
Nodo 2. Segundo ensayo: probar risperidona, olanzapina o un antipsicótico de primera generación (APG)
Ensayo inadecuado por otras razones
Ensayo adecuado pero respuesta insatisfactoria
Cumplimiento deficiente
Nodo 2a. Probar otro fármaco de segundo ensayo
Nodo 3. Tercer ensayo: transición a la monoterapia con clozapina
Probar un inyectable de acción prolongada
Ensayo adecuado pero respuesta insatisfactoria
4. Probar añadir aripiprazol, risperidona o posiblemente otro antipsicótico (*véase* texto), topiramato o lamotrigina o terapia electroconvulsiva
Resulta imposible completar un ensayo con clozapina
Ensayo adecuado pero respuesta insatisfactoria
Nodo 5. Probar estos en cualquier orden. Si no se toma clozapina, probar abordajes sin ella
Mantener clozapina. Probar otra opción del nodo 4
Mantener clozapina. Añadir memantina o ácidos grasos ω-3
Sin clozapina. Probar otra monoterapia con antipsicóticos, p. ej., aripiprazol
Sin clozapina. Probar combinación de APG + mirtazapina o antipsicótico de segunda generación + celecoxib
Sin clozapina. Probar otras combinaciones de antipsicóticos

secundarios asociados del antipsicótico propuesto xanomelina que habían impedido que se aprobara su uso clínico. La xanomelina parece ser el primer antipsicótico que no tiene capacidad de bloqueo directo de los receptores de dopamina. De ahí que haya mucha emoción ante la posibilidad de disponer de un medicamento contra la esquizofrenia con un nuevo mecanismo. Se han publicado tres ensayos positivos comparados con placebo, y los beneficios parecen comparables a los de los antipsicóticos habituales.[4] En el último estudio se produjo vómito en el 16% de los participantes frente a menos del 1% con placebo,[4] lo que sugiere que el trospio no está funcionando tan bien como sería deseable, pero se dijo que los efectos eran transitorios.

El papel de este producto en el algoritmo no está claro en el momento de escribir estas líneas. No hay nada que sugiera que es útil para los casos resistentes al tratamiento; de hecho, una revisión publicada en *Medical Letter on Drugs and Therapeutics* el 11 de noviembre del 2024 señalaba que los resultados en un criterio secundario de valoración, la *Clinical Global Impression of Severity* (CGI-S), eran menos impresionantes que las puntuaciones de cambio de la *Positive and Negative Syndrome Scale* (PANSS). No hay productos IAP disponibles para quienes puedan necesitar esa formulación. No se han realizado estudios en pacientes con esquizofrenia de primer inicio, por lo que parece prematuro incluirlo entre nuestras opciones preferidas para esos casos. Puede ser una opción para el segundo ensayo con antipsicóticos. Se une al pequeño número de antipsicóticos que no producen aumento de peso, lo que sin duda es una propiedad deseable, y con base en lo que se sabe hasta ahora, uno podría inclinarse a preferirlo sobre la ziprasidona, aunque a un costo considerablemente mayor (USD $1850 al por mayor para 30 días) si el administrador de prestaciones farmacéuticas permite pedirlo.

Se produjo un cambio en los criterios diagnósticos de la esquizofrenia con las publicaciones del 2013 y el 2022 de la 5.ª edición del *Manual diagnóstico y estadístico de los trastornos mentales* (DSM-5® y DSM-5-TR®). Los criterios A para la esquizofrenia cambiaron. En la versión anterior (DSM-IV), se enumeraban cinco síntomas en los criterios A y al menos dos de los cinco tenían que estar presentes durante un episodio agudo. Los cinco eran delirios, alucinaciones, habla desorganizada, conducta gravemente desorganizada y síntomas negativos (disminución de la expresión de emociones o abulia). En el DSM-5®, al menos uno de los tres primeros síntomas (definidos como síntomas positivos) debe estar presente. En el DSM-IV, se podían cumplir los criterios A teniendo los otros dos síntomas y ningún síntoma positivo. En realidad, este cambio respalda la utilidad de este algoritmo, ya que los síntomas positivos se identificaron como los principales objetivos de la farmacoterapia, aunque también se habló del tratamiento de los síntomas negativos y cognitivos. Por lo tanto, con el DSM-5®, es un poco más probable que las personas diagnosticadas de esquizofrenia presenten los síntomas positivos que se abordan en el algoritmo. No obstante, el número de pacientes que cumplían los criterios A según el DSM-IV teniendo solo síntomas no positivos era muy pequeño: menos del 1%.[5]

Otro cambio más importante en el DSM-5® fue el del criterio D para la esquizofrenia, que diferencia la esquizofrenia del trastorno esquizoafectivo.[6] En el DSM-IV, el paciente no debía tener episodios del estado de ánimo (depresión o manía) durante la fase activa de la enfermedad o, si se producían, eran breves en comparación con la duración total de la enfermedad (fases activa y residual). En el texto completo del DSM-IV se daba un ejemplo de «breve», y era tener un periodo de 5 semanas en un episodio del estado de ánimo en una persona que había estado enferma durante 4 años. Las 5 semanas constituyeron el 2.5% del periodo de 4 años. Esa parece ser la definición aproximada de «breve». A pesar de esto, se debe tener en cuenta que los criterios se refieren a un «episodio» del estado de ánimo. Los «síntomas» depresivos o maniacos (sin llegar a cumplir los criterios del síndrome completo de un episodio) podrían estar presentes incluso de forma continua y el diagnóstico seguiría siendo esquizofrenia si se cumplieran los demás criterios. En el DSM-5®, el criterio D cambió para permitir un episodio del estado de ánimo durante una «minoría» del tiempo (es decir, hasta el 50%) en comparación con la duración total de la enfermedad. Por lo tanto, todos los pacientes que presentaban episodios del estado de ánimo que duraban entre el 2.5% y el 49% de la duración total de su enfermedad serían ahora reclasificados como casos de esquizofrenia y no de trastorno esquizoafectivo. El efecto de este cambio fue disminuir significativamente el número de personas a las que se les diagnosticará el trastorno esquizoafectivo.[7] Las implicaciones para el uso del algoritmo de la esquizofrenia son que estos antiguos pacientes con trastorno esquizoafectivo ahora serán candidatos para las recomendaciones de tratamiento de la esquizofrenia. De hecho, se ha estudiado sorprendentemente poco el tratamiento del trastorno esquizoafectivo.[8] Muchos expertos tienen dudas serias sobre si el trastorno existe realmente.[9] Como sustento de esta opinión, existen pruebas de que el diagnóstico del DSM-IV del trastorno esquizoafectivo tendía a ser inestable y a menudo cambiaba a esquizofrenia con el tiempo.[10,11] Por lo tanto, los casos que cumplen los criterios anteriores, así como los casos actuales más esporádicos del trastorno esquizoafectivo, probablemente se clasifiquen mejor como más cercanos al espectro de la esquizofrenia (y entonces deberían tratarse teniendo en cuenta este algoritmo) o más cercanos al trastorno bipolar con psicosis (y estos pacientes deberían tratarse teniendo en cuenta un algoritmo de manía como el de este libro).

El trastorno esquizoafectivo se diagnostica con frecuencia. En un estudio se constató que hasta el 30% de los pacientes ingresados por psicosis recibieron este diagnóstico.[12] Los médicos parecen creer que saben cómo tratarlo, pero este conocimiento no se basa en ninguna evidencia científica sustancial.

Tabla 6-1. Comorbilidad y otras características de la esquizofrenia y cómo afectan el algoritmo

En la tabla 6-1 se analizan 10 alteraciones. Algunas requieren comentarios adicionales.

Agitación que requiere manejo rápido: desde la publicación de la primera edición de este libro, hemos publicado una revisión actualizada de la bibliografía sobre las pruebas de eficacia y seguridad de las diversas opciones para el tratamiento intramuscular (i.m.) de la agitación aguda en la esquizofrenia y la manía.[13] Como resultado, hay cambios en las recomendaciones que se presentan aquí. Delineamos dos opciones de «primer nivel». Comentándolas por orden alfabético, la primera es una combinación de haloperidol y prometazina; se combinan 5 mg de haloperidol con 25 a 50 mg de prometazina y puede administrarse cada 30 min, con un máximo de cuatro dosis en 24 h. Esta recomendación va a sorprender a algunas personas. No se utiliza habitualmente en los EE.UU., y algunas farmacopeas ni siquiera tienen prometazina i.m.; sin embargo, a juzgar por las pruebas, parece que debería preferirse a otras prácticas habituales. Un metaanálisis y dos revisiones Cochrane constataron que era el tratamiento más eficaz según los cambios en las puntuaciones de escalas de valoración habituales, como el *PANSS Excited Component* (PANSS-EC).[13] La segunda recomendación de primer nivel es la olanzapina i.m., más conocida, que puede administrarse cada 2 h pero con una dosis máxima de 20 mg en 24 h. La dosis de olanzapina debe ajustarse un 30% menos en las mujeres, según el prospecto, debido a su metabolismo más lento del producto, y probablemente deba ser más baja que eso para una mujer no fumadora.

En un «segundo nivel» de alternativas con algo menos de sustento en la evidencia, se siguen recetando dos opciones que se recomendaban en el algoritmo anterior: una combinación de haloperidol más lorazepam i.m.,.y lorazepam i.m. solo.[13] La dosis de la primera normalmente sería de 5 mg de haloperidol combinado con 2 mg de lorazepam hasta cada 30 min con un máximo de cuatro dosis en 24 h, y para el lorazepam solo sería de 2 a 4 mg cada 2 h, con una dosis máxima de 12 mg en 24 h.

Se recomienda evitar la clorpromazina i.m., que a algunos clínicos todavía les gusta utilizar, pero una revisión Cochrane constató que no era más eficaz que el haloperidol y acarreaba problemas importantes de hipotensión grave.[14]

Dos medicamentos han recibido recientemente la aprobación de la FDA para la agitación aguda en la esquizofrenia y la manía, pero no son fármacos i.m. La loxapina por vía inhalatoria y la dexmedetomidina sublingual (aprobada en el 2022) pueden ser eficaces en ciertos pacientes capaces de cooperar con la toma de estos productos, pero no los incluimos en los dos primeros niveles de recomendaciones. Se observó que la dexmedetomidina presentaba tasas elevadas de hipotensión ortostática, bradicardia y prolongación del QTc, y en *Medical Letter on Drugs and Therapeutics* se afirmó que deberían preferirse otros fármacos para esta indicación hasta que se disponga de un registro más largo de eficacia y seguridad (número del 26 de diciembre del 2022).

Síntomas negativos primarios o de «déficit»: además de las dos citas que sustentan el beneficio de añadir un antidepresivo para los síntomas negativos persistentes en la esquizofrenia, hay un metaanálisis más reciente de varios estudios sobre la mirtazapina que la considera útil con este fin.[15] Asimismo, en una evaluación de una gran base de datos administrativa de pacientes de Medicaid del 2001 al 2010 se encontró asociación entre el uso de antidepresivos y la reducción de la rehospitalización y las visitas a urgencias.[16] La razón de la asociación no estaba nada clara y un editorial sugirió que una adición más generalizada de antidepresivos en la esquizofrenia para mejorar el resultado del mantenimiento requiere más estudios en ensayos aleatorizados antes de que se vuelva habitual.[17]

El antipsicótico cariprazina, relativamente nuevo (2015), tuvo un ensayo multicéntrico en pacientes con esquizofrenia que presentaban síntomas negativos residuales significativos durante más de 6 meses mientras que, por lo demás, estaban clínicamente estables con los síntomas positivos bien controlados.[18] Un total de 461 pacientes fueron asignados al azar para cambiar a cariprazina (dosis final promedio de 4.2 mg) o risperidona (dosis promedio de 3.8 mg) durante 6 meses. Para estar seguros de que la mejoría de los síntomas negativos no se debía a ninguna diferencia en los síntomas negativos secundarios del tratamiento prescrito, los resultados se ajustaron para considerar la depresión y los síntomas extrapiramidales y positivos. Los síntomas negativos mejoraron significativamente (> 20%) en el 69% de los pacientes que tomaban cariprazina y en el 58% de quienes tomaban risperidona (número necesario a tratar: 9). Se trata de una pequeña diferencia. Parece más razonable intentar añadir primero un antidepresivo, pero quizás la cariprazina merezca probarse si fracasan los antidepresivos.

Otra categoría de medicamentos de posible uso para los síntomas negativos primarios son los fármacos dopaminérgicos. El modafinilo, el armodafinilo, la L-dopa y el pramipexol se revisaron en un metaanálisis.[19] Se evaluaron 10 ECA (seis con modafinilo) y el resultado neto fue que no había ninguna mejoría significativa; sin embargo, no aumentaron las puntuaciones de los síntomas positivos.

La memantina se mencionó en el 2013 como opción para los síntomas negativos y cognitivos en la tabla 6-1. Desde entonces ha habido más estudios que la emplean con esta indicación. Se han publicado cinco ensayos controlados, y el último fue positivo con una dosis de 20 mg diarios, por lo que ahora hay tres estudios positivos y dos negativos en la bibliografía.[20]

Ha habido interés por el antipsicótico pimavanserina, que está aprobado por la FDA como tratamiento contra la psicosis en caso de enfermedad de Parkinson, pero no para su uso en la esquizofrenia, aunque este posible uso todavía está siendo estudiado. No parece tener ningún efecto bloqueador de la dopamina. Un estudio probó su eficacia para los síntomas negativos de la esquizofrenia, pero el tamaño del efecto fue muy pequeño ($d = 0.21$).[21]

Hay que recordar que los síntomas negativos primarios se diagnostican excluyendo primero los síntomas negativos secundarios. Los síntomas negativos pueden ser consecuencia de los síntomas positivos, pueden ser el resultado de efectos sedantes excesivos del esquema de medicación y pueden estar producidos por efectos secundarios parkinsonianos y otros extrapiramidales. Todos estos deben gestionarse en primer lugar con las intervenciones adecuadas.

Depresión mayor: el texto de la tabla presentaba una perspectiva cautelosa sobre el valor de añadir un antidepresivo para la depresión mayor o los síntomas depresivos que aparecen durante la fase activa de la psicosis relacionada con la esquizofrenia. A pesar de ello, la «depresión postpsicótica», tal y como se analiza en la tabla, era (y sigue siendo) un objetivo claro de los antidepresivos. En un metaanálisis de 82 ensayos controlados aleatorizados de antidepresivos en la esquizofrenia se encontró recientemente que los antidepresivos parecen ser un poco más eficaces para los síntomas depresivos en fase activa de lo que se pensaba.[22] La reducción de los síntomas depresivos de forma general tuvo un tamaño del efecto de −0.25 de diferencia de medias estandarizada (DME), lo que se tradujo en una mejoría de aproximadamente uno de cada nueve pacientes. La mejoría de los síntomas negativos en el metaanálisis fue de −0.30. Los síntomas depresivos se superponen con los síntomas negativos y pueden ser difíciles de distinguir clínicamente y en el ámbito de la investigación. Por lo general, los antidepresivos se toleraban bien, por lo que esta pequeña tasa de mejoría tuvo un costo relativamente pequeño en términos de efectos secundarios. Por lo tanto, la perspectiva de añadir antidepresivos para los síntomas depresivos se ha movido un poco en la dirección de ser más aceptable.

Mujeres en edad fértil: han aparecido estudios importantes que evalúan el riesgo de los antipsicóticos en el embarazo, y todos sustentan de manera general las recomendaciones originales de la tabla. Los APG siguen pareciendo un poco más seguros que los ASG en lo que respecta al riesgo de malformaciones congénitas en el feto, según una revisión de 1.3 millones de embarazos cubiertos por Medicaid.[23] La tasa fue del 3.3% en aquellos sin exposición a un antipsicótico, frente al 3.8% con los APG y el 4.4% con los ASG. Tras el ajuste por las variables de confusión, la tasa fue del 0.90% para los APG y del 1.05% para los ASG. Entre los ASG, la risperidona fue algo superior (cociente de riesgos [RR, *risk ratio*] de 1.26). En otro estudio, la quetiapina presentó una tasa muy baja, no diferente de los controles;[24] sin embargo, el aumento de peso puede ser muy significativo con los ASG, especialmente la quetiapina y la olanzapina, que en un estudio se encontraron asociadas a la diabetes gestacional en un 7% y un 12%, respectivamente, en comparación con el 5% con el aripiprazol y el 4% con la ziprasidona.[25] Es muy frecuente que las mujeres que toman ASG suban considerablemente de peso antes del embarazo,[26] y la quetiapina puede elevar los triglicéridos más que otros.[27] Todas estas consideraciones deben discutirse activamente con las mujeres en edad fértil y deben tomarse decisiones compartidas teniéndolas en cuenta.

En cuanto a las mujeres en edad fértil, cabe mencionar que el valproato quizás sea el medicamento más peligroso de usar en estas personas. Tiene poco valor comprobado en la esquizofrenia, se asocia a mayor riesgo de mortalidad cuando se utiliza en estas pacientes (RR de 1.31),[16] y se asocia a teratogenia grave. Debería ser casi la última opción en comparación con cualquier otro psicotrópico.[28]

Efectos de los antipsicóticos en la prolongación del QTc: las revisiones anteriores sugerían que el aripiprazol era el antipsicótico con menores probabilidades de prolongar el QTc. En un metaanálisis más reciente se observó que la lurasidona es la que menos riesgo tiene;[29] en la paliperidona y la cariprazina también fue bajo. Las peores fueron la amisulprida, la iloperidona y la ziprasidona.

Nodo 1: Recomendaciones para el primer ensayo terapéutico con antipsicóticos en un paciente con enfermedad de nueva aparición

Además de los medicamentos recomendados en el algoritmo del 2013: amisulprida, aripiprazol, risperidona y ziprasidona, se debe añadir la lurasidona. En el borrador inicial del algoritmo presentado para su revisión, la lurasidona se incluyó en las opciones de primera línea por su eficacia razonable y su perfil moderado de efectos secundarios. No obstante, los revisores señalaron que no había estudios que mostraran la eficacia en los casos de primera aparición. Los patrones de respuesta pueden ser diferentes en este grupo, en comparación con las personas que han tenido múltiples exposiciones anteriores a los antipsicóticos, pero que no se consideran resistentes al tratamiento. En el 2017, la FDA aprobó la lurasidona para adolescentes (de 13-17 años) con esquizofrenia con base en un ensayo aleatorizado de 40 u 80 mg de lurasidona frente a placebo.[30] No todos los participantes eran jóvenes sin tratamiento previo para su esquizofrenia, pero este estudio positivo parece aportar el sustento en la evidencia que faltaba para considerar la lurasidona entre las opciones de primera línea en el algoritmo.

Otro estudio más reciente que sugiere la necesidad de un ligero ajuste de las recomendaciones de primera línea fue el de Robinson y cols.[31] Tanto la risperidona como el aripiprazol figuraban entre las recomendaciones en el 2013, y este estudio fue una comparación directa de estos dos en 198 casos psicóticos agudos de primer inicio que no tenían más de 2 semanas de exposición a cualquier antipsicótico. La tasa de respuesta significativa en los síntomas positivos fue del 63% con aripiprazol y del 57% con risperidona. Esta equivalencia (con ventaja numérica leve para el aripiprazol) podría considerarse algo inesperada porque el peso de la evidencia en los pacientes con esquizofrenia multiepisódica (resumida en la publicación del algoritmo) indica que el aripiprazol es algo inferior a la risperidona. Se podría especular con que esta diferencia en la respuesta al aripiprazol en los pacientes sin tratamiento antipsicótico tiene algo que ver con el hecho de que los receptores de dopamina, en los casos multiepisódicos, pueden estar incrementados por el bloqueo dopaminérgico producido por la exposición previa a antipsicóticos bloqueadores de la dopamina. Los medicamentos con efecto agonista dopaminérgico parcial, como el aripiprazol, podrían producir una estimulación más indeseable de esos receptores aumentados de lo que lo harían en las personas con un primer episodio y sin exposición previa a algún antipsicótico. Los efectos secundarios metabólicos fueron mayores con la risperidona, y (quizás como consecuencia) hubo una mejoría significativamente mayor de los síntomas negativos con el aripiprazol ($p < 0.03$); sin embargo, la acatisia fue más frecuente con el aripiprazol que con la risperidona en este estudio. Los autores concluyeron que el aripiprazol era una mejor medicación inicial en la esquizofrenia de primer inicio en comparación con la risperidona, y parece una conclusión razonable. El aripiprazol también funcionó mejor que la quetiapina en una comparación aleatorizada abierta en pacientes en su primer episodio, mientras que fue igual de eficaz que la ziprasidona en este ensayo de tres grupos.[32]

Además, cabe señalar aquí que el aripiprazol tiene algunas opciones IAP excelentes que quizás sean superiores a otras, si se cree que se podrían necesitar para el paciente.[33,34]

Las desventajas de la risperidona como antipsicótico de primera elección incluyen los efectos secundarios a corto y largo plazo relacionados con su potente elevación de la prolactina. La disfunción sexual, la galactorrea o la amenorrea pueden aparecer en el 27% de los pacientes inicialmente y en otro 16% con el uso a largo plazo.[35] La osteoporosis y el riesgo de fractura aumentan con el tiempo, y si es probable que el paciente sea vulnerable a estos problemas, se debe considerar el uso de un antipsicótico ahorrador de prolactina como el aripiprazol.[36]

La amisulprida no está aprobada en caso de esquizofrenia en los EE.UU., pero está disponible y aprobada como tratamiento para la náusea y vómito postoperatorios. Se utiliza mucho como antipsicótico en Europa, y lo tenemos como opción de primera línea para los pacientes que reciben su primer antipsicótico. En un interesante estudio publicado desde el algoritmo del 2013,[37] se administró amisulprida a 481 pacientes en un contexto sin ocultación. Los que no remitieron en 4 semanas fueron asignados al azar (doble ocultación) a continuar con ella o cambiar a olanzapina hasta 20 mg durante 6 semanas. Si después de esto los participantes en el ensayo seguían sin remitir, se les administraba clozapina hasta 900 mg durante 12 semanas más. No hubo diferencias en las remisiones entre los que continuaron con la amisulprida y los que cambiaron a olanzapina. No obstante, cuando a los pacientes que no habían remitido se les cambió a clozapina, otro 28% remitió. Los autores concluyeron que estos casos en una fase temprana de la esquizofrenia no se beneficiaban de un segundo ensayo con un antipsicótico alternativo potente. El segundo ensayo no mejoró los resultados. Diez semanas de amisulprida más (para un pequeño número de pacientes) 12 semanas de clozapina dieron como resultado que más del 75% de estos casos de primera aparición lograran la remisión de su enfermedad; sin embargo, no está claro si algún otro antipsicótico, estudiado de esta manera, podría funcionar tan bien como la amisulprida como antipsicótico de primera elección. Sigue siendo la recomendación de este algoritmo que los pacientes tengan dos ensayos adecuados con antipsicóticos antes de pasar a la clozapina. A pesar de ello, este estudio añade énfasis a la sugerencia de que el inicio de la clozapina no debe posponerse hasta después de haber pasado muchos ensayos antipsicóticos con resultados insatisfactorios. Estos aplazamientos son muy habituales.

Entre los antipsicóticos no recomendados para uso de primera línea en los pacientes que tienen su primer episodio o reciben su primer tratamiento con un antipsicótico, la olanzapina sigue destacando como indeseable por todas las razones citadas en el 2013, incluido el acuerdo casi universal sobre su inconveniencia en otras directrices y algoritmos nacionales e internacionales. Otra consideración sería un informe más reciente según el cual incluso una sola dosis de olanzapina de 10 mg administrada a voluntarios sanos produce resistencia significativa a la insulina y anomalías en los marcadores inflamatorios pocas horas después de la administración oral.[38] En el estudio no se evaluó cuánto tiempo tardaron estas anomalías en desaparecer, pero esto «requiere aclaración». La quetiapina probablemente tenga efectos similares sobre la resistencia a la insulina,[39] y la clozapina casi seguramente también. También se mencionó que la quetiapina tampoco es deseable como primera elección porque parece ser uno de los antipsicóticos con menor eficacia para prevenir el siguiente episodio de esquizofrenia o la rehospitalización. Algunos estudios más recientes lo confirman.[40,41]

Pacientes con cumplimiento deficiente: papel de los antipsicóticos inyectables de acción prolongada

En el borrador del algoritmo del 2013 que se sometió a consideración para su publicación, la discusión sobre los IAP fue elogiada por todos los revisores (con ocultación) como particularmente útil y se consideró una declaración razonable de su lugar adecuado en el tratamiento de la esquizofrenia. Desde entonces, se tienen muchos más productos IAP que se han comercializado, pero el razonamiento sobre sus funciones básicas y su uso parece seguir siendo válido. Aunque la publicidad y la promoción de estos medicamentos costosos pueden parecer sugerir que casi todos los pacientes obtendrían mejores resultados con un IAP que con la administración por vía oral, se sigue observando un sustento dispar de esta afirmación en la bibliografía.[42] Los buenos resultados de los estudios pueden deberse a un «sesgo de selección». En otras palabras, los pacientes que se ofrecen como voluntarios para tomar IAP pueden ser los de mejor pronóstico en comparación con los casos típicos; sin embargo, parece probable que, de forma general, los IAP estén infrautilizados.[43]

El primer comentario sobre el uso de productos IAP en la publicación del algoritmo es que pueden ser necesarios para completar un primer (o segundo) ensayo adecuado con antipsicóticos en el camino para ver si se va a indicar clozapina como tercer ensayo. Desde hace tiempo se reconoce que el cumplimiento de los ensayos orales es problemático. A menudo, el médico que prescribe los antipsicóticos no reconoce la adherencia deficiente, por lo que se recomendó vigilar sistemáticamente las concentraciones plasmáticas de los antipsicóticos orales como forma de evaluar posibles problemas de cumplimiento. Los valores plasmáticos también pueden sugerir un metabolismo rápido (o lento ante concentraciones sanguíneas elevadas, lo que podría explicar los efectos secundarios inesperadamente graves). Esta recomendación no se aplicó y, con frecuencia, sigue sin aplicarse. Hiemke y cols.[44] publicaron una lista exhaustiva de las concentraciones plasmáticas de medicación psicotrópica, y los médicos deberían conservar su documento como referencia. Esta publicación venía acompañada de un editorial en el que se afirmaba lo siguiente: «Aunque la 'individualización' o la 'personalización' del tratamiento es una de las principales prioridades en la agenda de investigación de la mayoría de las sociedades científicas psiquiátricas, la vigilancia terapéutica de los fármacos (VTF) es, de hecho, el único abordaje clínicamente probado para el tratamiento personalizado en psiquiatría. Esto contrasta fuertemente con el hecho de que, aunque poco costosa y ampliamente disponible, la VTF no está sistemáticamente establecida en la atención habitual a los pacientes».[45] Estas recomendaciones fueron respaldadas por un grupo de destacados expertos en esquizofrenia de los EE.UU. 2 años después.[46]

En un estudio en el que se evaluó el valor de la VTF de los antipsicóticos, se identificó a 99 pacientes que parecían resistentes al tratamiento y a los que se estaba considerando administrar clozapina. Se midieron las concentraciones plasmáticas de antipsicóticos.[47] Alrededor del 35% tenían concentraciones subterapéuticas, y de estos en el 34% eran indetectables. Por lo general, estas personas tomaban dosis inferiores a las habituales y presentaban mayor tasa de reingresos ($p = 0.02$).

La VTF también puede ser útil para reducir al mínimo los efectos secundarios. En un informe reciente se mostró que las concentraciones plasmáticas más altas de antipsicóticos con fuertes propiedades bloqueadoras de los receptores de dopamina (como los APG y algunos ASG como la olanzapina, y probablemente la risperidona) se correlacionan negativamente con la sensación subjetiva de bienestar físico y mental del paciente.[48] Esto es distinto de los efectos secundarios extrapiramidales y puede ser equivalente a lo que en el pasado se había denominado «disforia inducida por neurolépticos». Es probable que se asocie a tasas más altas de incumplimiento. Las concentraciones más altas de agonistas parciales de la dopamina (el aripiprazol fue el estudiado) se correlacionaron con un deterioro del bienestar físico, probablemente por acatisia. Hubo un empeoramiento de la psicosis en el 26% de los pacientes tratados con aripiprazol en un pequeño estudio observacional.[49] Vigilar las concentraciones plasmáticas y mantenerlas en el intervalo óptimo bajo o medio puede reducir estos fenómenos.

Por lo tanto, uno de los mejores usos de un producto IAP debería ser corregir el cumplimiento inadecuado comprobado por una concentración plasmática baja o nula (que no se deba a un problema genético o farmacocinético de interacción medicamentosa) y reducir al mínimo la carga de efectos secundarios. Esto permite completar un ensayo adecuado para poder determinar si la medicación que se está empleando tiene potencial para producir una respuesta terapéutica satisfactoria y ser bien tolerada a largo plazo. Si, a pesar de la corrección de la concentración sanguínea baja con un IAP, la respuesta sigue siendo insatisfactoria, el paciente es apto para pasar al siguiente nodo del algoritmo para intentar otro ensayo de medicación.

Los pacientes que deben continuar con un IAP son aquellos que obtienen una respuesta satisfactoria y todavía necesitan el producto para optimizar el cumplimiento. Esto puede producir mejoría en las tasas de rehospitalización, así como reducir la mortalidad (reducción del 33% en comparación con la vía oral).[40,50] Para ello, se dispone de más opciones. Por ejemplo, si al paciente se le empieza a administrar aripiprazol y luego necesita un IAP, ahora se dispone de varias formulaciones de aripiprazol IAP. Las inyecciones pueden durar 4, 6 u 8 semanas. También existe una nueva formulación en la que los pacientes reciben una dosis oral de 30 mg al mismo tiempo que se les administra una inyección de 4 semanas; esto hace que las concentraciones plasmáticas terapéuticas se desarrollen en 4 días. La paliperidona tiene inyecciones de 3 y 6 meses de duración. La risperidona cuenta ahora con un IAP que se administran por vía subcutánea: Perseris® dura 4 semanas y Uzedy® dura 4 u 8 semanas.

Nodo 2: Segundo ensayo terapéutico con antipsicóticos

No ha habido ningún cambio en las recomendaciones en este sentido, que son probar uno de los antipsicóticos más eficaces según lo mostrado en ensayos con pacientes que han tenido exposiciones previas a antipsicóticos: risperidona, olanzapina o uno de los APG como la perfenazina.[51,52] Si estaba tomando uno de estos para el primer ensayo, entonces se puede seleccionar cualquier antipsicótico para el segundo ensayo. Si responde bien a uno de estos antipsicóticos pero encuentra intolerables los efectos secundarios típicos a pesar de la optimización de la dosis y los tratamientos habituales de dichos efectos secundarios, podría valer la pena considerar la xanomelina y el trospio.

Nodo 3: Tercer ensayo terapéutico con antipsicóticos (clozapina)

En los últimos 6 años, ha habido muchos estudios, revisiones y directrices que debaten el papel de la clozapina, pero la conclusión es que la recomendación firme de la clozapina sigue sustentándose a pesar de sus considerables efectos secundarios.[53,54] Los colegas de la división de Brockton del Sistema Sanitario VA de Boston publicaron recientemente una revisión sistemática sobre cómo manejar esos efectos secundarios.[55]

Los pacientes en los que han fracasado dos ensayos adecuados de antipsicóticos presentan ERT, y no ha surgido nada que sea claramente eficaz contra esta forma de esquizofrenia excepto la clozapina. A pesar de ello, sigue estando infrautilizada;[56,57] sin embargo, parece probable que los resultados en la vida real, incluida la morbilidad física y la mortalidad, serían superiores si más clínicos emplearan la clozapina cuando estuviera indicada.[58-60] Esta actualización del algoritmo ha proporcionado mayor refinamiento de los parámetros para realizar ensayos adecuados de los dos primeros antipsicóticos antes de la clozapina (p. ej., uso de concentraciones plasmáticas y producto IAP), y debería aumentar la confianza en la idoneidad de recurrir a la clozapina para el tercer ensayo.

Nodo 4: Potenciación y alternativas a la clozapina

El algoritmo del 2013 ofrecía cinco ideas a considerar, ninguna de las cuales contaba con sustento robusto. En el momento de escribir estas líneas, algunas tienen apoyo más fuerte, otras más débil.

Potenciación con otros antipsicóticos: anteriormente, la risperidona y los APG eran opciones posibles. Parece que ha habido poco interés en seguir estudiando estas alternativas concretas. Las pruebas siguen siendo las mismas que en la publicación del 2013: el sustento es débil en el mejor de los casos. No obstante, el aripiprazol como potenciador ha sido objeto de nuevos e importantes estudios y debates en la bibliografía. En un metaanálisis de cuatro ensayos aleatorizados controlados con placebo a corto plazo (8-24 semanas) sobre la adición de aripiprazol a la clozapina con 347 participantes, la mejoría de los síntomas positivos fue solo a nivel de tendencia ($p = 0.12$).[61] Las tasas de interrupción por cualquier causa fueron mayores con el placebo (cociente de riesgos de 1.4), pero esto tampoco fue significativo. Los pacientes perdieron una media de 1.3 kg, pero tenían ocho veces más probabilidades de presentar agitación o acatisia. Estos datos no parecieron sustentar especialmente la inclusión del aripiprazol en la lista de opciones; sin embargo, en un nuevo metaanálisis sobre rehospitalización psiquiátrica (una medida de la eficacia del mantenimiento) con diferentes antipsicóticos y combinaciones de antipsicóticos en el que participaron 62 250 pacientes en Suecia se constató que el aripiprazol más clozapina se asociaba a la tasa más baja de rehospitalización.[41] Otras combinaciones que incluían clozapina, la clozapina sola y las que incluían un IAP representaron los diez mejores tratamientos asociados a la reducción de la rehospitalización. Los mejores resultados sobre mortalidad y hospitalizaciones médicas también se vieron con las mismas opciones principales. No obstante, en un comentario editorial se instaba a la cautela y a considerar estos estudios observacionales de forma preliminar, y se necesitaban más ECA de alta calidad para confirmar la eficacia de estas combinaciones (además de la eficacia bien establecida de la clozapina y los beneficios de los IAP para abordar los problemas de cumplimiento).[17] Los principales metaanálisis más recientes de hasta 62 estudios de tratamiento agudo (en contraposición a la prevención de recaídas) no han encontrado eficacia para ninguna de las combinaciones de antipsicóticos.[62,63]

Potenciación con anticonvulsivos: anteriormente, se habló de la lamotrigina porque ha tenido cinco ensayos controlados con placebo como potenciador de la clozapina. Algunos datos nuevos sugieren que el topiramato también es una opción.[64] Es una adición a las recomendaciones del algoritmo anterior. Zheng y cols. hallaron mejorías significativas de los síntomas positivos (DME: −0.37) y negativos (DME: −0.58). Los pacientes perdieron una media de 2.7 kg y mejoraron también en otros índices metabólicos, incluida la resistencia a la insulina. A pesar de esto, hubo altas tasas de interrupción debido a las parestesias y las dificultades de concentración.[65] El valproato también se estudió en cinco ensayos en China y pareció tener una eficacia similar al topiramato como potenciador de la clozapina,[65] pero los estudios se criticaron por no revisar las concentraciones de clozapina, la alta heterogeneidad de los estudios y las peculiaridades de los problemas metabólicos genéticos basados en la etnia con la clozapina en la población tratada.[66]

Potenciación con TEC: el algoritmo anterior incluía la TEC como opción para potenciar la clozapina, con base únicamente en datos de informes de casos. Desde entonces, hubo un ensayo controlado de TEC con continuación de clozapina como control, que mostró eficacia.[67] A pesar de esto, un pequeño ensayo controlado simulado publicado 2 años después, en el 2017, fue decepcionante al no mostrar diferencias en el resultado frente a la simulación.[68] La simulación produjo una mejora del 28% en las puntuaciones de la PANSS, frente a una reducción del 19% en el grupo que recibió la TEC, lo que supuso una diferencia no significativa. El estudio disminuye el entusiasmo por esta estrategia, aunque se mantiene como una consideración. Tanto los procedimientos de TEC simulados como los reales produjeron algo de beneficio.

Cambio a aripiprazol para sustituir la clozapina después de que debe terminar un ensayo con clozapina: hay muy pocos datos que respalden la idea teórica de que, tras un ensayo con un antipsicótico como la clozapina que tiene afinidad débil por el receptor de la dopamina (y que, como consecuencia, no aumenta estos receptores), un ensayo con un medicamento que sea a la vez un bloqueador de la dopamina y un agonista parcial del receptor de la dopamina, como el aripiprazol, podría ser oportuno y eficaz. Ha aparecido un informe de un caso más que sustenta esta posibilidad.[69]

Algo realmente nuevo e inesperado: un hombre de 24 años con ERT crónica recibió un trasplante de médula ósea para tratar un cáncer.[70] Su esquizofrenia remitió de forma notable y continuó en remisión a los 4 años de seguimiento. ¿Tuvo esto algo que ver con abordar la desregulación del sistema inmunitario? Se necesitan más estudios.

REFERENCIAS

1. Srisurapanont M, Suttajit S, Likhitsathian S, Maneeton B, Maneeton N. A meta-analysis comparing short-term weight and cardiometabolic changes between olanzapine/samidorphan and olanzapine. *Sci Rep.* 2021;11:7583.
2. Agarwal SM, Stogios N, Ahsan ZA, et al. Pharmacological interventions for prevention of weight gain in people with schizophrenia. *Cochrane Database Syst Rev.* 2022;10:CD013337.
3. Himmerich H, McElroy SL. Glucagon-like peptide 1 receptor agonists in psychiatry. *J Clin Psychopharmacol.* 2024;44:207-210.
4. Kaul I, Sawchak S, Walling DP, et al. Efficacy and safety of xanomeline-trospium chloride in schizophrenia: a randomized clinical trial. *JAMA Psychiatry.* 2024;81(8):749-756.
5. Tandon R, Gaebel W, Barch DM, et al. Definition and description of schizophrenia in the DSM-5. *Schizophr Res.* 2013;150:3-10.
6. Malaspina D, Owen MJ, Heckers S, et al. Schizoaffective disorder in the DSM-5. *Schizophr Res.* 2013;150:21-25.
7. Kotov R, Leong SH, Mojtabai R, et al. Boundaries of schizoaffective disorder: revisiting Kraepelin. *JAMA Psychiatry.* 2013;70:1276-1286.
8. Murru A, Pacchiarotti I, Nivoli AM, Grande I, Colom F, Vieta E. What we know and what we don't know about the treatment of schizoaffective disorder. *Eur Neuropsychopharmacol.* 2011;21:680-690.
9. Cheniaux E, Landeira-Fernandez J, Lessa Telles L, et al. Does schizoaffective disorder really exist? A systematic review of the studies that compared schizoaffective disorder with schizophrenia or mood disorders. *J Affect Disord.* 2008;106:209-217.
10. Bromet EJ, Kotov R, Fochtmann LJ, et al. Diagnostic shifts during the decade following first admission for psychosis. *Am J Psychiatry.* 2011;168:1186-1194.
11. Jäger M, Haack S, Becker T, Frasch K. Schizoaffective disorder—an ongoing challenge for psychiatric nosology. *Eur Psychiatry.* 2011;26:159-165.
12. Azorin JM, Kaladjian A, Fakra E. [Current issues on schizoaffective disorder]. *Encephale.* 2005;31:359-365.
13. Stetson SR, Osser DN. Psychopharmacology of agitation in acute psychotic and manic episodes. *Curr Opin Psychiatry* 2022;35:171-6.
14. Ahmed U, Jones H, Adams CE. Chlorpromazine for psychosis induced aggression or agitation. *Cochrane Database Syst Rev.* 2010;(4):CD007445.
15. Vidal C, Reese C, Fischer BA, Chiapelli J, Himelhoch S. Meta-analysis of efficacy of mirtazapine as an adjunctive treatment of negative symptoms in schizophrenia. *Clin Schizophr Relat Psychoses.* 2015;9:88-95.
16. Stroup TS, Gerhard T, Crystal S, et al. Comparative effectiveness of adjunctive psychotropic medications in patients with schizophrenia. *JAMA Psychiatry.* 2019;76:508-515.

17. Goff DC. Can adjunctive pharmacotherapy reduce hospitalization in schizophrenia?: insights from administrative databases. *JAMA Psychiatry*. 2019;76:468-470.
18. Nemeth G, Laszlovszky I, Czobor P, et al. Cariprazine versus risperidone monotherapy for treatment of predominant negative symptoms in patients with schizophrenia: a randomised, double-blind, controlled trial. *Lance*t. 2017;389:1103-1113.
19. Sabe M, Kirschner M, Kaiser S. Prodopaminergic drugs for treating the negative symptoms of schizophrenia: systematic review and meta-analysis of randomized controlled trials. *J Clin Psychopharmacol*. 2019;39:658-664.
20. Hassanpour F, Zarghami M, Mouodi S, et al. Adjunctive memantine treatment of schizophrenia: a double-blind, randomized placebo-controlled study. *J Clin Psychopharmacol*. 2019;39:634-638.
21. Bugarski-Kirola D, Arango C, Fava M, et al. Pimavanserin for negative symptoms of schizophrenia: results from the ADVANCE phase 2 randomised, placebo-controlled trial in North America and Europe. *Lancet Psychiatry*. 2022;9:46-58.
22. Helfer B, Samara MT, Huhn M, et al. Efficacy and safety of antidepressants added to antipsychotics for schizophrenia: a systematic review and meta-analysis. *Am J Psychiatry*. 2016;173:876-886.
23. Huybrechts KF, Hernandez-Diaz S, Patorno E, et al. Antipsychotic use in pregnancy and the risk for congenital malformations. *JAMA Psychiatry*. 2016;73:938-946.
24. Cohen LS, Goez-Mogollon L, Sosinsky AZ, et al. Risk of major malformations in infants following first-trimester exposure to quetiapine. *Am J Psychiatry*. 2018;175:1225-1231.
25. Park Y, Hernandez-Diaz S, Bateman BT, et al. Continuation of atypical antipsychotic medication during early pregnancy and the risk of gestational diabetes. *Am J Psychiatry*. 2018;175:564-574.
26. Freeman MP, Sosinsky AZ, Goez-Mogollon L, et al. Gestational weight gain and pre-pregnancy body mass index associated with second-generation antipsychotic drug use during pregnancy. *Psychosomatics*. 2018;59:125-134.
27. Correll CU, Robinson DG, Schooler NR, et al. Cardiometabolic risk in patients with first-episode schizophrenia spectrum disorders: baseline results from the RAISE-ETP study. *JAMA Psychiatry*. 2014;71:1350-1363.
28. Balon R, Riba M. Should women of childbearing potential be prescribed valproate? a call to action. *J Clin Psychiatry*. 2016;77:525-526.
29. Huhn M, Nikolakopoulou A, Schneider-Thoma J, et al. Comparative efficacy and tolerability of 32 oral antipsychotics for the acute treatment of adults with multi-episode schizophrenia: a systematic review and network meta-analysis. *Lancet*. 2019;394:939-951.
30. Goldman R, Loebel A, Cucchiaro J, Deng L, Findling RL. Efficacy and safety of lurasidone in adolescents with schizophrenia: a 6-week, randomized placebo-controlled study. *J Child Adolesc Psychopharmacol*. 2017;27:516-525.
31. Robinson DG, Gallego JA, John M, et al. A randomized comparison of aripiprazole and risperidone for the acute treatment of first-episode schizophrenia and related disorders: 3-month outcomes. *Schizophr Bull*. 2015;41:1227-1236.
32. Crespo-Facorro B, Perez-Iglesias R, Mata I, et al. Aripiprazole, ziprasidone, and quetiapine in the treatment of first-episode nonaffective psychosis: results of a 6-week, randomized, flexible-dose, open-label comparison. *J Clin Psychopharmacol*. 2013;33:215-220.
33. Naber D, Hansen K, Forray C, et al. Qualify: a randomized head-to-head study of aripiprazole once-monthly and paliperidone palmitate in the treatment of schizophrenia. *Schizophr Res*. 2015;168:498-504.
34. Weiser M, Davis JM, Brown CH, et al. Differences in antipsychotic treatment discontinuation among veterans with schizophrenia in the U.S. Department of Veterans Affairs. *Am J Psychiatry*. 2021;178:932-940.
35. Bo Q, Xing X, Li T, Mao Z, Zhou F, Wang C. Menstrual dysfunction in women with schizophrenia during risperidone maintenance treatment. *J Clin Psychopharmacol*. 2021;41:135-139.
36. Andrade C. Prolactin-raising and prolactin-sparing antipsychotic drugs and the risk of fracture and fragility fracture in patients with schizophrenia, dementia, and other disorders. *J Clin Psychiatry*. 2023;84:23f14790.

37. Kahn RS, Winter van Rossum I, Leucht S, et al. Amisulpride and olanzapine followed by open-label treatment with clozapine in first-episode schizophrenia and schizophreniform disorder (OPTiMiSE): a three-phase switching study. *Lancet Psychiatry*. 2018;5:797-807.
38. Hahn MK, Wolever TM, Arenovich T, et al. Acute effects of single-dose olanzapine on metabolic, endocrine, and inflammatory markers in healthy controls. *J Clin Psychopharmacol*. 2013;33:740-746.
39. Ngai YF, Sabatini P, Nguyen D, et al. Quetiapine treatment in youth is associated with decreased insulin secretion. *J Clin Psychopharmacol*. 2014;34:359-364.
40. Tiihonen J, Mittendorfer-Rutz E, Majak M, et al. Real-world effectiveness of antipsychotic treatments in a Nationwide Cohort of 29823 patients with schizophrenia. *JAMA Psychiatry*. 2017;74:686-693.
41. Tiihonen J, Taipale H, Mehtala J, Vattulainen P, Correll CU, Tanskanen A. Association of Antipsychotic Polypharmacy vs Monotherapy With Psychiatric Rehospitalization Among Adults With Schizophrenia. *JAMA Psychiatry*. 2019;76:499-507.
42. Goff DC. The pharmacologic treatment of schizophrenia-2021. *JAMA*. 2021;325:175-176.
43. Fang SC, Huang CY, Shao YJ. Long-term outcomes of early use of long-acting injectable antipsychotics in schizophrenia. *J Clin Psychiatry*. 2022;83:21r14153.
44. Hiemke C, Bergemann N, Clement HW, et al. Consensus guidelines for therapeutic drug monitoring in neuropsychopharmacology: update 2017. *Pharmacopsychiatry*. 2018;51:9-62.
45. Grunder G. Editorial to consensus guidelines for therapeutic drug monitoring in neuropsychopharmacology. *Pharmacopsychiatry*. 2018;51:5-6.
46. Schoretsanitis G, Kane JM, Correll CU, et al. Blood levels to optimize antipsychotic treatment in clinical practice: a joint consensus statement of the American Society of Clinical Psychopharmacology and the Therapeutic Drug Monitoring Task Force of the Arbeitsgemeinschaft fur Neuropsychopharmakologie und Pharmakopsychiatrie. *J Clin Psychiatry*. 2020;81:19cs13169.
47. McCutcheon R, Beck K, D'Ambrosio E, et al. Antipsychotic plasma levels in the assessment of poor treatment response in schizophrenia. *Acta Psychiatr Scand*. 2018;137:39-46.
48. Veselinovic T, Scharpenberg M, Heinze M, et al. Dopamine D2 receptor occupancy estimated from plasma concentrations of four different antipsychotics and the subjective experience of physical and mental well-being in schizophrenia: results from the randomized NeSSy trial. *J Clin Psychopharmacol*. 2019;39:550-560.
49. Ma CH, Chan HY, Hsieh MH, et al. Identifying dopamine supersensitivity through a randomized controlled study of switching to aripiprazole from other antipsychotic agents in patients with schizophrenia. *Ther Adv Psychopharmacol*. 2022;12:20451253211064396.
50. Taipale H, Mittendorfer-Rutz E, Alexanderson K, et al. Antipsychotics and mortality in a nationwide cohort of 29,823 patients with schizophrenia. *Schizophr Res*. 2018;197:274-280.
51. Hatta K, Sato K, Hamakawa H, et al. Effectiveness of second-generation antipsychotics with acute-phase schizophrenia. *Schizophr Res*. 2009;113:49-55.
52. McCue RE, Waheed R, Urcuyo L, et al. Comparative effectiveness of second-generation antipsychotics and haloperidol in acute schizophrenia. *Br J Psychiatry*. 2006;189:433-440
53. Kane JM, Agid O, Baldwin ML, et al. Clinical guidance on the identification and management of treatment-resistant schizophrenia. *J Clin Psychiatry*. 2019;80:18com12123.
54. Masuda T, Misawa F, Takase M, Kane JM, Correll CU. Association with hospitalization and all-cause discontinuation among patients with schizophrenia on clozapine vs other oral second-generation antipsychotics: a systematic review and meta-analysis of cohort studies. *JAMA Psychiatry*. 2019;76(10):1052-1062.
55. Gurrera RJ, Gearin PF, Love J, et al. Recognition and management of clozapine adverse effects: a systematic review and qualitative synthesis. *Acta Psychiatr Scand*. 2022;145:423-441.
56. Bareis N, Olfson M, Wall M, Stroup TS. Variation in psychotropic medication prescription for adults with schizophrenia in the United States. *Psychiatr Serv*. 2022;73:492-500.
57. Stroup TS. Clozapine and evidence-based psychopharmacology for schizophrenia. *JAMA Psychiatry*. 2019;76(10):1007-1008.

58. Krivoy A, Joyce D, Tracy D, et al. Real-world outcomes in the management of refractory psychosis. *J Clin Psychiatry*. 2019;80:18m12716.
59. Taipale H, Tanskanen A, Mehtala J, Vattulainen P, Correll CU, Tiihonen J. 20-year follow-up study of physical morbidity and mortality in relationship to antipsychotic treatment in a nationwide cohort of 62,250 patients with schizophrenia (FIN20). *World Psychiatry*. 2020;19:61-68.
60. Wimberley T, MacCabe JH, Laursen TM, et al. Mortality and self-harm in association with clozapine in treatment-resistant schizophrenia. *Am J Psychiatry*. 2017;174:990-998.
61. Srisurapanont M, Suttajit S, Maneeton N, Maneeton B. Efficacy and safety of aripiprazole augmentation of clozapine in schizophrenia: a systematic review and meta-analysis of randomized-controlled trials. *J Psychiatr Res*. 2015;62:38-47.
62. Galling B, Roldan A, Rietschel L, et al. Safety and tolerability of antipsychotic co-treatment in patients with schizophrenia: results from a systematic review and meta-analysis of randomized controlled trials. *Expert Opin Drug Saf*. 2016;15:591-612.
63. Ortiz-Orendain J, Castiello-de Obeso S, Colunga-Lozano L, Hu Y, Maayan N, Adams C. Antipsychotic combinations for schizophrenia. *Schizophr Bull*. 2018;44:15-17.
64. Zheng W, Xiang YT, Xiang YQ, et al. Efficacy and safety of adjunctive topiramate for schizophrenia: a meta-analysis of randomized controlled trials. *Acta Psychiatr Scand*. 2016;134:385-398.
65. Zheng W, Xiang YT, Yang XH, Xiang YQ, de Leon J. Clozapine augmentation with antiepileptic drugs for treatment-resistant schizophrenia: a meta-analysis of randomized controlled trials. *J Clin Psychiatry*. 2017;78:e498-e505.
66. Faden J. Treatment-resistant schizophrenia: a brief overview of treatment options. *J Clin Psychiatry*. 2019;80:18ac12394.
67. Petrides G, Malur C, Braga RJ, et al. Electroconvulsive therapy augmentation in clozapine-resistant schizophrenia: a prospective, randomized study. *Am J Psychiatry*. 2015;172:52-58.
68. Melzer-Ribeiro DL, Rogonatti SP, Kayo M, et al. Efficacy of electroconvulsive therapy augmentation for partial response to clozapine: a pilot randomized ECT-sham controlled trial. *Arch Clin Psychiatry*. 2017;44:45-50.
69. Feeley RJ, Arnaout B, Yoon G. Effective switch from clozapine to aripiprazole in treatment-resistant schizophrenia and comorbid alcohol use disorder. *J Clin Psychopharmacol*. 2017;37:729-730.
70. Miyaoka T, Wake R, Hashioka S, et al. Remission of psychosis in treatment-resistant schizophrenia following bone marrow transplantation: a case report. *Front Psychiatry*. 2017;8:174.

Psicofarmacología de la agitación en los episodios psicóticos y maniacos agudos

Sean R. Stetson[a] y David N. Osser[b]

Objetivo de la revisión

Proporcionar orientaciones actualizadas para el tratamiento farmacológico de la agitación aguda en el contexto de psicosis o manía en las unidades de hospitalización psiquiátrica.

Hallazgos recientes

Este tema presenta desafíos: los estudios son escasos, tienden a tener poca solidez y son difíciles de comparar. Aunque se han realizado pocos estudios recientes, se han publicado varios metaanálisis, revisiones Cochrane y directrices que examinan las pruebas principalmente más antiguas, así como ensayos más recientes. Los revisores a menudo no se ponen de acuerdo sobre lo que parece tener las mejores evidencias de eficacia y seguridad.

Resumen

Llegamos a la conclusión de que el mejor abordaje consiste en resumir con cierto detalle la evidencia de cada posible tratamiento y las interpretaciones publicadas recientemente sobre cada uno de esos tratamientos, y luego presentar recomendaciones para la gestión de los fármacos en clasificaciones escalonadas, con base en la revisión cualitativa de los datos y las opiniones de los autores. Para el tratamiento oral, las opciones de primera línea son (alfabéticamente) haloperidol con lorazepam, lorazepam solo y olanzapina. La segunda línea comprende haloperidol con prometazina, inhalador de loxapina y risperidona sola. La tercera línea incluye la asenapina y la quetiapina. Para el tratamiento intramuscular, la primera línea implica haloperidol más prometazina, así como olanzapina sola, y la segunda línea incluye haloperidol con lorazepam, además de lorazepam solo.

Palabras clave: agitación, manía, psicofarmacología, esquizofrenia.

INTRODUCCIÓN

Un paciente psicótico puede agitarse en cualquier momento durante un ingreso hospitalario o el proceso de admisión, incluso en urgencias, debido a muchos factores. Una vez que se han

---

[a]Departamento de Asuntos de los Veteranos de Guerra de los EE.UU., Sistema Sanitario VA de Boston y [b]Departamento de Asuntos de los Veteranos de Guerra de los EE.UU., división de Brockton del Sistema Sanitario VA de Boston, Brockton, Massachusetts, EE.UU.

Correspondencia a Sean R. Stetson, MD, Departamento de Asuntos de los Veteranos de Guerra de los EE.UU., Sistema Sanitario VA de Boston, Boston, MA, EE.UU.

Teléfono: +1 617 875 5734; correo electrónico: sean.stetson@rcn.com

Curr Opin Psychiatry 2022, 35:000–000

DOI:10.1097/YCO.0000000000000787

emprendido los esfuerzos habituales y de mejor calidad sin medicación para calmar a la persona, y la seguridad del personal y del paciente siguen estando en alto riesgo, se vuelve necesaria la administración urgente de medicación. En el 2001 y el 2008 se publicaron revisiones anteriores de nuestro grupo sobre la base de evidencia y la opinión de expertos en relación con los mejores métodos de manejo psicofarmacológico.[1,2] Las conclusiones requieren una actualización. Ha habido estudios más recientes, aunque relativamente pocos, y son difíciles de interpretar porque se realizaron en entornos de tratamiento dispares, tienen tamaños de muestra pequeños y han empleado metodologías, medidas de resultados, elecciones de medicación, dosis y vías de administración heterogéneas. Debido a los requisitos de consentimiento informado, muchos estudios inscriben a participantes con agitación bastante leve. A pesar de estas limitaciones, los autores han recopilado y destilado cualitativamente estas pruebas y proponen algunas recomendaciones actualizadas para el tratamiento de la agitación en los episodios psicóticos agudos. Se presentarán las opciones disponibles, con comentarios, y a continuación se ofrecerán clasificaciones por grupos de los medicamentos.

PUNTOS CLAVE

- Se han realizado pocos estudios formales sobre los medicamentos orales de administración aguda para conseguir un efecto inmediato en los pacientes psicóticos agitados, pero con base en sus propiedades y en las pruebas disponibles recomendamos como opciones de primer nivel a considerar (alfabéticamente) el haloperidol más lorazepam, el lorazepam solo o la olanzapina sola.
- Un aspecto negativo de la olanzapina es que incluso una sola dosis oral incrementa la resistencia a la insulina y los marcadores inflamatorios, aunque la duración de este efecto requiere mayor investigación.
- Para quienes necesitan un tratamiento agudo intramuscular (i.m.) para la agitación, nuestras opciones de primer nivel son haloperidol más prometazina o, como alternativa, olanzapina sola.
- Aunque todavía es utilizada por algunos médicos, la clorpromazina no es más eficaz que otras opciones y tiene efectos adversos inaceptablemente elevados.

ARSENAL TERAPÉUTICO (ORDENADO ALFABÉTICAMENTE)

Asenapina (sublingual)

Existe un ensayo controlado aleatorizado con placebo sobre este producto ($n = 60$; 55 finalizaron el estudio) para casos moderadamente agitados del servicio de urgencias (SU) con diversos diagnósticos.[3] La tasa de respuesta fue significativa a las 2 h en comparación con el placebo; no se notificaron efectos adversos significativos. Al igual que sucede con la loxapina (*véase* más adelante), la asenapina puede tener cierto papel para un subconjunto de pacientes agitados que lo están de forma significativa pero no grave, aceptan la asistencia con medicación oral y pueden cooperar con la administración de un fármaco desconocido. Se requiere una comparación con otros fármacos orales para establecer claramente el lugar de esta opción en el arsenal terapéutico.

Clorpromazina (oral, i.m.)

Se utilizaba mucho hace años. En la actualidad se considera obsoleta porque no es más eficaz que el haloperidol i.m., con el que se ha comparado, y es significativamente menos segura debido a los riesgos de ortostatismo grave, prolongación del QT corregido (QTc) y umbral convulsivo reducido.[4,5] En un estudio retrospectivo comunicado recientemente sobre 94 pacientes a los que se administró clorpromazina i.m. (25-75 mg) en urgencias en Italia, se observó eficacia y seguridad razonable.[6■] A pesar de ello, este estudio no puede considerarse una base suficiente para sacar este producto de la obsolescencia, ya que no había controles adecuados y la *n* era demasiado pequeña para detectar los graves cambios de presión arterial que se producen ocasionalmente.

Droperidol (i.m.)

Varios estudios ($n = 227$) establecieron su eficacia[7-10] y se usó con frecuencia para controlar la agitación hasta que la Food and Drug Administration (FDA) le asignó una advertencia de recuadro negro en el 2001 debido al riesgo de prolongación del QTc basada en datos controvertidos, incluso posiblemente falsos.[11,12] Al parecer, este riesgo solo era elevado ante dosis muy superiores a las empleadas habitualmente.[13] En el 2015, un estudio observacional prospectivo de 1009 pacientes agitados en urgencias (diversos diagnósticos) tratados con droperidol (10 mg de dosis inicial y media) registró un electrocardiograma en las 2 h siguientes a la administración de la dosis. El 1.3% de los participantes presentaban prolongación del QT, definida por un nomograma QT-frecuencia cardiaca.[14] La exclusión de los pacientes con otras causas redujo la tasa al 0.6%; ninguno presentó taquicardia ventricular en entorchado (*torsade de pointes*). Una revisión Cochrane del 2016 abordó el perfil de efectos adversos cardiopulmonares y la eficacia del droperidol y constató que era igual de eficaz que el haloperidol, el midazolam y la olanzapina en comparación con el placebo y que no producía más efectos adversos que las otras sustancias activas en los seis estudios comparativos.[15] Los efectos adversos extrapiramidales (EAE) solo se produjeron en el 1%.[16■■] El fabricante volvió a comercializarlo en el 2019 y hay cierta reanudación de su uso. Todavía no se ha añadido a la lista de opciones recomendadas en una directriz reciente,[17■■] pero es posible que recupere su antiguo lugar.

Haloperidol (oral, i.m.)

El haloperidol se ha estudiado ampliamente para tratar esta indicación ($n = 1176$).[16■■] Aunque es eficaz como monoterapia, la coadministración de un medicamento de administración oral o i.m. para contrarrestar los EAE es una práctica habitual. El haloperidol no debe utilizarse solo a menos de que no se disponga de otra medicación: la frecuencia notificada de EAE (especialmente reacciones distónicas agudas) con el uso i.m. varía ampliamente, hasta el 50% de los pacientes.[2] Una revisión de Cochrane considera que el uso de haloperidol solo no es ético debido a estas tasas tan elevadas de EAE.[18] La monoterapia con haloperidol tiene más efectos adversos que los antipsicóticos de segunda generación, y se compara mal en cuanto a eficacia y rapidez de inicio con la mayoría de las opciones distintas del placebo.[16■■,19■■] La prolongación del QTc es motivo de preocupación con el haloperidol solo o combinado (*véanse* las cuatro secciones siguientes), pero hay pocas pruebas de alta calidad sobre la gravedad de la prolongación del QTc cuando se usa brevemente para la sedación rápida. Algunos autores recomiendan exigir un electrocardiograma de referencia[17]■■ o evitar el haloperidol cuando la anamnesis sea difícil de obtener o preocupante;[20] sin embargo, otros han llegado a la conclusión de que no hay diferencias significativas en la incidencia de la prolongación del QTc entre los tratamientos i.m. utilizados frecuentemente.[21]

Haloperidol más lorazepam (i.m.)

Esta combinación puede administrarse por vía oral, pero no existen estudios importantes al respecto. La combinación i.m. ($n = 149$ en estudios controlados[16]■■) tuvo estudios positivos más antiguos y alguna vez la opinión consensuada la favoreció, lo que sugiere que la combinación parecía más eficaz que cualquiera de las dos por separado, y la tasa de EAE fue baja, en torno al 5% en estos pequeños estudios.[2,22] En revisiones más recientes se concluyó que es más probable que la combinación produzca sedación en lugar de tranquilización, y no mejora la tasa de EAE en comparación con el haloperidol solo.[18] En otra gran revisión reciente se constató que esta combinación tiene un inicio de acción relativamente lento[19]■■ y que es solo ligeramente o nada mejor que la monoterapia con cualquiera de los dos.[23,24]

Haloperidol más midazolam (i.m.)

Esta combinación solo se ha estudiado en dos ensayos controlados aleatorizados con un total de 55 participantes.[25,26] Utilizando diferentes intervalos de tiempo, la combinación se consideró eficaz en ambos estudios, pero fue la menos eficaz en uno y la más eficaz en el otro. Como en el caso de la monoterapia con midazolam (*véase* más adelante), esta combinación no es adecuada para su uso en una unidad de hospitalización.

Haloperidol más prometazina (i.m.)

Esta combinación puede administrarse por vía oral, y una importante directriz de prescripción la incluye como alternativa,[17]■■ pero los principales estudios de la combinación son por vía i.m. ($n = 465$ en estudios controlados).[16]■■ Aunque en un riguroso estudio de administración i.m. se constató que esta combinación presentaba mayor tasa de EAE y eficacia inferior en comparación con el haloperidol más midazolam o la monoterapia con olanzapina,[26] en otro estudio con una metodología similar,[25] un metaanálisis reciente[16]■■ y dos revisiones Cochrane[18,27] la consideran la opción más eficaz, medida por la reducción de las puntuaciones de la *Positive and Negative Syndrome Scale-Excited Component* (PANSS-EC). Estas revisiones informan de la aparición de EAE por esta combinación en aproximadamente el 5% de los casos. Ambos fármacos pueden prolongar el QTc, y la prometazina puede inhibir el metabolismo del haloperidol, lo que en teoría podría sumarse al efecto del QTc, y la repetición de la dosis podría amplificar ese riesgo. A menudo se emplea la difenhidramina en lugar de la prometazina en entornos clínicos, pero no existen estudios importantes sobre haloperidol más difenhidramina.

Haloperidol más lorazepam más difenhidramina (i.m.)

Esta combinación de tres ingredientes es de uso frecuente en los Estados Unidos (EE.UU.), pero no hemos podido encontrar ningún estudio al respecto. Existe potencial teórico de beneficios añadidos, pero también de riesgos añadidos.

Lorazepam (oral, i.m.)

No existen estudios a gran escala sobre el lorazepam oral para esta indicación, pero al menos una directriz importante de prescripción lo recomienda para los pacientes cooperativos moderadamente agitados, y en la forma i.m. para aquellos no cooperativos.[17■■] Se incluyeron 390 pacientes en estudios controlados.[16■■] Los resultados sobre la seguridad del lorazepam i.m. son algo contradictorios: no causa efectos adversos cardiacos, ventilatorios o EAE, pero tiene una alta tasa de sobresedación.[16■■,21] Las revisiones a gran escala concluyen que la calidad de las pruebas sobre la eficacia de la monoterapia con el lorazepam i.m. no es robusta,[23] aunque la evidencia de que duerme a los sujetos más rápido que el haloperidol[24] probablemente se consideraría una ventaja desde la perspectiva de los médicos de pacientes hospitalizados. El grueso de las pruebas parece sugerir, pese a esto, que la eficacia del lorazepam i.m. solo puede considerarse moderada. Ello, sumado a sus ventajas de seguridad, lo convierte en una opción razonable para algunos pacientes.[16■■,23]

Loxapina (inhalador portátil)

La inhalación de loxapina está aprobada por la FDA para la indicación específica de agitación aguda en los pacientes con esquizofrenia y manía bipolar. No es una opción para la agitación grave debido al mecanismo de administración. En comparación con el placebo mostró eficacia significativa a las 2 h; la mayoría de los estudios (*n* total=504)[16■■] hallaron superioridad al placebo a los 10 min.[28-30] No se observaron EAE ni acontecimientos cardiopulmonares; la sedación y la disgeusia fueron los efectos adversos más frecuentes. El asma, la enfermedad pulmonar obstructiva crónica y otras anomalías agudas o crónicas de las vías respiratorias son contraindicaciones absolutas. Otro estudio con un comparador activo ayudaría a establecer su lugar en el arsenal terapéutico.

Midazolam (oral, i.m.)

Hay muchos estudios sobre su uso i.m. fuera de indicación en caso de agitación aguda en el ámbito de urgencias. Las revisiones de estos estudios llegan a conclusiones similares: el midazolam tiene un inicio de eficacia más rápido que la mayoría de las demás opciones;[15,27,31,32] su duración de eficacia es más corta que la de otras opciones, lo que hace necesario repetir más las dosis;[32] y la supresión respiratoria es un riesgo considerable (hasta el 30% en algunos estudios),[7,16■■] un riesgo relacionado al menos parcialmente con la necesidad de repetir las dosis.[32] El manejo de la vía aérea es necesario en ~5% de los pacientes.[15] En conjunto, este perfil hace que sea adecuado considerarlo para urgencias pero no para casos hospitalizados.[16■■]

Olanzapina (oral/disolución rápida; i.m.)

Los metaanálisis (*n* = 2498 para todos los estudios)[16■■,19■■] y las revisiones Cochrane[18,26] califican su eficacia y la calidad de las pruebas de forma muy positiva. Una importante directriz de prescripción también la recomienda,[17■■] con base en comparaciones de eficacia.[16■■,33] El inicio del beneficio se observa sistemáticamente en 15-30 min por vía i.m. y en 15-120 min por vía oral;[19■■] el tiempo hasta el inicio del beneficio es igual al del haloperidol más prometazina, pero con menor duración.[34] Se tolera bien a corto plazo.[35,36] Los efectos adversos específicos son sobresedación ~10%; EAE en el 0% al 5%; hipotensión en el 0% al 4%[16■■] y prolongación del

QTc ~0%.[21] No se suele mencionar en el perfil de seguridad que provoca resistencia significativa a la insulina, parámetros metabólicos anómalos e incremento de los marcadores inflamatorios tras una única dosis oral.[37] Este efecto no se ha comprobado claramente con otros medicamentos, y es necesario investigar el impacto a largo plazo. El prospecto aconseja no administrar conjuntamente olanzapina i.m. con una benzodiacepina debido al potencial de sedación excesiva y supresión cardiorrespiratoria.[38] Si es necesario, esperar al menos 1 h después de la olanzapina antes de administrar una benzodiacepina i.m.

Quetiapina (oral)

Parece tener cierta eficacia para la agitación,[39] y se recomienda como opción oral de segunda línea en al menos una directriz importante;[17■■] sin embargo, se ha investigado poco y, por lo tanto, no está clara la estrategia de dosificación adecuada. Múltiples estudios mostraron una elevada tasa de hipotensión ortostática.[39,40]

Risperidona (oral/rápidamente dispersable)

La risperidona se considera eficaz en metaanálisis recientes,[16■■,19■■] y se recomienda en una importante directriz de prescripción.[17■■] El número total de pacientes en estudios controlados es de 137.[16■■] A pesar de su perfil de alta potencia, la frecuencia de EAE es baja (~5%) con o sin coadministración de una benzodiacepina.[16■■,21] No existe información sobre la prolongación del QTc con este uso, pero no se han registrado efectos adversos graves.[21] No obstante, una revisión Cochrane del 2018[41] que excluyó muchos estudios argumentó que las pruebas excluidas eran de baja calidad y que los resultados principales de las investigaciones incluidas no sugerían ningún beneficio real para la risperidona como tratamiento agudo de la agitación. Se necesitan más estudios sin y con la coadministración de una benzodiacepina.

Ziprasidona (i.m.)

No se ha estudiado la administración oral para esta indicación. Tiene una absorción deficiente cuando se administra sin alimentos. Los resultados de eficacia por vía i.m. comunicados (n = 359)[16■■] son desiguales y, por lo general, moderados;[16■■,33] no se recomienda en una importante directriz de prescripción reciente.[17■■] Se tolera bien, con bajas tasas de sobresedación y EAE,[21] pero debido a la posible prolongación del QTc el fabricante recomienda considerar primero otros medicamentos.[42]

COMENTARIOS SOBRE LA VÍA DE ADMINISTRACIÓN DEL MEDICAMENTO, INCLUIDOS COMPRIMIDOS BUCODISPERSABLES FRENTE A COMPRIMIDOS COMUNES, Y ADMINISTRACIÓN I.M. FRENTE A ORAL

Cuando un paciente agitado está dispuesto a tomar una medicación por vía oral, se suelen utilizar comprimidos bucodispersables (CB) si se prescriben aripiprazol, olanzapina o risperidona. Aunque probablemente sean más difíciles de mantener en la mejilla, la absorción de los CB sigue produciéndose en el estómago y se ha comprobado que el inicio de acción es equivalente al de los comprimidos.[38] En un amplio estudio observacional del CB de la olanzapina no se vio ninguna ventaja en la reducción del uso de productos i.m. emergentes ni en el aislamiento ni en la contención.[43]

Varios de los medicamentos comentados pueden administrarse tanto por vía oral como i.m. Esto supone una ventaja si el paciente requiere una segunda dosis y se desea un cambio de formulación; sin embargo, la administración i.m. no proporciona eficacia significativamente mejor o más rápida, al menos en el contexto de la agitación moderada más que grave (las excepciones notables son el midazolam, que tiene riesgos respiratorios concomitantes, y posiblemente el droperidol).[44-46] Hay dos estudios que comparan el concentrado oral de risperidona más lorazepam oral con el haloperidol i.m. y el lorazepam, y un tercer estudio que compara la olanzapina i.m. con los CB de risperidona y olanzapina, todos ellos sin mostrar diferencias en la eficacia.[44-46] En un metaanálisis reciente también se halló un inicio rápido para la olanzapina oral, la risperidona y la loxapina.[19]■■ Por lo tanto, recomendamos que la administración i.m. solo se use si el paciente está demasiado agitado y no coopera para tomar la medicación por vía oral.

LISTAS CLASIFICADAS DE MEDICAMENTOS

Como sugieren las revisiones de pruebas anteriores, no existe una mejor opción evidente. Cada uno de los medicamentos tiene ventajas e inconvenientes y sustento probatorio variable en cuanto a eficacia y seguridad. Por lo tanto, ofrecemos nuestras recomendaciones en niveles descendentes, en los que agrupamos los medicamentos que son aproximadamente equivalentes (aparecen en orden alfabético dentro de sus niveles). Recomendamos que los proveedores de salud mental utilicen su juicio clínico para seleccionar dentro de esos niveles con base en diversas consideraciones (p. ej., respuesta anterior, alergias o efectos adversos graves, régimen de medicación vigente y comorbilidades médicas).

Las recomendaciones pueden consultarse en las tablas 7-1 y 7-2.

Tabla 7-1 | Tratamientos orales urgentes (ordenados alfabéticamente en cada nivel, no en orden de preferencia)

Nivel	*Medicamento*	*Dosis y frecuencia*[a]
1	Haloperidol con lorazepam	5 mg/2 mg, repetir hasta 4 veces
1	Lorazepam	2 mg c/2 h, dosis máxima diaria de 12 mg
1	Olanzapina	5-10 mg, dosis diaria máxima de 20 mg[b]
2	Haloperidol con prometazina	5 mg/25 mg hasta 4 veces
2	Inhalador de loxapina	10 mg una vez en 24 h
2	Risperidona	2 mg, dosis máxima diaria de 6 mg
3	Asenapina sublingual	10 mg dosis única en 24 h
3	Quetiapina	50-100 mg c/1 h, dosis máxima diaria de 400 mg

[a]A menos que se indique lo contrario, recomendamos al menos 30 min entre dosis.
[b]La olanzapina se metaboliza un 30% más lentamente en las mujeres (prospecto). Considerar la posibilidad de dejar pasar más tiempo entre dosis, especialmente en las mujeres no fumadoras.

Tabla 7-2 | Tratamientos intramusculares (ordenados alfabéticamente en cada nivel)

Nivel	*Medicamento*	*Dosis y frecuencia*[a]
1	Haloperidol con prometazina	5 mg/25-50 mg hasta 4 veces
1	Olanzapina	10 mg c/2 h, dosis máxima diaria de 20 mg[b]
2	Haloperidol con lorazepam	5 mg/2 mg hasta 4 veces
2	Lorazepam	2-4 mg c/2 h hasta un máximo de 12 mg
3	Droperidol	5 mg, dosis máxima diaria de 10 mg
3	Ziprasidona	10-20 mg c/2-4 h, hasta un máximo de 40 mg diarios durante 3 días

[a]A menos que se indique lo contrario, recomendamos al menos 30 min entre dosis.
[b]La olanzapina se metaboliza un 30% más lentamente en las mujeres (prospecto). Considerar la posibilidad de dejar pasar más tiempo entre dosis, especialmente en las mujeres no fumadoras.

CONCLUSIÓN

Las pruebas disponibles son difíciles de sintetizar con respecto a la creación de una clasificación clara, de más a menos óptima, con base en la eficacia transcurridas 2 h y la rapidez de inicio, equilibrada por los efectos adversos, incluidos los EAE y el riesgo de efectos cardiopulmonares potencialmente graves. En su lugar, ofrecemos opciones y describimos las pruebas, agrupamos las opciones de medicación en niveles y recomendamos que los médicos decidan en función de cada paciente teniendo en cuenta los riesgos médicos y las experiencias anteriores.

AGRADECIMIENTOS

Ninguno.

APOYO FINANCIERO Y PATROCINIO

Esta publicación se preparó durante el tiempo libre de los autores y no recibieron apoyo de sus empleadores (Departamento de Asuntos de los Veteranos de Guerra de los EE.UU.).

CONFLICTOS DE INTERESES

No existen conflictos de intereses.

REFERENCIAS Y LECTURAS RECOMENDADAS

Los trabajos de especial interés, publicados dentro del periodo anual de revisión, han sido destacados de la siguiente manera:
■ de especial interés
■■ de interés sobresaliente

1. Ansari A, Osser DN, Lai LS, et al. *Pharmacologic approach to the psychiatric inpatient. In: Ovsiew F, Munich RL, editors. Principles of inpatient psychiatry.* New York: Lippincott Williams & Wilkins; 2008. pp. 44–47.

2. Osser DN, Sigadel R. Short-term inpatient pharmacotherapy of schizophrenia. *Harv Rev Psychiatry* 2001; 9:89–104.
3. Pratts M, Citrome L, Grant W, et al. A single-dose, randomized, double-blind, placebo-controlled trial of sublingual asenapine for acute agitation. *Acta Psychiatr Scand* 2014; 130:61–68.
4. Ahmed U, Jones H, Adams CE. Chlorpromazine for psychosis induced aggression or agitation. *Cochrane Database Syst Rev* 2010; (4):CD007445.
5. Citrome L, Volavka J. Violent patients in the emergency setting. *Psychiatr Clin North Am* 1999; 22:789–801.
6. ■ Cuomo A, Chioccioli M, Cattaneo CI, *et al.* Effectiveness of intramuscular chlorpromazine for rapid treatment of psychomotor agitation: a naturalistic, retrospective, and observational study. *J Clin Psychopharmacol* 2021; 41:613–614.
This is the only recent study pertinent to this review, but it had no significant impact on recommendations due to its methodological limitations.
7. Isbister GK, Calver LA, Page CB, *et al.* Randomized controlled trial of intramuscular droperidol versus midazolam for violence and acute behavioral disturbance: *the DORM study. Ann Emerg Med* 2010; 56:392.e1–401.e1.
8. Calver L, Drinkwater V, Gupta R, *et al.* Droperidol v. haloperidol for sedation of aggressive behaviour in acute mental health: randomised controlled trial. *Br J Psychiatry* 2015; 206:223–228.
9. Calver L, Drinkwater V, Isbister GK. A prospective study of high dose sedation for rapid tranquilisation of acute behavioural disturbance in an acute mental health unit. *BMC Psychiatry* 2013; 13:1–6.
10. Taylor DM, Yap CY, Knott JC, *et al.* Midazolam-droperidol, droperidol, or olanzapine for acute agitation: a randomized clinical trial. *Ann Emerg Med* 2017; 69:318.e1–326.e1.
11. Kao LW, Kirk MA, Evers SJ, *et al.* QT prolongation, and sudden death: what is the evidence? *Ann Emerg Med* 2003; 41:546–558.
12. Horowitz BZ, Bizovi K, Moreno R. Droperidol—behind the black box warning. *Acad Emerg Med* 2002; 9:615–618.
13. Van Zwieten K, Mullins ME, Jang T. Droperidol and the black box warning. *Ann Emerg Med* 2004; 43:139–140.
14. Calver L, Page CB, Downes MA, *et al.* The safety and effectiveness of droperidol for sedation of acute behavioral disturbance in the emergency department. *Ann Emerg Med* 2015; 66:230.e1–238.e1.
15. Khokhar MA, Rathbone J. Droperidol for psychosis-induced aggression or agitation. *Cochrane Database Syst Rev* 2016; (12):CD002830.
16. ■■ Bak M, Weltens I, Bervoets C, *et al.* The pharmacological management of agitated and aggressive behaviour: a systematic review and meta-analysis. *Eur Psychiatry* 2019; 57:78–100.
This review, along with some older but fairly recent ones, contributed significantly to our conclusions about our recommended rankings.
17. ■■ Taylor DM, Barnes TR, Young AH. *Acutely disturbed or violent behavior in schizophrenia and related psychoses. Maudsley prescribing guidelines in psychiatry.* 14th ed John Wiley & Sons; 2021. 56–66.
This review, along with some older but fairly recent ones, contributed significantly to our conclusions about our recommended rankings.
18. Ostinelli EG, Brooke-Powney MJ, Li X, Adams CE. Haloperidol for psychosis-induced aggression or agitation (rapid tranquillisation). *Cochrane Database Syst Rev* 2017; (7):CD009377.
19. ■■ Zun LS. Evidence-based review of pharmacotherapy for acute agitation. Part 1. Onset of efficacy. *J Emerg Med* 2018; 54:364–374.
This review, along with some older but fairly recent ones, contributed significantly to our conclusions about our recommended rankings.
20. Pacciardi B, Mauri M, Cargioli C, *et al.* Issues in the management of acute agitation: how much current guidelines consider safety? *Front Psychiatry* 2013; 4:26.

21. Zun LS. Evidence-based review of pharmacotherapy for acute agitation. Part 2. Safety. *J Emerg Med* 2018; 54:522–532.
22. Battaglia J, Moss S, Rush J, *et al.* Haloperidol, lorazepam, or both for psychotic agitation? A multicenter, prospective, double-blind, emergency department study. *Am J Emerg Med* 1997; 15:335–340.
23. Gillies D, Sampson S, Beck A, Rathbone J. Benzodiazepines for psychosis-induced aggression or agitation. *Cochrane Database Syst Rev* 2013; (4):CD003079.
24. Powney MJ, Adams CE, Jones H. Haloperidol for psychosis-induced aggression or agitation (rapid tranquillisation). *Cochrane Database Syst Rev* 2012; (11):CD009377.
25. Baldaçara L, Sanches M, Cordeiro DC, Jackowski AP. Rapid tranquilization for agitated patients in emergency psychiatric rooms: a randomized trial of olanzapine, ziprasidone, haloperidol plus promethazine, haloperidol plus midazolam and haloperidol alone. *Braz J Psychiatry* 2011; 33:30–39.
26. Mantovani C, Labate CM, Sponholz A Jr, et al. Are low doses of antipsychotics effective in the management of psychomotor agitation? A randomized, rated-blind trial of 4 intramuscular interventions. *J Clin Psychopharmacol* 2013; 33:306–312.
27. Huf G, Alexander J, Gandhi P, Allen MH. Haloperidol plus promethazine for psychosis-induced aggression. *Cochrane Database Syst Rev* 2016; 11:CD005146.
28. Kwentus J, Riesenberg RA, Marandi M, *et al.* Rapid acute treatment of agitation in patients with bipolar I disorder: a multicenter, randomized, placebo-controlled clinical trial with inhaled loxapine. *Bipolar Disord* 2012; 14:31–40.
29. Allen MH, Feifel D, Lesem MD, *et al.* Efficacy and safety of loxapine for inhalation in the treatment of agitation in patients with schizophrenia: a randomized, double-blind, placebo-controlled trial. *J Clin Psychiatry* 2011; 72:1313–1321.
30. Lesem MD, Tran-Johnson TK, Riesenberg RA, *et al.* Rapid acute treatment of agitation in individuals with schizophrenia: multicentre, randomised, placebo-controlled study of inhaled loxapine. *Br J Psychiatry* 2011; 198:51–58.
31. Nobay F, Simon BC, Levitt MA, Dresden GM. A prospective, double-blind, randomized trial of midazolam versus haloperidol versus lorazepam in the chemical restraint of violent and severely agitated patients. *Acad Emerg Med* 2004; 11:744–749.
32. TREC Collaborative Group. Rapid tranquillisation for agitated patients in emergency psychiatric rooms: a randomised trial of midazolam versus haloperidol plus promethazine. *BMJ* 2003; 327:708–713.
33. Citrome L. Comparison of intramuscular ziprasidone, olanzapine, or aripiprazole for agitation: a quantitative review of efficacy and safety. *J Clin Psychiatry* 2007; 68:1876–1885.
34. Raveendran NS, Tharyan P, Alexander J, Adams CE. Rapid tranquillisation in psychiatric emergency settings in India: pragmatic randomised controlled trial of intramuscular olanzapine versus intramuscular haloperidol plus promethazine. *BMJ* 2007; 335:865.
35. Kishi T, Matsunaga S, Iwata N. Intramuscular olanzapine for agitated patients: a systematic review and meta-analysis of randomized controlled trials. *J Psychiatr Res* 2015; 68:198–209.
36. Perrin E, Anand E, Dyachkova Y, *et al.* A prospective, observational study of the safety and effectiveness of intramuscular psychotropic treatment in acutely agitated patients with schizophrenia and bipolar mania. *Eur Psychiatry* 2012; 27:234–239.
37. Hahn MK, Wolever TM, Arenovich T, *et al.* Acute effects of single-dose olanzapine on metabolic, endocrine, and inflammatory markers in healthy controls. *J Clin Psychopharmacol* 2013; 33:740–746.
38. Eli Lilly and Company. *Zyprexa Zydis product information.* Indianapolis, Indiana; 2005.
39. Currier GW, Trenton AJ, Walsh PG, van Wijngaarden E. A pilot, open-label safety study of quetiapine for treatment of moderate psychotic agitation in the emergency setting. *J Psychiatric Pract* 2006; 12:223–228.

40. Smith C, Hopper A, Campillo A, *et al.* Use of quetiapine in the emergency department for acute agitation and associated physiologic effects. *Ann Emerg Med* 2014; 64:S138.
41. Ostinelli EG, Hussein M, Ahmed U, *et al.* Risperidone for psychosis-induced aggression or agitation (rapid tranquillisation). *Cochrane Database Syst Rev* 2018; (4):Cd009412.
42. Roerig (division of Pfizer). *Geodon prescribing recommendations.* New York City, New York; 2021.
43. Simpson JR Jr, Thompson CR, Beckson M. Impact of orally disintegrating olanzapine on use of intramuscular antipsychotics, seclusion, and restraint in an acute inpatient psychiatric setting. *J Clin Psychopharmacol* 2006; 26:333–335.
44. Currier GW, Simpson GM. Risperidone liquid concentrate and oral lorazepam versus intramuscular haloperidol and intramuscular lorazepam for treatment of psychotic agitation. *J Clin Psychiatry* 2001; 62:153–157.
45. Currier GW, Chou JC, Feifel D, *et al.* Acute treatment of psychotic agitation: a randomized comparison of oral treatment with risperidone and lorazepam versus intramuscular treatment with haloperidol and lorazepam. *J Clin Psychiatry* 2004; 65:386–394.
46. Hsu W-Y, Huang S-S, Lee B-S, Chiu N-Y. Comparison of intramuscular olanzapine, orally disintegrating olanzapine tablets, oral risperidone solution, and intramuscular haloperidol in the management of acute agitation in an acute care psychiatric ward in Taiwan. *J Clin Psychopharmacol* 2010; 30:230–234.

ACTUALIZACIÓN

PSICOFARMACOLOGÍA DE LA AGITACIÓN EN LOS EPISODIOS PSICÓTICOS Y MANIACOS AGUDOS

David N. Osser, MD

Desde la publicación de este artículo en el 2022, en el que se ofrecían orientaciones sobre la selección de la medicación para los pacientes que presentan agitación aguda en la evolución de un episodio psicótico o maniaco, los autores hemos indagado más en la bibliografía para afinar nuestras sugerencias. También añadimos detalles sobre la frecuencia de dosificación para estar más de acuerdo con los estudios pertinentes cuando fue posible.

En la primera parte de la publicación, se revisaron brevemente las pruebas sobre la eficacia y la seguridad de una lista de monoterapias y terapias combinadas en uso o estudiadas para esta indicación. Los medicamentos se consideraron por orden alfabético. A continuación, se presentan las conclusiones sobre qué tratamientos eran prioritarios en primer, segundo o tercer lugar. Hay dos medicamentos más que deben añadirse a la lista: la dexmedetomidina y el acetato de zuclopentixol, un producto antipsicótico i.m. que se utiliza a menudo para situaciones urgentes en el Reino Unido y Europa, pero que no está disponible en los EE.UU.

La dexmedetomidina es un agonista noradrenérgico sublingual con propiedades sedantes que recibió la aprobación de la FDA de los EE.UU. en el 2022 para la agitación leve, moderada y grave en pacientes con esquizofrenia o manía. La película bucal tiene un tiempo de inicio de tan solo 20 min, y se presenta en cuatro dosis de 60 a 180 mg. También existe una formulación i.m. En el estudio sobre esquizofrenia participaron 380 pacientes que recibieron 120 mg, 180 mg o placebo.[1] Al cabo de 2 h, las reducciones en la PANSS-EC fueron, respectivamente, de 8.5, 10.3 y 4.8 puntos. La medicación podría repetirse en 2 h con un máximo de tres dosis en 12 h. El estudio de agitación relacionada con la manía también contó con 380 pacientes que recibieron las mismas dosis o placebo, y las reducciones en la PANSS-EC a las 2 h fueron de 9.1, 10.4 y 5.0 puntos, respectivamente.[2] Cabe destacar que todos los participantes de ambos estudios solo presentaban agitación de leve a moderada, y supuestamente podían cooperar con la vía de administración sublingual. La *Medical Letter on Drugs and Therapeutics* revisó los estudios con dexmedetomidina en diciembre del 2022 (64:203-205) y expresó su preocupación por la hipotensión grave en cerca del 16% de los casos, la bradicardia en cerca del 6% y la prolongación del QT, además de los «molestos» efectos secundarios como la sequedad de boca, la somnolencia y los mareos. Su conclusión fue que «se prefieren los fármacos menos costosos con registros más largos de eficacia y seguridad». Por lo tanto, no se incluyen en nuestras listas de medicamentos escalonados en este momento.

Un miembro internacional del público en una de nuestras conferencias sobre este trabajo se sorprendió de que no incluyéramos el zuclopentixol en nuestras recomendaciones. Revisando la evidencia al respecto, el producto parece ser eficaz para la agitación aguda, pero tiene un inicio lento con sedación solo leve a las 2 h y un efecto máximo entre las 8 y las 72 h.[3,4] Esto se compara desfavorablemente con la monoterapia oral e i.m. con haloperidol. Por ello, pensamos que no deberíamos incluir el zuclopentixol en nuestras listas; sin embargo, su ventaja podría ser su duración de acción, lo que daría lugar a un menor número de dosis para mantener el control conductual.

La monoterapia con lorazepam fue uno de los medicamentos revisados en esta sección del documento en la que se discute cada medicamento. Se encontró otra revisión del lorazepam que vale la pena mencionar y que concluye que, a pesar de su uso generalizado, existen «pruebas clínicas notablemente escasas sobre los beneficios del lorazepam en la agitación aguda».[5] Esto es similar a lo que se encontró en la revisión Cochrane.

Y, por último, hay un nuevo gran estudio pertinente a la seguridad del droperidol, que se reintrodujo en el mercado en el 2019, que confirma nuestra conclusión de que es una opción eficaz y razonablemente segura con respecto a la prolongación del QTc.[6]

Todo esto y algunos datos adicionales nos llevaron a realizar algunos cambios en nuestras opciones escalonadas con respecto a lo que se mostraba en la tablas 7-1 y 7-2 de la publicación, para los tratamientos urgentes orales e i.m.

Listas clasificadas de medicamentos

Tabla 7-1. Tratamientos orales urgentes

En cuanto a la dosificación para la opción de primer nivel de haloperidol con lorazepam, estos pueden administrarse cada 60 min, no cada 30 min como se indicó anteriormente. Esto es lo que se hizo en el estudio de Battaglia y cols.[7] La segunda opción, la monoterapia con lorazepam, debería ser cada hora (no cada 2 h, como se indica).[8] La tercera opción, la olanzapina, debería tener dosis

Tabla 7-1 | Tratamientos orales urgentes (ordenados alfabéticamente en cada nivel, no en orden de preferencia)

Nivel	*Medicamento*	*Dosis y frecuencia*
1	Haloperidol con lorazepam	5 mg/2 mg, c/1 h, repetir hasta 4 veces en 24 h
1	Lorazepam	2 mg c/1 h, dosis máxima diaria de 12 mg en 24 h
1	Olanzapina	5-10 mg c/1 h, dosis máxima diaria de 20 mg*
2	Haloperidol con prometazina	5 mg/25 mg c/1 h, hasta 4 veces en 24 h
2	Inhalador de loxapina	10 mg una vez en 24 h
2	Risperidona	2 mg c/1-1.5 h, dosis máxima de 6 mg en 24 h
2	Risperidona con lorazepam	2mg/2mg c/1 h, máximo dos veces en 24 h
3	Asenapina sublingual	10 mg dosis única en 24 h
3	Quetiapina	50-100 mg c/1.5-2 h, dosis máxima diaria de 400 mg en 24 h
3	Prometazina	25-50 mg c/30 min, máximo tres dosis en 24 h

*La olanzapina se metaboliza un 30% más lentamente en las mujeres (prospecto). Considerar la posibilidad de dejar pasar más tiempo entre dosis, especialmente en las mujeres no fumadoras.

separadas por 1 h, no 30 min. Del mismo modo, las dosis de medicación de segundo y tercer nivel deben estar separadas por al menos 60 min. Se ha añadido la monoterapia oral con prometazina como opción de tercer nivel, y esta puede administrarse cada 30 min hasta tres dosis en 24 h. Aquí se muestra la tabla 7-1 revisada.

Tabla 7-2. Tratamientos intramusculares urgentes

Del mismo modo, con los tratamientos i.m., hemos hecho que los esquemas de dosificación se ajusten mejor a los estudios en los que se utilizaron los tratamientos. Además, dado el sustento del droperidol descrito anteriormente, lo pasamos del nivel 3 al 1, donde se une al haloperidol más prometazina, así como a la olanzapina. Añadimos el midazolam al nivel 2 como otra opción si no se dispone de lorazepam.[9] Al igual que en la tabla 7-1, añadimos la prometazina como opción adicional en el nivel 3 de los tratamientos i.m. Aquí se muestra la tabla 7-2 revisada.

Tabla 7-2 | Tratamientos intramusculares (ordenados alfabéticamente en cada nivel)

Nivel	*Medicamento*	*Dosis y frecuencia*
1	Droperidol	5-10 mg c/15-30 min, máximo 30 mg en 24 h
1	Haloperidol con prometazina	5 mg/25-50 mg c/30 min, máximo tres en 24 h
1	Olanzapina	5-10 mg c/30 min, máximo 20 mg en 24 h*
2	Haloperidol con lorazepam	5 mg/2 mg c/0.5-1 h, hasta cuatro veces en 24 h
2	Lorazepam	2-4 mg c/1 h, máximo 12 mg en 24 h (se recomienda c/2 h después de 6 mg)
2	Midazolam	5 mg c/15-30 min, máximo 15 mg en 24 h
3	Prometazina	25-50 mg c/0.5 h, máximo tres dosis en 24 h
3	Ziprasidona	10-20 mg c/2-4 h, máximo 40 mg en 24 h durante un máximo de 3 días

*La olanzapina se metaboliza un 30% más lentamente en las mujeres (prospecto). Considerar la posibilidad de dejar pasar más tiempo entre dosis, especialmente en las mujeres no fumadoras.

REFERENCIAS

1. Citrome L, Preskorn SH, Lauriello J, et al. Sublingual dexmedetomidine for the treatment of acute agitation in adults with schizophrenia or schizoaffective disorder: a randomized placebo-controlled trial. *J Clin Psychiatry*. 2022;83:22m14447.
2. Preskorn SH, Zeller S, Citrome L, et al. Effect of sublingual dexmedetomidine vs placebo on acute agitation associated with bipolar disorder: randomized clinical trial. *JAMA*. 2022;327:727-736.
3. Jayakody K, Gibson RC, Kumar A, Gunadasa S. Zuclopenthixol acetate for acute schizophrenia and similar serious mental illnesses. *Cochrane Database Syst Rev*. 2012;2012:CD000525.
4. Taylor DM, Barnes TRE, Young AH. Acutely disturbed or violent behavior in schizophrenia and related psychoses. In: Taylor DM, Barnes TRE, Young AH, eds. Maudsley Prescribing Guidelines in Psychiatry. *John Wiley and Sons*; 2021:55-66.
5. Amore M, D'Andrea M, Fagiolini A. Treatment of agitation with lorazepam in clinical practice: a systematic review. *Front Psychiatry*. 2021;12:628965.

6. Yang TZT, Lew C, Ilangamage AT, Gillies RD, Kulkarni J. A study of cardiac outcomes after droperidol administration in an inpatient psychiatric cohort. *J Clin Psychopharmacol*. 2023;43:263-266.
7. Battaglia J, Moss S, Rush J, et al. Haloperidol, lorazepam, or both for psychotic agitation? A multicenter, prospective, double-blind, emergency department study. *Am J Emerg Med*. 1997;15:335-340.
8. Meehan K, Zhang F, David S, et al. A double-blind, randomized comparison of the efficacy and safety of intramuscular injections of olanzapine, lorazepam, or placebo in treating acutely agitated patients diagnosed with bipolar mania. *J Clin Psychopharmacol*. 2001;21:389-397.
9. Liu TT, Frost ED, Donlon J, et al. Surge of midazolam use in the midst of lorazepam shortage. *J Clin Psychopharmacol*. 2023;43:520-526.Table 2 Intramuscular urgent treatments—listed alphabetically in each tier

Proyecto de algoritmos en psicofarmacología del programa de Harvard South Shore: Algoritmo para el trastorno de ansiedad generalizada

Harmony Raylen Abejuela, MD y David N. Osser, MD

Objetivo de aprendizaje: *tras participar en esta actividad, los alumnos deberán ser capaces de:*

- Evaluar las opciones farmacológicas para los pacientes con trastorno de ansiedad generalizada.

Resumen: *esta revisión de algoritmos anteriores del tratamiento farmacológico del trastorno de ansiedad generalizada fue desarrollada por el proyecto de algoritmos en psicofarmacología del programa de especialización en Psiquiatría de Harvard South Shore. Se reevaluaron los algoritmos de 1999 y el 2010 y las referencias asociadas. Los estudios y revisiones más recientes publicados entre el 2008 y el 2014 se obtuvieron de PubMed y se analizaron centrándose en su potencial para justificar cambios en las recomendaciones. Se consideraron excepciones al algoritmo principal para poblaciones de pacientes especiales, como las mujeres en edad fértil, las personas embarazadas, los adultos mayores y las personas con comorbilidades médicas y psiquiátricas comunes. Los inhibidores selectivos de la recaptación de serotonina (ISRS) siguen siendo la medicación básica de primera línea. Las primeras alternativas incluyen duloxetina, buspirona, hidroxizina, pregabalina o bupropión, en ese orden. Si la respuesta es inadecuada, la segunda recomendación es probar un ISRS diferente. Otras alternativas incluyen ahora benzodiacepinas, venlafaxina, kava y agomelatina. Si la respuesta al segundo ISRS no es satisfactoria, la recomendación es probar con un inhibidor de la recaptación de serotonina y noradrenalina (IRSN). Otras alternativas a los ISRS y los IRSN para los pacientes resistentes o intolerantes al tratamiento son antidepresivos tricíclicos, antipsicóticos de segunda generación y valproato. Esta revisión del algoritmo del trastorno de ansiedad generalizada responde a las cuestiones planteadas por los nuevos tratamientos en desarrollo (p. ej., pregabalina) y organiza las pruebas de forma sistemática para su aplicación clínica práctica.*

Palabras clave: algoritmos, trastornos de ansiedad, práctica basada en la evidencia, trastorno de ansiedad generalizada, psicofarmacología.

El trastorno de ansiedad generalizada (TAG) es una alteración crónica y debilitante caracterizada por una preocupación excesiva y persistente que interfiere en muchos aspectos de la vida diaria.[1-7] Los síntomas pueden ser somáticos (físicos), como temblores y palpitaciones, o psíquicos (psicológicos), en particular expectativas aprensivas

---

De Facultad de Medicina de Harvard; Boston Children's Hospital, Boston, MA (Dra. Abejuela); división de Brockton del Sistema Sanitario VA de Boston, Brockton, MA (Dr. Osser).
Manuscrito original recibido el 9 de octubre del 2014; manuscrito revisado recibido el 22 de abril del 2015, aceptado para su publicación el 10 de junio del 2015.
Correspondencia: David N. Osser, MD, división de Brockton del Sistema Sanitario VA de Boston, Brockton, 940 Belmont St., Brockton, MA 02301. Correo electrónico: david.osser@va.gov
La *Harvard Review of Psychiatry* ofrece educación médica continua (CME) a los lectores que completen las preguntas sobre los artículos destacados. Se puede acceder a las preguntas desde el sitio web de la *Harvard Review of Psychiatry* (www.harvardreviewofpsychiatry.org) haciendo clic en la pestaña CME. Por favor, lea el artículo destacado y después entre en el sitio web para ver esta oferta educativa. Si ya está en línea, haga clic aquí para ir directamente a la página de CME y obtener más información.

DOI: 10.1097/HRP.0000000000000098.

sobre preocupaciones mayores y menores. Es el trastorno de ansiedad más frecuente que se atiende en el ámbito de la atención primaria.[8] Casi 7 millones de estadounidenses tienen el TAG.[2]

En este artículo se presenta un algoritmo para seleccionar tratamientos farmacológicos contra el TAG. Este algoritmo es una actualización de una versión de 1999 del proyecto de algoritmos en psicofarmacología del programa de especialización en Psiquiatría de Harvard South Shore (PAPHSS).[9] También se ha visto influido por un algoritmo sobre el TAG del 2010 de un grupo internacional de psicofarmacología, al que contribuyó uno de los autores (DNO).[10] Aunque las intervenciones psicosociales tienen importancia incuestionable en el arsenal terapéutico para tratar el TAG, este algoritmo se limita a las intervenciones psicofarmacológicas y puede aplicarse siempre y cuando el médico que prescribe y el paciente determinen que la medicación es adecuada. En algunos pacientes se utilizan combinaciones de medicación y psicoterapia, aunque la eficacia del tratamiento combinado en comparación con cualquiera de los dos tratamientos por separado no está clara.[11]

El TAG frecuentemente es concomitante con otras afecciones. El trastorno depresivo mayor se encuentra en casi el 50% de los pacientes, y más del 60% presentan otros trastornos de ansiedad.[12] Es importante abordar el impacto de estas y otras comorbilidades cuando se abordan los casos con TAG.

En los Estados Unidos (EE.UU.), los inhibidores selectivos de la recaptación de serotonina (ISRS) escitalopram y paroxetina, los inhibidores de la recaptación de serotonina y noradrenalina (IRSN) venlafaxina de liberación prolongada (LP) y duloxetina, la benzodiacepina alprazolam y la buspirona están aprobados por la Food and Drug Administration (FDA) en caso de TAG. Otros medicamentos, como la pregabalina, están aprobados contra el TAG en algunos otros países, pero solo están disponibles en los EE.UU. gracias a su aprobación para otras indicaciones. Se han evaluado otras opciones sin indicación autorizada para el TAG, como otras benzodiacepinas (p. ej., diazepam), hidroxizina, bupropión, antidepresivos tricíclicos (p. ej., imipramina), kava (*Piper methysticum*) y rodiola (*Rhodiola rosea*).[1,13-17] Los antipsicóticos (quetiapina) también han mostrado su eficacia en ensayos controlados aleatorizados (ECA).[18] En este algoritmo, las pruebas de eficacia y seguridad de estas y otras posibles opciones se evalúan y secuencian en función de su valor potencial en contextos particulares. Estos contextos incluyen la presencia de diversas comorbilidades médicas y psiquiátricas, así como otras situaciones como las mujeres con potencial para quedar embarazadas. La relación entre costo y eficacia ocasionalmente es una consideración cuando las opciones parecen equivalentes en beneficio global y riesgo.

MÉTODOS

En publicaciones anteriores se ha descrito el método PAPHSS para el desarrollo de algoritmos.[19-24] Los algoritmos se estructuran como una consulta informal de psicofarmacología. Presentan una serie de preguntas sobre diagnósticos y el antecedente de tratamientos anteriores que el consultor podría formular. Las preguntas están diseñadas para caracterizar eficazmente la situación clínica. A continuación, se ofrecen recomendaciones derivadas de un análisis de las pruebas pertinentes a esa situación. Los autores revisaron sus anteriores algoritmos de TAG,[9,10] consultaron otros algoritmos y directrices recientes y se centraron en los principales ECA, especialmente los recientes no considerados en las revisiones anteriores.

Al construir el árbol de decisión, los autores consideraron la eficacia, la tolerabilidad y la seguridad como las bases principales para priorizar los tratamientos. Todas las recomendaciones jerárquicas y otras recomendaciones clínicas fueron el resultado del acuerdo de los dos autores. Sus conclusiones eran destilaciones basadas en opiniones del conjunto de pruebas revisadas que podían estar sujetas a interpretaciones contradictorias por parte de otros expertos; sin embargo, el proceso de revisión por pares que sigue a la presentación del artículo añade cierta validación al razonamiento de este algoritmo y de otros del PAPHSS. Si el razonamiento, basado en la interpretación de los autores de las pruebas pertinentes, es convincente para los revisores, entonces se mantiene. Cuando se producen diferencias de opinión, los autores hacen ajustes para lograr un consenso con los revisores o han indagado más en las pruebas relevantes para presentar un argumento más robusto en apoyo de su postura.

En cada punto de decisión, hay diferentes opciones disponibles para su consideración, lo que permite a los prescriptores seleccionar lo que parece mejor y más aceptable para el paciente en cada situación clínica concreta.

DIAGRAMA DE FLUJO DEL ALGORITMO

En la figura 8-1 se presenta un resumen y un panorama general del algoritmo. Cada «nodo» numerado constituye una pregunta clave o un punto de decisión que delimita a los pacientes que van desde los que no han tenido tratamiento previo hasta los que son cada vez más resistentes a este. A continuación se presentan las preguntas y los fundamentos basados en la evidencia que sustentan las recomendaciones en cada nodo.

NODO 1: ¿EL PACIENTE CUMPLE LOS CRITERIOS DEL DSM-5® PARA EL TRASTORNO DE ANSIEDAD GENERALIZADA?

En primer lugar, se confirma el diagnóstico de TAG con base en los criterios presentes en la edición más reciente (5.ª) del *Manual diagnóstico y estadístico de los trastornos mentales* (DSM-5®),[25] y se toma en cuenta cualquier diagnóstico médico o psiquiátrico concomitante que pueda afectar la toma de decisiones, como se comentará en el nodo 2.

En cuanto a los criterios diagnósticos del DSM-5®, puede que ninguna categoría diagnóstica cambiara tanto como el TAG entre el DSM-III/III-R y el DSM-IV, aunque los cambios del DSM-IV al DSM-5® fueron menores. Los criterios actuales describen a los pacientes con un problema central de preocupación excesiva crónica, centrada en varias áreas, que es difícil de controlar y causa deterioro. Si la preocupación se limita a las preocupaciones típicas asociadas a otros trastornos mentales (p. ej., evaluación negativa en el trastorno de ansiedad social), entonces no se diagnostica TAG. En el DSM-III/III-R, la afección era predominantemente un trastorno de las manifestaciones autónomas, motoras u otras manifestaciones somáticas de la ansiedad. Estos síntomas resultaron no ser particularmente específicos del TAG, y muchos pacientes con TAG según el DSM-III/III-R se clasificarían ahora con otros trastornos de ansiedad o de síntomas somáticos.[26,27]

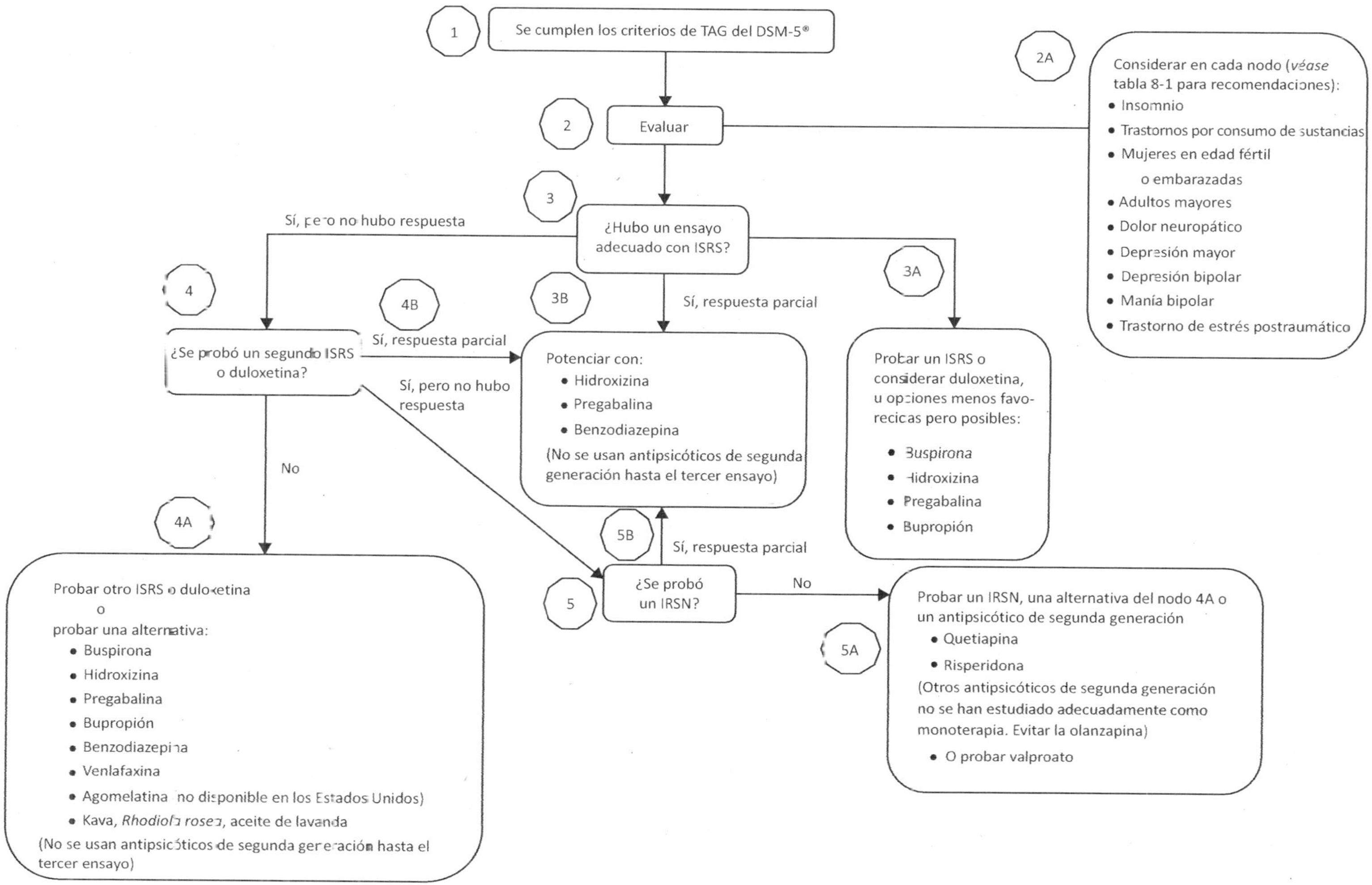

Figura 8-1. Algoritmo psicofarmacológico para el trastorno de ansiedad generalizada. IRSN: inhibidor selectivo de la recaptación de serotonina y noradrenalina; ISRS: inhibidor selectivo de la recaptación de serotonina; TAG: trastorno de ansiedad generalizada.

NODO 2: CONSIDERAR LAS POBLACIONES DE PACIENTES ESPECIALES Y LAS COMORBILIDADES

En la tabla 8-1 se resumen las consideraciones sobre comorbilidades frecuentes en los pacientes con TAG y cómo podrían influir en el algoritmo, incluidos insomnio, depresión mayor, trastorno bipolar, trastornos por consumo de sustancias y trastorno de estrés postraumático. Otras consideraciones relevantes son si los pacientes son de edad avanzada y si la mujer tiene potencial fértil. Estos factores deben revisarse tanto antes de empezar a consultar el algoritmo como después de considerar el siguiente nódulo si la respuesta al tratamiento es insatisfactoria. Un análisis más exhaustivo de este importante material queda fuera del alcance de este artículo, aunque se alienta al lector a consultar los estudios y las revisiones citados.

NODO 3: ¿EL PACIENTE HA TENIDO UN ENSAYO TERAPÉUTICO ADECUADO CON UN ISRS?

Tras confirmar el diagnóstico de TAG y considerar las comorbilidades y las cuestiones relacionadas en el nodo 2, los autores constataron que las pruebas siguen sustentando a los ISRS como fármaco de primera línea para los casos no complicados de TAG, con base en su seguridad y tolerabilidad, pero con algunas reservas, como se discutirá. La FDA ha aprobado dos ISRS para su uso en el TAG: el escitalopram y la paroxetina; sin embargo, la sertralina también se ha utilizado con una eficacia similar en tres ECA en comparación con el placebo.[58] Si no se ha probado un ISRS, la recomendación es hacerlo, pero tanto el prescriptor como el paciente deben tener en cuenta los perfiles particulares de efectos secundarios de las tres opciones principales. Considerar la posibilidad de evitar el citalopram, sobre todo en los adultos mayores con antecedentes de enfermedad cardiovascular, dada la preocupación por su capacidad para prolongar el intervalo QTc en dosis > 40 mg/día, como se indica en las directrices de la FDA anunciadas en marzo del 2012.[59,60] La nueva dosis máxima en los pacientes mayores es de 20 mg/día, pero sigue habiendo cierta controversia. Algunos datos observacionales publicados recientemente no muestran problemas de seguridad cardiovascular en una muestra de pacientes que recibieron dosis superiores a 40 mg diarios,[61] y los autores de ese estudio sugieren que este hallazgo es congruente con la amplia bibliografía. No obstante, en los ECA no publicados en los que se basó la FDA para elaborar la nueva advertencia, el escitalopram tuvo un efecto mucho menor sobre el QTc que el citalopram.[60]

De los tres ISRS recomendados, la paroxetina es la que produce más efectos secundarios. Sus efectos antihistamínicos H_1 probablemente sean la razón de que cause más aumento de peso, estreñimiento y sedación diurna que otros (aunque, inesperadamente, puede ser activador y es tan probable que altere el sueño como los demás).[62,63] A pesar de ello, el incremento de peso puede ser tan elevado con el escitalopram como con la paroxetina; un estudio observacional constató que ambos se asociaban a un aumento de más del 7% del peso corporal en > 14% de los pacientes durante el tratamiento prolongado del trastorno obsesivo-compulsivo, frente a < 5% con la sertralina.[64] La paroxetina es la que se asocia a más efectos secundarios sexuales,[65] tiene más interacciones medicamentosas con el citocromo P450 que el escitalopram o la sertralina, y puede producir síntomas de interrupción si se olvida una dosis debido a su corta vida media. Además, la paroxetina es el único ISRS con una clasificación de categoría «D» para el embarazo, debido a los informes sobre la elevación del número de comunicaciones interauriculares. En estudios recientes se ha replicado este hallazgo.[66]

Tabla 8-1 | Comorbilidad y otras características del TAG y cómo afectan el algoritmo

Comorbilidades y otras circunstancias	*Consideraciones sobre la evidencia*	*Recomendaciones*
Alteraciones del sueño	Puede haber múltiples causas que contribuyan: alteraciones médicas y psiquiátricas concomitantes Algunos tratamientos pueden causar empeoramiento o surgimiento de insomnio durante el tratamiento (p. ej., ISRS e IRSN)[28] Los fármacos más sedantes, como la hidroxizina y la pregabalina, pueden ser mejores que los ISRS y los IRSN[29]	Evaluar y tratar las causas que contribuyen al insomnio La trazodona auxiliar añadida a un ISRS fue útil para mejorar el sueño en dos ensayos controlados con placebo[30,31] Los agonistas del GABA pueden funcionar,[32] pero pueden causar efectos de rebote la noche siguiente a su interrupción[33] Considerar la hidroxizina o la pregabalina[29] antes que los ISRS como tratamientos primarios alternativos La hidroxizina podría ser otro somnífero
Pacientes de edad avanzada	Todos los tratamientos del TAG tienen riesgos adicionales o mayores o requieren vigilancia más estrecha en los adultos mayores	Considerar la sertralina y el escitalopram,[34,35] aunque los riesgos podrían incluir alteración de la marcha, hemorragia digestiva, osteoporosis e hiponatremia En un pequeño estudio que comparaba sertralina y buspirona se encontró tendencia favorable a la buspirona, pero este resultado requiere replicación[36] El IRSN venlafaxina también fue eficaz,[37] pero puede asociarse a una alta tasa de problemas de presión arterial cuando se utiliza a una dosis promedio de 196 mg[38] La pregabalina fue eficaz, pero se recomienda precaución por la somnolencia y los mareos; se produjeron caídas con fractura[39] Las benzodiacepinas pueden producir caídas, disminución del impulso respiratorio, trastornos por consumo de sustancias y sedación aditiva,[40] y no se recomiendan La quetiapina tiene riesgos metabólicos, así como una nueva advertencia en el 2011 sobre la prolongación del QTc[41]
Dolor neuropático	Los pacientes con dolor neuropático pueden responder a la pregabalina[42]	Considerar la pregabalina en lugar de un ISRS
Mujeres en edad fértil y quienes quedan embarazadas durante el tratamiento	Las benzodiacepinas tienen clasificación «D» para el embarazo debido a cierto riesgo de paladar hendido[43] Los ISRS y los IRSN son todos «C» (excepto la paroxetina, que es «D»), pero están asociados a algunas complicaciones pre- y posnatales[44,45]	Evitar las benzodiacepinas y la paroxetina
Trastornos por consumo de sustancias activos	El 15% presenta esta comorbilidad[46] Aunque es controvertido, los expertos concluyeron que las benzodiacepinas deben evitarse en estos pacientes[47]	Evitar las benzodiacepinas y las sustancias relacionadas Evitar la pregabalina, que también es una sustancia controlada de la Lista IV
Depresión mayor	El TAG y la depresión pueden coexistir y distinguirse[27] La depresión mayor con ansiedad asociada responde peor a los antidepresivos que la depresión sin ansiedad[48]	Intentar tratarla con ISRS (segunda opción, IRSN), que alivian tanto la depresión como la ansiedad Considerar el tratamiento complementario centrado en el TAG, si es necesario

(*continúa*)

Tabla 8-1 | Comorbilidad y otras características del TAG y cómo afectan el algoritmo (*continuación*)

Comorbilidades y otras circunstancias	*Consideraciones sobre la evidencia*	*Recomendaciones*
Depresión bipolar	Las tasas de TAG son más elevadas en la depresión bipolar que en la unipolar[27]	Para la depresión, considerar litio, lamotrigina y lurasidona[21,51]
	Los antidepresivos, incluidos los ISRS, no suelen recomendarse, especialmente si el paciente presenta ciclación rápida o rasgos mixtos;[48,49] la eficacia es dudosa y el riesgo de cambio de estado de ánimo es significativo[49,50]	En caso de TAG, considerar pregabalina, hidroxizina y benzodiacepinas La quetiapina no fue eficaz en un estudio de pacientes con TAG y depresión bipolar[52]
Manía bipolar	Los pacientes maniacos presentan tasas elevadas de TAG, y la respuesta al litio y a los anticonvulsivos puede verse reducida[53]	Evitar los antidepresivos La quetiapina es eficaz para el TAG[55] y puede ser preferible en este caso
	El valproato fue eficaz en comparación con el placebo en un pequeño estudio sobre hombres con TAG concomitante[54]	Considerar preferir el valproato al litio en hombres con manía y TAG, pero no en mujeres en edad fértil debido a su teratogenia[56]
TEPT	La prazosina es muy eficaz como tratamiento complementario contra el insomnio, las pesadillas, los despertares alterados y los síntomas diurnos del TEPT en cuatro pequeños estudios controlados con placebo[19,57]	Se recomienda prazosina

IRSN: inhibidor selectivo de la recaptación de serotonina y noradrenalina; ISRS: inhibidor selectivo de la recaptación de serotonina; TAG: trastorno de ansiedad generalizada; TEPT: trastorno de estrés postraumático.

El tamaño del efecto general de los ISRS en el TAG en un metaanálisis del 2007 fue de 0.36 (diferencia de medias estandarizada con respecto al placebo), lo que supone un efecto moderado,[67] aunque en algunos estudios las tasas de remisión llegaron al 50%.[68] En los adultos mayores, en quienes el TAG es especialmente frecuente,[69] el sustento de la evidencia de los ISRS es limitado. La sertralina pareció inferior a la buspirona en un pequeño ECA sin placebo,[36] pero el escitalopram fue eficaz en comparación con el placebo en un estudio más amplio.[35]

Se constató que la paroxetina era eficaz con dosis diarias de 20 o 40 mg, mientras que la dosis diaria óptima de escitalopram en comparación con el placebo era de 10 mg y no de 20 mg.[3,4] Las dosis de sertralina han oscilado entre 50 y 200 mg diarios. No se ha comprobado una relación dosis-respuesta para ningún ISRS, y en ninguna investigación se ha comparado aplicar dosis más altas de ISRS frente a mantenerlo durante un tiempo más prolongado con la dosis inicial.[70]

El tiempo necesario para realizar un ensayo terapéutico adecuado de un ISRS en el TAG varía según la persona. En los estudios con escitalopram se ha constatado que si la respuesta comienza en 2 semanas (definida como mejoría del 20% en las puntuaciones de la *Hamilton Anxiety Rating Scale* [HAM-A]), el pronóstico de remisión es bueno.[71] Del mismo modo, si no hay respuesta en 2 semanas, debe elevarse la dosis inicial. Si no hay respuesta en 4 semanas, el metaanálisis sugiere que es poco probable que el paciente responda.[70] Suponiendo que haya sido cumplidor y que no haya motivos para sospechar que es un metabolizador ultrarrápido de la medicación, es razonable considerar que un ensayo de este tipo es adecuado.

Al prescribir ISRS, se insta a los médicos a tener en cuenta sus efectos adversos típicos. Los efectos secundarios sexuales, en particular, son frecuentes, molestos para muchos pacientes y difíciles de hablar, y no suelen remitir con el tiempo.[72] Además de los otros efectos secundarios señalados anteriormente, las hemorragias del tubo digestivo superior fueron nueve veces más frecuentes a lo largo de 3 meses en quienes tomaban un ISRS y un antiinflamatorio no esteroideo que en un grupo de control donde no tomaban esos medicamentos;[73] sin embargo, este riesgo se atenúa si el paciente también toma un fármaco que controle la acidez, como un inhibidor de la bomba de protones. Incluso el uso a corto plazo de un ISRS (7-28 días) aumenta las probabilidades de una hemorragia en el tubo digestivo superior entre un 67% y un 84%.[74] La osteoporosis y el riesgo de fractura se duplican con el uso a largo plazo de ISRS.[75] Las ideas y el comportamiento suicida pueden incrementarse en los pacientes menores de 25 años,[76] como se señala en la advertencia del prospecto de todos los antidepresivos.

Debido a estos efectos secundarios y a la elevada tasa de respuesta placebo en los estudios sobre el TAG,[70] se recomienda que quienes prescriban medicamentos intenten confirmar que cualquier respuesta aparente del TAG al tratamiento con ISRS estaba relacionada con la medicación y no se debía a aspectos inespecíficos de la atención (p. ej., respuesta placebo). Por lo general, la mejor forma para determinar esto es un ensayo de suspensión de la medicación en un momento en el que el paciente se encuentre razonablemente bien y pueda recibir el apoyo y la observación adecuados. Algunos pueden recaer, pero muchos más no lo harán y se ahorrarán los efectos secundarios. Si el beneficio relacionado con la medicación parece probable, el tratamiento de mantenimiento durante 1 año o más está razonablemente bien establecido y respaldado por la mayoría de las directrices basadas en la evidencia, ya que el TAG suele ser una afección crónica.[3] Por ejemplo, quienes recibieron escitalopram (en comparación con placebo) tardaron mucho más tiempo en recaer y tuvieron un riesgo de recaída notablemente menor que quienes tomaron placebo.[77]

Nodo 3A: Otras opciones a considerar

Si los riesgos de efectos adversos de un ISRS se consideran inaceptables para el prescriptor o el paciente, vale la pena considerar varias alternativas razonables. Se discutirá brevemente la justificación de cada una de ellas, sus ventajas e inconvenientes y cuándo pueden considerarse preferibles a los ISRS.

Los IRSN venlafaxina y duloxetina también están aprobados por la FDA en caso de TAG y tienen una eficacia comparable a la de los ISRS.[3] De los dos, los efectos secundarios de la venlafaxina parecen relegarla, como mucho, a una segunda opción. Aunque provoca la misma propensión a los efectos secundarios sexuales que los ISRS, la venlafaxina produce hipertensión relacionada con la dosis que requiere seguimiento clínico y causa más problemas con la sudoración.[78] Por el contrario, se constató que la duloxetina tenía tasas significativamente menores de efectos secundarios sexuales que la paroxetina, aunque eran superiores a las del placebo.[79] Los efectos sobre la presión arterial parecían comparables a los de los ISRS.[79] Estas consideraciones podrían elevar a la duloxetina a una opción de primera línea. No obstante, los riesgos de alteraciones hepáticas, aunque pequeños, sugieren que sería prudente evaluar la función hepática inicial (un inconveniente); la duloxetina está contraindicada en los pacientes con insuficiencia hepática.[78] La transpiración y la retención urinaria infrecuente (0.4%) son otros motivos de preocupación con la duloxetina.[78]

La eficacia y los requisitos de dosificación de la duloxetina se demostraron en cuatro ECA. La medicación fue eficaz con 60 a 120 mg, sin que la dosis más alta presentara ventajas.[4,80] Los síntomas del TAG que respondieron primero fueron el estado de ánimo ansioso y la tensión muscular, y los síntomas que respondieron al último fueron el insomnio y los síntomas digestivos y autonómicos más frecuentes (todos ellos forman parte del perfil de efectos adversos de los IRSN).[81] Los efectos adversos más comúnmente notificados fueron náusea, mareos, sequedad de boca, fatiga, somnolencia y estreñimiento, pero por lo demás se informó que la duloxetina se toleraba bien de forma general.[80,82-84] Cabe señalar que, a pesar de la intensa mercadotecnia en sentido contrario, los efectos analgésicos de la duloxetina en los pacientes deprimidos fueron (en un metaanálisis de cinco ensayos) clínicamente insignificantes.[85] El tamaño del efecto de la analgesia fue solo de 0.115 según la *d* de Cohen.[85] Este análisis excluyó los estudios de casos con fibromialgia o trastornos musculoesqueléticos concomitantes.

La buspirona es una azapirona que recibió la aprobación de la FDA como monoterapia contra el TAG según el DSM-III en 1986, con estudios doble ciego controlados con placebo que mostraron en su mayoría eficacia comparable a la de las benzodiacepinas. En un metaanálisis realizado en 1992 de ocho ECA con placebo que incluían buspirona en dosis que oscilaban entre 15 y 60 mg diarios, se constató que la dosis eficaz típica era de 30 mg.[86] Se comprobó que era muy útil en un ensayo controlado con placebo en alcohólicos ansiosos recientemente abstemios (casi la mitad de los cuales cumplían los criterios del DSM-III para el TAG) a una dosis promedio de 50 mg diarios.[87] Las ventajas sobre las benzodiacepinas incluyen que no tiene potencial de abuso y sí un buen perfil de efectos secundarios.[83,88] La buspirona tiene poca toxicidad por sobredosis, no altera el rendimiento cognitivo o psicomotor y no tiene efectos secundarios sexuales. A pesar de esto, solo se ha realizado un ensayo controlado con placebo para confirmar la eficacia de la buspirona como monoterapia contra el TAG según el DSM-IV. En una comparación con la venlafaxina (patrocinada por el fabricante de la venlafaxina), la buspirona a 30 mg diarios no fue mejor que el placebo en algunas medidas y en otras fue inferior a la venlafaxina.[89] Por lo tanto, está un poco en duda si la buspirona, a pesar de sus ventajas en cuanto a efectos secundarios, es un fármaco de primera línea en caso de TAG según el DSM-IV o el DSM-5[*]. No obstante, es posible que los médicos quieran tenerlo en cuenta debido a sus efectos secundarios benignos.

La hidroxizina es un antihistamínico con leves efectos bloqueadores de los receptores 5-HT_2 que ha mostrado tanto eficacia sobre el placebo como seguridad a dosis en torno a los 50 mg diarios en tres ECA con placebo de pacientes con TAG, uno con criterios del DSM-III[90] y dos con criterios del DSM-IV.[91,92] Dado su bajo potencial de abuso, sus propiedades sedantes, la ausencia de efectos secundarios sexuales y el tamaño promedio del efecto de 0.45 en estos estudios, parece ser una alternativa viable a los ISRS; sin embargo, los médicos parecen escépticos respecto a este producto y no se sabe si tiene algún beneficio contra trastornos como la depresión y otros estados de ansiedad que son comorbilidades frecuentes con el TAG. No obstante, se utiliza habitualmente según la necesidad en unidades de hospitalización debido a su rápido inicio de la sedación (15-30 min), su vida media de 3 h y la duración de su efecto, que es de 4 a 6 h sin potencial conocido de dependencia.[93] También se prescribe de esta forma para pacientes ambulatorios, con dosis que oscilan entre 37.5 y 75 mg.[88] En una revisión Cochrane que comparaba la hidroxizina con otros ansiolíticos, como las benzodiacepinas y la buspirona, se constató que la hidroxizina era equivalente en tolerabilidad, eficacia y aceptabilidad entre los pacientes.[94] El tercer ECA[92] fue especialmente interesante en el sentido de que, a lo largo de las 12 semanas de la comparación con el placebo y la benzodiacepina bromazepam, la diferencia entre la hidroxizina y el placebo aumentó gradualmente, lo que sugiere un efecto acumulativo en lugar de uno inmediato y que se estabiliza, que cabría esperar de un fármaco puramente sedante. Un ensayo de replicación que comparara la hidroxizina con un ISRS sería de gran interés.

La pregabalina está aprobada en toda Europa para el tratamiento del TAG y se usa ampliamente allí y se recomienda en las directrices internacionales.[95] Cuenta con al menos siete ECA positivos frente a placebo y varios comparadores, y su eficacia fue al menos similar a la de otros medicamentos para los síntomas tanto somáticos como psíquicos del TAG.[70] En comparación con los ISRS, parecía tener un inicio relativamente rápido y era más beneficioso para el sueño.[70] A diferencia de los antidepresivos, parecía existir una relación entre dosis y respuesta en el TAG, en la que las dosis superiores a 300 mg diarios eran más eficaces.[96,97] Sorprendentemente, el medicamento no fue aprobado en los EE.UU. en caso de TAG a pesar de que se enviaron datos a la FDA dos veces. La «carta de no aprobación» que explica el razonamiento de la FDA no fue hecha pública por el fabricante. No están obligados a divulgar la carta, y la empresa se negó a compartirla con los autores de este artículo. Se ha especulado que el tamaño del efecto del tratamiento, aunque estadísticamente significativo, se consideró demasiado pequeño para ser clínicamente significativo en los ensayos revisados (p. ej., tres puntos o menos en la HAM-A).[98]

En un estudio se observó que la pregabalina era eficaz en los pacientes de edad avanzada, aunque hay que tener precaución, ya que sus efectos secundarios más frecuentes incluyen somnolencia y mareos, y un participante se cayó y presentó una fractura.[39,98]

Las consideraciones de costo pueden hacer que algunos administradores de prestaciones farmacéuticas en los EE.UU. se nieguen a permitir el uso de la pregabalina para el TAG. Es posible que se pueda emplear gabapentina en lugar de pregabalina aquí y en todo el algoritmo cuando se recomiende pregabalina. Esta sustitución es especulativa porque no existen estudios controlados sobre la gabapentina en el TAG; sin embargo, la gabapentina tiene algunas de las mismas indicaciones de la FDA que la pregabalina (dolor neuropático y convulsiones), y se utiliza con frecuencia sin indicación autorizada como ansiolítico. En un ECA, Clarke y cols.[99] constataron que la gabapentina era eficaz en diversos trastornos crónicos de ansiedad, en particular la ansiedad preoperatoria. En otro ECA, se compararon dosis de 300 mg y 900 mg de gabapentina contra un placebo para los síntomas de ansiedad en 420 supervivientes de cáncer de mama.[100] Ambas dosis se asociaron a mejoras significativas de los síntomas de ansiedad en comparación con el placebo, con mayor mejoría registrada en pacientes con niveles basales de ansiedad más elevados. En particular, la pregabalina es una sustancia controlada de la Lista IV. La gabapentina no lo es, aunque se han planteado algunas preocupaciones sobre su potencial de uso indebido por parte de los pacientes con ese tipo de tendencias.[101]

El bupropión es un antidepresivo que los médicos no suelen tener en cuenta para los pacientes con trastornos de ansiedad;[102] sin embargo, existe un intrigante (aunque pequeño) ensayo controlado doble ciego de 24 pacientes ambulatorios de entre 18 y 64 años con TAG según el DSM-IV.[103] Se les asignó aleatoriamente a recibir bupropión de liberación prolongada de 150 a 300 mg/día o escitalopram (aprobado por la FDA para el TAG) de 10 a 20 mg/día. Las principales medidas de eficacia empleadas fueron la *Clinical Global Impression of Improvement* (CGI-I) y la HAM-A. Los síntomas de ansiedad mejoraron en ambos grupos, pero la diferencia en las puntuaciones medias de la HAM-A fue significativa ($p = 0.01$) a favor del bupropión, que produjo una puntuación final de 5.3, mientras que el escitalopram dio lugar a una puntuación promedio de 11.4. Las tasas de respuesta y remisión medidas por la CGI-I también favorecieron al bupropión, pero las diferencias en las calificaciones de la depresión no fueron significativas. El estudio fue patrocinado por el fabricante del bupropión.[103]

¿Hasta qué punto hay que tomarse en serio estos datos? Trivedi y cols.[104] compararon los efectos del bupropión y la sertralina sobre los síntomas de ansiedad en pacientes con depresión mayor utilizando datos agrupados de dos ensayos doble ciego controlados con placebo de 8 semanas de duración en los que participaron casi 700 pacientes. Los dos medicamentos tuvieron efectos ansiolíticos y antidepresivos comparables, y el inicio de la mejoría de ambos fue igualmente rápido. No hubo diferencias en los efectos secundarios de activación ni el insomnio. Debido a estos hallazgos y a otros datos, incluida la incidencia relativamente baja de efectos secundarios sexuales del bupropión, Zimmerman y cols.[102] sugirieron que el sustento en la evidencia podría respaldar realmente al bupropión como antidepresivo de primera línea frente a los ISRS en la mayoría de los casos con depresión mayor. Sin duda, los efectos secundarios sexuales son una de las principales preocupaciones de los pacientes que están a punto de probar un antidepresivo contra la depresión o el TAG, suponiendo que estén plenamente informados sobre ellos. La ventaja del bupropión en este sentido puede equilibrarse con el riesgo moderado de convulsiones asociado a las versiones de bupropión de acción más prolongada,[105] aunque el bupropión está contraindicado si el paciente tiene antecedentes de convulsiones o un trastorno de la conducta alimentaria. Estas consideraciones sugieren que el bupropión puede ser una posible opción a plantear a los pacientes que estén considerando su primer tratamiento contra el TAG.

Otros fármacos con cierta eficacia para el TAG son benzodiacepinas, mirtazapina, quetiapina, agomelatina (no disponible en los EE.UU.) y la kava. Se discutirán como opciones en el nodo 4.

Nodo 3B: ¿Se probó un ISRS y se obtuvo una respuesta parcial? Considerar la potenciación

En el TAG con frecuencia se produce una mejoría parcial, quizás con más frecuencia que las remisiones.[3] Puede considerarse la potenciación si se cree que la mejoría parcial se debe a la medicación y no a la psicoterapia concomitante o a aspectos inespecíficos del tratamiento. Como ya se ha señalado, esta decisión puede ser difícil, pero es de crucial importancia. Como principio general, se debe evitar añadir otro medicamento cuando la respuesta parcial al primero probablemente sea una respuesta placebo. La polifarmacia innecesaria incrementa los riesgos de presentar efectos adversos e interacciones medicamentosas, reduce el cumplimiento debido a la complejidad del régimen y aumenta los costos. Los médicos deben evaluar otras posibles causas de respuesta incompleta como la comorbilidad, la falta de cumplimiento y las variables farmacocinéticas o farmacogenéticas.

Si, a pesar de todo, se sospecha una verdadera respuesta parcial, solo se dispone de pruebas débiles o equívocas para orientarse sobre qué elegir para la potenciación. La quetiapina ha sido la más estudiada, con tres ECA con placebo sobre su papel en la potenciación.[106-108] Aunque en un ECA (sin doble ciego; $n = 20$) se encontró eficacia,[106] en dos más con doble ciego[107,108] no sucedió. El mayor de esos dos estudios ($n = 409$) halló una tendencia favorable a la quetiapina ($p = 0.079$), pero la diferencia con respecto al placebo en la HAM-A fue de solo un punto, lo que parece clínicamente insignificante.[107] La risperidona tiene dos estudios de potenciación que fueron positivos, uno de ellos de gran tamaño.[109,110] Un estudio pequeño y con poca potencia mostró que la olanzapina puede añadirse a los ISRS con efectos de potenciación en el TAG;[111] sin embargo, dados los elevados riesgos de presentar efectos secundarios metabólicos, efectos negativos sobre la resistencia a la insulina en los casos de la olanzapina y la quetiapina,[112,113] y aumento de peso, entre otras consideraciones, estos antipsicóticos de segunda generación no se recomiendan como potenciadores en este punto inicial del algoritmo.

La buspirona no destacó como potenciador del citalopram en pacientes ambulatorios con depresión mayor y altos niveles de ansiedad en el estudio STAR*D. Produjo una tasa de remisión de solo el 9% a lo largo de 14 semanas.[48] Ningún estudio ha utilizado la buspirona como potenciador en el TAG sin depresión, pero los resultados del STAR*D y las preocupaciones generales planteadas anteriormente sobre la eficacia de la buspirona en el TAG según el DSM-5* sugieren que la buspirona no sería una opción principal para la potenciación.

Parece razonable considerar la posibilidad de añadir una de tres alternativas: hidroxizina y pregabalina, que son opciones bien toleradas comentadas en el nodo 3A más arriba, o una benzodiacepina. Aunque no se han publicado ensayos sobre la potenciación con hidroxizina, en un ensayo aleatorizado, doble ciego y controlado con placebo de 8 semanas de duración sobre la potenciación con pregabalina en el TAG (150-600 mg/día) se le consideró algo eficaz.[114] Los cambios en las puntuaciones de la HAM-A en comparación con el placebo fueron significativos, sin ser clínicamente impresionantes: −7.6 frente a −6.4 ($p < 0.05$). Las benzodiacepinas tampoco han recibido ningún estudio formal de potenciación en el TAG, pero su uso parece ser habitual en la práctica clínica. Las benzodiacepinas como monoterapia en el TAG se discutirán en el nodo 4A, donde se sugerirá que la objeción habitual a estos productos se refiere a sus riesgos de abuso, tolerancia y dependencia; sin embargo, en un ECA reciente sobre el clonazepam como potenciador de la sertralina en el trastorno de ansiedad social generalizada, la adición de clonazepam pareció eficaz y segura.[115] Este estudio proporciona sustento indirecto al posible uso del clonazepam en este caso, pero es necesario realizar pruebas en pacientes con TAG.

NODO 4: ¿EL PACIENTE HA PROBADO UN SEGUNDO ISRS O DULOXETINA?

Si no ha tenido respuesta (o si esta ha sido parcial quizá debido al efecto placebo o los efectos inespecíficos de otros aspectos de la atención) tras un ensayo inicial con una dosis adecuada de un ISRS, no se dispone de pruebas que ayuden a guiar el segundo paso del tratamiento psicofarmacológico en el TAG. Suponiendo que se hayan tenido en cuenta los problemas de cumplimiento y las influencias farmacocinéticas y farmacogenéticas sobre la biodisponibilidad de la dosis, y que se haya verificado el diagnóstico, parece razonable probar con otro medicamento respaldado por la evidencia. A menudo será otro ISRS o la duloxetina debido a sus ventajas, tal y como se indica en el nodo 3. Dado que los ISRS no son idénticos en su espectro de actividad receptora, puede que uno diferente tenga una mejor constelación de efectos para abordar las necesidades del paciente.

Nodo 4A: Otras opciones a considerar

También se pueden considerar las cuatro alternativas sugeridas y discutidas en el nodo 3A: buspirona, hidroxizina, pregabalina y bupropión. A esta lista se pueden añadir algunos otros que tienen una base de pruebas suficiente para su uso, pero que presentan cuestiones o problemas que sugieren que no deberían ser fármacos alternativos de primera línea (nodo 3): benzodiacepinas, venlafaxina, agomelatina (no disponible en los EE.UU.) y kava. Algunos otros medicamentos, incluidos los antipsicóticos atípicos y los antidepresivos tricíclicos, tienen pruebas de eficacia pero, debido a su carga de efectos secundarios, se posponen para ser considerados más adelante, en el siguiente nodo. Se revisarán los fundamentos de las cuatro nuevas opciones.

Las benzodiacepinas son eficaces contra el TAG y quizás sean los ansiolíticos más recetados. El alprazolam fue aprobado por la FDA para el TAG en la época del DSM-III. Los ensayos comparativos controlados con placebo en el TAG según el DSM-IV con sustancias como la pregabalina[116] confirman su eficacia mediante los criterios más recientes del TAG. Una ventaja apreciada por los pacientes es su rápido efecto, que aparece poco después de iniciar el tratamiento; sin embargo, las benzodiacepinas tienen muchas desventajas. Tras varios meses de tratamiento, alrededor del 40% de los pacientes desarrollan tolerancia y dependencia,[47] y deben evitarse particularmente en aquellos con antecedentes de trastornos por consumo de sustancias, aunque con algunas excepciones.[9] También suelen asociarse a incrementos de la sedación, deterioro de la memoria, descoordinación psicomotriz que provoca aumento de los accidentes de tránsito y ansiedad de rebote.[5] No obstante, las benzodiacepinas de acción prolongada, como el clonazepam, pueden ayudar a disminuir la recaída de ansiedad durante el tratamiento con un ISRS. Tanto los síntomas somáticos como los psíquicos pueden mejorar, aunque los somáticos pueden ser los mejores objetivos de la terapia con benzodiacepinas.[83,97] Si se van a administrar fármacos de esta clase en este nodo, se sugieren principalmente para quienes no tienen antecedentes de ningún trastorno por consumo de sustancias, como se ha señalado con anterioridad. Pueden combinarse con un ISRS en la fase inicial del tratamiento (p. ej., 4-8 semanas) mientras se espera a que el ISRS haga efecto,[88] y después reducirse gradualmente y suspenderse si es posible.

La venlafaxina LP es otro tratamiento razonable a considerar aquí en lugar de un segundo ISRS, aunque como se ha señalado anteriormente parece que la duloxetina sería una mejor opción en la clase de los IRSN si no se probara como tratamiento inicial en el nodo 3. La eficacia general aguda de la venlafaxina LP es al menos tan buena como la de los ISRS,[67] y la mayoría de los estudios solo muestran mínima mejoría adicional en las dosis más altas, en las que los efectos secundarios, como la hipertensión, son más frecuentes.[117] En particular, en un ensayo aleatorizado controlado con placebo donde se comparó el escitalopram con la venlafaxina LP en pacientes con TAG, se observó que el escitalopram se toleraba mejor. Las interrupciones debidas a efectos adversos no difirieron entre el escitalopram y el placebo (7% frente al 5%; $p = 0.61$), pero fueron significativamente superiores para la venlafaxina LP (13%) en comparación con el placebo ($p = 0.03$).[118] El estudio fue patrocinado por los fabricantes del escitalopram.

Dado que las tasas de recaída en el tratamiento del TAG tras 1 año de seguimiento suelen ser elevadas, en un estudio del 2010 se examinaron los beneficios de administrar 6 y 12 meses de tratamiento continuo con venlafaxina LP (75-225 mg/día) o placebo en 268 pacientes que habían logrado mejoría tras 6 meses iniciales de tratamiento abierto.[82] Las tasas de recaída fueron superiores al 50% para aquellos con placebo frente a algo menos del 10% para los que siguieron con venlafaxina LP ($p < 0.001$). Las remisiones fueron más probables con la dosis máxima de 225 mg diarios. Los efectos adversos más frecuentes en este ensayo más largo fueron sequedad de boca, somnolencia, mareos, dolores de cabeza e incremento de la sudoración.

La agomelatina es un antidepresivo que actúa mediante un mecanismo novedoso que bloquea los receptores de serotonina 2C y estimula los receptores de melatonina. Se le han realizado 20 ECA en caso de depresión. Pese a ello, en los tres estudios llevados a cabo en los EE.UU. no se obtuvieron buenos resultados, y quizás por eso no logró la aprobación de la FDA. En un metaanálisis, el tamaño del efecto global en el tratamiento de la depresión resultó ser pequeño (0.24) e inferior al de los ISRS.[119] No obstante, fue más útil en el insomnio que los ISRS o los IRSN. En

durante 12 semanas. Los criterios principales de valoración fueron las puntuaciones en la *Clinical Global Impression of Severity* (CGI-S) y la HAM-A. A las 4 semanas, se produjo una disminución significativa y rápida de sus síntomas de ansiedad, medidos por las puntuaciones de la CGI-S y la HAM-A, y las mejorías se mantuvieron para la semana 12. En este estudio no hubo cambios de peso significativos después de 12 semanas.

En un pequeño ensayo (n = 18) de potenciación con ziprasidona o placebo durante 8 semanas en pacientes con TAG resistente al tratamiento que tomaban ISRS u otros medicamentos, incluidas las benzodiacepinas, no se halló eficacia y sí muchos más efectos secundarios que cuando se empleó la ziprasidona como monoterapia (60% frente a 28%).[127]

La risperidona se estudió en un ECA con placebo en 40 pacientes resistentes al tratamiento con TAG principalmente.[109] Mientras seguían con su medicación anterior, se les administró risperidona a entre 0.5 y 1.5 mg diarios o placebo durante 5 semanas. Aquellos del grupo de risperidona presentaron mayores mejorías en la HAM-A y otras escalas de ansiedad en la conclusión. La risperidona también fue bien tolerada de forma general; el síntoma más frecuente fue la somnolencia, seguida de mareos y visión borrosa. En un ensayo abierto, unos pocos pacientes parecieron responder a la risperidona a una dosis de 0.25 a 3 mg/día.[132]

El aripiprazol se ha utilizado con resultados prometedores en dos pequeños ensayos abiertos de 6 a 8 semanas como potenciador a dosis cercanas a 10 mg diarios.[5,133,134]

Pollack y cols.[5,111] examinaron la olanzapina como potenciador de la fluoxetina en el TAG resistente al tratamiento en un ECA con placebo en el que participaron 46 pacientes. Tras 6 semanas (dosis promedio: 8.7 ± 7.1 mg diarios), no hubo diferencias estadísticamente significativas con respecto al placebo en la HAM-A, pero las tasas de remisión (HAM-A de 7 o menos) fueron mayores con la olanzapina. El aumento de peso promedio de quienes recibieron potenciación con olanzapina fue mayor (4.9 kg ± 2.3 kg frente a −0.3 kg ± 1.0 kg con placebo; $p < 0.001$).

Si se considerara la posibilidad de potenciación con ASG, sería importante vigilar el aumento de peso, el índice de masa corporal, la glucosa en ayunas, la hemoglobina glucosilada y los triglicéridos.[18]

Una última opción para un hombre con TAG resistente al tratamiento sería el valproato, que cuenta con un pequeño ECA que prueba su eficacia.[54] Los efectos secundarios podrían incluir aumento de peso y elevación de las enzimas hepáticas.

COMPARACIÓN CON LAS RECOMENDACIONES DE OTROS ALGORITMOS Y DIRECTRICES

El presente algoritmo para seleccionar el tratamiento psicofarmacológico del TAG resume y organiza las pruebas disponibles sobre la eficacia y la seguridad de los medicamentos disponibles en una secuencia de pasos desde el primer tratamiento hasta los casos muy resistentes al tratamiento. Difiere en algunos aspectos de otros algoritmos y directrices publicados. Su propuesta de ISRS como tratamiento de primera línea coincide con un algoritmo de consenso internacional del 2010,[10] pero difiere de otro de Linden y cols. del 2013[135] que recomienda la pregabalina como primera línea, seguida de hidroxizina y luego venlafaxina. El presente algoritmo sugiere la pregabalina como fármaco alternativo para su uso en primera línea. Los autores de este algoritmo encontraron razones para pensar en el bupropión como una opción de primera línea, mientras que otros no. Este algoritmo sitúa a la venlafaxina más abajo que en otros algoritmos debido a los efectos secundarios, pero está de acuerdo con tener a la duloxetina como opción de primera línea. La directriz para el

TAG del British National Institute for Health and Clinical Excellence (2011) es más parecida a este algoritmo en el sentido de que recomienda primero un ISRS, luego otro ISRS o IRSN, y después la pregabalina (no aprobada por la FDA para el TAG); las benzodiacepinas no se recomiendan salvo para uso a corto plazo, y los ASG no deben ofrecerse,[136] al menos en la atención primaria.

La última revisión (2014) de las directrices para el tratamiento del TAG de la British Association for Psychopharmacology (BAP)[95] sugiere considerar los ISRS como primera línea y los IRSN y la pregabalina, especialmente a dosis más altas, como alternativas. El presente algoritmo añade buspirona, hidroxizina y bupropión como otras opciones posibles, aunque menos favorecidas, ya que sus perfiles de efectos secundarios pueden ser más aceptables para algunos pacientes aunque su eficacia esté mucho menos establecida. El presente algoritmo sitúa a la venlafaxina más abajo en las opciones que la directriz de la BAP debido a su mayor riesgo de hipertensión, efectos secundarios digestivos y síntomas de abstinencia tras la retirada súbita. Además, algunos tratamientos recomendados por la BAP debido a su base de pruebas (como los tricíclicos y los antipsicóticos atípicos) tienen prioridad baja en el presente algoritmo debido a sus efectos secundarios. En este algoritmo, la gabapentina, a pesar de la falta de pruebas de su eficacia, se menciona como una posible opción a tener en cuenta cuando la pregabalina, debido a restricciones de disponibilidad, no resulta aceptable.[95]

COMENTARIO FINAL

Los resultados de los pocos estudios sobre atención psicofarmacológica basada en la evidencia y guiada por algoritmos han favorecido moderadamente a los algoritmos en comparación con el tratamiento habitual.[137] Los clínicos de los grupos de control a menudo seleccionaban tratamientos bastante similares a los seleccionados por quienes consultaban los algoritmos. Se han obtenido mejores resultados con los algoritmos cuando se dedica tiempo considerable a educar a los usuarios sobre la utilización precisa de los algoritmos y a instruir a los pacientes sobre el razonamiento implicado, ya que pueden tener sus propias opiniones sobre lo que es mejor para ellos.[137] En otras ramas de la medicina, la promoción del uso de algoritmos de tratamiento respaldados por la evidencia ha producido resultados económicos impresionantes.[138]

Esta heurística puede servir a los médicos como anclaje en la evidencia para el tratamiento psicofarmacológico del TAG; sin embargo, hay que tener en cuenta que la medicación tiene un papel importante, aunque bastante moderado, en la alteración del curso de la vida de las personas con este trastorno. En cualquier momento, las intervenciones psicosociales pueden tener prioridad sobre las aquí comentadas, o al menos añadirse a ellas. Los profesionales deben estar atentos a las nuevas evidencias e investigaciones que puedan mejorar los resultados y modificar las recomendaciones que aquí se ofrecen. La experiencia clínica sigue siendo una consideración importante en el tratamiento de los pacientes con TAG: dicha experiencia puede contradecir, sustentar o complementar algo a lo que se deriva de las pruebas científicas. La base empírica se considera necesaria, pero en ningún caso suficiente, para la toma de decisiones clínicas.

Declaración de intereses: los autores no declaran ningún conflicto de intereses. Los autores son los únicos responsables del contenido y la redacción del artículo.

REFERENCIAS

1. Lakhan SE, Vieira KF. Nutritional and herbal supplements for anxiety and anxiety-related disorders: systematic review. Nutr J 2010;9:42.

2. Reinhold JA, Mandos LA, Rickels K, Lohoff FW. Pharmacological treatment of generalized anxiety disorder. Expert Opin Pharmacother 2011;12:2457–67.
3. Baldwin DS, Waldman S, Allgulander C. Evidence-based pharmacological treatment of generalized anxiety disorder. Int J Neuropsychopharmacol 2011;14:697–710.
4. Stein DJ, Lerer B, Stahl SM. Essential evidence-based psychopharmacology. 2nd ed. Cambridge, New York: Cambridge University Press, 2012.
5. Huh J, Goebert D, Takeshita J, Lu BY, Kang M. Treatment of generalized anxiety disorder: a comprehensive review of the literature for psychopharmacologic alternatives to newer antidepressants and benzodiazepines. Prim Care Companion CNS Disord 2011;13(2).
6. Bereza BG, Machado M, Einarson TR. Systematic review and quality assessment of economic evaluations and quality-of-life studies related to generalized anxiety disorder. Clin Ther 2009;31:1279–308.
7. Pollack MH. Refractory generalized anxiety disorder. J Clin Psychiatry 2009;70 suppl 2:32–8.
8. Wittchen HU, Hoyer J. Generalized anxiety disorder: nature and course. J Clin Psychiatry 2001;62 suppl 11:15–9 discussion 20–1.
9. Osser DN, Renner JA Jr, Bayog R. Algorithms for the pharmacotherapy of anxiety disorders in patients with chemical abuse and dependence. Psychiatr Ann 1999;29:285–300.
10. Davidson JR, Zhang W, Connor KM, et al. A psychopharmacological treatment algorithm for generalised anxiety disorder (GAD). J Psychopharmacol 2010;24:3–26.
11. Bandelow B, Seidler-Brandler U, Becker A, Wedekind D, Ruther E. Meta-analysis of randomized controlled comparisons of psychopharmacological and psychological treatments for anxiety disorders. World J Biol Psychiatry 2007;8:175–87.
12. Kessler RC, Keller MB, Wittchen HU. The epidemiology of generalized anxiety disorder. Psychiatr Clin North Am 2001;24:19–39.
13. Sarris J, Kavanagh DJ. Kava and St. John's Wort: current evidence for use in mood and anxiety disorders. J Altern Complement Med 2009;15:827–36.
14. Sarris J, Stough C, Bousman CA, et al. Kava in the treatment of generalized anxiety disorder: a double-blind, randomized, placebo-controlled study. J Clin Psychopharmacol 2013;33:643–8.
15. Bystritsky A, Kerwin L, Feusner JD. A pilot study of Rhodiola rosea (Rhodax) for generalized anxiety disorder (GAD). J Altern Complement Med 2008;14:175–80.
16. Amsterdam JD, Li Y, Soeller I, Rockwell K, Mao JJ, Shults J. A randomized, double-blind, placebo-controlled trial of oral Matricaria recutita (chamomile) extract therapy for generalized anxiety disorder. J Clin Psychopharmacol 2009;29: 378–82.
17. Stein DJ, Ahokas AA, de Bodinat C. Efficacy of agomelatine in generalized anxiety disorder: a randomized, double-blind, placebo-controlled study. J Clin Psychopharmacol 2008;28:561–6.
18. Khan A, Joyce M, Atkinson S, Eggens I, Baldytcheva I, Eriksson H. A randomized, double-blind study of once-daily extended release quetiapine fumarate (quetiapine XR) monotherapy in patients with generalized anxiety disorder. J Clin Psychopharmacol 2011;31:418–28.
19. Bajor LA, Ticlea AN, Osser DN. The Psychopharmacology Algorithm Project at the Harvard South Shore Program: an update on posttraumatic stress disorder. Harv Rev Psychiatry 2011;19:240–58.
20. Hamoda HM, Osser DN. The Psychopharmacology Algorithm Project at the Harvard South Shore Program: an update on psychotic depression. Harv Rev Psychiatry 2008;16:235–47.
21. Ansari A, Osser DN. The Psychopharmacology Algorithm Project at the Harvard South Shore Program: an update on bipolar depression. Harv Rev Psychiatry 2010;18:36–55.
22. Osser DN, Roudsari MJ, Manschreck T. The Psychopharmacology Algorithm Project at the Harvard South Shore Program: an update on schizophrenia. Harv Rev Psychiatry 2013;21:18–40.
23. Mohammad OM, Osser DN. The Psychopharmacology Algorithm Project at the Harvard South Shore Program: an algorithm for acute mania. Harv Rev Psychiatry 2014;22:274–94.
24. Osser DN, Dunlop LR. The Psychopharmacology Algorithm Project at the Harvard South Shore Program. Psychopharm Rev 2010;45:91–8.
25. American Psychiatric Association. Diagnostic and statistical manual of mental disorders. 5th ed. Arlington, VA: APA, 2013.

26. Brown TA, Barlow DH, Liebowitz MR. The empirical basis of generalized anxiety disorder. Am J Psychiatry 1994;151:1272–80.
27. Goldberg D, Kindler KS, Sirovatka PJ, Regier DA, eds. Diagnostic issues in depression and generalized anxiety disorder. Arlington, VA: American Psychiatric Publishing, 2010.
28. Allgulander C, Dahl AA, Austin C, et al. Efficacy of sertraline in a 12-week trial for generalized anxiety disorder. Am J Psychiatry 2004;161:1642–9.
29. Holsboer-Trachsler E, Prieto R. Effects of pregabalin on sleep in generalized anxiety disorder. Int J Neuropsychopharmacol 2013;16:925–36.
30. Kaynak H, Kaynak D, Gozukirmizi E, Guilleminault C. The effects of trazodone on sleep in patients treated with stimulant antidepressants. Sleep Med 2004;5:15–20.
31. Nierenberg AA, Adler LA, Peselow E, Zornberg G, Rosenthal M. Trazodone for antidepressant-associated insomnia. Am J Psychiatry 1994;151:1069–72.
32. Pollack M, Kinrys G, Krystal A, et al. Eszopiclone coadministered with escitalopram in patients with insomnia and comorbid generalized anxiety disorder. Arch Gen Psychiatry 2008;65:551–62.
33. Walsh JK, Krystal AD, Amato DA, et al. Nightly treatment of primary insomnia with eszopiclone for six months: effect on sleep, quality of life, and work limitations. Sleep 2007;30:959–68.
34. Schuurmans J, Comijs H, Emmelkamp PM, et al. A randomized, controlled trial of the effectiveness of cognitive-behavioral therapy and sertraline versus a waitlist control group for anxiety disorders in older adults. Am J Geriatr Psychiatry 2006;14: 255–63.
35. Lenze EJ, Rollman BL, Shear MK, et al. Escitalopram for older adults with generalized anxiety disorder: a randomized controlled trial. JAMA 2009;301:295–303.
36. Mokhber N, Azarpazhooh MR, Khajehdaluee M, Velayati A, Hopwood M. Randomized, single-blind, trial of sertraline and buspirone for treatment of elderly patients with generalized anxiety disorder. Psychiatry Clin Neurosci 2010;64: 128–33.
37. Katz IR, Reynolds CF 3rd, Alexopoulos GS, Hackett D. Venlafaxine ER as a treatment for generalized anxiety disorder in older adults: pooled analysis of five randomized placebo-controlled clinical trials. J Am Geriatr Soc 2002;50:18–25.
38. Johnson EM, Whyte E, Mulsant BH, et al. Cardiovascular changes associated with venlafaxine in the treatment of late-life depression. Am J Geriatr Psychiatry 2006;14:796–802.
39. Montgomery S, Chatamra K, Pauer L, Whalen E, Baldinetti F. Efficacy and safety of pregabalin in elderly people with generalised anxiety disorder. Br J Psychiatry 2008;193:389–94.
40. Benitez CI, Smith K, Vasile RG, Rende R, Edelen MO, Keller MB. Use of benzodiazepines and selective serotonin reuptake inhibitors in middle-aged and older adults with anxiety disorders: a longitudinal and prospective study. Am J Geriatr Psychiatry 2008;16:5–13.
41. Hasnain M, Vieweg WV, Howland RH, et al. Quetiapine, QTc interval prolongation, and torsade de pointes: a review of case reports. Ther Adv Psychopharmacol 2014;4:130–8.
42. Wettermark B, Brandt L, Kieler H, Boden R. Pregabalin is increasingly prescribed for neuropathic pain, generalised anxiety disorder and epilepsy but many patients discontinue treatment. Int J Clin Pract 2014;68:104–10.
43. Wikner BN, Kallen B. Are hypnotic benzodiazepine receptor agonists teratogenic in humans? J Clin Psychopharmacol 2011;31:356–9.
44. Suri R, Altshuler L, Hellemann G, Burt VK, Aquino A, Mintz J. Effects of antenatal depression and antidepressant treatment on gestational age at birth and risk of preterm birth. Am J Psychiatry 2007;164:1206–13.
45. Palmsten K, Hernandez-Diaz S, Huybrechts KF, et al. Use of antidepressants near delivery and risk of postpartum hemorrhage: cohort study of low income women in the United States. BMJ 2013;347:f4877.
46. Kessler RC, Nelson CB, McGonagle KA, Edlund MJ, Frank RG, Leaf PJ. The epidemiology of co-occurring addictive and mental disorders: implications for prevention and service utilization. Am J Orthopsychiatry 1996;66:17–31.

47. Salzman C. Benzodiazepine dependence, toxicity, and abuse: a task force report of the American Psychiatric Association. Washington, DC: American Psychiatric Association, 1990.
48. Fava M, Rush AJ, Alpert JE, et al. Difference in treatment outcome in outpatients with anxious versus nonanxious depression: a STAR*D report. Am J Psychiatry 2008;165:342–51.
49. Leverich GS, Altshuler LL, Frye MA, et al. Risk of switch in mood polarity to hypomania or mania in patients with bipolar depression during acute and continuation trials of venlafaxine, sertraline, and bupropion as adjuncts to mood stabilizers. Am J Psychiatry 2006;163:232–9.
50. Pacchiarotti I, Bond DJ, Baldessarini RJ, et al. The International Society for Bipolar Disorders (ISBD) task force report on antidepressant use in bipolar disorders. Am J Psychiatry 2013;170:1249–62.
51. Ketter TA, Wang PW, Miller S. Bipolar therapeutics update 2014: a tale of 3 treatments. J Clin Psychiatry 2015;76: 69–70.
52. Gao K, Wu R, Kemp DE, et al. Efficacy and safety of quetiapine-XR as monotherapy or adjunctive therapy to a mood stabilizer in acute bipolar depression with generalized anxiety disorder and other comorbidities: a randomized, placebo-controlled trial. J Clin Psychiatry 2014;75:1062–8.
53. Keck PE Jr, Strawn JR, McElroy SL. Pharmacologic treatment considerations in co-occurring bipolar and anxiety disorders. J Clin Psychiatry 2006;67 suppl 1:8–15.
54. Aliyev NA, Aliyev ZN. Valproate (depakine-chrono) in the acute treatment of outpatients with generalized anxiety disorder without psychiatric comorbidity: randomized, doubleblind placebo-controlled study. Eur Psychiatry 2008;23: 109–14.
55. Bandelow B, Chouinard G, Bobes J, et al. Extended-release quetiapine fumarate (quetiapine XR): a once-daily monotherapy effective in generalized anxiety disorder. Data from a randomized, double-blind, placebo- and active-controlled study. Int J Neuropsychopharmacol 2010;13:305–20.
56. Jentink J, Loane MA, Dolk H, et al. Valproic acid monotherapy in pregnancy and major congenital malformations. N Engl J Med 2010;362:2185 - 93.
57. Raskind MA, Peterson K, Williams T, et al. A trial of prazosin for combat trauma PTSD with nightmares in active-duty soldiers returned from Iraq and Afghanistan. Am J Psychiatry 2013;170:1003–10.
58. Van Ameringen M, Mancini C, Patterson B, Simpson W, Truong C. Pharmacotherapy for generalized anxiety disorder. In: Stein DJ, Hollander E, Rothbaum BO, eds. Textbook of anxiety disorders. Washington, DC: American Psychiatric Publishing, 2010;193–218.
59. U.S. Food and Drug Administration. FDA drug safety communication: revised recommendations for Celexa (citalopram hydrobromide) related to a potential risk of abnormal heart rhythms with high doses. 2012. http://www.fda.gov/Drugs/DrugSafety/ucm297391.htm
60. Bird ST, Crentsil V, Temple R, Pinheiro S, Demczar D, Stone M. Cardiac safety concerns remain for citalopram at dosages above 40 mg/day. Am J Psychiatry 2014;171:17–9.
61. Zivin K, Pfeiffer PN, Bohnert AS, et al. Safety of high-dosage citalopram. Am J Psychiatry 2014;171:20–2.
62. Fava M, Judge R, Hoog SL, Nilsson MF, Koke SC. Fluoxetine versus sertraline and paroxetine in major depressive disorder: changes in weight with long-term treatment. J Clin Psychiatry 2000;61:863–7.
63. Preskorn SH. Outpatient management of depression: a guide for the practitioner. 2nd ed. Professional Communications: Caddo, OK, 1999.
64. Maina G, Albert U, Salvi V, Bogetto F. Weight gain during long-term treatment of obsessive-compulsive disorder: a prospective comparison between serotonin reuptake inhibitors. J Clin Psychiatry 2004;65:1365–71.
65. Serretti A, Chiesa A. Treatment-emergent sexual dysfunction related to antidepressants: a meta-analysis. J Clin Psychopharmacol 2009;29:259–66.
66. Reefhuis J, Devine O, Friedman JM, Louik C, Honein M. Specific SSRIs and birth defects: Bayesian analysis to interpret new data in the context of previous reports. BMJ 2015;351:h3190.
67. Hidalgo RB, Tupler LA, Davidson JR. An effect-size analysis of pharmacologic treatments for generalized anxiety disorder. J Psychopharmacol 2007;21:864–72.

68. Baldwin DS, Huusom AK, Maehlum E. Escitalopram and paroxetine in the treatment of generalised anxiety disorder: randomised, placebo-controlled, double-blind study. Br J Psychiatry 2006;189:264–72.
69. Beekman AT, Bremmer MA, Deeg DJ, et al. Anxiety disorders in later life: a report from the Longitudinal Aging Study Amsterdam. Int J Geriatr Psychiatry 1998;13:717–26.
70. Baldwin D, Woods R, Lawson R, Taylor D. Efficacy of drug treatments for generalised anxiety disorder: systematic review and meta-analysis. BMJ 2011;342:d1199.
71. Baldwin DS, Stein DJ, Dolberg OT, Bandelow B. How long should a trial of escitalopram treatment be in patients with major depressive disorder, generalised anxiety disorder or social anxiety disorder? An exploration of the randomised controlled trial database. Hum Psychopharmacol 2009; 24:269–75.
72. Cascade E, Kalali AH, Kennedy SH. Real-world data on SSRI antidepressant side effects. Psychiatry (Edgmont) 2009;6: 16–8.
73. de Abajo FJ, Garcia-Rodriguez LA. Risk of upper gastrointestinal tract bleeding associated with selective serotonin reuptake inhibitors and venlafaxine therapy: interaction with nonsteroidal anti-inflammatory drugs and effect of acid-suppressing agents. Arch Gen Psychiatry 2008;65:795–803.
74. Wang YP, Chen YT, Tsai CF, et al. Short-term use of serotonin reuptake inhibitors and risk of upper gastrointestinal bleeding. Am J Psychiatry 2014;171:54–61.
75. Richards JB, Papaioannou A, Adachi JD, et al. Effect of selective serotonin reuptake inhibitors on the risk of fracture. Arch Intern Med 2007;167:188–94.
76. Stone M, Laughren T, Jones ML, et al. Risk of suicidality in clinical trials of antidepressants in adults: analysis of proprietary data submitted to US Food and Drug Administration. BMJ 2009; 339:b2880.
77. Pelissolo A. [Efficacy and tolerability of escitalopram in anxiety disorders: a review]. Encephale 2008;34:400–8.
78. Whiskey E, Taylor D. A review of the adverse effects and safety of noradrenergic antidepressants. J Psychopharmacol 2013; 27:732–9.
79. Delgado PL, Brannan SK, Mallinckrodt CH, et al. Sexual functioning assessed in 4 double-blind placebo- and paroxetine-controlled trials of duloxetine for major depressive disorder. J Clin Psychiatry 2005;66:686–92.
80. De Berardis D, Serroni N, Carano A, et al. The role of duloxetine in the treatment of anxiety disorders. Neuropsychiatr Dis Treat 2008;4:929–35.
81. Stahl SM, Ahmed S, Haudiquet V. Analysis of the rate of improvement of specific psychic and somatic symptoms of general anxiety disorder during long-term treatment with venlafaxine ER. CNS Spectr 2007;12:703–11.
82. Rickels K, Etemad B, Khalid-Khan S, Lohoff FW, Rynn MA, Gallop RJ. Time to relapse after 6 and 12 months' treatment of generalized anxiety disorder with venlafaxine extended release. Arch Gen Psychiatry 2010;67:1274–81.
83. Hoffman EJ, Mathew SJ. Anxiety disorders: a comprehensive review of pharmacotherapies. Mt Sinai J Med 2008;75: 248–62.
84. Carter NJ, McCormack PL. Duloxetine: a review of its use in the treatment of generalized anxiety disorder. CNS Drugs 2009;23:523–41.
85. Spielmans GI. Duloxetine does not relieve painful physical symptoms in depression: a meta-analysis. Psychother Psychosom 2008;77:12–6.
86. Gammans RE, Stringfellow JC, Hvizdos AJ, et al. Use of buspirone in patients with generalized anxiety disorder and coexisting depressive symptoms. A meta-analysis of eight randomized, controlled studies. Neuropsychobiology 1992;25: 193–201.
87. Kranzler HR, Burleson JA, Del Boca FK, et al. Buspirone treatment of anxious alcoholics. A placebo-controlled trial. Arch Gen Psychiatry 1994;51:720–31.
88. Bandelow B, Boerner JR, Kasper S, Linden M, Wittchen HU, Moller HJ. The diagnosis and treatment of generalized anxiety disorder. Dtsch Arztebl Int 2013;110:300–9.

89. Davidson JR, DuPont RL, Hedges D, Haskins JT. Efficacy, safety, and tolerability of venlafaxine extended release and buspirone in outpatients with generalized anxiety disorder. J Clin Psychiatry 1999;60:528–35.
90. Darcis T, Ferreri M, Natens J. A multicenter, double-blind placebo-controlled study investigating the anxiolytic efficacy of hydroxyzine in patients with generalized anxiety. Hum Psychopharmacol 1995;10:181–7.
91. Lader M, Scotto JC. A multicentre double-blind comparison of hydroxyzine, buspirone and placebo in patients with generalized anxiety disorder. Psychopharmacology (Berl) 1998;139: 402–6.
92. Llorca PM, Spadone C, Sol O, et al. Efficacy and safety of hydroxyzine in the treatment of generalized anxiety disorder: a 3-month double-blind study. J Clin Psychiatry 2002; 63:1020–7.
93. Dowben JS, Grant JS, Froelich KD, Keltner NL. Biological perspectives: hydroxyzine for anxiety: another look at an old drug. Perspect Psychiatr Care 2013;49:75–7.
94. Guaiana G, Barbui C, Cipriani A. Hydroxyzine for generalised anxiety disorder. Cochrane Database Syst Rev 2010;12: CD006815.
95. Baldwin DS, Anderson IM, Nutt DJ, et al. Evidence-based pharmacological treatment of anxiety disorders, post-traumatic stress disorder and obsessive-compulsive disorder: a revision of the 2005 guidelines from the British Association for Psychopharmacology. J Psychopharmacol 2014;28:403–39.
96. Bech P. Dose response relationship of pregabalin in patients with generalized anxiety disorder. A pooled analysis of four placebo-controlled trials. Pharmacopsychiatry 2007; 40:163–8.
97. Lydiard RB, Rickels K, Herman B, Feltner DE. Comparative efficacy of pregabalin and benzodiazepines in treating the psychic and somatic symptoms of generalized anxiety disorder. Int J Neuropsychopharmacol 2010;13:229–41.
98. Wensel TM, Powe KW, Cates ME. Pregabalin for the treatment of generalized anxiety disorder. Ann Pharmacother 2012;46: 424–9.
99. Clarke H, Kirkham KR, Orser BA, et al. Gabapentin reduces preoperative anxiety and pain catastrophizing in highly anxious patients prior to major surgery: a blinded randomized placebo-controlled trial. Can J Anaesth 2013;60:432–43.
100. Ravindran LN, Stein MB. The pharmacologic treatment of anxiety disorders: a review of progress. J Clin Psychiatry 2010;71:839–54.
101. Schifano F, D'Offizi S, Piccione M, et al. Is there a recreational misuse potential for pregabalin? Analysis of anecdotal online reports in comparison with related gabapentin and clonazepam data. Psychother Psychosom 2011;80:118–22.
102. Zimmerman M, Posternak MA, Attiullah N, et al. Why isn't bupropion the most frequently prescribed antidepressant? J Clin Psychiatry 2005;66:603–10.
103. Bystritsky A, Kerwin L, Feusner JD, Vapnik T. A pilot controlled trial of bupropion XL versus escitalopram in generalized anxiety disorder. Psychopharmacol Bull 2008;41:46–51.
104. Trivedi MH, Rush AJ, Carmody TJ, et al. Do bupropion SR and sertraline differ in their effects on anxiety in depressed patients? J Clin Psychiatry 2001;62:776–81.
105. Dunner DL, Zisook S, Billow AA, Batey SR, Johnston JA, Ascher JA. A prospective safety surveillance study for bupropion sustained-release in the treatment of depression. J Clin Psychiatry 1998;59:366–73.
106. Altamura AC, Serati M, Buoli M, Dell'Osso B. Augmentative quetiapine in partial/nonresponders with generalized anxiety disorder: a randomized, placebo-controlled study. Int Clin Psychopharmacol 2011;26:201–5.
107. Khan A, Atkinson S, Mezhebovsky I, She F, Leathers T, Pathak S. Extended-release quetiapine fumarate (quetiapine XR) as adjunctive therapy in patients with generalized anxiety disorder and a history of inadequate treatment response: a randomized, double-blind study. Ann Clin Psychiatry 2013;25: E7–22.
108. Simon NM, Connor KM, LeBeau RT, et al. Quetiapine augmentation of paroxetine CR for the treatment of refractory generalized anxiety disorder: preliminary findings. Psychopharmacology (Berl) 2008;197:675–81.

109. Brawman-Mintzer O, Knapp RG, Nietert PJ. Adjunctive risperidone in generalized anxiety disorder: a double-blind, placebo-controlled study. J Clin Psychiatry 2005;66:1321–5.
110. Pandina GJ, Canuso CM, Turkoz I, Kujawa M, Mahmoud RA. Adjunctive risperidone in the treatment of generalized anxiety disorder: a double-blind, prospective, placebo-controlled, randomized trial. Psychopharmacol Bull 2007;40:41–57.
111. Pollack MH, Simon NM, Zalta AK, et al. Olanzapine augmentation of fluoxetine for refractory generalized anxiety disorder: a placebo controlled study. Biol Psychiatry 2006;59:211–5.
112. Hahn MK, Wolever TM, Arenovich T, et al. Acute effects of single-dose olanzapine on metabolic, endocrine, and inflammatory markers in healthy controls. J Clin Psychopharmacol 2013;33:740–6.
113. Ngai YF, Sabatini P, Nguyen D, et al. Quetiapine treatment in youth is associated with decreased insulin secretion. J Clin Psychopharmacol 2014;34:359–64.
114. Rickels K, Shiovitz TM, Ramey TS, Weaver JJ, Knapp LE, Miceli JJ. Adjunctive therapy with pregabalin in generalized anxiety disorder patients with partial response to SSRI or SNRI treatment. Int Clin Psychopharmacol 2012;27:142–50.
115. Pollack MH, Van Ameringen M, Simon NM, et al. A doubleblind randomized controlled trial of augmentation and switch strategies for refractory social anxiety disorder. Am J Psychiatry 2014;171:44–53.
116. Rickels K, Pollack MH, Feltner DE, et al. Pregabalin for treatment of generalized anxiety disorder: a 4-week, multicenter, double-blind, placebo-controlled trial of pregabalin and alprazolam. Arch Gen Psychiatry 2005;62:1022–30.
117. Rickels K, Pollack MH, Sheehan DV, Haskins JT. Efficacy of extended-release venlafaxine in nondepressed outpatients with generalized anxiety disorder. Am J Psychiatry 2000;157:968–74.
118. Bose A, Korotzer A, Gommoll C, Li D. Randomized placebo-controlled trial of escitalopram and venlafaxine XR in the treatment of generalized anxiety disorder. Depress Anxiety 2008;25:854–61.
119. Taylor D, Sparshatt A, Varma S, Olofinjana O. Antidepressant efficacy of agomelatine: meta-analysis of published and unpublished studies. BMJ 2014;348:g1888.
120. Stein DJ, Ahokas A, Marquez MS, et al. Agomelatine in generalized anxiety disorder: an active comparator and placebo-controlled study. J Clin Psychiatry 2014;75:362–8.
121. Stein DJ, Ahokas A, Albarran C, Olivier V, Allgulander C. Agomelatine prevents relapse in generalized anxiety disorder: a 6-month randomized, double-blind, placebo-controlled discontinuation study. J Clin Psychiatry 2012;73:1002–8.
122. Russmann S, Lauterburg BH, Helbling A. Kava hepatotoxicity. Ann Intern Med 2001;135:68–9.
123. Mathew SJ, Amiel JM, Coplan JD, Fitterling HA, Sackeim HA, Gorman JM. Open-label trial of riluzole in generalized anxiety disorder. Am J Psychiatry 2005;162:2379–81.
124. Kasper S, Gastpar M, Muller WE, et al. Lavender oil preparation Silexan is effective in generalized anxiety disorder—a randomized, double-blind comparison to placebo and paroxetine. Int J Neuropsychopharmacol 2014;17:859–69.
125. Katzman MA, Brawman-Mintzer O, Reyes EB, Olausson B, Liu S, Eriksson H. Extended release quetiapine fumarate (quetiapine XR) monotherapy as maintenance treatment for generalized anxiety disorder: a long-term, randomized, placebo-controlled trial. Int Clin Psychopharmacol 2011;26:11–24.
126. Merideth C, Cutler AJ, She F, Eriksson H. Efficacy and tolerability of extended release quetiapine fumarate monotherapy in the acute treatment of generalized anxiety disorder: a randomized, placebo controlled and active-controlled study. Int Clin Psychopharmacol 2012;27:40–54.
127. Lohoff FW, Etemad B, Mandos LA, Gallop R, Rickels K. Ziprasidone treatment of refractory generalized anxiety disorder: a placebo-controlled, double-blind study. J Clin Psychopharmacol 2010;30:185–9.
128. Snyderman SH, Rynn MA, Rickels K. Open-label pilot study of ziprasidone for refractory generalized anxiety disorder. J Clin Psychopharmacol 2005;25:497–9.
129. Suppes T, McElroy SL, Sheehan DV, et al. A randomized, double-blind, placebo-controlled study of ziprasidone monotherapy in bipolar disorder with co-occurring lifetime panic or generalized anxiety disorder. J Clin Psychiatry 2014;75:77–84.

130. Gao K, Muzina D, Gajwani P, Calabrese JR. Efficacy of typical and atypical antipsychotics for primary and comorbid anxiety symptoms or disorders: a review. J Clin Psychiatry 2006;67:1327–40.
131. Gabriel A. The extended-release formulation of quetiapine fumarate (quetiapine XR) adjunctive treatment in partially responsive generalized anxiety disorder (GAD): an open label naturalistic study. Clin Ter 2011;162:113–8.
132. Simon NM, Hoge EA, Fischmann D, et al. An open-label trial of risperidone augmentation for refractory anxiety disorders. J Clin Psychiatry 2006;67:381–5.
133. Menza MA, Dobkin RD, Marin H. An open-label trial of aripiprazole augmentation for treatment-resistant generalized anxiety disorder. J Clin Psychopharmacol 2007;27:207–10.
134. Hoge EA, Worthington JJ 3rd, Kaufman RE, Delong HR, Pollack MH, Simon NM. Aripiprazole as augmentation treatment of refractory generalized anxiety disorder and panic disorder. CNS Spectr 2008;13:522–7.
135. Linden M, Bandelow B, Boerner RJ, et al. The best next drug in the course of generalized anxiety disorders: the "PN-GAD-algorithm." Int J Psychiatry Clin Pract 2013;17:78–89.
136. National Institute for Health and Clinical Excellence. Generalized anxiety disorder and panic disorder (with or without agoraphobia) in adults: management in primary, secondary and community care. NICE clinical guideline 113. London: Gaskell and British Psychological Society, 2011.
137. Osser DN, Patterson RD. On the value of evidence-based psychopharmacology algorithms. Bull Clin Psychopharmacol 2013;23:1–5.
138. Mullaney TJ. Doctors wielding data. Bus Week 2005;94:98.

ACTUALIZACIÓN

ALGORITMO PARA EL TRASTORNO DE ANSIEDAD GENERALIZADA

David N. Osser, MD

En los últimos 7 años desde la publicación de este algoritmo, las recomendaciones y el diagrama de flujo del tratamiento farmacológico del TAG siguen siendo prácticamente los mismos. No ha habido nuevos estudios que modifiquen las secuencias generales de los nodos; sin embargo, hay estudios importantes que añaden sustento a lo propuesto en el algoritmo del 2016. Un nuevo tratamiento que ha sido objeto de estudio es la estimulación magnética transcraneal repetida (EMTr).

Nodo 2: Comorbilidad y poblaciones especiales de pacientes que podrían alterar el algoritmo básico

En la 2.ª edición de este libro, hay un capítulo sobre un nuevo algoritmo para el TAG *en adultos mayores* que se ha publicado recientemente. La breve discusión sobre el TAG en esta población en la tabla 8-1 de la 1.ª edición se sustituye y actualiza en este capítulo.

En la discusión sobre los medicamentos que deben evitarse en las mujeres en edad fértil, se señala que la paroxetina es de categoría «D» debido al riesgo de comunicación interauricular. En un gran estudio observacional más reciente se confirmó que, en efecto, la paroxetina se asocia a una incidencia elevada de esta anomalía fetal.[1] No obstante, contrariamente a los datos anteriores, la incidencia con la fluoxetina fue casi tan alta como con la paroxetina. Otro fármaco que debe evitarse en estas mujeres es la hidroxizina, que es de categoría «X» de la FDA de los EE.UU. por daño fetal.

Además, en esta tabla se tiene en cuenta la comorbilidad del TAG con el trastorno bipolar y se siguen evitando los antidepresivos y prefiriendo algunas de las opciones no antidepresivas para el TAG en el algoritmo. Un metaanálisis de seis estudios en los que se añadió un antidepresivo a un estabilizador del estado de ánimo en pacientes con trastorno bipolar confirmó que existe mayor riesgo de desestabilización del estado de ánimo a hipomanía y manía si se continúa con el antidepresivo a largo plazo (1 año).[2] En la tabla se mencionaba un estudio negativo de la quetiapina para el TAG con trastorno bipolar concomitante, pero desde entonces en una revisión de 27 estudios de quetiapina para la trastorno bipolar donde se medía la ansiedad como criterio de valoración se descubrió que en 20 de ellos la ansiedad mejoraba significativamente.[3] Por lo tanto, ahora pensamos que la quetiapina es una buena opción como estabilizador del estado de ánimo que puede tratar la ansiedad comórbida, pero los efectos secundarios sedantes y metabólicos pueden ser un obstáculo para su uso.

Por último, en la misma tabla se habla del manejo del trastorno de estrés postraumático (TEPT) concomitante con el TAG. La prazosina se recomendó en caso de TEPT, en especial los síntomas de insomnio asociados, con base en cuatro pequeños estudios controlados con placebo con grandes tamaños de efecto a favor de la prazosina. Desde entonces, un gran ensayo multicéntrico publicado en el 2018 no constató que la prazosina fuera eficaz.[4] Sin embargo, al momento de escribir estas líneas, parece haber un total de nueve ensayos controlados con placebo sobre la prazosina, de los cuales seis fueron positivos, y dos metaanálisis del 2022 y el 2024 concluyeron que la prazosina tiene eficacia significativa y puede ser el tratamiento farmacológico de elección para el TEPT.[5,6] Las pruebas sobre la prazosina se analizan a detalle en el capítulo del algoritmo del TEPT y en la actualización de este libro. Ese capítulo también contiene una reimpresión de la versión publicada en el 2022 de este algoritmo,[7] que ha sustituido a la reimpresión de la versión del 2011. Cabe destacar que en otra revisión reciente se constató que la prazosina funciona bien para los síntomas diurnos del TEPT, además de ayudar con los problemas del sueño.[8] Los pacientes con hipertensión (que puede haber disminuido con el tratamiento actual con antihipertensivos) pueden tener el llamado «subtipo adrenérgico» del TEPT, que predice la respuesta a la prazosina.[9]

Nodo 3A: Alternativas a un ISRS como elección de primera línea contra el trastorno de ansiedad generalizada

La primera alternativa que se discutió fue la duloxetina, que está aprobada por la FDA contra el TAG y tiene eficacia comparable, aunque con efectos secundarios algo diferentes. Se debatieron las ventajas y los inconvenientes. Se mencionó que la duloxetina está aprobada por la FDA para una serie de afecciones dolorosas, lo que podría considerarse una ventaja, aunque en un metaanálisis realizado por Spielmans en el 2008 sobre el efecto en el dolor se concluyó que el tamaño de su efecto era demasiado pequeño para ser clínicamente significativo.[10] Consideró que el efecto sobre el dolor no estaba respaldado por pruebas y que no era probable que la duloxetina fuera útil para el dolor en el contexto del tratamiento de la depresión. Esto también puede ser cierto para tratar el TAG con dolor concomitante. En un metaanálisis mucho más exhaustivo de los ensayos con antidepresivos, en el que se analizó el efecto de los distintos antidepresivos sobre el dolor como medida de resultado, se confirmaron las conclusiones de la revisión anterior.[11] Todos los antidepresivos tuvieron solo pequeños efectos independientes sobre el dolor y el tamaño del efecto de la duloxetina no fue mayor que el de los demás. En un metaanálisis de los resultados sobre el dolor en pacientes *sin* depresión también se encontró beneficio muy limitado.[12]

Otra alternativa discutida fue la hidroxizina, que cuenta con varios estudios controlados que han encontrado eficacia en caso de TAG. En la discusión de las ventajas y desventajas, debería añadirse una nueva preocupación sobre la prolongación del QT con este producto. El Pharmacovigilance Risk Assessment Committee de la European Medicines Agency (comparable a la FDA) de la Unión Europea realizó una revisión detallada y concluyó que existen riesgos pequeños pero significativos de prolongación del QT y taquicardia ventricular en entorchado (*torsade de pointes*) con la hidroxizina.[13] Recomendaron que la dosis total se limitara a 100 mg diarios (50 mg en adultos mayores, cuando no pueda evitarse su uso en esta población). Los factores de riesgo de taquicardia ventricular en entorchado incluyen bradicardia, baja concentración de potasio y consumo de otros medicamentos que prolonguen el QTc. En particular, en los estudios sobre el TAG, la dosis típica es de alrededor de 50 mg diarios, a menudo suministrados como 12.5 mg dos veces al día y 25 mg por la noche.[14]

Nodo 4A: Alternativas a la primera opción para el segundo ensayo terapéutico en el trastorno de ansiedad generalizada

Tras fracasar en el primer ensayo de medicación, la recomendación es probar con otro ISRS o duloxetina. Pero al igual que en el primer ensayo, hay varias alternativas que pueden considerarse, y se añaden algunas nuevas para este segundo ensayo, entre ellas las benzodiacepinas. No se consideraron adecuadas para el uso de primera línea (a pesar de su eficacia y de la aprobación de la FDA en el caso del alprazolam) debido a sus numerosos efectos secundarios, entre los que se incluyen alteraciones de la memoria, sedación excesiva, accidentes de tránsito, caídas (especialmente en los adultos mayores), trastornos por consumo, síndromes de interrupción y depresión respiratoria (p. ej., en los pacientes con apnea del sueño), y deben evitarse en aquellos con trastornos por consumo de otras sustancias. Además, en el 2017, la FDA emitió una advertencia de recuadro negro para las benzodiacepinas (p. ej., clonazepam y diazepam) indicando que podrían producirse riesgos graves si se combinan con opiáceos, que incluyen sedación profunda, depresión respiratoria, coma y muerte. Después, en el 2021, la FDA envió una carta a los prescriptores de benzodiacepinas advirtiendo de «abuso, mal uso, adicción, dependencia física y síndromes de abstinencia». Son especialmente preocupantes los hallazgos recientes de que los efectos ansiolíticos de las benzodiacepinas en el TAG desaparecen en cuestión de semanas,[15,16] lo que sugiere que la principal razón por la que los pacientes quieren seguir tomándolas es la prevención de los efectos de la abstinencia. Además, puede ser muy difícil interrumpir el uso de las benzodiacepinas.[17] En un reciente estudio a gran escala, se encontraron tasas más altas de mortalidad, sobredosis de sustancias, ideas suicidas y utilización de la sala de urgencias durante los esfuerzos por interrumpir el uso de estos fármacos;[18] sin embargo, se puede tener éxito, especialmente con apoyo y psicoterapia.[19] Por último, aunque ha habido preocupación de que podría haber problemas de memoria a largo plazo que podrían no remitir al interrumpir el uso de las benzodiacepinas, el análisis de datos quizás más convincente concluyó que esto no es probable.[20]

Otra opción para el segundo ensayo terapéutico podría ser la agomelatina, aunque todavía no está disponible en los EE.UU. Inicialmente se propuso para su aprobación en los EE.UU. como antidepresivo, pero como se ha señalado, no obtuvo buenos resultados en los estudios de registro y no fue aprobada. Pese a esto, además de los tres estudios citados para el tratamiento del TAG, ahora hay dos más. En uno se encontró eficacia a dosis tan bajas como 10 mg (los estudios anteriores fueron con 25 o 50 mg),[21] y el otro comparó 25 a 50 mg de agomelatina con 10 a 20 mg de escitalopram en un ensayo aleatorizado (pero no controlado con placebo).[22] Este último halló una respuesta «no inferior» (el 61% con agomelatina, el 65% con escitalopram). Los efectos secundarios fueron menores con la agomelatina. Para los prescriptores de países en los que la agomelatina está disponible, parece competir favorablemente con los ISRS en caso de TAG, y podría estar entre las opciones de primera línea.

La última opción mencionada anteriormente en este nodo fue el aceite de lavanda, que se comercializa en Alemania como tratamiento para el TAG. En la actualidad existen dos ensayos controlados con placebo de 10 semanas de duración que muestran su eficacia, y en un análisis de los datos agrupados de 925 participantes se examinó, por primera vez, la relación entre dosis y respuesta.[23] El intervalo terapéutico parecía ser de 80 a 160 mg diarios. El extracto fue bien tolerado. Una revisión sistemática de los tratamientos «alternativos» contra el TAG concluyó que este y la kava (que también proponemos como opción) eran los que contaban con evidencia más sólida.[24]

Por último, hay una nueva opción que añadir en este nodo: la EMTr. Se han realizado dos pequeños ensayos controlados con procedimientos simulados en pacientes en los que han fracasado uno o más tratamientos farmacológicos. En el primero, se aplicaron 25 sesiones de EMTr de alta frecuencia (20 Hz) en la corteza prefrontal dorsolateral derecha de 15 participantes y se compararon los resultados con 25 personas tratadas de forma simulada.[25] El tratamiento activo fue superior y los resultados se mantuvieron a las 2 y 4 semanas de seguimiento. En el segundo ensayo, se aplicaron 10 sesiones de EMTr de baja frecuencia (1 Hz) en el lóbulo parietal derecho en 18 pacientes y se compararon con 18 controles tratados de forma simulada.[26] Fue eficaz tanto en el TAG como en el insomnio concomitante. Todavía no se han establecido los parámetros óptimos para este uso en investigación de la EMTr; estos estudios son pequeños y los resultados difíciles de generalizar a otros pacientes con TAG; el procedimiento es muy costoso y resulta poco práctico tomarse el tiempo para acudir a todas estas sesiones, y se desconocen las necesidades para el mantenimiento. A pesar de ello, en una revisión sistemática se concluyó que es eficaz.[27]

No incluimos la vilazodona como opción. Hubo un estudio inicial positivo en pacientes con TAG, seguido de otros dos, que apenas encontraron diferencias con respecto al placebo.[28] Como resultado, el fabricante no prosiguió con sus esfuerzos para obtener la aprobación de la FDA para el producto. La vortioxetina se ha estudiado como tratamiento del TAG, pero no ha superado al placebo.[29]

REFERENCIAS

1. Reefhuis J, Devine O, Friedman JM, Louik C, Honein MA. Specific SSRIs and birth defects: Bayesian analysis to interpret new data in the context of previous reports. *BMJ*. 2015;351:h3190.
2. McGirr A, Vohringer PA, Ghaemi SN, Lam RW, Yatham LN. Safety and efficacy of adjunctive second-generation antidepressant therapy with a mood stabiliser or an atypical antipsychotic in acute bipolar depression: a systematic review and meta-analysis of randomised placebo-controlled trials. *Lancet Psychiatry*. 2016;3:1138-1146.
3. Crapanzano C, Damiani S, Guiot C. Quetiapine in the anxiety dimension of mood disorders: a systematic review of the literature to support clinical practice. *J Clin Psychopharmacol*. 2021;41:436-449.
4. Raskind MA, Peskind ER, Chow B, et al. Trial of prazosin for post-traumatic stress disorder in military veterans. *N Engl J Med*. 2018;378:507-517.
5. Lappas AS, Glarou E, Polyzopoulou ZA, et al. Pharmacotherapy for sleep disturbances in post-traumatic stress disorder (PTSD): a network meta-analysis. *Sleep Med*. 2024;119:467-479.
6. Skeie-Larsen M, Stave R, Gronli J, et al. The effects of pharmacological treatment of nightmares: a systematic literature review and meta-analysis of placebo-controlled, randomized clinical trials. *Int J Environ Res Public Health*. 2022;20:777.
7. Bajor LA, Balsara C, Osser DN. An evidence-based approach to psychopharmacology for posttraumatic stress disorder (PTSD)—2022 update. *Psychiatry Res*. 2022;317:114840.
8. Hendrickson RC, Millard SP, Pagulayan KF, Peskind ER, Raskind MA. The relative effects of prazosin on individual PTSD symptoms: evidence for pathophysiologically-related clustering. *Chronic Stress (Thousand Oaks)*. 2021;5:2470547020979780.
9. Raskind MA, Millard SP, Petrie EC, et al. Higher pretreatment blood pressure is associated with greater posttraumatic stress disorder symptom reduction in soldiers treated with prazosin. *Biol Psychiatry*. 2016;80:736-742.
10. Spielmans GI. Duloxetine does not relieve painful physical symptoms in depression: a meta-analysis. *Psychother Psychosom*. 2008;77:12-16.
11. Gebhardt S, Heinzel-Gutenbrunner M, Konig U. Pain relief in depressive disorders: a meta-analysis of the effects of antidepressants. *J Clin Psychopharmacol*. 2016;36:658-668.
12. Ferreira GE, Abdel-Shaheed C, Underwood M, et al. Efficacy, safety, and tolerability of antidepressants for pain in adults: overview of systematic reviews. *BMJ*. 2023;380:e072415.
13. Vigne J, Alexandre J, Fobe F, et al. QT prolongation induced by hydroxyzine: a pharmacovigilance case report. *Eur J Clin Pharmacol*. 2015;71:379-381.

14. Llorca PM, Spadone C, Sol O, et al. Efficacy and safety of hydroxyzine in the treatment of generalized anxiety disorder: a 3-month double-blind study. *J Clin Psychiatry*. 2002;63:1020-1027.
15. Gale C, Glue P, Guaiana G, Coverdale J, McMurdo M, Wilkinson S. Influence of covariates on heterogeneity in Hamilton Anxiety Scale ratings in placebo-controlled trials of benzodiazepines in generalized anxiety disorder: systematic review and meta-analysis. *J Psychopharmacol*. 2019;33:543-547.
16. Hirschtritt ME, Olfson M, Kroenke K. Balancing the risks and benefits of benzodiazepines. *JAMA*. 2021;325:347-348.
17. Baandrup L, Ebdrup BH, Rasmussen JO, Lindschou J, Gluud C, Glenthoj BY. Pharmacological interventions for benzodiazepine discontinuation in chronic benzodiazepine users. *Cochrane Database Syst Rev*. 2018;3:CD011481.
18. Maust DT, Petzold K, Strominger J, Kim HM, Bohnert ASB. Benzodiazepine discontinuation and mortality among patients receiving long-term benzodiazepine therapy. *JAMA Netw Open*. 2023;6:e2348557.
19. Takamine L, Krein SL, Ratliff E, Strominger J, Virk A, Maust DT. Examining adult patients' success with discontinuing long-term benzodiazepine use: a qualitative study. *J Gen Intern Med*. 2024;39:247-254.
20. Osler M, Jørgensen MB. Associations of benzodiazepines, Z-drugs, and other anxiolytics with subsequent dementia in patients with affective disorders: a nationwide cohort and nested case-control study. *Am J Psychiatry*. 2020;177:497-505.
21. Stein DJ, Khoo JP, Ahokas A, et al. 12-week double-blind randomized multicenter study of efficacy and safety of agomelatine (25-50 mg/day) versus escitalopram (10-20 mg/day) in out-patients with severe generalized anxiety disorder. *Eur Neuropsychopharmacol*. 2018;28:970-979.
22. Stein DJ, Ahokas A, Jarema M, et al. Efficacy and safety of agomelatine (10 or 25 mg/day) in non-depressed out-patients with generalized anxiety disorder: a 12-week, double-blind, placebo-controlled study. *Eur Neuropsychopharmacol*. 2017;27:526-537.
23. Kasper S, Moller HJ, Volz HP, Schlafke S, Dienel A. Silexan in generalized anxiety disorder: investigation of the therapeutic dosage range in a pooled data set. *Int Clin Psychopharmacol*. 2017;32:195-204.
24. Baric H, Dordevic V, Cerovecki I, Trkulja V. Complementary and alternative medicine treatments for generalized anxiety disorder: systematic review and meta-analysis of randomized controlled trials. *Adv Ther*. 2018;35:261-288.
25. Dilkov D, Hawken ER, Kaludiev E, Milev R. Repetitive transcranial magnetic stimulation of the right dorsal lateral prefrontal cortex in the treatment of generalized anxiety disorder: a randomized, double-blind sham controlled clinical trial. *Prog Neuropsychopharmacol Biol Psychiatry*. 2017;78:61-65.
26. Huang Z, Li Y, Bianchi MT, et al. Repetitive transcranial magnetic stimulation of the right parietal cortex for comorbid generalized anxiety disorder and insomnia: a randomized, double-blind, sham-controlled pilot study. *Brain Stimul*. 2018;11:1103-1109.
27. Cox J, Thakur B, Alvarado L, Shokar N, Thompson PM, Dwivedi AK. Repetitive transcranial magnetic stimulation for generalized anxiety and panic disorders: a systematic review and meta-analysis. *Ann Clin Psychiatry*. 2022;34:e2-e24.
28. Zareifopoulos N, Dylja I. Efficacy and tolerability of vilazodone for the acute treatment of generalized anxiety disorder: a meta-analysis. *Asian J Psychiatr*. 2017;26:115-122.
29. Kong W, Deng H, Wan J, et al. Comparative remission rates and tolerability of drugs for generalised anxiety disorder: a systematic review and network meta-analysis of double-blind randomized controlled trials. *Front Pharmacol*. 2020;11:580858.

Propuesta de algoritmo para el tratamiento farmacológico del trastorno de ansiedad generalizada en los adultos mayores

Anderson Chen, MD[1], Eran Metzger, MD[2], Soyoung Lee, MD[3] y David Osser, MD[4]

Resumen

Antecedentes: este es un nuevo algoritmo del Proyecto de algoritmos en psicofarmacología del programa de Harvard South Shore, centrado en el trastorno de ansiedad generalizada (TAG) en los adultos mayores. Se identificaron y revisaron los artículos pertinentes.

Resultados: *los inhibidores selectivos de la recaptación de serotonina (ISRS) se consideran medicamentos de primera línea, con preferencia por la sertralina o el escitalopram. Si evitar los efectos secundarios sexuales es una prioridad, la buspirona es una opción para los adultos mayores relativamente sanos. Si la respuesta es inadecuada, el segundo ensayo recomendado es con otro ISRS o con uno de los inhibidores de la recaptación de serotonina y noradrenalina (ISRN): venlafaxina o duloxetina. Para un tercer ensayo de medicación, las alternativas adicionales a las opciones anteriores incluyen ahora pregabalina o gabapentina, aceite de lavanda y agomelatina. Si hay una respuesta insatisfactoria a la tercera opción elegida, puede considerarse la quetiapina. Se recomienda precaución con las benzodiacepinas y la hidroxizina para el tratamiento agudo en esta población. Otros fármacos a los que se dio prioridad baja pero que contaban con cierto sustento en la evidencia fueron vilazodona, vortioxetina, mirtazapina y canabidiol. Teniendo en cuenta que la edad promedio de aparición del TAG es en los primeros años de la edad adulta, muchos pacientes con el trastorno habrán empezado a tomar benzodiacepinas (u otros medicamentos que requieren precaución en los adultos mayores) contra él a una edad más temprana. Estos medicamentos pueden continuarse con seguimiento regular para ver si los daños potenciales empiezan a superar a los beneficios y puede estar justificado un cambio a otros fármacos recomendados.*

Palabras clave: algoritmos, trastorno de ansiedad generalizada, geriatría, psicofarmacología, trastornos de ansiedad, práctica basada en la evidencia.

INTRODUCCIÓN

El trastorno de ansiedad generalizada (TAG) es una alteración crónica y debilitante caracterizada por una preocupación excesiva y persistente que interfiere en muchos aspectos de la vida diaria. La prevalencia en los adultos mayores puede ser del 6% al 9%, pero podría tratarse de una subestimación debida a la falta de notificaciones.[1] Los síntomas pueden ser somáticos (físicos), como

[1]Departamento de Psiquiatría, Massachusetts General Hospital, Boston, MA, EE.UU.
[2]Departamento de Psiquiatría, Hebrew Senior Life, Boston, MA, EE.UU.
[3]Departamento de Psiquiatría, Brigham and Women's Hospital, Boston, MA, EE.UU.
[4]Departamento de Psiquiatría, división de Brockton del Sistema Sanitario VA de Boston, MA, EE.UU.
Recibido el 14 de abril del 2024. Revisión recibida el 16 de septiembre del 2024. Aceptado el 16 de septiembre del 2024.
Autor correspondiente: Anderson Chen, Psiquiatría Geriátrica, Massachusetts General Hospital, 55 Fruit Street, Boston, MA 02114-2696, EE.UU.
Email: achen49@mgh.harvard.edu

la tensión muscular y la dificultad para concentrarse, o psíquicos (psicológicos), en especial la inquietud ante preocupaciones mayores y menores. Es el trastorno de ansiedad más frecuentemente observado en el ámbito de la atención primaria.[2] Alrededor del 50% de los adultos mayores con TAG presentan el inicio después de los 50 años.[3]

En este artículo se presenta un algoritmo para elegir tratamientos farmacológicos contra el TAG en adultos de 65 años o más, según la definición de Medicare y la mayoría de los estudios en adultos mayores. Este nuevo algoritmo para adultos mayores es significativamente diferente del algoritmo de psicofármacos del TAG más reciente para adultos jóvenes publicado por nuestro grupo en el 2016[4] y de nuestros algoritmos anteriores del TAG de 1999 y el 2010.[5,6] En la

Tabla 9-1 | Estudios de tratamientos farmacológicos para el trastorno de ansiedad generalizada en adultos mayores

Estudio	*Intervalo de edad de los participantes/tamaño de la muestra/ duración del tratamiento (T)*	*Criterios de valoración/tamaños del efecto*
Schuurmans y cols.[7] (2006)	60 años o más/TCC: 42, sertralina: 29, placebo: 13/T: 3 meses	Las tasas de respuesta fueron del 44% con TCC, el 57% con sertralina y el 11% con placebo
Lenze y cols.[8] (2009)	60 años o más/placebo: 92, escitalopram: 85/T: 12 semanas	La CGI-I con escitalopram fue mayor que con placebo, con un tamaño del efecto de 0.93 con IC del 95%: 0.5-1.36
Lenze y cols.[9] (2005)	60 años o más/citalopram: 30/32 semanas/revisión de la literatura	El 60% cumplió los criterios de respuesta al citalopram en la HRSA
Mokhber y cols.[10] (2010)	60 años o más/buspirona: 25, sertralina: 21/T: 8 semanas	Disminución de la HRSA para la buspirona (10-15 mg) *vs.* al sertralina (50-100 mg) después de 8 semanas: 15.7 (DE 7.49) *vs.* 13.1 (DE 7.49)
Alaka y cols.[11] (2014)	65 años o más/duloxetina: 151, placebo: 140/T: 10 semanas	En comparación con el placebo, la duloxetina redujo la puntuación en la HRSA en más de 4.2 puntos y las puntuaciones globales de la SDS en más de 3.2 puntos
Davidson y cols.[12] (2008)	65 años o más/duloxetina: 45, placebo: 28/datos agrupados de cuatro pequeños estudios	Mejoría en la HRSA: duloxetina (10.1), placebo (5.9)
Majercsik y cols.[13] (2004)	Mediana de edad de 83 años/ buspirona: 384, placebo: 50/T: 6 semanas	Los pacientes tratados con buspirona 10 mg c/8 h tuvieron puntuaciones en la HRSA con reducción de 4.1, mientras que en el placebo fue de 1
Katz y cols.[14] (2002)	60 años o más/venlafaxina de LP: 195, placebo: 195/T: 8 semanas	El 66% respondió frente al 41% con placebo
Montgomery y cols.[15] (2008)	65 años o más/pregabalina: 177, placebo: 96 /T: 8 semanas	Reducción de la puntuación en la HRSA: pregabalina (12.9) frente a placebo (10.7)
Mezhebovsky y cols.[16] (2012)	66 años o más/quetiapina: 223, placebo: 227/T: 9 semanas	A lo largo de 9 semanas: tasa de respuesta de quetiapina de LP (50-200 mg/día) (69%), placebo (24%)
Bresolin y cols.[17] (1988)	Adultos mayores (edad no especificada)/ketazolam: 31, placebo: 32/T: 15 días	Reducción de la puntuación en la HRSA en más de un cuarto en 15 días: ketazolam 83%, placebo 43%
Koepke y cols.[18] (1982)	Adultos mayores (edad no especificada)/oxazepam: 108, placebo: 112/T: 4 semanas	Reducción de la puntuación en la HRSA: oxazepam (7), placebo (3)
Maust y cols.[19] (2023)	60 años o más/tamaño total de la muestra: 353 576/T: 12 meses	La interrupción del tratamiento con benzodiacepinas se asocia a mayores tasas de mortalidad

CGI-I: Clinical Global Impression of Improvement; DE: desviación estándar; HRSA: Hamilton Rating Scale for Anxiety; IC: intervalo de confianza; LP: liberación prolongada; SDS: Sheehan Disability Scale; TCC: terapia cognitivo-conductual.

tabla 9-1 se enumeran los estudios con adultos mayores que encontramos y algunas de sus características, incluida la edad de los participantes, los criterios de valoración utilizados y los tamaños del efecto encontrados. Había un pequeño número de estudios para revisar, y su diseño y calidad variaban ampliamente. Por tal motivo, se tuvieron muy en cuenta los estudios realizados en adultos mayores, pero de todas formas se extrajeron conclusiones de los trabajos llevados a cabo en adultos más jóvenes. No se intentó efectuar la revisión crítica de los estudios en los adultos mayores, sino que se proporciona su descripción con nuestra interpretación. La lista incluye no solo estudios de alta calidad, de los que hay muy pocos en esta población, sino también investigaciones pequeñas y observacionales que, de otro modo, podrían quedar excluidas de la consideración de algunos metaanálisis cuantitativos y directrices. Creemos que incluir estos otros estudios, con sus advertencias, proporciona al médico una visión más completa de la bibliografía y aporta información que puede ser aplicable a los pacientes en la vida real. Dada la escasa cantidad de evidencia de calidad disponible, nuestras conclusiones sobre cómo secuenciar el algoritmo se basan más en opiniones que en el caso de los algoritmos anteriores que hemos publicado. Por esta razón, titulamos el documento «Propuesta de algoritmo».

Aunque las intervenciones psicosociales tienen importancia incuestionable en el arsenal terapéutico para tratar el TAG, este algoritmo se limita a las intervenciones psicofarmacológicas y pueden considerarse siempre y cuando el médico que prescribe y el paciente determinen que la medicación resulta adecuada. Debe tenerse en cuenta que, aunque un metaanálisis sugirió que el tratamiento farmacológico es más eficaz que la psicoterapia para el tratamiento del trastorno de ansiedad en los adultos mayores,[20] muchos de estos pacientes con síntomas de ansiedad pueden preferir los tratamientos no médicos.[21] En un metaanálisis reciente de psicoterapias para adultos con TAG se encontró que la terapia cognitivo-conductual (TCC) es la alternativa de primera línea.[22] Después de cualquier ensayo con medicación con resultados insatisfactorios, se debe reevaluar el diagnóstico y considerar si los abordajes no farmacológicos se han empleado y optimizado en su totalidad.

El algoritmo pretende abordar las decisiones sobre el tratamiento agudo de los pacientes sintomáticos que presentan TAG; sin embargo, dado que representa una alteración de aparición frecuente en los primeros años de la edad adulta, habrá muchos pacientes mayores que ya lleven muchos años recibiendo medicamentos. A algunos les irá bien con los tratamientos que requieren precaución en los pacientes geriátricos, como las benzodiacepinas y la hidroxizina. Estos fármacos se recomiendan en los nodos más tempranos de nuestros anteriores algoritmos del TAG para adultos jóvenes.[4] Más adelante se comentará la evaluación del análisis de riesgos y beneficios de estos casos y cuándo considerar el cambio a uno de los tratamientos preferidos para esta población.

MÉTODOS

En publicaciones anteriores se ha descrito el método de elaboración de algoritmos del Proyecto de algoritmos en psicofarmacología del programa de Harvard South Shore (PAPHSS).[23-26] Los autores del PAPHSS realizan una búsqueda bibliográfica en PUBMED de artículos en inglés, ensayos controlados aleatorizados (ECA), directrices para la práctica y datos de seguridad sobre los medicamentos relevantes, a partir de los cuales elaboran un análisis cualitativo de estas evidencias con base en opiniones. A continuación, comienzan a redactar una propuesta de secuencia de los tratamientos para la toma de decisiones clínicas. Después de que los coautores llegan a un consenso, el borrador se envía para su publicación y recibe revisión por expertos que no conocen las identidades de los autores. El borrador actual de este algoritmo ya ha sido revisado por nueve revisores (no identificados) y se ha evaluado de acuerdo con las recomendaciones de dichos revisores o se han incluido evidencias adicionales para justificar cualquier diferencia de opinión que persista. Este proceso de revisión externa añade validez a las opiniones de los autores.

Al construir el árbol de decisión, los autores consideran la eficacia, la tolerabilidad y la seguridad como las bases principales para priorizar los tratamientos. En cada punto de decisión hay otras opciones que pueden considerarse para que los prescriptores puedan seleccionar lo más adecuado para cada paciente y para la situación clínica.

RESULTADOS

Diagrama de flujo del algoritmo

En la figura 9-1 se presenta el resumen y el panorama general del algoritmo. Cada «nodo» numerado representa una pregunta clave o un punto de decisión que delimita a los pacientes en un espectro que va desde quienes no han recibido tratamiento hasta aquellos que son cada vez más resistentes a este.

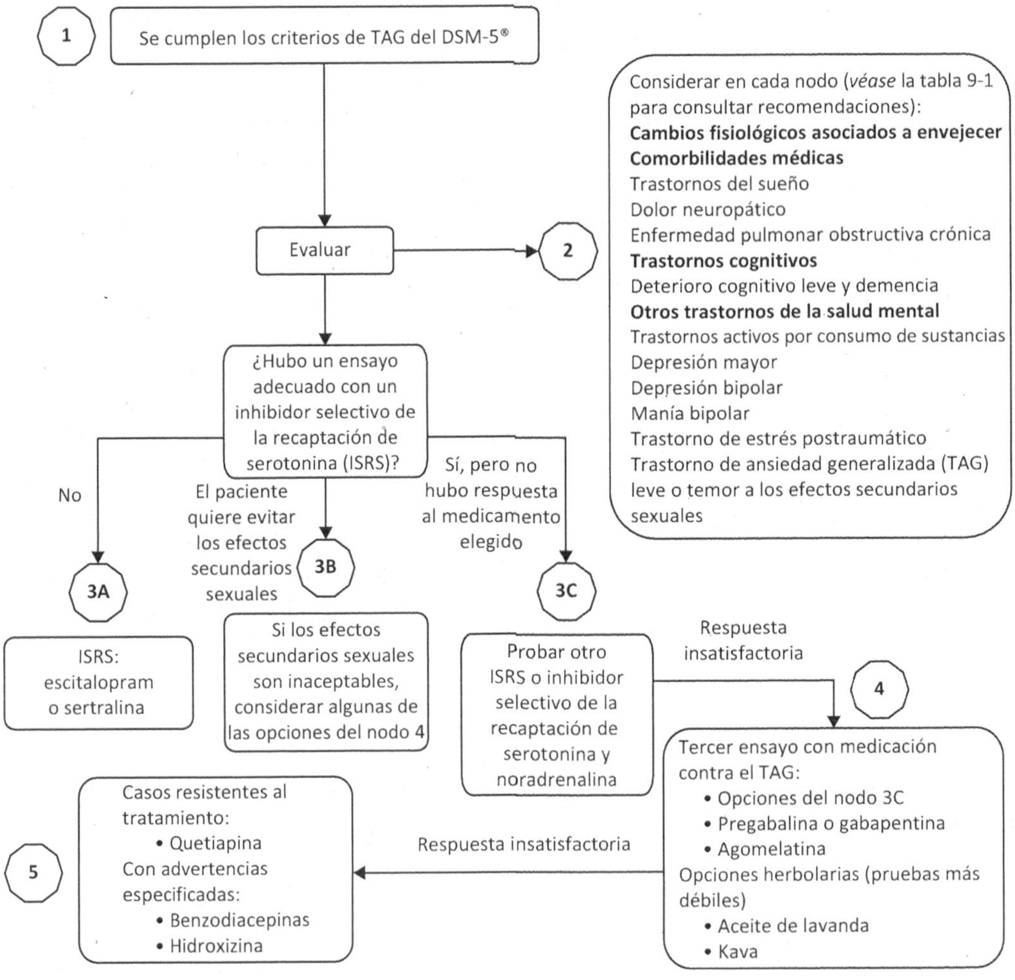

Figura 9-1. Diagrama de flujo del algoritmo de psicofarmacología para el trastorno de ansiedad generalizada.

A continuación se presentan detalles sobre las preguntas y fundamentos respaldados por la evidencia para las recomendaciones en cada nodo.

Nodo 1: ¿el paciente cumple los criterios del DSM-5® para el trastorno de ansiedad generalizada? En primer lugar, confirmar un diagnóstico de TAG basado en los criterios del *Manual diagnóstico y estadístico de los trastornos mentales*, 5.ª edición (DSM-5®), y considerar cualquier diagnóstico médico o psiquiátrico concomitante u otras circunstancias que puedan afectar la toma de decisiones, como se comentará en el nodo 2.

Aunque los criterios del DSM para el TAG tuvieron cambios significativos durante la transición del DSM-III/III-R al DSM-IV, los cambios de criterios del DSM-IV al DSM-5® o DSM-5-TR® fueron menores. Los criterios actuales describen a los pacientes con un problema central de preocupación excesiva crónica, centrada en varias áreas, que es difícil de controlar y causa deterioro. Si la preocupación se limita a las inquietudes típicas asociadas a otros trastornos mentales (p. ej., evaluaciones negativas por parte de los demás como en el trastorno de ansiedad social, o preocupación por el peligro en situaciones confinadas o ruidos que se oyen por la noche como en el trastorno de estrés postraumático [TEPT]), entonces no se diagnosticaría TAG. En el DSM-III/III-R, la afección era predominantemente un trastorno de las manifestaciones autonómicas, motoras u otras manifestaciones somáticas de la ansiedad. Posteriormente se determinó que estos síntomas no eran particularmente específicos del TAG, y muchos pacientes con este trastorno según el DSM-III/III-R se clasificarían ahora con otros trastornos de ansiedad o trastornos de síntomas somáticos.

Nodo 2: considerar las poblaciones de pacientes especiales y las comorbilidades. El TAG con frecuencia es concomitante a otros trastornos o se acompaña de varias características clínicas distintas en los adultos mayores. El trastorno depresivo mayor (TDM) se presenta en casi el 50% de los casos, y más del 60% padecen otros trastornos de ansiedad.[27] Se debe tener en cuenta que la ansiedad es un síntoma frecuente en el TDM, y si solo está presente durante los episodios depresivos, no se diagnosticaría TAG. Los síntomas del TAG, acompañados de deterioro leve del comportamiento, pueden ser un pródromo del inicio de la demencia antes de que aparezcan los síntomas cognitivos.[28] También pueden comenzar con la conversión de un deterioro cognitivo leve (DCL) en demencia de Alzheimer,[29] con cualquier otro tipo de demencia o tras un ictus.[30] Las enfermedades cardiovasculares y pulmonares, como la fibrilación auricular u otras arritmias, y el empeoramiento de la enfermedad pulmonar obstructiva crónica (EPOC) pueden manifestarse como ansiedad y deben descartarse.[31,32] Por lo tanto, es importante aclarar primero la presencia de estos y otros factores de complicación cuando se observan por primera vez síntomas de TAG de nueva aparición o empeoramiento de los síntomas iniciales.

Aquí se enumeran algunas afecciones concomitantes frecuentes a tener en cuenta en los adultos mayores con TAG que pueden influir en el tratamiento, incluidos diversos cambios fisiológicos asociados al envejecimiento, insomnio, DCL, dolor neuropático, EPOC, depresión mayor, depresión bipolar o manía, trastornos por consumo de sustancias y TEPT. Sugerimos revisar esta lista antes de empezar a consultar el algoritmo y de nuevo después de considerar el siguiente nodo si la respuesta al tratamiento fue insatisfactoria en el nodo anterior.

Cambios fisiológicos relacionados con el envejecimiento. Hay muchos cambios fisiológicos asociados al envejecimiento que pueden influir en la elección del fármaco, como el debilitamiento de la capacidad para regular la presión sanguínea, la temperatura y el equilibrio electrolítico, el debilitamiento del control vesical y la reducción de la estabilidad postural. La vida media del fármaco también suele prolongarse debido a una función hepática y renal menos eficaz. Los prescriptores pueden seguir considerando los medicamentos que se recomiendan en este algoritmo, pero tal vez deseen empezar con una dosis más baja y un ajuste de la dosis más lento. Por lo general, se prefiere evitar las estrategias de potenciación para reducir al mínimo la polifarmacia y las interacciones medicamentosas y se da preferencia en su lugar a la monoterapia secuencial. Si se decide probar la potenciación, también debe ser a dosis bajas y con ajuste de la dosis lento. Las caídas son otra de las principales preocupaciones en los adultos mayores. En revisiones exhaustivas se ha sugerido que muchos medicamentos de uso frecuente en los adultos mayores, incluidos los analgésicos, los antiinflamatorios no esteroideos, los opiáceos, los antiepilépticos, los antidepresivos y la polifarmacia en general,[33] están todos asociados a riesgos de caídas.[34] Por lo tanto, el médico debe sopesar constantemente los riesgos y beneficios del uso de medicamentos para cada paciente.

Comorbilidades médicas

- Insomnio: puede haber múltiples causas que contribuyan a su aparición, como alteraciones médicas y psiquiátricas comórbidas. Algunos medicamentos, incluidos los antidepresivos, pueden causar empeoramiento o surgimiento del insomnio durante el tratamiento. Si esto es evidente, considere reducir la dosis o cambiar la dosis a la mañana. Se recomienda evaluar y tratar las causas que contribuyen al insomnio, como el dolor, la apnea del sueño, las pesadillas y los despertares alterados debidos al TEPT, y la dependencia de la nicotina con síndrome de abstinencia nocturna. Una vez controlados estos factores lo mejor posible, el paciente puede tener insomnio primario, que cuenta con muchos tratamientos aprobados (p. ej., zolpidem y otros análogos de las benzodiacepinas, doxepina a dosis bajas [3-6 mg] e inhibidores de la orexina). El insomnio provocado por los antidepresivos podría responder a la trazodona auxiliar, que resultó útil en dos ensayos controlados con placebo en participantes más jóvenes,[35,36] pero las cuestiones de seguridad exigen precaución en los adultos mayores.[37] La pregabalina (no aprobada para el TAG en los Estados Unidos [EE.UU.] pero sí en muchos otros países) podría ser más útil para el sueño que los inhibidores de la recaptación de serotonina y noradrenalina (IRSN), aunque no hay ensayos comparativos.[38] Existe un estudio ligeramente positivo de la pregabalina en adultos mayores que se comentará a detalle más adelante.[39] La hidroxizina es sedante. Aunque se recomienda para pacientes más jóvenes, debe emplearse con precaución en las personas mayores debido a las preocupaciones de seguridad relacionadas con los efectos anticolinérgicos.[40] Si hay preocupaciones por la apnea del sueño, se deben evitar los medicamentos gabaérgicos y los depresores respiratorios hasta que se reciba tratamiento. La mirtazapina es usada con frecuencia por los clínicos en caso de trastornos del sueño con TAG. *Véase* la sección «Otras opciones posibles no incluidas en el algoritmo» para consultar nuestro planteamiento.
- Dolor neuropático: la duloxetina tiene indicaciones para el TAG, la depresión, el dolor neuropático, la fibromialgia, el dolor musculoesquelético, la lumbalgia crónica y el dolor debido a la artrosis. La pregabalina y la gabapentina tienen indicaciones para el dolor neuropático pero no para la ansiedad en los EE.UU. Se debe considerar primero la duloxetina, ya que tiene doble indicación tanto para el TAG como para muchos trastornos de dolor, muchos de los cuales son frecuentes en los adultos mayores, pero conviene revisar nuestros comentarios sobre la duloxetina para el dolor en el nodo 3c. Después de la duloxetina, otra opción podría ser la pregabalina o la gabapentina, que tienen indicaciones similares en caso de dolor.

- EPOC: los depresores respiratorios, como los opiáceos y las benzodiacepinas, pueden empeorar los síntomas de la EPOC. El uso de benzodiacepinas contra la ansiedad en este contexto requiere mucha precaución, pero puede ser una decisión personalizada.[41]

Trastornos cognitivos

- DCL y demencia: la ansiedad es común en los casos con DCL y demencia.[42] A los pacientes con DCL se les deben ofrecer los cuidados habituales para el deterioro cognitivo, que incluyen consideraciones sobre potenciadores cognitivos. Remitir a neurología y neuropsiquiatría, según proceda. Si el paciente sigue cumpliendo los criterios del TAG, considerar las recomendaciones de este algoritmo.

Otros trastornos de la salud mental

- Trastornos activos por consumo de sustancias: evitar las benzodiacepinas y fármacos relacionados. Evitar la pregabalina, que es un fármaco de la Lista V, y también la gabapentina.[43]
- Depresión mayor: la depresión mayor con ansiedad concomitante responde mucho peor a los antidepresivos y a muchos de sus potenciadores que la depresión sin ansiedad.[44] Si el paciente tiene depresión con TAG, nuestras recomendaciones para tratar el TAG serían mucho menos aplicables, ya que los estudios sobre el trastorno que hemos considerado por lo general excluían a los pacientes con TDM. No se encontraron evidencias de tratamientos eficaces para el TAG en pacientes adultos mayores deprimidos. Hay algunas pruebas (en adultos jóvenes) de que el uso de quetiapina o aripiprazol para potenciar un antidepresivo puede ser eficaz cuando hay depresión concomitante con ansiedad;[45-47] sin embargo, estos fármacos tienen efectos secundarios graves bien conocidos en los adultos mayores, entre ellos mayor riesgo de discinesia tardía.
- Depresión bipolar: las tasas de TAG son más altas en la depresión bipolar que en la unipolar.[48] Los antidepresivos, incluidos los ISRS, no suelen recomendarse para la depresión bipolar, en especial si el paciente tiene ciclos rápidos o presenta rasgos mixtos.[44,49] Considerar alternativas a los antidepresivos para el TAG cuando se recomienden en este algoritmo del TAG.
- Manía bipolar: los pacientes con manía presentan tasas elevadas de TAG y su respuesta al litio y a los anticonvulsivos puede verse reducida.[50] No obstante, el valproato, un tratamiento habitual para la manía, fue eficaz contra la ansiedad en comparación con el placebo en un pequeño estudio realizado en hombres con TAG y sin comorbilidades.[51] La quetiapina es otro antimaniaco que también presenta eficacia notable para este trastorno.[52] Estos estudios no incluyeron a adultos mayores. No existen ensayos aleatorizados que comparen tratamientos para la ansiedad en pacientes con manía. Si las intervenciones no farmacológicas son insuficientes, no existe un ansiolítico de elección claro con base en la evidencia. Puede preferirse la quetiapina al valproato o al litio si el paciente con manía presenta rasgos mixtos (depresivos).[53] Es más probable que estas personas tengan niveles altos de ansiedad.[54]
- TEPT: el tratamiento del TAG no sería diferente con esta comorbilidad. No obstante, la prazosina, un bloqueador α, fue un tratamiento eficaz contra el insomnio, las pesadillas, los despertares alterados y los síntomas diurnos del TEPT en seis de nueve estudios controlados con placebo.[23] En un metaanálisis reciente (donde se incluyó el ensayo negativo de gran tamaño en el 2018 a menudo mencionado) se observó un tamaño del efecto significativo para

la prazosina,[55] y en un estudio de 32 veteranos adultos mayores (edad promedio de 70 años) se encontró eficacia y seguridad incluso a dosís relativamente altas.[56] Si, tras el tratamiento del TAG, existen síntomas residuales de TEPT, se puede considerar la posibilidad de añadir prazosina tras evaluar el estado cardiovascular del paciente.

- TAG leve o temor a los efectos secundarios sexuales: al considerar el tratamiento con ISRS, es importante tener en cuenta sus efectos secundarios médicos, pero los sexuales en particular también son frecuentes, molestos para muchos, difíciles de discutir y no suelen remitir con el tiempo.[57] Por lo tanto, las preferencias de los pacientes pueden requerir una alternativa a los ISRS. La buspirona es una opción. Cabe destacar que muchos clínicos dudan de su eficacia, incluidos los autores de este artículo, y no lo incluimos en el algoritmo principal, pero cuenta con cierto sustento. En una comparación con la sertralina, que se discutirá en el nodo 3, la buspirona fue ligeramente superior en términos numéricos a la sertralina.[10] Además, en un ensayo abierto en adultos mayores, la buspirona mostró eficacia a 10 mg tres veces al día a las 6 semanas de tratamiento.[13] Debido a que ninguno de estos estudios fue controlado con placebo, limitamos nuestra recomendación de la buspirona a adultos mayores sanos sin comorbilidad médica y psiquiátrica significativa y TAG leve.

Nodo 3a: ISRS. Una vez confirmado el diagnóstico y revisadas las comorbilidades, el siguiente paso suele ser un ensayo con un ISRS. Por lo general, los ISRS parecen ser un tratamiento eficaz contra el TAG, con un tamaño del efecto global moderado de 0.36 en todas las edades,[58] y algunos estudios sugieren que hasta la mitad de los pacientes tratados pueden experimentar remisión de los síntomas del TAG.[59] Los ISRS que están aprobados por la Food and Drug Administration (FDA) de los EE.UU. para tratar el TAG son la paroxetina y el escitalopram. La sertralina no cuenta con la aprobación de la FDA, pero parece tener eficacia comparable al placebo en tres ECA.[60] Se comentarán brevemente los estudios en pacientes mayores.

En un ECA de 177 pacientes con TAG mayores de 60 años, 85 de ellos fueron tratados con escitalopram durante 12 semanas a dosis que oscilaban entre 10 y 20 mg diarios. Se observó que el escitalopram era superior al placebo para el control de los síntomas de ansiedad, con un tamaño del efecto robusto de 0.93; el principal efecto adverso fue la fatiga.[8] Se prefiere el escitalopram al citalopram, ya que tiene un perfil de efectos adversos más favorable con respecto a la prolongación del QTc (siempre que no se supere la dosis máxima de 20 mg),[61] al tiempo que conserva sus interacciones medicamentosas mínimas con el citocromo (CYP) P450. Aunque hay un estudio que respalda el uso del citalopram en los adultos mayores,[9] su aplicación clínica actual es limitada debido al cambio de la FDA en la dosis recomendada, según la cual no deben prescribirse más de 20 mg a los adultos mayores de 60 años.

Además del escitalopram, la sertralina es un ISRS con evidencia comprobada de ser un tratamiento eficaz del TAG en los adultos mayores. En un ensayo controlado, la sertralina superó tanto al placebo como a la TCC en un estudio de seguimiento de 3 meses, con una *d* de Cohen de 1.02 frente al placebo. Las tasas de respuesta fueron del 44% con TCC, el 57% con sertralina y el 11% con placebo.[7] La sertralina también provoca riesgos mínimos de prolongación del QTc.[62]

En un ECA donde se comparaba la sertralina con la buspirona en pacientes ambulatorios mayores de 60 años con TAG (sin placebo), 21 de ellos fueron asignados al azar a una dosis inicial diaria de 50 a 100 mg de sertralina, y 25 participantes empezaron con 10 a 15 mg diarios de buspirona. No se informaron las dosis finales, pero los autores señalan que la buspirona se aumentó en 5 mg semanales y la sertralina en 50 mg c/2 semanas si se toleraba. Se observó mejoría con la sertralina y la buspirona a partir de la segunda semana. Al inicio del estudio, las puntuaciones de la *Hamilton Rating Scale for Anxiety* (HRSA) de los pacientes eran de aproximadamente 30 en todos los grupos. En la semana 8, los descensos de la puntuación de la HRSA para la buspirona y la sertralina fueron de 15.7 (desviación estándar [DE] 7.49) frente a 13.1 (DE 7.49), respectivamente.[10]

La paroxetina está aprobada por la FDA para el TAG, pero se recomienda evitarla debido a sus efectos anticolinérgicos.[63,64] También tiene los efectos secundarios sexuales más graves entre los ISRS y se encuentra entre los que más probabilidades tienen de producir aumento de peso.[65,66] La paroxetina conlleva un riesgo significativo de producir interacciones medicamentosas y debe tomarse en serio en una población de pacientes en la que la polifarmacia no es infrecuente.[65] En concreto, su inhibición del CYP P450 2D6 puede aumentar las concentraciones de muchos medicamentos de uso común, incluidos los opiáceos y los antitusígenos. La paroxetina también presenta un alto riesgo de síntomas de abstinencia con la interrupción repentina.

Teniendo en cuenta la evidencia actual, se recomiendan el escitalopram y la sertralina como los dos ISRS preferidos para el tratamiento del TAG en los pacientes adultos mayores no tratados previamente con ISRS.

Todos los ISRS conllevan un riesgo de hiponatremia en la población geriátrica debido al síndrome de secreción inadecuada de hormona antidiurética.[67] Tres revisiones han examinado esta bibliografía y han llegado a conclusiones algo diferentes sobre los riesgos relativos de hiponatremia entre los distintos antidepresivos. Lo que es constante es que los ISRS conllevan mayor riesgo y la mirtazapina puede tener el menor.[68-70] Aunque en una revisión se observó menor riesgo de hiponatremia con los IRSN y la mirtazapina,[69] en otra no se encontraron diferencias.[70] Los síntomas de hiponatremia incluyen náusea, cansancio, confusión y convulsiones, y se han informado algunas muertes.[71] Este riesgo es mayor entre 14 y 28 días después de iniciar la administración de un ISRS.[72,73] Se ha planteado la hipótesis de que el riesgo de hiponatremia es mayor durante el inicio del tratamiento debido a las dificultades tempranas del túbulo distal del riñón para reabsorber tanto el sodio como el agua.[73] Se debe tener en cuenta que no hemos incluido la mirtazapina como opción en nuestro algoritmo. *Véase* la sección «Otras opciones posibles no incluidas en el algoritmo» para consultar nuestro planteamiento al final del artículo.

Existe un riesgo nueve veces mayor de hemorragia digestiva cuando los ISRS se emplean con antiinflamatorios no esteroideos sin el uso concomitante de inhibidores de la bomba de protones.[74] En los estudios también se ha constatado que un periodo de 1 a 4 semanas de uso de ISRS se asocia al incremento del 67% al 84% del riesgo de hemorragia.[75] También aumentan otras localizaciones de hemorragia con estos fármacos.[76]

Un problema importante de los ISRS de forma general es la latencia de respuesta asociada a su uso. En los pacientes más jóvenes, a veces esto puede manejarse con el uso inicial de una benzodiacepina junto con el ISRS, seguido de la reducción progresiva de esta, pero empezar a administrarlas requiere mucha precaución en los adultos mayores, como se discutirá más adelante. No se han establecido abordajes farmacológicos para reducir la latencia de respuesta al TAG con antidepresivos en los adultos mayores; sin embargo, la potenciación con psicoterapia cognitiva durante este periodo parece una recomendación razonable.

Nodo 3b: alternativa a un ISRS si el paciente quiere evitar los efectos secundarios sexuales. Al considerar el tratamiento con ISRS, es importante tener en cuenta sus efectos secundarios médicos, como ya se ha señalado, pero los efectos secundarios sexuales en particular también son frecuentes, molestos para muchos, difíciles de discutir y, por lo general, no remiten con el tiempo.[57] Por lo tanto, las preferencias de los pacientes pueden requerir una alternativa a los ISRS. Considerar la posibilidad de avanzar al nodo 4, donde hay varias opciones que podrían satisfacer esta necesidad.

Nodo 3c: si la respuesta al primer ISRS es insatisfactoria, se recomienda un segundo ensayo con un ISRS, otro ISRS o un IRSN (venlafaxina o duloxetina). Se selecciona el fármaco que parezca más adecuado para cada paciente teniendo en cuenta la experiencia pasada o la probable vulnerabilidad a los efectos secundarios.

No existen estudios que orienten la selección de un segundo paso de tratamiento psicofarmacológico para el TAG tras el fracaso de un primer ensayo. Dado que los ISRS no son idénticos en su espectro de actividad en los receptores, puede que uno diferente sea eficaz (una estrategia aceptada en la depresión resistente al tratamiento)[26] o se podría seleccionar un IRSN que supuestamente emplee un mecanismo de acción diferente. Dos IRSN están aprobados por la FDA para el TAG (venlafaxina y duloxetina), y entre las personas más jóvenes parecen tener una eficacia comparable a la de los ISRS;[77] sin embargo, algunas pruebas en pacientes más jóvenes sugieren daños ligeramente mayores asociados al uso de IRSN, incluidos ACV e infarto de miocardio (cociente de riesgos [HR, *hazard ratio*] 1.13), en comparación con los ISRS.[78,79]

Cambiar de un fármaco a otro puede ser un reto. Aunque el primer ISRS fuera ineficaz, podría producirse un síndrome de abstinencia que complicaría la interpretación de los posibles efectos secundarios del siguiente ansiolítico. Por lo tanto, si las presentaciones clínicas no son urgentes o inusualmente graves, se sugiere disminuir gradualmente el primer ansiolítico antes de empezar con el siguiente.

Venlafaxina: en un análisis secundario de los resultados de un grupo de adultos mayores de 60 años que participaron en cinco estudios patrocinados por la industria de venlafaxina de liberación prolongada (LP) contra el TAG, el 66% respondieron al tratamiento, frente al 41% con placebo.[14] La venlafaxina también mostró eficacia como terapia de mantenimiento durante 24 semanas en el TAG en dos de estos estudios. No obstante, cuando se comparó con la sertralina en un ECA de 10 semanas para personas en residencias para adultos mayores, se observó que la venlafaxina era menos tolerable.[80] Cuando la venlafaxina se utiliza a dosis bajas, es principalmente un ISRS, pero se ha asociado a hipotensión ortostática.[81] Cuando se toman cantidades más altas, hay hipertensión relacionada con la dosis, en especial cuando es superior a 200 mg diarios, pero hay menos preocupación incluso a estas dosis si el paciente está estabilizado con antihipertensores.[82] Dada la preocupación por el síndrome de abstinencia en caso de dosis olvidadas o atrasadas de venlafaxina,[83] los médicos deben aconsejar a los pacientes que eviten las interrupciones repentinas y que tomen esta medicación a la misma hora cada día, aunque la probabilidad de estos problemas puede reducirse con las formulaciones de LP más utilizadas.

Duloxetina: existen tres estudios relevantes en adultos mayores en relación con la eficacia potencial de la duloxetina para el tratamiento del TAG. Existe un ECA con placebo,[11] un estudio centrado en los síntomas de ansiedad con TDM concomitante[84] y un análisis agrupado de varios estudios pequeños con un total de 73 pacientes mayores de 65 años con TAG.[85] El ECA mostró que la duloxetina redujo las puntuaciones medias totales en la HRSA por 4.2 puntos y las puntuaciones globales en la *Sheehan Disability Scale* (SDS) por 3.2 puntos más que el placebo, en última instancia con una tasa de respuesta del 71% para la duloxetina frente al 46% para el placebo.[11] La duloxetina a 60 mg fue eficaz en adultos mayores con TDM con rasgos ansiosos, con mejorías de la ansiedad observables en la primera semana.[84] El estudio agrupado utilizó subconjuntos de población de cuatro estudios, y los resultados sugieren que los pacientes tratados con duloxetina tuvieron una mejoría significativa de la HRSA frente al placebo (10.1 frente a 5.9), con una tasa de respuesta del 48% frente al 29% con placebo.[85] No se han realizado comparaciones directas de venlafaxina y duloxetina en adultos mayores con TAG, pero de forma general su eficacia, seguridad y tolerabilidad parecen ser aproximadamente las mismas, aunque con algunas diferencias específicas. La duloxetina puede tener más efectos secundarios digestivos, y por lo general ambas tienen más efectos que los ISRS: los criterios de Beers del 2023 recomiendan evitar la duloxetina en los adultos mayores por este motivo.[40] Los riesgos de anomalías hepáticas graves con la duloxetina, aunque bajos, sugieren que sería prudente evaluar la función hepática inicial y está contraindicada en casos de insuficiencia hepática. La retención urinaria, infrecuente (0.4%), podría ser más problemática en los adultos mayores,[82] ya que podría provocar infección urinaria, el segundo problema infeccioso más frecuente en esta población.[86] A pesar de la mercadotecnia de sus indicaciones por la FDA para diversos síndromes dolorosos, como la fibromialgia, el dolor neuropático diabético y el dolor musculoesquelético crónico, dos metaanálisis concluyeron que estos efectos analgésicos son clínicamente insignificantes en los pacientes deprimidos con dolor y no mayores que con otros antidepresivos.[87,88] Este hallazgo podría aplicarse a aquellos con TAG y dolor, pero esto no se ha estudiado. En una revisión más reciente se observó una solidez de la evidencia de «certeza moderada» de que los IRSN como clase tienen beneficios en caso de dolor, pero esto no tuvo en cuenta la presencia o ausencia de depresión o ansiedad concomitantes.[89] Algunos de los estudios de la revisión habrían excluido a los pacientes con estas comorbilidades. Si se utiliza la duloxetina para un adulto mayor, el clínico debe ser consciente de que este medicamento es un inhibidor moderado del CYP P450 2D6.[90]

Se recomienda a los clínicos que vigilen los electrolitos no más de 1 mes tras el inicio de cualquier ISRS o IRSN, dado el mayor riesgo de síndrome de secreción inadecuada de hormona antidiurética e hiponatremia en los adultos mayores.[91]

Nodo 4: tercer ensayo de medicación contra el TAG. Aunque no existen estudios de pacientes en los que hayan fracasado dos ensayos de psicofármacos contra el TAG, hay otros fármacos que cuentan con datos de investigación que respaldan su uso ante esta alteración. Aunque la mayoría de estos estudios no incluyen a adultos mayores, creemos que los resultados podrían extrapolarse a aquellos de más edad y justificar un ensayo terapéutico. Además de los medicamentos ya recomendados pero todavía no probados, propondremos cuatro opciones más: pregabalina o gabapentina, agomelatina (no disponible en los EE.UU.) y los remedios herbolarios kava y aceite de lavanda. El prescriptor debe seleccionar el fármaco que parezca más adecuado para el caso teniendo en cuenta las vulnerabilidades de los efectos secundarios, las preferencias del paciente y la disponibilidad.

Pregabalina/gabapentina: aunque la pregabalina no está aprobada por la FDA para el tratamiento del TAG en los EE.UU., donde es una sustancia controlada de la Lista V, está aprobada en Europa con esta indicación y se considera una opción de primera línea en las directrices del 2014 de la British Association for Psychopharmacology para el tratamiento de la ansiedad.[92] Existen varios ECA que muestran que la pregabalina es tan eficaz como otros medicamentos de eficacia probada para el tratamiento de los síntomas psiquiátricos y somáticos relacionados con el TAG en pacientes jóvenes, y que las mejorías, incluidos los beneficios para el sueño, pueden observarse con relativa rapidez, desde la primera semana.[77,93] En un ECA de 8 semanas de duración en 273 pacientes con TAG con una edad promedio de 72 años, la pregabalina alivió los síntomas del TAG desde las 2 semanas de tratamiento.[15] La dosis osciló entre 150 y 600 mg/día. No obstante, solo hubo una reducción de 2.0 puntos en la puntuación de la HRSA (utilizando los datos de traslación del último dato) en comparación con el placebo como criterio de valoración.[15] Este medicamento, al igual que otros fármacos contra el TAG, se asoció a mareos y caídas en algunos adultos mayores.[93] Hay que tener en cuenta que el edema periférico es un efecto secundario frecuente tanto de la gabapentina como de la pregabalina.

Si la pregabalina no es factible debido a su clasificación en la Lista V o a cualquier restricción local, es posible que se pueda emplear la gabapentina en su lugar. La gabapentina comparte algunas indicaciones de la FDA con la pregabalina y tiene posibles mecanismos de acción muy similares, pero la eficacia en el TAG es especulativa, ya que no hay estudios controlados sobre la gabapentina en el TAG en adultos jóvenes o mayores. La gabapentina no está en la Lista V, aunque se han planteado algunas inquietudes sobre su potencial de uso indebido por parte de los pacientes con estas tendencias.[43] Hay estudios que comprueban la eficacia de la gabapentina en otros tipos de ansiedad, como el trastorno de ansiedad social,[94] la ansiedad preoperatoria[95] y la ansiedad en supervivientes de cáncer de mama.[96]

Agomelatina: este antidepresivo con efectos melatoninérgicos y antagonistas de la serotonina no está aprobado para su uso en los EE.UU., pero está disponible en algunos otros países. Tres ECA han mostrado su eficacia en los pacientes con TAG, incluidos dos estudios de 12 semanas de duración,[97,98] así como un ensayo de 6 meses.[99] Ninguno contempló a adultos mayores de 65 años. Stein y cols.[100] realizaron un metaanálisis de estos ensayos que incluía a 669 pacientes, con una edad promedio de 44 años para quienes recibieron la agomelatina, lo que sugiere la eficacia de este fármaco para el tratamiento del TAG con un impresionante número necesario a tratar de 3.1.[100] En una comparación de la agomelatina (25-50 mg) con el escitalopram aprobado por la FDA (10-20 mg), las tasas de respuesta fueron del 61% y el 65%, respectivamente.[101] Los efectos secundarios más frecuentes incluyeron cefalea, nasofaringitis y náusea. Se observó una elevación de las enzimas hepáticas en seis pacientes, que remitió tras la interrupción del fármaco. Una persona que tomaba 25 mg de agomelatina presentó un aumento de las enzimas hepáticas más de 10 veces el límite superior normal. Stein y cols.[100] concluyeron que este medicamento es bastante seguro y tolerable.[100] Debe usarse con precaución o evitarse en los pacientes con disfunción hepática significativa, ya sea debida a medicamentos actuales o a alteraciones fisiológicas subyacentes.

Dos opciones herbolarias en el nodo 4. Algunos pacientes prefieren los remedios naturales, y algunos están respaldados por estudios sobre el TAG, aunque ninguno ha pasado por el proceso para lograr la aprobación de la FDA. El control de calidad puede ser un problema. Se mencionarán brevemente dos que contaron con las mejores evidencias en una revisión sistemática: aceite de lavanda y kava.[102] Cabe destacar que los medicamentos de venta libre no son necesariamente más seguros que los aprobados por la FDA, aunque esta sea una creencia común. Estas dos opciones tienen pruebas débiles de eficacia, pero pueden ser consideradas aquí en el nodo 4.

Aceite de lavanda: hay cinco estudios que investigan el aceite de lavanda como tratamiento del TAG, aunque ninguno en adultos mayores, y solo uno se consideró de alta calidad.[102] Es un producto de prescripción en Europa pero disponible sin receta en los EE.UU. Un estudio duró 6 semanas, mientras que cuatro fueron de 10 semanas. El metaanálisis de los cinco estudios sugirió que el aceite de lavanda es más eficaz que el placebo en un intervalo de dosis de 80 a 160 mg diarios. Se tolera bien y los principales efectos secundarios están relacionados con molestias las digestivas.[103,104]

Kava: se comparó el uso de 120/240 mg de kavalactonas al día, también disponibles sin receta, con placebo en un ensayo de 6 semanas en 75 pacientes adultos jóvenes con TAG sin trastornos del estado de ánimo concomitantes.[105] El tamaño del efecto fue moderadamente potente, 0.62 según la *d* de Cohen, con un 26% de remisiones en el grupo de kava frente a un 6% con placebo ($p = 0.04$). El único efecto secundario mayor en el grupo de kava fue la cefalea; sin embargo, en ensayos anteriores con este producto se obtuvieron resultados más dispares, y un informe de hepatotoxicidad grave fue preocupante.[106]

Nodo 5: casos resistentes al tratamiento. Definimos los *casos resistentes al tratamiento* como el fracaso de tres ensayos de psicofármacos durante 6 a 8 semanas a dosis compatibles con las empleadas en los ensayos clínicos que encontraron eficacia.[107]

Antipsicóticos

La quetiapina se usa con frecuencia en la práctica clínica para el tratamiento de la ansiedad y ha mostrado ser una monoterapia eficaz contra el TAG en varios ECA, aunque no fue aprobada por la FDA probablemente debido a la mayor carga de efectos secundarios en comparación con otros tratamientos.[39] Se estudió en adultos mayores con TAG en un gran ensayo.[16] La quetiapina de liberación prolongada a una dosis de 50 a 200 mg/día fue superior al placebo con una reducción 8 puntos mayor en la HRSA a lo largo de 9 semanas. Se observaron resultados positivos en la primera semana. En la novena semana, la quetiapina tenía una tasa de respuesta del 69% y el placebo del 24%.[16] En nuestro algoritmo anterior para el TAG en adultos jóvenes no se recomendaba esta medicación como elección temprana en la terapia del TAG debido a sus efectos secundarios metabólicos, sedación y asociación con la prolongación del QTc.[4] En un reciente estudio de cohortes muy amplio se constató que el uso de dosis bajas de quetiapina fuera de la indicación autorizada contra la ansiedad se asociaba a mayor riesgo de eventos cardiovasculares mayores, ACV isquémico no mortal y muerte cardiovascular (HR 1.72), especialmente en los adultos mayores.[108] También debe tenerse precaución para vigilar la xerostomía, los mareos y el estreñimiento.[109] La quetiapina puede considerarse en un número selecto de casos geriátricos, cuando otras opciones hayan resultado ineficaces.

Otros antipsicóticos estudiados en caso de TAG, aunque no en adultos mayores, son la risperidona, el aripiprazol y la olanzapina.[110-115]

OTRAS OPCIONES NO INCLUIDAS FORMALMENTE EN EL ALGORITMO

Benzodiacepinas

La actualización del 2023 de los criterios de Beers de la American Geriatric Society ha suavizado su anterior recomendación del 2017 de «evitar encarecidamente» el uso de benzodiacepinas en los adultos mayores debido a los riesgos de caídas, fracturas, deterioro cognitivo y accidentes de tránsito. Ahora consideran que las benzodiacepinas pueden ser adecuadas para tener en cuenta en caso de TAG grave.[40] Se ha sugerido que algunos de estos riesgos, como las fracturas de cadera, pueden haber sido exagerados por la confusión debida a la indicación en los estudios.[116] Esto debe tenerse en cuenta al revisar los estudios citados inmediatamente a continuación.

A los adultos mayores se les recetan benzodiacepinas con frecuencia; las estimaciones sugieren que, anualmente, se recetan estos productos al 8.7% de estos pacientes y, entre ellos, cerca del 33% los utilizan de forma crónica.[117] Esto puede ser problemático por muchas razones, en especial si no se ha tenido cuidado de asegurarse de que no haya alternativas más seguras disponibles. Las benzodiacepinas se han asociado a mayor riesgo de caídas, tal y como lo mostró un metaanálisis de 22 estudios que incluían a 79 081 participantes, y que probó que estos medicamentos presentaban el cociente de posibilidades (OR, *odds ratio*) ajustado más alto de caídas (OR 1.41; intervalo de confianza del 95%: 1.20-1.71) en comparación con otros fármacos como los diuréticos y los antipsicóticos.[118] El estudio de Wang y cols.[119] sobre 1222 adultos de edad avanzada constató que el uso de benzodiacepinas se asocia a mayor riesgo de fracturas tras el inicio de la medicación, y que este continúa también con el uso crónico. El metaanálisis de los estudios (en adultos no mayores) ha sugerido mayor riesgo de accidentes automovilísticos con el uso de estos fármacos.[120] Además, alrededor del 40% de los pacientes que toman benzodiacepinas desarrollarán tolerancia, dependencia y síndrome de abstinencia de rebote con los intentos de suspenderlas.[121,122] La depresión respiratoria es otro riesgo que se incrementa en presencia de apnea del sueño.[123] La advertencia de recuadro negro de la FDA del 2017 identificó riesgo de depresión respiratoria, en especial cuando se combinan con opiáceos o antitusígenos.[124] En nuestro algoritmo anterior sobre el TAG para adultos jóvenes, las benzodiacepinas se recomiendan como tratamiento de tercera línea contra el TAG debido a su eficacia observada en estudios en adultos jóvenes.[4]

Hay dos ECA sobre benzodiacepinas en los adultos mayores con ansiedad. El primero es un ensayo controlado con placebo del ketazolam, que no está disponible en los EE.UU. Se metaboliza en diazepam y tiene una vida media larga (25-200 h). En el estudio, 31 pacientes recibieron ketazolam y 32 fueron asignados aleatoriamente a placebo, y los resultados fueron que el fármaco redujo más de un cuarto las puntuaciones en la HRSA en el 83% de los participantes en un plazo de 15 días frente al 43% del placebo.[17] El otro estudio fue con oxazepam frente a placebo.[18] Se estudió a un total de 220 pacientes. Hubo una reducción de 7 puntos en la HRSA con el oxazepam en comparación con una disminución de 3 puntos con el placebo, pero otros criterios de valoración, como la *Hopkins 25-Item Symptom Checklist* y la *Physician's and Patient's Global Improvement Scale*, mostraron mayores diferencias. Teniendo en cuenta estos estudios, y a pesar de las posibles desventajas, puede ser razonable emplear una benzodiacepina como tratamiento nuevo de un paciente adulto mayor con TAG si las otras opciones recomendadas en el algoritmo no son adecuadas o fueron ineficaces, y si la carga sintomática del TAG es grave. Por lo general, es más seguro utilizar benzodiacepinas de acción corta (p. ej., oxazepam o lorazepam) que no tengan metabolitos activos, para reducir al mínimo los efectos secundarios.

Más recientemente, Altman y cols. evaluaron los resultados del tratamiento del TAG con benzodiacepinas en adultos mayores y llegaron a la conclusión de que no había beneficio continuo significativo, pero sí una aparición importante de efectos secundarios y abandonos del tratamiento.[125] Se necesitan más estudios para resolver la controversia que se ha suscitado sobre los beneficios a largo plazo de las benzodiacepinas en los adultos mayores.

Como ya se ha señalado, los clínicos se encontrarán a menudo con casos en los que se han tomado benzodiacepinas de forma crónica. Ahora que el paciente es un adulto mayor, la evaluación de riesgos y beneficios puede haber cambiado significativamente desde que se le recetó por primera vez, y esta puede ser una situación clínica desafiante porque la interrupción de las benzodiacepinas después del uso prolongado puede ser muy difícil.[126] En un estudio realizado en el 2023 por Maust y cols., que incluyó a más de 350 000 adultos tratados continuamente con benzodiacepinas, se constató que la interrupción de estas se asocia a tasas más altas de mortalidad, sobredosis de sustancias, ideas suicidas y uso de la sala de urgencias. Este riesgo era todavía mayor si el paciente consumía opiáceos y benzodiacepinas de forma concomitante.[19] El patrón de administración podría ser un factor. En un amplio estudio observacional, Davies y cols.[127] observaron, de forma bastante sorprendente, que había un número ligeramente superior de caídas en quienes eran consumidores crónicos en comparación con los consumidores intermitentes (4.6% frente al 3.2%). El HR ajustado para esa diferencia fue de 1.08.

Si se continúa la administración continua de una benzodiacepina, es importante hacer una reevaluación continua de los riesgos y beneficios. Si los riesgos empiezan a superar a los beneficios, entonces puede estar justificado intentar reducir la dosis y cambiar a otra medicación. Los medicamentos estudiados para su uso en este escenario (por lo general en los pacientes más jóvenes) incluyen pregabalina (dos estudios), paroxetina (cuatro estudios), antidepresivos tricíclicos (un estudio), flumazenil (cuatro estudios) y carbamazepina (un estudio).[126] En una revisión Cochrane del 2018 sobre este tema se consideró que la calidad de las pruebas en todos los estudios disponibles era muy baja y no se hicieron recomendaciones sobre ningún medicamento específico para ayudar con la interrupción de las benzodiacepinas.[126] Teniendo en cuenta esta evidencia, se recomienda la reducción gradual a lo largo de varios meses con TCC concomitante.[128-136] Los estudios han empleado protocolos de disminución de la dosis del 25% cada 2 o 3 semanas. Esto se ha denominado secuencia «hiperbólica» de reducciones en lugar de «lineal» .[137]

En resumen, la decisión de iniciar o continuar el uso de una benzodiacepina en un adulto mayor en caso de TAG es una decisión personalizada entre el prescriptor y el paciente, basada en el estado médico actual, los antecedentes y los beneficios y daños previstos de la interrupción frente a las ventajas y desventajas de otros medicamentos recomendados anteriormente en este algoritmo. Nuestra postura cautelosa es congruente con la de otros expertos.[138]

Hidroxizina

En cinco ECA sobre hidroxizina contra el TAG en personas más jóvenes, se constató que este antihistamínico era eficaz en comparación con el placebo cuando se administraba a adultos en dosis típicamente de 50 mg diarios de forma fraccionada (p. ej., 12.5 mg dos veces al día y 25 mg al acostarse);[139-142] sin embargo, la hidroxizina tiene efectos secundarios considerables en los adultos mayores. Volviendo a la lista de Beers, se encuentra una recomendación firme de evitar su uso[40] y está clasificada en la categoría más alta en la escala de riesgo anticolinérgico.[143] La prolongación del QTc es otra preocupación: la Pharmacovigilance Risk Assessment Committee de la European Medicines Agency (comparable a la FDA de los EE.UU.) de la Unión Europea realizó una revisión detallada y llegó a la conclusión de que los riesgos para el QTc, sobre todo a dosis de 100 mg o superiores, justifican que su uso se reduzca al mínimo si es posible.[144] Por lo tanto, recomendamos mucha precaución al considerar el uso de la hidroxizina en caso de TAG en adultos mayores.

Otras posibles opciones no incluidas en el algoritmo

Canabidiol: muchos adultos mayores autoexperimentan con el canabidiol;[145] sin embargo, en el momento de redactar estas líneas no existen estudios controlados sobre el TAG en adultos mayores o más jóvenes.

Mirtazapina: existe un ensayo abierto no controlado con placebo de 12 semanas de duración sobre la mirtazapina en 44 pacientes con TAG (39 completaron el ensayo), con una edad promedio de 32 años.[146] Se utilizó una dosis fija de 30 mg. En el estudio se halló mejoría en el 79% y remisión en el 36%, según una puntuación en la HRSA menor o igual a 7. Este estudio abierto simple ciego no proporcionó justificación adecuada para incluir la mirtazapina como opción habitual para tratar el TAG en los adultos mayores.

Vilazodona: el uso de la vilazodona en el TAG se evaluó en un metaanálisis de tres ECA en los que participaron 844 pacientes que recibieron vilazodona y 618 que recibieron placebo.[147] La tasa de respuesta de la vilazodona fue del 53% frente al 41% con placebo, y los efectos secundarios más frecuentes fueron digestivos. El análisis concluyó que la vilazodona es superior al placebo para el tratamiento del TAG, pero se requieren investigaciones más profundas debido al tamaño pequeño del beneficio y a la magnitud del efecto bastante grande para los efectos secundarios.[147] El fabricante ha cesado en su empeño de conseguir la aprobación de la FDA para la indicación contra el TAG.

Vortioxetina: dos revisiones concluyeron que la vortioxetina no superaba al placebo para el tratamiento del TAG.[148,149] Un metaanálisis en red (que controla los elevados efectos del placebo) constató que era tan tolerable como el placebo, pero no resultaba más eficaz que este.[150] Se menciona como una posible opción no incluida en el algoritmo, pero se necesitan más estudios.

DISCUSIÓN Y COMENTARIOS FINALES

El uso de algoritmos de tratamiento en psicofarmacología cuenta con evidencia de que mejora los resultados durante el tratamiento de la esquizofrenia, el trastorno bipolar y la depresión;[151] sin embargo, no se han realizado ensayos sistemáticos sobre los algoritmos para tratar los trastornos de ansiedad. Este algoritmo se basa en un número relativamente pequeño de estudios. Por lo tanto, una investigación sobre los resultados a gran escala donde se use el algoritmo en múltiples contextos podría proporcionar más datos útiles para orientar la atención. Esto último se ha propuesto como una forma de mejorar el tratamiento de la depresión en los adultos mayores.[152]

Esta población con frecuencia presenta ansiedad, pero los clínicos deben resistirse al impulso de tratar el síntoma sin diagnosticar primero las causas. Este algoritmo se centra en los pacientes cuyos síntomas de ansiedad cumplen los criterios del DSM-5* para el TAG. Para tales casos, puede considerarse un ensayo farmacológico empleando una guía basada en la evidencia. En comparación con nuestro algoritmo del TAG del 2016 para los adultos jóvenes, el presente algoritmo para adultos mayores incluye algunas de las siguientes diferencias: *1*) se prefiere la monoterapia secuencial para reducir al mínimo la polifarmacia, *2*) se recomienda tener más precaución con las benzodiacepinas y la hidroxizina, y *3*) no hay preferencia entre la venlafaxina y la duloxetina. La razón por la que se prefieren evitar las estrategias de potenciación es que las pruebas a su favor son limitadas y, como principio general, debe desaconsejarse la polifarmacia en los adultos mayores. Quizás la mejor terapia de potenciación respaldada por la evidencia sea la psicoterapia, pero no es un tema central en este algoritmo. Proponemos que los médicos utilicen este algoritmo solo como guía de consulta y lo empleen en colaboración con el paciente, teniendo en cuenta sus valores y objetivos de atención. Es necesario seguir investigando, sobre todo en el ámbito del TAG resistente al tratamiento en los adultos mayores.

DECLARACIÓN DE CONFLICTO DE INTERESES

Los autores declararon no tener ningún conflicto de intereses potencial con respecto a la investigación, autoría y publicación de este artículo.

FINANCIAMIENTO

Los autores no recibieron apoyo financiero para la investigación, autoría y publicación de este artículo.

ORCID

Anderson Chen https://orcid.org/0000-0003-0507-9363
David Osser https://orcid.org/0000-0002-9477-241X

REFERENCIAS

1. Gum AM, King-Kallimanis B, Kohn R. Prevalence of mood, anxiety, and substance-abuse disorders for older Americans in the national comorbidity survey-replication. *Am J Geriatr Psychiatr.* 2009;17(9):769-781. doi:10.1097/JGP.0b013e3181ad4f5a
2. Wittchen HU, Hoyer J. Generalized anxiety disorder: nature and course. *J Clin Psychiatry.* 2001;62(11):15-19; discussion 20-21.
3. Chou KL. Age at onset of generalized anxiety disorder in older adults. *Am J Geriatr Psychiatr.* 2009;17(6):455-464. doi:10.1097/jgp.0b013e31818f3a93
4. Abejuela HR, Osser DN. The Psychopharmacology Algorithm Project at the Harvard South Shore Program: an algorithm for generalized anxiety disorder. *Harv Rev Psychiatr.* 2016;24(4):243-256. doi:10.1097/hrp.0000000000000098
5. Osser DN, Renner JA, Bayog R. Algorithms for the pharmacotherapy of anxiety disorders in patients with chemical abuse and dependence. *Psychiatr Ann.* 1999;29(5):285-301.
6. Davidson JR, Zhang W, Connor KM, et al. A psycho-pharmacological treatment algorithm for generalised anxiety disorder (GAD). *J Psychopharmacol.* 2010;24(1):3-26. doi:10.1177/0269881108096505
7. Schuurmans J, Comijs H, Emmelkamp PM, et al. A randomized, controlled trial of the effectiveness of cognitive-behavioral therapy and sertraline versus a waitlist control group for anxiety disorders in older adults. *Am J Geriatr Psychiatr.* 2006;14(3):255-263. doi:10.1097/01.Jgp.0000196629.19634.00
8. Lenze EJ, Rollman BL, Shear MK, et al. Escitalopram for older adults with generalized anxiety disorder: a randomized controlled trial. *JAMA.* 2009;301(3):295-303. doi:10.1001/jama.2008.977301/3/295
9. Lenze EJ, Karp JF, Mulsant BH, et al. Somatic symptoms in late-life anxiety: treatment issues. *J Geriatr Psychiatr Neurol.* 2005;18(2):89-96. doi:10.1177/0891988705276251
10. Mokhber N, Azarpazhooh MR, Khajehdaluee M, Velayati A, Hopwood M. Randomized, single-blind, trial of sertraline and buspirone for treatment of elderly patients with generalized anxiety disorder. *Psychiatr Clin Neurosci.* 2010;64(2):128-133. doi:10.1111/j.1440-1819.2009.02055.x
11. Alaka KJ, Noble W, Montejo A, et al. Efficacy and safety of duloxetine in the treatment of older adult patients with generalized anxiety disorder: a randomized, double-blind, placebo-controlled trial. *Int J Geriatr Psychiatr.* 2014;29(9):978-986. doi:10.1002/gps.4088
12. Rothbaum BO, Killeen TK, Davidson JR, Brady KT, Connor KM, Heekin MH. Placebo-controlled trial of risperidone augmentation for selective serotonin reuptake inhibitor-resistant civilian posttraumatic stress disorder. *J Clin Psychiatry.* 2008;69(4):520-525. doi:10.4088/jcp.v69n0402
13. Majercsik E, Haller J. Interactions between anxiety, social support, health status and buspirone efficacy in elderly patients. *Prog Neuro-Psychopharmacol Biol Psychiatry.* 2004;28(7):1161-1169. doi:10.1016/j.pnpbp.2004.06.007

14. Katz IR, Reynolds CF, Alexopoulos GS, Hackett D. Venlafaxine ER as a treatment for generalized anxiety disorder in older adults: pooled analysis of five randomized placebo-controlled clinical trials. *J Am Geriatr Soc.* 2002;50(1):18-25. doi:10.1046/j.1532-5415.2002.50003.x
15. Montgomery S, Chatamra K, Pauer L, Whalen E, Baldinetti F. Efficacy and safety of pregabalin in elderly people with generalised anxiety disorder. *Br J Psychiatry.* 2008;193(5):389-394. doi:10.1192/bjp.bp.107.037788
16. Mezhebovsky I, Mägi K, She F, Datto C, Eriksson H. Double-blind, randomized study of extended release quetiapine fumarate (quetiapine XR) monotherapy in older patients with generalized anxiety disorder. *Int J Geriatr Psychiatr.* 2013;28(6):615-625. doi:10.1002/gps.3867
17. Bresolin N, Monza G, Scarpini E, et al. Treatment of anxiety with ketazolam in elderly patients. *Clin Ther.* 1988;10(5):536-542.
18. Koepke HH, Gold RL, Linden ME, Lion JR, Rickels K. Multicenter controlled study of oxazepam in anxious elderly outpatients. *Psychosomatics.* 1982;23(6):641-645. doi:10.1016/s0033-3182(82)73363-8
19. Maust DT, Petzold K, Strominger J, Kim HM, Bohnert ASB. Benzodiazepine discontinuation and mortality among patients receiving long-term benzodiazepine therapy. *JAMA Netw Open.* 2023;6(12):e2348557. doi:10.1001/jamanetworkopen.2023.48557
20. Pinquart M, Duberstein PR. Treatment of anxiety disorders in older adults: a meta-analytic comparison of behavioral and pharmacological interventions. *Am J Geriatr Psychiatr.* 2007;15(8):639-651. doi:10.1097/JGP.0b013e31806841c8
21. McHugh RK, Whitton SW, Peckham AD, Welge JA, Otto MW. Patient preference for psychological vs pharmacologic treatment of psychiatric disorders: a meta-analytic review. *J Clin Psychiatry.* 2013;74(6):595-602. doi:10.4088/JCP.12r07757
22. Papola D, Miguel C, Mazzaglia M, et al. Psychotherapies for generalized anxiety disorder in adults: a systematic review and network meta-analysis of randomized clinical trials. *JAMA Psychiatr.* 2024;81(3):250-259. doi:10.1001/jamapsychiatry.2023.3971
23. Bajor LA, Balsara C, Osser DN. An evidence-based approach to psychopharmacology for posttraumatic stress disorder (PTSD)—2022 update. *Psychiatr Res.* 2022;317:114840. doi:10.1016/j.psychres.2022.114840
24. Chen A, Copeli F, Metzger E, Cloutier A, Osser DN. The Psychopharmacology Algorithm Project at the Harvard South Shore Program: an update on management of behavioral and psychological symptoms in dementia. *Psychiatr Res.* 2021;295:113641. doi:10.1016/j.psychres.2020.113641
25. Wang D, Osser DN. The Psychopharmacology Algorithm Project at the Harvard South Shore Program: an update on bipolar depression. *Bipolar Disord.* 2020;22(5):472-489. doi:10.1111/bdi.12860
26. Giakoumatos CI, Osser D. The Psychopharmacology Algorithm Project at the Harvard South Shore Program: an update on unipolar nonpsychotic depression. *Harv Rev Psychiatr.* 2019;27(1):33-52. doi:10.1097/hrp.0000000000000197
27. Kessler RC, Keller MB, Wittchen HU. The epidemiology of generalized anxiety disorder. *Psychiatr Clin.* 2001;24(1):19-39. doi:10.1016/s0193-953x(05)70204-5
28. Ismail Z, Agüera-Ortiz L, Brodaty H, et al. The mild behavioral impairment checklist (MBI-C): a rating scale for neuropsychiatric symptoms in pre-dementia populations. *J Alzheimers Dis.* 2017;56(3):929-938. doi:10.3233/jad-160979
29. Rosenberg PB, Mielke MM, Appleby BS, Oh ES, Geda YE, Lyketsos CG. The association of neuropsychiatric symptoms in MCI with incident dementia and Alzheimer disease. *Am J Geriatr Psychiatr.* 2013;21(7):685-695. doi:10.1016/j.jagp.2013.01.006
30. Lambiase MJ, Kubzansky LD, Thurston RC. Prospective study of anxiety and incident stroke. Stroke. 2014;45(2):438-443. doi:10.1161/strokeaha.113.003741
31. Martens EJ, de Jonge P, Na B, Cohen BE, Lett H, Whooley MA. Scared to death? generalized anxiety disorder and cardiovascular events in patients with stable coronary heart disease: the heart and soul study. *Arch Gen Psychiatr.* 2010;67(7):750-758. doi:10.1001/archgenpsychiatry.2010.74

32. Carroll D, Phillips AC, Thomas GN, Gale CR, Deary I, Batty GD. Generalized anxiety disorder is associated with metabolic syndrome in the Vietnam experience study. *Biol Psychiatr.* 2009;66(1):91-93. doi:10.1016/j.biopsych.2009.02.020
33. Seppala LJ, van de Glind EMM, Daams JG, et al. Fall-risk increasing drugs: a systematic review and meta-analysis: III. Others. *J Am Med Dir Assoc.* 2018;19(4):372.e1-372.e8. doi:10.1016/j.jamda.2017.12.099
34. van Poelgeest EP, Pronk AC, Rhebergen D, van der Velde N. Depression, antidepressants and fall risk: therapeutic dilemmas-a clinical review. *Eur Geriatr Med.* 2021;12(3):585-596. doi:10.1007/s41999-021-00475-7
35. Kaynak H, Kaynak D, Gozukirmizi E, Guilleminault C. The effects of trazodone on sleep in patients treated with stimulant antidepressants. *Sleep Med.* 2004;5(1):15-20.
36. Nierenberg AA, Adler LA, Peselow E, Zornberg G, Rosenthal M. Trazodone for antidepressant-associated insomnia. *Am J Psychiatr.* 1994;151(7):1069-1072. doi:10.1176/ajp.151.7.1069
37. Bronskill SE, Campitelli MA, Iaboni A, et al. Low-dose trazodone, benzodiazepines, and fall-related injuries in nursing homes: a matched-cohort study. *J Am Geriatr Soc.* 2018;66(10):1963-1971. doi:10.1111/jgs.15519
38. Holsboer-Trachsler E, Prieto R. Effects of pregabalin on sleep in generalized anxiety disorder. *Int J Neuropsychopharmacol.* 2013;16(4):925-936. doi:10.1017/s1461145712000922
39. Slee A, Nazareth I, Bondaronek P, Liu Y, Cheng Z, Freemantle N. Pharmacological treatments for generalised anxiety disorder: a systematic review and network meta-analysis. *Lancet.* 2019;393(10173):768-777. doi:10.1016/s0140-6736(18)31793-8
40. By the 2023 American Geriatrics Society Beers Criteria® Update Expert Panel. American Geriatrics Society 2023 updated AGS Beers Criteria® for potentially inappropriate medication use in older adults. *J Am Geriatr Soc.* 2023;71(7):2052-2081. doi:10.1111/jgs.18372
41. Halvorsen T, Martinussen PE. Benzodiazepine use in COPD: empirical evidence from Norway. *Int J Chronic Obstr Pulm Dis.* 2015;10:1695-1702. doi:10.2147/copd.S83107
42. Hwang TJ, Masterman DL, Ortiz F, Fairbanks LA, Cummings JL. Mild cognitive impairment is associated with characteristic neuropsychiatric symptoms. *Alzheimer Dis Assoc Disord.* 2004;18(1):17-21. doi:10.1097/00002093-200401000-00004
43. Schifano F, D'Offizi S, Piccione M, et al. Is there a recreational misuse potential for pregabalin? Analysis of anecdotal online reports in comparison with related gabapentin and clonazepam data. *Psychother Psychosom.* 2011;80(2):118-122. doi:10.1159/000321079
44. Fava M, Rush AJ, Alpert JE, et al. Difference in treatment outcome in outpatients with anxious versus nonanxious depression: a STAR*D report. *Am J Psychiatr.* 2008;165(3):342-351. doi:10.1176/appi.ajp.2007.06111868
45. Thase ME, Demyttenaere K, Earley WR, Gustafsson U, Udd M, Eriksson H. Extended release quetiapine fumarate in major depressive disorder: analysis in patients with anxious depression. *Depress Anxiety.* 2012;29(7):574-586. doi:10.1002/da.21970
46. Pringsheim T, Gardner D, Patten SB. Adjunctive treatment with quetiapine for major depressive disorder: are the benefits of treatment worth the risks? *BMJ.* 2015;350:h569. doi:10.1136/bmj.h569
47. Trivedi MH, Thase ME, Fava M, et al. Adjunctive aripiprazole in major depressive disorder: analysis of efficacy and safety in patients with anxious and atypical features. *J Clin Psychiatry.* 2008;69(12):1928-1936.
48. Goldberg D, Kindler K, Sirovatka P, Regier D. Diagnostic Issues in Depression and Generalized Anxiety *Disorder*. American Psychiatric Publishing; 2010.
49. Leverich GS, Altshuler LL, Frye MA, et al. Risk of switch in mood polarity to hypomania or mania in patients with bipolar depression during acute and continuation trials of venlafaxine, sertraline, and bupropion as adjuncts to mood stabilizers. *Am J Psychiatr.* 2006;163(2):232-239. doi:10.1176/appi.ajp.163.2.232
50. Keck PE Jr, Strawn JR, McElroy SL. Pharmacologic treatment considerations in co-occurring bipolar and anxiety disorders. Review. *J Clin Psychiatry.* 2006;67(1):8-15.

51. Aliyev NA, Aliyev ZN. Valproate (depakine-chrono) in the acute treatment of outpatients with generalized anxiety disorder without psychiatric comorbidity: randomized, double-blind placebo-controlled study. *Eur Psychiatr.* 2008;23(2):109-114. doi:10.1016/j.eurpsy.2007.08.001
52. Bandelow B, Chouinard G, Bobes J, et al. Extended-release quetiapine fumarate (quetiapine XR): a once-daily monotherapy effective in generalized anxiety disorder. Data from a randomized, double-blind, placebo- and active-controlled study. *Int J Neuropsychopharmacol.* 2010;13(3):305-320. doi:10.1017/s1461145709990423
53. Crapanzano C, Casolaro I, Amendola C, Damiani S. Lithium and valproate in bipolar disorder: from international evidence-based guidelines to clinical predictors. *Clin Psychopharmacol Neurosci.* 2022;20(3):403-414. doi:10.9758/cpn.2022.20.3.403
54. McIntyre RS, Alda M, Baldessarini RJ, et al. The clinical characterization of the adult patient with bipolar disorder aimed at personalization of management. *World Psychiatr.* 2022;21(3):364-387. doi:10.1002/wps.20997
55. Skeie-Larsen M, Stave R, Grønli J, et al. The effects of pharmacological treatment of nightmares: a systematic literature review and meta-analysis of placebo-controlled, randomized clinical trials. *Int J Environ Res Publ Health.* 2022;20(1):777. doi:10.3390/ijerph20010777
56. Khaw C, Argo T. Prazosin outcomes in older veterans with posttraumatic stress disorder. *Fed Pract.* 2020;37(2):72-78.
57. Cascade E, Kalali AH, Kennedy SH. Real-world data on SSRI antidepressant side effects. *Psychiatry.* 2009;6(2):16-18.
58. Hidalgo RB, Tupler LA, Davidson JR. An effect-size analysis of pharmacologic treatments for generalized anxiety disorder. *J Psychopharmacol.* 2007;21(8):864-872. doi:10.1177/0269881107076996
59. Baldwin DS, Huusom AK, Maehlum E. Escitalopram and paroxetine in the treatment of generalised anxiety disorder: randomised, placebo-controlled, double-blind study. *Br J Psychiatry.* 2006;189:264-272. doi:10.1192/bjp.bp.105.012799
60. Ameringen V, Mancini C, Patterson B, Simpson W, Truong C. Pharmacotherapy for generalized anxiety disorder. In: Stein D, Hollander E, Rothbaum B, eds. *Textbook of Anxiety Disorders.* American Psychiatric Publishing; 2010:193-218.
61. Bird ST, Crentsil V, Temple R, Pinheiro S, Demczar D, Stone M. Cardiac safety concerns remain for citalopram at dosages above 40 mg/day. *Am J Psychiatr.* 2014;171(1):17-19. doi:10.1176/appi.ajp.2013.13070905
62. Funk KA, Bostwick JR. A comparison of the risk of QT prolongation among SSRIs. *Ann Pharmacother.* 2013;47(10):1330-1341. doi:10.1177/1060028013501994
63. Zivin K, Pfeiffer PN, Bohnert AS, et al. Safety of high-dosage citalopram. *Am J Psychiatr.* 2014;171(1):20-22. doi:10.1176/appi.ajp.2013.13081052
64. Preskorn SH. *Outpatient Management of Depression: A Guide for the Primary-Care Practitioner.* Professional Communications Inc; 1999:256.
65. Serretti A, Chiesa A. Treatment-emergent sexual dysfunction related to antidepressants: a meta-analysis. *J Clin Psychopharmacol.* 2009;29(3):259-266. doi:10.1097/JCP.0b013e3181a5233f
66. Fava M, Judge R, Hoog SL, Nilsson ME, Koke SC. Fluoxetine versus sertraline and paroxetine in major depressive disorder: changes in weight with long-term treatment. *J Clin Psychiatry.* 2000;61(11):863-867. doi:10.4088/jcp.v61n1109
67. Jacob S, Spinler SA. Hyponatremia associated with selective serotonin-reuptake inhibitors in older adults. *Ann Pharmacother.* 2006;40(9):1618-1622. doi:10.1345/aph.1G293
68. De Picker L, Van Den Eede F, Dumont G, Moorkens G, Sabbe BG. Antidepressants and the risk of hyponatremia: a class-by-class review of literature. *Psychosomatics.* 2014;55(6):536-547. doi:10.1016/j.psym.2014.01.010
69. Leth-Møller KB, Hansen AH, Torstensson M, et al. Antidepressants and the risk of hyponatremia: a Danish register-based population study. *BMJ Open.* 2016;6(5):e011200. doi:10.1136/bmjopen-2016-011200
70. Greenblatt HK, Greenblatt DJ. Antidepressant-associated hyponatremia in the elderly. *J Clin Psychopharmacol.* 2016;36(6):545-549. doi:10.1097/jcp.0000000000000608

71. Mannheimer B, Skov J, Falhammar H, Calissendorff J, Lindh JD, Nathanson D. Sex-specific risks of death in patients hospitalized for hyponatremia: a population-based study. *Endocrine.* 2019;66(3):660-665. doi:10.1007/s12020-019-02073-x
72. Mannheimer B, Falhammar H, Calissendorff J, Skov J, Lindh JD. Time-dependent association between selective serotonin reuptake inhibitors and hospitalization due to hyponatremia. *J Psychopharmacol.* 2021;35(8):928-933. doi:10.1177/02698811211001082
73. Coupland C, Dhiman P, Morriss R, Arthur A, Barton G, Hippisley-Cox J. Antidepressant use and risk of adverse outcomes in older people: population based cohort study. *BMJ.* 2011;343:d4551. doi:10.1136/bmj.d4551
74. de Abajo FJ, García-Rodríguez LA. Risk of upper gastrointestinal tract bleeding associated with selective serotonin reuptake inhibitors and venlafaxine therapy: interaction with nonsteroidal anti-inflammatory drugs and effect of acid-suppressing agents. *Arch Gen Psychiatr.* 2008;65(7):795-803. doi:10.1001/archpsyc.65.7.795
75. Wang YP, Chen YT, Tsai CF, et al. Short-term use of serotonin reuptake inhibitors and risk of upper gastrointestinal bleeding. *Am J Psychiatr.* 2014;171(1):54-61. doi:10.1176/appi.ajp.2013.12111467
76. Rahman AA, Platt RW, Beradid S, Boivin JF, Rej S, Renoux C. Concomitant use of selective serotonin reuptake inhibitors with oral anticoagulants and risk of major bleeding. *JAMA Netw Open.* 2024;7(3):e243208. doi:10.1001/jamanetworkopen.2024.3208
77. Baldwin D, Woods R, Lawson R, Taylor D. Efficacy of drug treatments for generalised anxiety disorder: systematic review and meta-analysis. *BMJ.* 2011;342:d1199. doi:10.1136/bmj.d1199
78. Editorial Staff of Prescrire. Venlafaxine: more dangerous than most "selective" serotonergic antidepressants. *Prescrire Int.* 2016;25(170):96-99.
79. Leong C, Alessi-Severini S, Enns MW, et al. Cerebrovascular, cardiovascular, and mortality events in new users of selective serotonin reuptake inhibitors and serotonin norepinephrine reuptake inhibitors: a propensity score-matched population-based study. *J Clin Psychopharmacol.* 2017;37(3):332-340. doi:10.1097/jcp.0000000000000701
80. Oslin DW, Ten Have TR, Streim JE, et al. Probing the safety of medications in the frail elderly: evidence from a randomized clinical trial of sertraline and venlafaxine in depressed nursing home residents. *J Clin Psychiatry.* 2003;64(8):875-882. doi:10.4088/jcp.v64n0804
81. Behlke LM, Lenze EJ, Carney RM. The cardiovascular effects of newer antidepressants in older adults and those with or at high risk for cardiovascular diseases. *CNS Drugs.* 2020;34(11):1133-1147. doi:10.1007/s40263-020-00763-z
82. Whiskey E, Taylor D. A review of the adverse effects and safety of noradrenergic antidepressants. *J Psychopharmacol.* 2013;27(8):732-739. doi:10.1177/0269881113492027
83. Stahl SM. *Stahl's Essential Psychopharmacology Prescriber's Guide.* Cambridge University Press; 2021.
84. Russell J, Raskin J, Wiltse C, Walker D, Brawman-Mintzer O. Efficacy and tolerability of duloxetine treatment in elderly patients with major depressive disorder and concurrent anxiety symptoms. *Psychiatry.* 2007;4(6):33-45.
85. Davidson J, Allgulander C, Pollack MH, et al. Efficacy and tolerability of duloxetine in elderly patients with generalized anxiety disorder: a pooled analysis of four randomized, double-blind, placebo-controlled studies. *Hum Psychopharmacol.* 2008;23(6):519-526. doi:10.1002/hup.949
86. Alpay Y, Aykin N, Korkmaz P, Gulduren HM, Caglan FC. Urinary tract infections in the geriatric patients. *Pak J Med Sci.* 2018;34(1):67-72. doi:10.12669/pjms.341.14013
87. Gebhardt S, Heinzel-Gutenbrunner M, König U. Pain relief in depressive disorders: a meta-analysis of the effects of antidepressants. *J Clin Psychopharmacol.* 2016;36(6):658-668. doi:10.1097/jcp.0000000000000604
88. Spielmans GI. Duloxetine does not relieve painful physical symptoms in depression: a meta-analysis. *Psychother Psychosom.* 2008;77(1):12-16. doi:10.1159/000110055
89. Ferreira GE, Abdel-Shaheed C, Underwood M, et al. Efficacy, safety, and tolerability of antidepressants for pain in adults: overview of systematic reviews. *BMJ.* 2023;380:e072415. doi:10.1136/bmj-2022-072415

90. Dolder C, Nelson M, Stump A. Pharmacological and clinical profile of newer antidepressants: implications for the treatment of elderly patients. *Drugs Aging*. 2010;27(8):625-640. doi:10.2165/11537140-000000000-00000
91. Wiese B. Geriatric depression: the use of antidepressants in the elderly. Clinical Article. *BC Med J*. 2011;53:341-347.
92. Baldwin DS, Anderson IM, Nutt DJ, et al. Evidence-based pharmacological treatment of anxiety disorders, post-traumatic stress disorder and obsessive-compulsive disorder: a revision of the 2005 guidelines from the British Association for Psychopharmacology. *J Psychopharmacol*. 2014;28(5):403-439. doi:10.1177/0269881114525674
93. Wensel TM, Powe KW, Cates ME. Pregabalin for the treatment of generalized anxiety disorder. *Ann Pharmacother*. 2012;46(3):424-429. doi:10.1345/aph.1Q405
94. Pande AC, Davidson JR, Jefferson JW, et al. Treatment of social phobia with gabapentin: a placebo-controlled study. *J Clin Psychopharmacol*. 1999;19(4):341-348. doi:10.1097/00004714-199908000-00010
95. Clarke H, Kirkham KR, Orser BA, et al. Gabapentin reduces preoperative anxiety and pain catastrophizing in highly anxious patients prior to major surgery: a blinded randomized placebo-controlled trial. *Can J Anaesth*. 2013;60(5):432-443. doi:10.1007/s12630-013-9890-1
96. Ravindran LN, Stein MB. The pharmacologic treatment of anxiety disorders: a review of progress. *J Clin Psychiatry*. 2010;71(7):839-854. doi:10.4088/JCP.10r06218blu
97. Stein DJ, Ahokas AA, de Bodinat C. Efficacy of agomelatine in generalized anxiety disorder: a randomized, double-blind, placebo-controlled study. *J Clin Psychopharmacol*. 2008;28(5):561-566. doi:10.1097/JCP.0b013e318184ff5b
98. Stein DJ, Ahokas A, Márquez MS, et al. Agomelatine in generalized anxiety disorder: an active comparator and placebo-controlled study. *J Clin Psychiatry*. 2014;75(4):362-368. doi:10.4088/JCP.13m08433
99. Stein DJ, Ahokas A, Albarran C, Olivier V, Allgulander C. Agomelatine prevents relapse in generalized anxiety disorder: a 6-month randomized, double-blind, placebo-controlled discontinuation study. *J Clin Psychiatry*. 2012;73(7):1002-1008. doi:10.4088/JCP.11m07493
100. Stein DJ, Khoo JP, Picarel-Blanchot F, Olivier V, Van Ameringen M. Efficacy of agomelatine 25-50 mg for the treatment of anxious symptoms and functional impairment in generalized anxiety disorder: a meta-analysis of three placebo-controlled studies. *Adv Ther*. 2021;38(3):1567-1583. doi:10.1007/s12325-020-01583-9
101. Stein DJ, Ahokas A, Jarema M, et al. Efficacy and safety of agomelatine (10 or 25 mg/day) in non-depressed outpatients with generalized anxiety disorder: a 12-week, double-blind, placebo-controlled study. *Eur Neuropsychopharmacol*. 2017;27(5):526-537. doi:10.1016/j.euroneuro.2017.02.007
102. Barić H, ĐorCević V, Cerovečki I, Trkulja V. Complementary and alternative medicine treatments for generalized anxiety disorder: systematic review and meta-analysis of randomized controlled trials. *Adv Ther*. 2018;35(3):261-288. doi:10.1007/s12325-018-0680-6
103. Yap WS, Dolzhenko AV, Jalal Z, Hadi MA, Khan TM. Efficacy and safety of lavender essential oil (Silexan) capsules among patients suffering from anxiety disorders: a network meta-analysis. *Sci Rep*. 2019;9(1):18042. doi:10.1038/s41598-019-54529-9
104. Kasper S, Möller HJ, Volz HP, Schläfke S, Dienel A. Silexan in generalized anxiety disorder: investigation of the therapeutic dosage range in a pooled data set. *Int Clin Psychopharmacol*. 2017;32(4):195-204. doi:10.1097/yic.0000000000000176
105. Sarris J, Stough C, Bousman CA, et al. Kava in the treatment of generalized anxiety disorder: a double-blind, randomized, placebo-controlled study. *J Clin Psychopharmacol*. 2013;33(5):643-648. doi:10.1097/JCP. 0b013e318291be67
106. Russmann S, Lauterburg BH, Helbling A. Kava hepatotoxicity. *Ann Intern Med*. 2001;135(1):68-69. doi:10.7326/0003-4819-135-1-200107030-00036
107. Domschke K, Seuling PD, Schiele MA, et al. The definition of treatment resistance in anxiety disorders: a Delphi method-based consensus guideline. *World Psychiatr*. 2024;23(1):113-123. doi:10.1002/wps.21177

108. Højlund M, Andersen K, Ernst MT, Correll CU, Hallas J. Use of low-dose quetiapine increases the risk of major adverse cardiovascular events: results from a nationwide active comparator-controlled cohort study. *World Psychiatr.* 2022;21(3):444-451. doi:10.1002/wps.21010
109. Chen YC, Chen CK, Wang LJ. Quetiapine fumarate augmentation for patients with a primary anxiety disorder or a mood disorder: a pilot study. *BMC Psychiatr.* 2012;12:162. doi:10.1186/1471-244x-12-162
110. Brawman-Mintzer O, Knapp RG, Nietert PJ. Adjunctive risperidone in generalized anxiety disorder: a double-blind, placebo-controlled study. *J Clin Psychiatry.* 2005;66(10):1321-1325. doi:10.4088/jcp.v66n1016
111. Pandina GJ, Canuso CM, Turkoz I, Kujawa M, Mahmoud RA. Adjunctive risperidone in the treatment of generalized anxiety disorder: a double-blind, prospective, placebo-controlled, randomized trial. *Psychopharmacol Bull.* 2007;40(3):41-57.
112. Simon NM, Hoge EA, Fischmann D, et al. An open-label trial of risperidone augmentation for refractory anxiety disorders. *J Clin Psychiatry.* 2006;67(3):381-385. doi:10.4088/jcp.v67n0307
113. Menza MA, Dobkin RD, Marin H. An open-label trial of aripiprazole augmentation for treatment-resistant generalized anxiety disorder. *J Clin Psychopharmacol.* 2007;27(2):207-210. doi:10.1097/01.jcp.0000248620.34541.bc
114. Hoge EA, Worthington JJ 3rd, Kaufman RE, Delong HR, Pollack MH, Simon NM. Aripiprazole as augmentation treatment of refractory generalized anxiety disorder and panic disorder. *CNS Spectr.* 2008;13(6):522-527. doi:10.1017/s109285290001676x
115. Pollack MH, Simon NM, Zalta AK, et al. Olanzapine augmentation of fluoxetine for refractory generalized anxiety disorder: a placebo controlled study. *Biol Psychiatr.* 2006;59(3):211-215. doi:10.1016/j biopsych.2005.07.005
116. Soumerai SB, Shahzad M, Salzman C. Setting the record straight on long-term use, dose escalation, and potential misuse of prescription benzodiazepines. *Am J Psychiatr.* 2024;181(3):186-188. doi:10.1176/appi.ajp.20240030
117. Olfson M, King M, Schoenbaum M. Benzodiazepine use in the United States. *JAMA Psychiatr.* 2015;72(2):136-142. doi:10.1001/jamapsychiatry.2014.1763
118. Woolcott JC, Richardson KJ, Wiens MO, et al. Meta-analysis of the impact of 9 medication classes on falls in elderly persons. *Arch Intern Med.* 2009;169(21):1952-1960. doi:10.1001/archinternmed.2009.357
119. Wang PS, Bohn RL, Glynn RJ, Mogun H, Avorn J. Hazardous benzodiazepine regimens in the elderly: effects of half-life, dosage, and duration on risk of hip fracture. *Am J Psychiatr.* 2001;158(6):892-898. doi:10.1176/appi.ajp.158.6.892
120. Rapoport MJ, Lanctôt KL, Streiner DL, et al. Benzodiazepine use and driving: a meta-analysis. *J Clin Psychiatry.* 2009;70(5):663-673. doi:10.4088/JCP.08m04325
121. Soldatos CR, Dikeos DG, Whitehead A. Tolerance and rebound insomnia with rapidly eliminated hypnotics: a meta-analysis of sleep laboratory studies. *Int Clin Psychopharmacol.* 1999;14(5):287-303.
122. Salzman C. The APA Task Force report on benzodiazepine dependence, toxicity, and abuse. *Am J Psychiatr.* 1991;148(2):151-152. doi:10.1176/ajp.148.2.151
123. Ioachimescu OC, Collop NA. Sleep-disordered breathing. *Neurol Clin.* 2012;30(4):1095-1136. doi:10.1016/j.ncl.2012.08.003
124. US Food & Drug Administration. FDA Drug Safety Communication: FDA warns about serious risks and death when combining opioid pain or cough medicines with benzodiazepines; requires its strongest warning. Published 2022. Accessed October 24, 2022. https://www.fda.gov/drugs/drug-safety-and-availability/fda-drug-safety-communication-fda-warns-about-serious-risks-and-death-when-combining-opioid-pain-or
125. Altmann H, Stahl ST, Gebara MA, et al. Coprescribed benzodiazepines in older adults receiving antidepressants for anxiety and depressive disorders: association with treatment outcomes. *J Clin Psychiatry.* 2020;81(6):20m13283.
126. Baandrup L, Ebdrup BH, Rasmussen J, Lindschou J, Gluud C, Glenthøj BY. Pharmacological interventions for benzodiazepine discontinuation in chronic benzodiazepine users. *Cochrane Database Syst Rev.* 2018;3(3):Cd011481. doi:10.1002/14651858.CD011481.pub2

127. Davies SJ, Rudoler D, de Oliveira C, Huang A, Kurdyak P, Iaboni A. Comparative safety of chronic versus intermittent benzodiazepine prescribing in older adults: a population-based cohort study. *J Psychopharmacol.* 2022;36(4):460-469. doi:10.1177/02698811211069096
128. Fernandes M, Neves I, Oliveira J, et al. Discontinuation of chronic benzodiazepine use in primary care: a nonrandomized intervention. *Fam Pract.* 2022;39(2):241-248. doi:10.1093/fampra/cmab143
129. Baillargeon L, Landreville P, Verreault R, Beauchemin JP, Grégoire JP, Morin CM. Discontinuation of benzodiazepines among older insomniac adults treated with cognitive-behavioural therapy combined with gradual tapering: a randomized trial. *CMAJ.* 2003;169(10):1015-1020.
130. Belleville G, Guay C, Guay B, Morin CM. Hypnotic taper with or without self-help treatment of insomnia: a randomized clinical trial. *J Consult Clin Psychol.* 2007;75(2):325-335. doi:10.1037/0022-006x.75.2.325
131. Curran HV, Collins R, Fletcher S, Kee SC, Woods B, Iliffe S. Older adults and withdrawal from benzodiazepine hypnotics in general practice: effects on cognitive function, sleep, mood and quality of life. *Psychol Med.* 2003;33(7):1223-1237. doi:10.1017/s0033291703008213
132. Garfinkel D, Zisapel N, Wainstein J, Laudon M. Facilitation of benzodiazepine discontinuation by melatonin: a new clinical approach. *Arch Intern Med.* 1999;159(20):2456-2460. doi:10.1001/archinte.159.20.2456
133. Habraken H, Soenen K, Blondeel L, et al. Gradual withdrawal from benzodiazepines in residents of homes for the elderly: experience and suggestions for future research. *Eur J Clin Pharmacol.* 1997;51(5):355-358. doi:10.1007/s002280050213
134. Morin CM, Bastien C, Guay B, Radouco-Thomas M, Leblanc J, Vallières A. Randomized clinical trial of supervised tapering and cognitive behavior therapy to facilitate benzodiazepine discontinuation in older adults with chronic insomnia. *Am J Psychiatr.* 2004;161(2):332-342. doi:10.1176/appi.ajp.161.2.332
135. Vissers FH, Knipschild PG, Crebolder HF. Is melatonin helpful in stopping the long-term use of hypnotics? A discontinuation trial. *Pharm World Sci.* 2007;29(6):641-646. doi:10.1007/s11096-007-9118-y
136. Voshaar RC, Gorgels WJ, Mol AJ, et al. Tapering off long-term benzodiazepine use with or without group cognitive-behavioural therapy: three-condition, randomised controlled trial. *Br J Psychiatry.* 2003;182:498-504. doi:10.1192/bjp.182.6.498
137. Pottie K, Thompson W, Davies S, et al. Deprescribing benzodiazepine receptor agonists: evidence-based clinical practice guideline. *Can Fam Physician.* 2018;64(5):339-351.
138. Silberman E, Nardi AE, Starcevic V, et al. Resolving the paradox of long-term benzodiazepine treatment: toward evidence-based practice guidelines. *J Clin Psychiatry.* 2023;84(6):23com14959. doi:10.4088/JCP.23com14959
139. Darcis M T, Ferreri J, Natens B, Burtin P. Deram. A multicentre double-blind placebo-controlled study investigating the anxiolytic efficacy of hydroxyzine in patients with generalized anxiety. *Hum Psychopharmacol Clin Exp.* 1995;10(3):181-187.
140. Lader M, Scotto JC. A multicentre double-blind comparison of hydroxyzine, buspirone and placebo in patients with generalized anxiety disorder. *Psychopharmacology (Berl).* 1998;139(4):402-406. doi:10.1007/s002130050731
141. Llorca PM, Spadone C, Sol O, et al. Efficacy and safety of hydroxyzine in the treatment of generalized anxiety disorder: a 3-month double-blind study. *J Clin Psychiatry.* 2002;63(11):1020-1027. doi:10.4088/jcp.v63n1112
142. Guaiana G, Barbui C, Cipriani A. Hydroxyzine for generalised anxiety disorder. *Cochrane Database Syst Rev.* 2010;12:CD006815. doi:10.1002/14651858.CD006815.pub2
143. Rudolph JL, Salow MJ, Angelini MC, McGlinchey RE. The anticholinergic risk scale and anticholinergic adverse effects in older persons. *Arch Intern Med.* 2008;168(5):508-513. doi:10.1001/archinternmed.2007.106
144. Vigne J, Alexandre J, Fobe F, et al. QT prolongation induced by hydroxyzine: a pharmacovigilance case report. *Eur J Clin Pharmacol.* 2015;71(3):379-381. doi:10.1007/s00228-014-1804-9

145. Yang KH, Kaufmann CN, Nafsu R, et al. Cannabis: an emerging treatment for common symptoms in older adults. *J Am Geriatr Soc.* 2021;69(1):91-97. doi:10.1111/jgs.16833
146. Gambi F, De Berardis D, Campanella D, et al. Mirtazapine treatment of generalized anxiety disorder: a fixed dose, open label study. *J Psychopharmacol.* 2005;19(5):483-487. doi:10.1177/0269881105056527
147. Zareifopoulos N, Dylja I. Efficacy and tolerability of vilazodone for the acute treatment of generalized anxiety disorder: a meta-analysis. *Asian J Psychiatr.* 2017;26:115-122. doi:10.1016/j.ajp.2017.01.016
148. He H, Xiang Y, Gao F, et al. Comparative efficacy and acceptability of first-line drugs for the acute treatment of generalized anxiety disorder in adults: a network meta-analysis. *J Psychiatr Res.* 2019;118:21-30. doi:10.1016/j.jpsychires.2019.08.009
149. Qin B, Huang G, Yang Q, et al. Vortioxetine treatment for generalised anxiety disorder: a meta-analysis of anxiety, quality of life and safety outcomes. *BMJ Open.* 2019;9(11):e033161. doi:10.1136/bmjopen-2019-033161
150. Kong W, Deng H, Wan J, et al. Comparative remission rates and tolerability of drugs for generalised anxiety disorder: a systematic review and network meta-analysis of double-blind randomized controlled trials. *Front Pharmacol.* 2020;11:580858. doi:10.3389/fphar.2020.580858
151. Osser DN, Patterson R. On the value of evidence-based psychopharmacology algorithms. In: Osser DN, ed. *Psychopharmacology Algorithms.* New York: Wolters Kluwer; 2021:1-6.
152. Mulsant BH, Blumberger DM, Ismail Z, Rabheru K, Rapoport MJ. A systematic approach to pharmacotherapy for geriatric major depression. *Clin Geriatr Med.* 2014;30(3):517-534. doi:10.1016/j.cger.2014.05.002

Proyecto de algoritmos en psicofarmacología del programa de especialización en Psiquiatría de Harvard South Shore: Actualización sobre el trastorno de ansiedad social generalizada

David N. Osser, MD y Lance R. Dunlop, MD

OBJETIVOS DE APRENDIZAJE

Tras participar en esta actividad, el psiquiatra deberá estar más capacitado para:

- Evaluar el sustento en la evidencia de las ventajas y desventajas de los distintos tratamientos farmacológicos para el trastorno de ansiedad social generalizado.
- Seleccionar las opciones de medicación de primera, segunda y tercera línea.
- Evaluar opciones adicionales con menos sustento en la evidencia.

Existe un interés considerable en torno al tratamiento psicofarmacológico del trastorno de ansiedad social (TAS) generalizado. Algunos afirman que el concepto del TAS como trastorno mental ha sido impulsado, si no inventado, por la industria farmacéutica y que los tratamientos farmacológicos propuestos se venden en exceso.[1] Sin embargo, estas afirmaciones se pueden refutar de forma adecuada.[2] Las nuevas evidencias sobre las alteraciones en los sistemas neurofarmacológicos y neuroanatómicos sugieren que los tratamientos biológicos pueden desempeñar un papel importante en el TAS.[3,4]

En este artículo se presenta un algoritmo para la selección de tratamientos farmacológicos del TAS. Se trata de una actualización de un algoritmo anterior del Proyecto de algoritmos en psicofarmacología del programa de especialización en Psiquiatría de Harvard South Shore (PAPHSS).[5] También está influido por un algoritmo para el tratamiento del TAS en atención primaria al que contribuyó uno de los autores (D.N.O.).[6] Aunque las intervenciones psicosociales tienen una importancia incuestionable en el tratamiento del TAS, este algoritmo se limita a las intervenciones farmacéuticas y puede aplicarse siempre y cuando el médico que prescribe y el paciente determinen que la medicación resulta adecuada para su caso. En muchos pacientes, el papel de la medicación es facilitar los abordajes psicosociales como las terapias cognitivo-conductuales o psicodinámicas.[7,8]

El Dr. Osser es Profesor Asociado de Psiquiatría, Harvard Medical School, 150 Winding River Road, Needham, MA 02492, correo electrónico: dno@theworld.com; y el Dr. Dunlop es director médico en funciones de la Clínica de Salud Mental/Retraso Mental del condado de Cambria, Johnstown, PA 15901.

Todo el profesorado y el personal en posición de controlar el contenido de esta actividad de EMC y sus cónyuges/parejas permanentes (si las hubiera) han declarado que no tienen relaciones financieras ni intereses económicos en ninguna organización comercial relacionada con esta actividad educativa.

Los autores han revelado que el uso de citalopram, escitalopram, fluoxetina, fenelzina, clonazepam, alprazolam, buspirona, nefazodona, gabapentina, quetiapina, risperidona, pregabalina y tiagabina para el tratamiento del trastorno de ansiedad social no ha sido aprobado por la U.S. Food and Drug Administration.

Los algoritmos desarrollados por el PAPHSS no deben entenderse como una minimización de la importancia de la experiencia clínica. La experiencia individual puede contradecir, sustentar o complementar algo de lo que se desprende de las evidencias científicas. La consideración del sustento en la evidencia para la práctica clínica se considera necesaria pero en ningún caso suficiente para la toma de decisiones clínicas.

El papel de los inhibidores selectivos de la recaptación de serotonina (ISRS) y de los inhibidores de la recaptación de serotonina y noradrenalina (IRSN) en el tratamiento del TAS merece especial atención. Las revisiones recientes del tratamiento de la depresión mayor y el trastorno de estrés postraumático con estos fármacos proponen que su eficacia comparada con el placebo parece menos sólida de lo que se suponía anteriormente.[9,10] Además, los efectos adversos de los ISRS y los IRSN afectan el análisis de riesgo-beneficio de su utilidad.[11] En el tratamiento del TAS, los ISRS ocupan un lugar destacado en las recomendaciones de las guías de práctica y los algoritmos anteriores. Dada la preocupación que suscitan estos antidepresivos en otros trastornos, ¿hay motivos para dudar de su papel en el tratamiento del TAS? Este será uno de los puntos centrales de nuestra revisión.

MÉTODOS

El método de desarrollo de algoritmos empleado por el PAPHSS se describe en publicaciones anteriores.[12,13] Estos algoritmos modelan el proceso cognitivo de una consulta de psicofarmacología. Cada algoritmo está estructurado con una serie de preguntas que formularía un consultor, en el orden en el que se harían, para ofrecer una recomendación respaldada por la evidencia. Se aportan las pruebas y luego se valoran. En situaciones en las que los datos disponibles son contradictorios, equívocos o inadecuados, se reconoce esta ambigüedad.

Se revisaron los algoritmos anteriores y se realizó una búsqueda bibliográfica en PubMed para encontrar todos los estudios relevantes publicados desde la última versión del algoritmo PAPHSS para el TAS. Todos los tratamientos psicofarmacológicos propuestos para el TAS se introdujeron en búsquedas booleanas (AND) con las palabras clave «trastorno de ansiedad social». Se seleccionaron todos los estudios resultantes en inglés. También se examinaron otros estudios o revisiones relevantes a los que se hacía referencia en dichos artículos. Se localizaron 1932 estudios, se introdujeron en una biblioteca Endnote y se revisaron. A continuación, se actualizó el algoritmo con base en este material.

Para comparar la eficacia de diversos tratamientos farmacológicos del TAS, esta revisión se centra en los resultados de la *Clinical Global Impression of Improvement Scale* (CGI-I, Escala de impresión clínica global de mejoría), uno de los criterios principales de valoración en casi todos los estudios psicofarmacológicos principales del TAS. «Mejoría» en la CGI-I se define generalmente como una puntuación de 1 o 2 (mejoramiento notable o muy notable). El metaanálisis demuestra que los resultados de la CGI-I (p. ej., los tamaños del efecto en comparación con el placebo) son muy comparables con los resultados de otras escalas utilizadas con frecuencia, como la *Liebowitz Social Anxiety Scale* (LSAS).[14]

Se tomó como referencia los porcentajes de mejoría de la CGI-I de la mayoría de los ensayos controlados aleatorizados (ECA) revisados aquí y se calculó el número necesario a tratar (NNT) para conseguir la mejoría en cada estudio. Es el número de pacientes que deben ser tratados antes de que uno de ellos mejore (CGI-I de 1 o 2) debido a la medicación activa y no a un efecto placebo. El NNT se calcula fácilmente restando el porcentaje de mejoría con placebo del porcentaje de mejoría con medicación activa, y luego tomando el recíproco de esta diferencia. Dado que los efectos del placebo son bastante grandes en la mayoría de los estudios sobre el TAS,[15] la comparación de los NNT ayuda a apreciar la capacidad relativa de los distintos medicamentos para producir más mejoría que el placebo.

Debe tenerse en cuenta que incluso cuando los pacientes con TAS son calificados como muy mejorados en estos estudios, los pacientes no suelen remitir. Así, las estrategias para abordar la respuesta parcial también se tendrán en cuenta en el algoritmo.

COMORBILIDAD

Los estudios psicofarmacológicos sobre el tratamiento del TAS suelen excluir a los pacientes con comorbilidades frecuentes como la depresión unipolar y bipolar, la dependencia del alcohol y otras sustancias y otros trastornos de ansiedad. Si se presenta alguna de estas condiciones, la confianza en la secuencia básica del algoritmo puede verse reducida.

En cuanto a la *depresión unipolar concomitante*, se suele suponer que, dado que el TAS y la depresión unipolar son dos trastornos que responden a los antidepresivos, cabría esperar una buena respuesta cuando se presentan juntos. Sin embargo, los datos más recientes del estudio *Sequenced Treatment Alternatives to Relieve Depression* (STAR*D) y otros indicios sugieren que la depresión mayor concomitante con ansiedad responde mal a los antidepresivos.[16] Por lo tanto, las expectativas de eficacia de los antidepresivos sobre el TAS comórbido con depresión pueden verse reducidas. Con la *depresión bipolar I asociada*, la mayoría de los expertos concluyen que los antidepresivos son ineficaces y que, en algunas circunstancias, pueden desestabilizar al paciente.[13] Aunque la *depresión bipolar II asociada* puede responder a los antidepresivos a corto plazo, se necesitan estudios de resultados a largo plazo para ver si esta mejoría es estable.[17] Por lo tanto, cuando el TAS es concomitante con la depresión bipolar, los clínicos pueden considerar los ensayos con las opciones no antidepresivas en el algoritmo o hacer hincapié en los tratamientos psicoterapéuticos.

***El abuso asociado de alcohol y sustancias* es frecuente en los pacientes con TAS.** En estos casos se desaconseja el uso de benzodiacepinas (BZ), aunque en general no se determinó que esta clase de fármacos fuera una opción de primera línea para el tratamiento del TAS debido a sus efectos adversos. Si el paciente abusa o depende actualmente del alcohol o las drogas, estas sustancias deben retirarse, si es posible, antes de aplicar el algoritmo. Parece razonable ayudar al paciente a lograr la abstinencia durante al menos 1 semana antes de iniciar el tratamiento psicofarmacológico del TAS. Este puede ser el tiempo mínimo necesario para demostrar diferencias fármaco-placebo en el tratamiento de los trastornos de ansiedad y depresión que persisten tras la retirada.[5]

Por último, algunas pruebas sugieren que los *trastornos de ansiedad asociados* (p. ej., trastorno de pánico, trastorno de ansiedad generalizada) no disminuirán la capacidad de respuesta del TAS a los ISRS.[18]

DIAGRAMA DE FLUJO DEL ALGORITMO

En la figura 10-1 se presenta un diagrama de flujo de nuestro algoritmo de tratamiento psicofarmacológico actualizado para el TAS. Cada «nodo» numerado representa una pregunta clave o un punto de decisión que delimita poblaciones de pacientes que van desde los que no necesitan terapia hasta los que son resistentes a un tratamiento. En las secciones siguientes se presentan los fundamentos de las preguntas y recomendaciones de cada nodo.

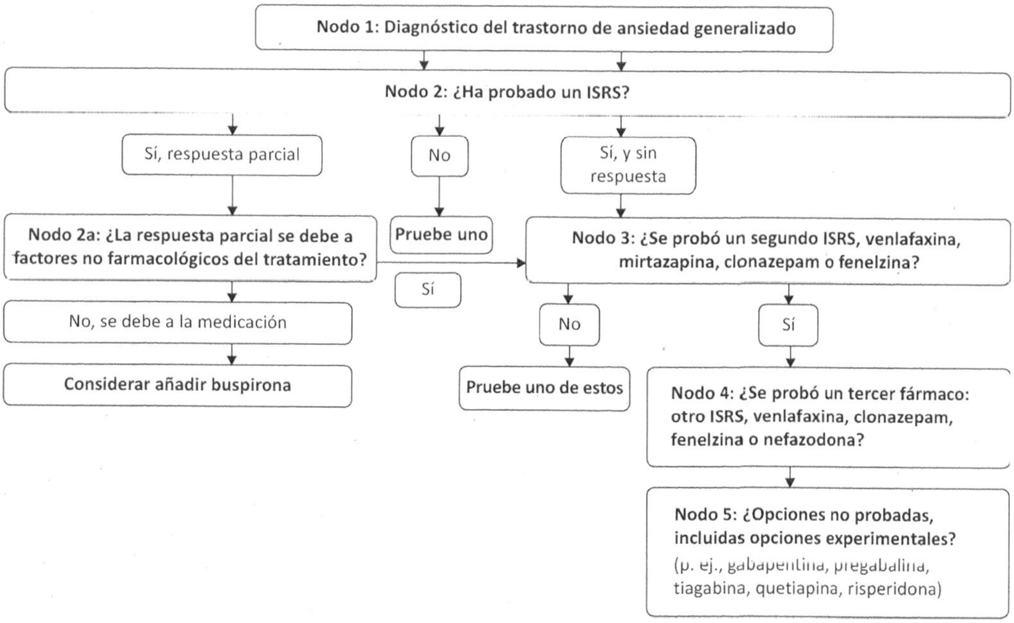

Figura 10-1. Diagrama de flujo en el que se muestra el algoritmo de tratamiento del trastorno de ansiedad social generalizado.

Nodo 1: Diagnóstico del TAS y comorbilidades

El algoritmo comienza tras la confirmación de un diagnóstico de TAS con base en los criterios del *DSM-IV-TR*, incluidas las comorbilidades relevantes que afectan la toma de decisiones.

Nodo 2: ¿Ensayo con un ISRS?

Nuestra revisión concluye que la medicación de primera línea para el TAS suele ser un ISRS. La FDA ha aprobado el uso de tres ISRS en los pacientes con TAS: paroxetina, sertralina y fluvoxamina de liberación controlada. Otros ISRS (p. ej., citalopram, escitalopram, fluoxetina) tienen evidencia de solidez variable, pero es probable que sean eficaces. Para ayudar durante la selección de un ISRS concreto (u otro antidepresivo) para un paciente en particular, revisaremos los detalles de los datos sobre antidepresivos para el tratamiento del TAS.

La *paroxetina* fue el primer ISRS en lograr la aprobación de la FDA y tiene uno de los mejores tamaños del efecto de los antidepresivos, con un excelente NNT de 3 (para lograr una puntuación de 1 o 2 en la CGI-I a las 8 semanas). Otro 28% de los pacientes respondieron a las 12 semanas, en comparación con solo un 8% con placebo.[19] Las dosis fueron por lo general de 50 a 60 mg/día tras la titulación a discreción de los médicos durante el estudio. Otro gran ECA (N = 384), que utilizó tres dosis fijas (20, 40 y 60 mg/día) frente a placebo, es uno de los pocos estudios de búsqueda de dosis en la bibliografía sobre el TAS.[20] Las tres dosis tuvieron tamaños de efecto similares en comparación con el placebo en la CGI-I (un NNT de poco más de 3). La dosis de 40 mg fue ligeramente más eficaz que la de 20 mg, pero produjo más abandonos tempranos, probablemente por efectos adversos debidos al rápido aumento de la dosis del protocolo. Los investigadores recomiendan que si una dosis inicial de 20 mg no es satisfactoria tras un ensayo adecuado (p. ej., 8 semanas), un aumento a 40 mg o más podría ser beneficioso y mejor tolerado que en el estudio.

La desventaja de la paroxetina es que tiene más efectos adversos en comparación con otros ISRS. Es el que se asocia a mayor aumento de peso, estreñimiento y sedación debido a sus efectos antihistamínicos H_1, y con más efectos secundarios sexuales[21] (aunque el retraso de la eyaculación puede ser una ventaja para los pacientes varones con TAS que suelen tener eyaculación precoz).[22] La corta vida media de la paroxetina puede causar síntomas de abstinencia si el paciente se salta una dosis, y es el único ISRS en la categoría D del embarazo debido a los informes de malformaciones del tabique cardiaco en los fetos. Aunque algunos estudios más recientes no replicaron este hallazgo,[23] la clasificación D sigue vigente. Dado que un número considerable de pacientes con TAS son mujeres en edad fértil, es importante ser consciente de los posibles riesgos relacionados con el embarazo.

La *sertralina* demostró una buena eficacia a una dosis promedio de unos 150 mg/día. El NNT fue de 4 en el mejor estudio a corto plazo (20 semanas, 204 pacientes aleatorizados).[24] En una ampliación de 24 semanas de este estudio, se aleatorizó a los pacientes que respondieron a seguir con sertralina o cambiar a placebo. El 36% recayó con el placebo y solo el 4% con sertralina.[25] Sin embargo, es importante señalar que casi dos tercios de los pacientes evolucionaron bien a pesar de cambiar a placebo. Quizá otros aspectos de su atención o la reducción casual del estrés dieron lugar a una situación en la que ya no necesitaban el fármaco activo. **Así, este estudio sugiere que muchos pacientes con TAS que responden a los ISRS pueden llegar a suspenderlos, evitando la exposición a los efectos adversos a largo plazo.**

La *fluvoxamina de liberación controlada* suele emplearse a una dosis promedio de 200 mg/día al final del ajuste. El NNT fue de 5 en el mejor estudio.[26] En dos ECA recientes, uno demostró una diferencia con respecto al placebo en la CGI-I y otro no.[27,28]

En cuanto a los ISRS no aprobados por la FDA, el *escitalopram* se probó en dos grandes estudios de TAS agudo. Un ECA (N = 358) produjo un NNT menos impresionante de 7 en cuanto a la mejoría en la CGI-I con una dosis promedio de 18 mg/día.[29] Solo hubo una diferencia de 6.6 puntos en el resultado con la LSAS frente al placebo. Dado que las puntuaciones iniciales en la LSAS eran de 95 a 96, no parece una diferencia clínicamente significativa. El segundo ECA fue un gran estudio de búsqueda de dosis que comparó el escitalopram (5, 10 o 20 mg), la paroxetina (20 mg) y el placebo (N = 839).[30] La dosis de 20 mg de escitalopram produjo un mejor resultado a corto plazo que las dosis inferiores, lo que sugiere que la curva dosis-respuesta para el escitalopram entre 5 y 20 mg no era plana. Esto fue una sorpresa porque, como ya se ha señalado, la curva dosis-respuesta de la paroxetina en el TAS fue casi plana entre 20 y 60 mg.[20] Además, en el tratamiento de la depresión mayor con escitalopram, 10 mg equivalen a 20 mg según la interpretación de los datos disponibles en el prospecto, lo que sugiere una curva dosis-respuesta plana en el tratamiento de la depresión.

El estudio de Lader y cols. también demostró que la dosis de 20 mg de escitalopram era más eficaz que la de 20 mg de paroxetina.[30] Sin embargo, para una comparación más objetiva del escitalopram y la paroxetina, deberían haber incluido dos o más dosis de cada medicamento para evaluar las relaciones dosis-respuesta en la misma población de pacientes.

El *citalopram* no es objeto de ningún ECA controlado con placebo. En dos ensayos abiertos, sin embargo, la tasa de mejoría fue comparable a los resultados de los ECA sobre los otros ISRS.

Los efectos de la *fluoxetina* son menos claros que los de los ISRS aprobados por la FDA. En el estudio más amplio (N = 295), el NNT de 5 fue comparable al de los demás.[31] Aunque algunos pacientes fueron asignados al azar a terapia cognitivo-conductual en este estudio, esta no proporcionó ningún beneficio adicional. En dos ECA más pequeños (ambos con N = 60), sin embargo, la fluoxetina no difirió del placebo.

La colaboración Cochrane encontró una serie de estudios no publicados sobre los ISRS en el TAS. Dado que estos estudios probablemente no lograron demostrar la eficacia, puede haber un «sesgo de publicación significativo» en el conjunto de datos para el TAS.[32] Por lo tanto, debe tenerse cierta cautela ante la impresión generalmente favorable que transmiten los estudios publicados ya comentados.

Conclusión: en el nodo 2, se recomienda un ISRS. En este contexto, los clínicos deben tener en cuenta el perfil general de efectos adversos de los ISRS. Los efectos sexuales (p. ej., impotencia, eyaculación retardada, pérdida de la libido) son frecuentes, molestos para muchos pacientes y no suelen remitir con el tiempo.[11] Las interacciones farmacológicas del citocromo P450 son frecuentes con la paroxetina y la fluoxetina, pero menos con el citalopram y el escitalopram. El insomnio y las pesadillas son molestos para muchos pacientes que toman ISRS y a menudo es necesario tomar un sedante-hipnótico concomitante. **Las hemorragias de tubo digestivo superior son nueve veces más frecuentes en los pacientes que toman un ISRS y un antiinflamatorio no esteroideo en comparación con un grupo de control que no toma estos medicamentos.**[33] El riesgo se mitiga, sin embargo, añadiendo un fármaco que controle la acidez como un inhibidor de la bomba de protones. La osteoporosis y el riesgo de fractura se multiplican por 2 con el uso prolongado de los ISRS.[34] Estos fármacos pueden aumentar la progresión de las cataratas en los adultos mayores.[35] La ideación suicida puede intensificarse en los pacientes menores de 25 años, según la nueva advertencia en el prospecto. Por todas estas razones, se recomienda realizar una evaluación cuidadosa de la mejoría causada por los ISRS para confirmar si la respuesta estuvo relacionada con la medicación y no se debió a aspectos inespecíficos de la atención. Por lo general, la mejor forma de tomar esta determinación es un ensayo de suspensión de la medicación en un momento en el que el paciente se encuentre razonablemente bien y pueda recibir el apoyo y la observación adecuados por parte del médico y de las personas significativas.

Otras opciones a considerar en el nodo 2 (y posteriores): si los riesgos de efectos adversos de un ISRS se consideran inaceptables para el médico prescriptor o el paciente, existen varias opciones razonables para su uso de primera línea, pero no son necesariamente las preferidas en este algoritmo.

La *venlafaxina* (un IRSN) tiene tamaños de efecto comparables a los de los ISRS en estudios amplios (NNT de 4-7), utilizando dosis que oscilan entre 75 y 225 mg/día.[36,37] No hubo relación dosis-respuesta, lo que sugiere que el efecto noradrenérgico observado a dosis más altas con esta medicación no afectó la eficacia. Los efectos adversos a corto plazo suelen ser algo mayores con la venlafaxina en comparación con los ISRS, incluyendo náusea, otros síntomas gastrointestinales y elevación de la presión arterial. Por lo tanto, parece razonable usar este fármaco de segunda línea.

La *fenelzina*, un inhibidor de la monoamino-oxidasa (IMAO), tiene una eficacia excelente con el mayor tamaño del efecto de todos los antidepresivos (un NNT de 2.3 en un estudio con una dosis de 65 mg/día).[38] Otros tres ensayos controlados con placebo hallaron una eficacia comparable. Sin embargo, los requisitos dietéticos y el riesgo de crisis hipertensiva limitan esta opción a los pacientes que responden mal a los medicamentos más seguros.

La *mirtazapina* (un tetracíclico), a una dosis de 30 mg fue eficaz en comparación con el placebo en la LSAS en un estudio de 66 mujeres con TAS, pero no se registró la CGI-I.[39] El aumento de peso fue un problema importante con este medicamento.

El *clonazepam* (una BZ), fue eficaz en un ECA en el que participaron 75 pacientes, produciendo el mejor tamaño del efecto en cualquier estudio registrado (un NNT de 1.7 en la CGI-I).[40] El 78% respondió a una dosis promedio de 2.4 mg/día, frente al 20% con placebo. Este excelente resultado, sin embargo, no ha sido reproducido. Un estudio con *alprazolam* (dosis: 4.2 mg/día) informó de solo un 38% de respuesta utilizando un instrumento de clasificación atípico.[41] El problema con las BZ es que producen un deterioro cognitivo significativo y déficits de rendimiento/coordinación que no se observan con los antidepresivos.[42] Además, las BZ deben evitarse en la mayoría de los pacientes con antecedentes de abuso o dependencia de sustancias o alcohol. Por último, probablemente no beneficien al individuo con depresión comórbida asociada al TAS.

Nodo 2a: Respuesta parcial al ensayo con antidepresivos

Como ya se ha señalado, en el TAS se produce con frecuencia una mejoría parcial con la terapia antidepresiva. Puede considerarse un aumento de dosis si se cree que la mejoría parcial se debe a la medicación y no a la psicoterapia y a aspectos inespecíficos del tratamiento. Esto puede ser difícil de determinar, pero tiene una importancia crucial. Como principio general, se debe evitar añadir otra medicación cuando la respuesta parcial al primer fármaco sea probablemente una respuesta placebo. Esto se debe a que el aumento incrementa los riesgos de presentar efectos adversos e interacciones farmacológicas, reduce el cumplimiento debido a la complejidad del régimen y eleva el costo. Recomendamos una evaluación cuidadosa de otros posibles factores que contribuyan a la respuesta insatisfactoria, como la comorbilidad, la falta de cumplimiento y las variables farmacocinéticas/farmacogenéticas. Debido a las cuestiones antes mencionadas, el algoritmo indica una preferencia por el cambio en lugar del aumento de dosis, en especial en el primer nodo del tratamiento psicofarmacológico (*véase* fig. 10-1).

Una posible estrategia de potenciación farmacológica que es razonablemente segura y económica consiste en añadir buspirona a un ISRS. Este fármaco, sin embargo, no ha demostrado su eficacia como monoterapia y el sustento de la evidencia a su favor como potenciador es bastante limitada. Solo existe un pequeño estudio en el que participaron 10 pacientes a los que se administró buspirona de forma adyuvante (hasta 60 mg/día; dosis promedio de 45 mg) durante 8 semanas, con una respuesta del 70% en este ensayo prospectivo no controlado.[43] La buspirona también sorprendió a los investigadores al funcionar bastante bien en el estudio STAR*D como potenciador del citalopram para la depresión mayor.[44] Desde entonces, existen recomendaciones más frecuentes para esta indicación no autorizada.

Potenciar con *psicoterapia* es siempre una opción viable, pero el momento de esta importante intervención no se aborda en este algoritmo.

Nodo 3: ¿Ha probado un segundo ISRS o venlafaxina? ¿Ha considerado el clonazepam o un IMAO?

Si un paciente no responde adecuadamente al primer antidepresivo, los informes anecdóticos sustentan probar con un antidepresivo diferente u otra medicación.[45] Sin embargo, no existe ningún estudio sistemático de este abordaje lógico. La falta de datos es muy desafortunada, y el algoritmo a partir del nodo 3 debe basarse en la aplicación de principios generales de la práctica conservadora, consciente de la seguridad y rentable, más que en pruebas específicas relativas a cada nodo. Se sugiere que el médico revise las consideraciones de eficacia y seguridad presentadas en el nodo 2 para las distintas opciones y elija la que parezca más razonable para cada paciente concreto. Si se opta por un segundo ISRS, el escitalopram (20 mg) puede merecer consideración dadas las ligeramente mejores y, en nuestra opinión, poco convincentes pruebas de resultados (en comparación con la paroxetina) comunicadas en el estudio de Lader y cols.[30] Por desgracia, la dosis de 20 mg de escitalopram es muy costosa, ya que es el único ISRS de patente que queda en el mercado estadounidense.

Véase la discusión sobre la respuesta parcial en el nodo 2a.

Nodo 4: Se intenta con un tercer medicamento: ¿otro ISRS, venlafaxina, nefazodona, clonazepam o IMAO?

Se recomienda hacer un tercer ensayo de monoterapia. La *nefazodona* se incluye aquí por primera vez como una de las opciones. Debido a los riesgos de toxicidad hepática, este fármaco no debe utilizarse a menos de que se hayan probado al menos otros dos antidepresivos. Además, las pruebas sobre el beneficio en el TAS se limitan a una serie de alentadores ensayos abiertos y a un ECA controlado con placebo con un resultado negativo, en el que 105 pacientes recibieron una dosis promedio ligeramente inferior a 500 mg diarios[46] sin que se produjera ninguna mejoría significativa en comparación con el placebo. El NNT fue de 14 en la CGI-I.

Nodo 5: ¿Ha considerado alguna de las opciones experimentales además de probar otra de las opciones ya comentadas pero aún no probadas?

Bajo el encabezado de *opciones experimentales*, algunas alternativas prometedoras incluyen las siguientes (no enumeradas por orden de preferencia).

La *gabapentina* fue objeto de un ECA controlado con placebo.[47] Participaron 69 pacientes, pero el 49% de los que recibieron placebo y el 38% de aquellos con gabapentina lo abandonaron. La dosis promedio de gabapentina osciló entre 600 y 3600 mg/día. Según la LSAS, el 32% mejoró con el fármaco activo y el 14% con el placebo (un NNT de 5.5).

En un ECA pequeño (N = 15), controlado con placebo y de 8 semanas de duración se recurrió a la monoterapia con *quetiapina* a dosis de hasta 400 mg/día.[48] Aunque no hubo diferencias en la mejoría del criterio principal de valoración (la *Brief Social Phobia Scale*), el 40% de los pacientes que recibieron quetiapina mejoraron (puntuación de 1 o 2) en la CGI-I frente a ninguno de aquellos con placebo (NNT de 2.5). Dado que la CGI-I es la medida que utilizamos para comparar los distintos estudios, este resultado sugiere que la quetiapina puede ser eficaz, aunque probablemente rara vez produzca la remisión, como ocurre con la mayoría de los demás tratamientos psicofarmacológicos. La quetiapina tiene importantes efectos secundarios metabólicos y, al igual que otros antipsicóticos, puede duplicar el riesgo de muerte súbita cardiaca a estas dosis.[49]

Se utilizó *risperidona* a una dosis promedio de 1 mg para potenciar un ISRS en un ensayo abierto de 8 semanas en 7 pacientes.[50] Las puntuaciones de la LSAS mejoraron de una media de 81 a 38, lo que parece alentador.

La *pregabalina* a una dosis de 600 mg/día tuvo ligeros beneficios para el TAS en un ECA.[51] La *tiagabina* en un ensayo abierto fue algo prometedora.[52]

CONCLUSIONES

Este algoritmo resume y organiza las evidencias disponibles relativas a la elección del tratamiento farmacológico para los pacientes con TAS, una enfermedad discapacitante que afecta significativamente la calidad de vida. Se propone una estructura que permite la consideración de las opciones secuenciales de medicación. Aunque los ISRS siguen siendo tratamientos de primera línea, es evidente que tienen limitaciones importantes. En general, la medicación parece tener un papel importante pero bastante modesto a la hora de alterar el curso de la vida de las personas con este trastorno. Algunos pacientes deciden que los efectos adversos no compensan los beneficios a largo plazo, mientras que otros agradecen la ayuda que reciben mediante este abordaje. El médico que prescribe debe estar preparado para discutir en detalle la calidad del sustento en la evidencia y colaborar con el paciente para encontrar los tratamientos más aceptables y útiles para él o ella.

REFERENCIAS

1. Lane C. Shyness: How Normal Behavior Became a Sickness. New Haven, CT: Yale University Press; 2007.
2. Campbell-Sills L, Stein MB. Justifying the diagnostic status of social phobia: a reply to Wakefield, Horwitz, and Schmitz. Can J Psychiatry. 2005;50(6):320–323; discussion 324–326.
3. Akimova E, Lanzenberger R, Kasper S. The serotonin-1A receptor in anxiety disorders. Biol Psychiatry. 2009;66(7):627–635.
4. Irle E, Ruhleder M, Lange C, et al. Reduced amygdalar and hippocampal size in adults with generalized social phobia. J Psychiatry Neurosci. 2010;35(2):126–131.
5. Osser DN, Renner JA, Bayog R. Algorithms for the pharmacotherapy of anxiety disorders in patients with chemical abuse and dependence. Psychiatric Ann. 1999;29:285–301.
6. Stein DJ, Kasper S, Matsunaga H, et al. Pharmacotherapy of social anxiety disorder: an algorithm for primary care. Prim Care Psychiatry. 2001;7(3):107–110.
7. Knijnik DZ, Blanco C, Salum GA, et al. A pilot study of clonazepam versus psychodynamic group therapy plus clonazepam in the treatment of generalized social anxiety disorder. Eur Psychiatry. 2008;23(8):567–574.
8. Blanco C, Heimberg RG, Schneier FR, et al. A placebo-controlled trial of phenelzine, cognitive behavioral group therapy, and their combination for social anxiety disorder. Arch Gen Psychiatry. 2010;67(3):286–295.
9. Fournier JC, DeRubeis RJ, Hollon SD, et al. Antidepressant drug effects and depression severity: a patient-level meta-analysis. JAMA. 2010;303(1):47–53.
10. Baker DG, Nievergelt CM, Risbrough VB. Post-traumatic stress disorder: emerging concepts of pharmacotherapy. Expert Opin Emerg Drugs. 2009;14(2):251–272.
11. Cascade E, Kalali AH, Kennedy SH. Real-world data on SSRI antidepressant side effects. Psychiatry (Edgmont). 2009;6(2):16–18.
12. Hamoda HM, Osser DN. The Psychopharmacology Algorithm Project at the Harvard South Shore Program: an update on psychotic depression. Harv Rev Psychiatry. 2008;16(4):235–247.
13. Ansari A, Osser DN. The psychopharmacology algorithm project at the Harvard South Shore Program: an update on bipolar depression. Harv Rev Psychiatry. 2010;18(1):36–55.

14. Hedges DW, Brown BL, Shwalb DA. A direct comparison of effect sizes from the Clinical Global Impression-Improvement Scale to effect sizes from other rating scales in controlled trials of adult social anxiety disorder. Hum Psychopharmacol. 2009;24(1):35–40.
15. Oosterbaan DB, van Balkom AJ, Spinhoven P, et al. The placebo response in social phobia. J Psychopharmacol. 2001;15(3):199–203.
16. Fava M, Rush AJ, Alpert JE, et al. Difference in treatment outcome in outpatients with anxious versus nonanxious depression: a STAR*D report. Am J Psychiatry. 2008;165(3):342–351.
17. Suppes T. Is there a role for antidepressants in the treatment of bipolar II depression? Am J Psychiatry. 2010;167(7):738–740.
18. Brady KT, Clary CM. Affective and anxiety comorbidity in post-traumatic stress disorder treatment trials of sertraline. Compr Psychiatry. 2003;44(5):360–369.
19. Stein DJ, Versiani M, Hair T, et al. Efficacy of paroxetine for relapse prevention in social anxiety disorder: a 24-week study. Arch Gen Psychiatry. 2002;59(12):1111–1118.
20. Liebowitz MR, Stein MB, Tancer M, et al. A randomized, double-blind, fixed-dose comparison of paroxetine and placebo in the treatment of generalized social anxiety disorder. J Clin Psychiatry. 2002;63(1):66–74.
21. Serretti A, Chiesa A. Treatment-emergent sexual dysfunction related to antidepressants: a meta-analysis. J Clin Psychopharmacol. 2009;29(3):259–266.
22. Munoz V, Stravynski A. Social phobia and sexual problems: a comparison of social phobic, sexually dysfunctional and normal individuals. Br J Clin Psychol. 2010;49(Pt 1):53–66.
23. Einarson A, Pistelli A, DeSantis M, et al. Evaluation of the risk of congenital cardiovascular defects associated with use of paroxetine during pregnancy. Am J Psychiatry. 2008;165(6):749–752.
24. Van Ameringen MA, Lane RM, Walker JR, et al. Sertraline treatment of generalized social phobia: a 20-week, double-blind, placebo-controlled study. Am J Psychiatry. 2001;158(2):275–281.
25. Walker JR, Van Ameringen MA, Swinson R, et al. Prevention of relapse in generalized social phobia: results of a 24-week study in responders to 20 weeks of sertraline treatment. J Clin Psychopharmacol. 2000;20(6):636–644.
26. Stein MB, Fyer AJ, Davidson JR, et al. Fluvoxamine treatment of social phobia (social anxiety disorder): a double-blind, placebo-controlled study. Am J Psychiatry. 1999;156(5):756–760.
27. Davidson J, Yaryura-Tobias J, DuPont R, et al. Fluvoxamine-controlled release formulation for the treatment of generalized social anxiety disorder. J Clin Psychopharmacol. 2004;24:118–125.
28. Westenberg HG, Stein DJ, Yang H, et al. A double-blind placebo-controlled study of controlled release fluvoxamine for the treatment of generalized social anxiety disorder. J Clin Psychopharmacol. 2004;24:49–55.
29. Kasper S, Stein DJ, Loft H, et al. Escitalopram in the treatment of social anxiety disorder: randomised, placebo-controlled, flexible-dosage study. Br J Psychiatry. 2005;186(3):222–226.
30. Lader M, Stender K, Burger V, et al. Efficacy and tolerability of escitalopram in 12- and 24-week treatment of social anxiety disorder: randomised, double-blind, placebo-controlled, fixed-dose study. Depress Anxiety. 2004;19(4):241–248.
31. Davidson JR, Foa EB, Huppert JD, et al. Fluoxetine, comprehensive cognitive behavioral therapy, and placebo in generalized social phobia. Arch Gen Psychiatry. 2004;61(10):1005–1013.
32. Stein DJ, Ipser JC, Balkom AJ. Pharmacotherapy for social phobia. Cochrane Database Syst Rev. 2004;(4):CD001206.
33. de Abajo FJ, Garcia-Rodriguez LA. Risk of upper gastrointestinal tract bleeding associated with selective serotonin reuptake inhibitors and venlafaxine therapy: interaction with nonsteroidal anti-inflammatory drugs and effect of acid-suppressing agents. Arch Gen Psychiatry. 2008;65(7):795–803.
34. Richards JB, Papaioannou A, Adachi JD, et al. Effect of selective serotonin reuptake inhibitors on the risk of fracture. Arch Intern Med. 2007;167(2):188–194.
35. Etminan M, Mikelberg FS, Brophy JM. Selective serotonin reuptake inhibitors and the risk of cataracts: a nested case-control study. Ophthalmology. 2010;117(6):1251–1255.

36. Liebowitz MR, Gelenberg AJ, Munjack D. Venlafaxine extended release vs placebo and paroxetine in social anxiety disorder. Arch Gen Psychiatry. 2005;62(2):190–198.
37. Stein MB, Pollack MH, Bystritsky A, et al. Efficacy of low and higher dose extended-release venlafaxine in generalized social anxiety disorder: a 6-month randomized controlled trial. Psychopharmacology (Berl). 2005;177(3):280–288.
38. Liebowitz MR, Schneier F, Campeas R, et al. Phenelzine vs atenolol in social phobia. A placebo-controlled comparison. Arch Gen Psychiatry. 1992;49(4):290–300.
39. Muehlbacher M, Nickel MK, Nickel C, et al. Mirtazapine treatment of social phobia in women: a randomized, double-blind, placebo-controlled study. J Clin Psychopharmacol. 2005;25(6):580–583.
40. Davidson JR, Potts N, Richichi E, et al. Treatment of social phobia with clonazepam and placebo. J Clin Psychopharmacol. 1993;13(6):423–428.
41. Gelernter CS, Uhde TW, Cimbolic P, et al. Cognitive-behavioral and pharmacological treatments of social phobia. A controlled study. Arch Gen Psychiatry. 1991;48(10):938–945.
42. Hindmarch I. Cognitive toxicity of pharmacotherapeutic agents used in social anxiety disorder. Int J Clin Pract. 2009;63(7):1085–1094.
43. Van Ameringen M, Mancini C, Wilson C. Buspirone augmentation of selective serotonin reuptake inhibitors (SSRIs) in social phobia. J Affect Disord. 1996;39(2):115–121.
44. Trivedi MH, Fava M, Wisniewski SR, et al. Medication augmentation after the failure of SSRIs for depression. N Engl J Med. 2006;354(12):1243–1252.
45. Altamura AC, Pioli R, Vitto M, et al. Venlafaxine in social phobia: a study in selective serotonin reuptake inhibitor non-responders. Int Clin Psychopharmacol. 1999;14(4):239–245.
46. Van Ameringen M, Mancini C, Oakman J, et al. Nefazodone in the treatment of generalized social phobia: a randomized, placebo-controlled trial. J Clin Psychiatry. 2007;68(2):288–295.
47. Pande AC, Davidson JR, Jefferson JW, et al. Treatment of social phobia with gabapentin: a placebo-controlled study. J Clin Psychopharmacol. 1999;19(4):341–348.
48. Vaishnavi S, Alamy S, Zhang W, et al. Quetiapine as monotherapy for social anxiety disorder: a placebo-controlled study. Prog Neuro-Psychopharmacol Biol Psychiatry. 2007;31(7):1464–1469.
49. Ray WA, Chung CP, Murray KT, et al. Atypical antipsychotic drugs and the risk of sudden cardiac death. N Engl J Med. 2009;360(3):225–235.
50. Simon NM, Hoge EA, Fischmann D, et al. An open-label trial of risperidone augmentation for refractory anxiety disorders. J Clin Psychiatry. 2006;67(3):381–385.
51. Pande AC, Feltner DE, Jefferson JW, et al. Efficacy of the novel anxiolytic pregabalin in social anxiety disorder: a placebo-controlled, multicenter study. J Clin Psychopharmacol. 2004; 24(2):141–149.
52. Dunlop BW, Papp L, Garlow SJ, et al. Tiagabine for social anxiety disorder. Hum Psychopharmacol. 2007;22(4):241–244.

ACTUALIZACIÓN

ALGORITMO DEL TRASTORNO DE ANSIEDAD SOCIAL

David N. Osser, MD

Ha habido pocos estudios psicofarmacológicos nuevos sobre el trastorno de ansiedad social (TAS) generalizado en los 14 años transcurridos desde la última publicación de este algoritmo. De los estudios pertinentes, nada cambia las recomendaciones básicas. La mirtazapina (30-45 mg/día) ha tenido un estudio más reciente frente a placebo y no fue superior a este, por lo que sigue sin incluirse en el algoritmo.[1] Hay algunos estudios nuevos que discutir en el nodo 2b, que es cuando se ha tenido una respuesta parcial al primer ensayo con un inhibidor selectivo de la recaptación de serotonina (ISRS), una respuesta que parece deberse al efecto del fármaco y no a un efecto placebo (que suele ser la causa de las respuestas parciales en este y muchos otros trastornos). En la versión anterior del algoritmo, se sugirió a la buspirona como un posible potenciador basado en una serie de casos no controlados. También hubo un estudio controlado con placebo, que no se menciona en el documento, en el que se utilizaron inyecciones bilaterales de toxina botulínica como potenciador de la paroxetina en adultos con TAS e hiperhidrosis axilar intensa, y se encontró una buena eficacia.[2] Posteriormente, en el 2014 salió un estudio importante que dio lugar a otra opción adicional en este momento: el clonazepam.[3]

Nodo 2b: Potenciación de una respuesta parcial al inhibidor selectivo de la recaptación de serotonina inicial (suponiendo que no haya hiperhidrosis axilar intensa)

En este gran ensayo patrocinado por el National Institute of Mental Health, se trató a 397 pacientes con TAS con sertralina de etiqueta abierta a una dosis promedio de 180 mg durante 10 semanas. Los sujetos fueron excluidos si habían recibido más de dos ensayos previos de medicación, pero solo entre el 25% y el 30% habían recibido algún ensayo con anterioridad. Alrededor del 32% respondió (descenso del 50% en la *Liebowitz Social Anxiety Scale* [LSAS]) y el 13% remitió. Estos resultados son notablemente inferiores a las tasas de respuesta en el ensayo inicial con citalopram del estudio STAR*D (47% y 28%, respectivamente), lo que sugiere que el TAS es un trastorno más difícil de tratar.[4] Un total de 181 pacientes no consiguieron una mejoría superior a una respuesta parcial y aceptaron ser aleatorizados a una de las tres opciones de tratamiento durante 12 semanas:[4] un *cambio* a venlafaxina (la dosis promedio finalmente fue de 186 mg/día), *adición* de clonazepam (dosis media inicialmente de 1.5 mg y en el punto final de 2.3 mg) o *adición* de placebo.

El clonazepam mostró mejores resultados que los otros dos grupos del estudio en las primeras 2 semanas y se mantuvo ahí durante el resto del ensayo. En el punto final, hubo un 56% de mayor respuesta con el clonazepam frente al 36% del placebo (*P* = 0.027). El número necesario a tratar fue de 5. Los pacientes adicionales que alcanzaron la remisión fueron el 27% con clonazepam y el 17% con placebo, aunque esto no fue estadísticamente significativo. El número necesario a tratar para la remisión fue de 10. El cambio a venlafaxina no fue diferente respecto a la adición de placebo (19% frente a 17%). La mejoría fue gradual a lo largo de las 12 semanas en los tres grupos del estudio, lo que puso de relieve la importancia de dar a los tratamientos el tiempo adecuado. De hecho, a excepción del placebo, los tratamientos activos parecían seguir una tendencia hacia una mayor mejoría: los beneficios no se habían estancado a las 12 semanas.

Las diferencias de efectos secundarios no fueron significativas, pero la somnolencia fue numéricamente mayor con el clonazepam (32%) en comparación con la venlafaxina (23%) y el placebo (15%). Las interrupciones fueron menores con el clonazepam (10%) en comparación con la venlafaxina (15%) y el placebo (20%). En consonancia con muchos otros estudios, a los participantes les gusta seguir tomando benzodiacepinas.

Hubo bastantes criterios de exclusión adicionales para este estudio que hacen que los resultados sean menos generalizables a los pacientes con TAS del «mundo real» de lo que sería ideal. Se excluyeron mujeres en edad fértil que no utilizaran un buen método anticonceptivo; pacientes con psicosis, trastorno bipolar, trastorno obsesivo-compulsivo concomitante, pensamientos suicidas, abuso de sustancias según la 4.ª edición del *Manual diagnóstico y estadístico de trastornos mentales* (*DSM-IV*) en los últimos 3 meses y dependencia de sustancias en los últimos 6 meses (entre el 8% y el 16% tenían antecedentes de por vida); personas en psicoterapia.

Como resultado de este estudio, se cambia el algoritmo en el nodo 2b y la primera recomendación para una potenciación es el clonazepam si el paciente cumple estos criterios bastante estrictos para su inclusión en el estudio. Si no es así, entonces debe haber dudas sobre los beneficios frente a los riesgos de añadir el clonazepam y el prescriptor debe tenerlas en cuenta antes de recetarlo en estos casos y considerar la alternativa de la siguiente opción de potenciación, que es la buspirona. Aunque no se controló, la tasa de respuesta a la potenciación con buspirona (dosis promedio de 45 mg) en el único estudio citado anteriormente fue del 70%.[5]

Este estudio también mejora indirectamente la situación de la monoterapia con clonazepam en otros lugares en los que se mencionaba como opción en el algoritmo, en especial en el nodo 3.

Nodo 5: El cuarto ensayo de medicación: algunos estudios nuevos pero ninguna recomendación nueva

Para los casos de TAS resistentes al tratamiento sugerimos varias opciones, entre ellas la gabapentina y la pregabalina. Hubo un nuevo gran ensayo controlado con placebo sobre la pregabalina publicado en el 2011.[6] Se compararon tres dosis, pero solo la dosis máxima de 600 mg/día fue significativamente eficaz (*P* = 0.01) en la LSAS. También se realizó un ensayo de mantenimiento con pregabalina.[7] Tras reunir 153 respondedores al tratamiento abierto con 450 mg/día, los pacientes fueron aleatorizados para continuar con él o ser cambiados a placebo. Varios criterios de valoración favorecieron a la pregabalina, y los efectos secundarios significativos se limitaron a mareos (número necesario para producir daño [NND] = 14) e infecciones (NND = 20). En la actualidad, la pregabalina está disponible de forma genérica y es menos costosa de lo que era, y sus propiedades farmacodinámicas e indicaciones aprobadas son muy similares a las de la gabapentina.[8]

REFERENCIAS

1. Schutters SI, Van Megen HJ, Van Veen JF, Denys DA, Westenberg HG. Mirtazapine in generalized social anxiety disorder: a randomized, double-blind, placebo-controlled study. *Int Clin Psychopharmacol*. 2010;25:302-304.
2. Connor KM, Cook JL, Davidson JR. Botulinum toxin treatment of social anxiety disorder with hyperhidrosis: a placebo-controlled double-blind trial. *J Clin Psychiatry*. 2006;67:30-36.
3. Pollack MH, Van Ameringen M, Simon NM, et al. A double-blind randomized controlled trial of augmentation and switch strategies for refractory social anxiety disorder. *Am J Psychiatry*. 2014;171:44-53.
4. Trivedi MH, Rush AJ, Wisniewski SR, et al. Evaluation of outcomes with citalopram for depression using measurement-based care in STAR*D: implications for clinical practice. *Am J Psychiatry*. 2006;163:28-40.
5. Van Ameringen M, Mancini C, Wilson C. Buspirone augmentation of selective serotonin reuptake inhibitors (SSRIs) in social phobia. *J Affect Disord*. 1996;39:115-121.
6. Feltner DE, Liu-Dumaw M, Schweizer E, Bielski R. Efficacy of pregabalin in generalized social anxiety disorder: results of a double-blind, placebo-controlled, fixed-dose study. *Int Clin Psychopharmacol*. 2011;26:213-220.
7. Greist JH, Liu-Dumaw M, Schweizer E, Feltner D. Efficacy of pregabalin in preventing relapse in patients with generalized social anxiety disorder: results of a double-blind, placebo-controlled 26-week study. *Int Clin Psychopharmacol*. 2011;26:243-251.
8. Bockbrader HN, Wesche D, Miller R, Chapel S, Janiczek N, Burger P. A comparison of the pharmacokinetics and pharmacodynamics of pregabalin and gabapentin. *Clin Pharmacokinet*. 2010;49:661-669.

Abordaje basado en la evidencia de los psicofármacos para el trastorno de estrés postraumático (TEPT) - Actualización 2022

Laura A. Bajor,[a,b,c,1] Charmi Balsara,[d] y David N. Osser[c]

Resumen: *los algoritmos para el trastorno de estrés postraumático (TEPT) fueron publicados por este equipo en 1999 y el 2011. La evolución de la situación desde entonces justifica una revisión. Se identificaron nuevos estudios y artículos de revisión desde enero del 2011 hasta noviembre del 2021 a través de PubMed y se analizaron en busca de evidencias que sustentaran los cambios. Tras considerar las variaciones que requieren las poblaciones especiales de pacientes, el tratamiento de las alteraciones del sueño sigue siendo el primer paso recomendado. Las pesadillas y los despertares alterados no asociados a pesadillas se tratan mejor con el fármaco antiadrenérgico prazosina, y como alternativas la doxazosina y la clonidina. Las primeras opciones para tratar la dificultad para iniciar el sueño incluyen la hidroxizina y la trazodona. Si persisten los síntomas significativos de TEPT no relacionados con el sueño, debe probarse un inhibidor selectivo de la recaptación de serotonina (ISRS), seguido de un segundo ISRS o venlafaxina como tercer paso. Pueden considerarse los antipsicóticos de segunda generación, en particular para potenciar los ISRS cuando se presentan síntomas psicóticos asociados al TEPT, con la advertencia de que las pruebas favorables son limitadas y los efectos secundarios son considerables. Los antiadrenérgicos también pueden considerarse para los síntomas generales del TEPT si aún no se han probado, aunque las pruebas sobre su uso durante el día van a la zaga de las disponibles para el sueño. En cuanto a otras opciones farmacológicas y de procedimiento (p. ej., estimulación magnética transcraneal, canabinoides, ketamina, psicodélicos y bloqueo del ganglio estrellado), las pruebas aún no respaldan una inclusión firme en el algoritmo. Encontrará una versión interactiva de este trabajo en www.psychopharm.mobi.*

1. INTRODUCCIÓN

El trastorno de estrés postraumático (TEPT) se asocia a una disminución significativa de la calidad de vida (Goldberg y cols., 2014; Schnurr y Lunney, 2016) y a altos niveles de discapacidad y comorbilidad (Brady, 1997; Goldberg y cols., 2014). Estas consideraciones, junto con una prevalencia relativamente alta (a 12 meses = 3.6%, a lo largo de la vida = 7.3%) (Kessler y cols., 2005; Roberts y cols., 2011), realzan la importancia de disponer de una heurística actualizada derivada de la evidencia para ayudar a la toma de decisiones clínicas en el tratamiento del TEPT.

En este artículo, los autores presentan una actualización de las versiones anteriores de los algoritmos para el tratamiento del TEPT del Proyecto de algoritmos en psicofarmacología del programa de especialización en Psiquiatría de Harvard South Shore (PAPHSS) (Bajor y cols., 2011; Osser y cols., 1999).

[a] *James A. Haley VA Hospital, Tampa, FL, United States*
[b] *University of South Florida Morsani School of Medicine, Tampa, FL, Estados Unidos*
[c] *VA Boston Healthcare System y Harvard South Shore Psychiatry Residency Training Program, Brockton, MA, Estados Unidos*
[d] *HCA Healthcare East Florida Division GME/HCA FL Aventura Hospital, Estados Unidos*
[1] Autor corresponsal en: James A. Haley VA Hospital, Tampa, FL, United Estates. *Correo electrónico:* laura.bajor@va.gov (L.A. Bajor).

Aunque las intervenciones psicosociales (p. ej., terapia de procesamiento cognitivo y exposición prolongada) desempeñan un papel importante en el tratamiento del TEPT (Foa y cols., 2010; Lee y cols., 2016; Phelps y cols., 2022), este trabajo y los algoritmos anteriores del PAPHSS se centran en la selección de opciones psicofarmacológicas siempre y cuando los médicos y los pacientes estén de acuerdo en que sería adecuado incluir la medicación en el plan de tratamiento. La existencia y disponibilidad de estos algoritmos no debe entenderse como una sugerencia de que los medicamentos son de primera línea o incluso un componente necesario del tratamiento para un paciente determinado.

En la actualidad, la sertralina y la paroxetina, dos inhibidores selectivos de la recaptación de serotonina (ISRS), siguen siendo los únicos medicamentos aprobados por la Food and Drug Administration (FDA) de los Estados Unidos para tratar el TEPT. A pesar de su uso generalizado, el tamaño de los efectos de los ISRS durante el tratamiento del TEPT es más bien pequeño y los beneficios se limitan solo a algunos de los síntomas.

2. MÉTODO

En congruencia con el método PAPHSS de desarrollo y revisión de algoritmos descrito previamente (Beaulieu y cols., 2019; Giakoumatos y Osser, 2019; Wang y Osser, 2020), los autores revisaron el algoritmo del TEPT del 2011, realizaron una revisión bibliográfica de los nuevos estudios y revisiones desde el 2011, volvieron a revisar la evidencia del algoritmo anterior y consideraron la eficacia a corto/largo plazo, la efectividad, la tolerabilidad y la seguridad de las opciones disponibles.

https://doi.org/10.1016/j.psychres.2022.114840

Recibido el 12 de junio del 2022; recibido en versión revisada el 5 de septiembre del 2022; aceptado el 7 de septiembre del 2022

Disponible en línea el 9 de septiembre del 2022

0165-1781/Publicado por Elsevier B.V.

En la figura 11-1 se muestra un diagrama de flujo PRISMA (Moher y cols., 2015) que presenta el número de estudios extraídos (1627) y cómo se redujeron a 76 estudios que se consideró que tenían relevancia para la modificación del algoritmo. Los autores hicieron una depuración cualitativa basada en la opinión de esta bibliografía centrada en los cambios apropiados respecto a la versión anterior. Los borradores de los algoritmos del PAPHSS se someten a una revisión formal por pares en las revistas que se buscan para su publicación. La revisión por pares añade cierta validación a la interpretación de la literatura por parte de los autores; cuando los revisores no están de acuerdo con el razonamiento empleado en el informe, se realizan cambios para alcanzar un consenso con los revisores o se añade sustento adicional a la opinión de los autores.

Estos algoritmos pretenden servir de heurística para ayudar al juicio clínico más que tomarse como directrices rígidas; así, el determinante final de la validez viene cuando el médico y el paciente determinan si las recomendaciones parecen razonables en el contexto de las circunstancias únicas de cada paciente.

3. RESULTADOS

3.1. Diagrama de flujo del algoritmo

La figura 11-2 ofrece un panorama general del algoritmo, en el que cada «nodo» numerado comienza con una pregunta sobre el estado del paciente que sirve para delimitar las poblaciones de

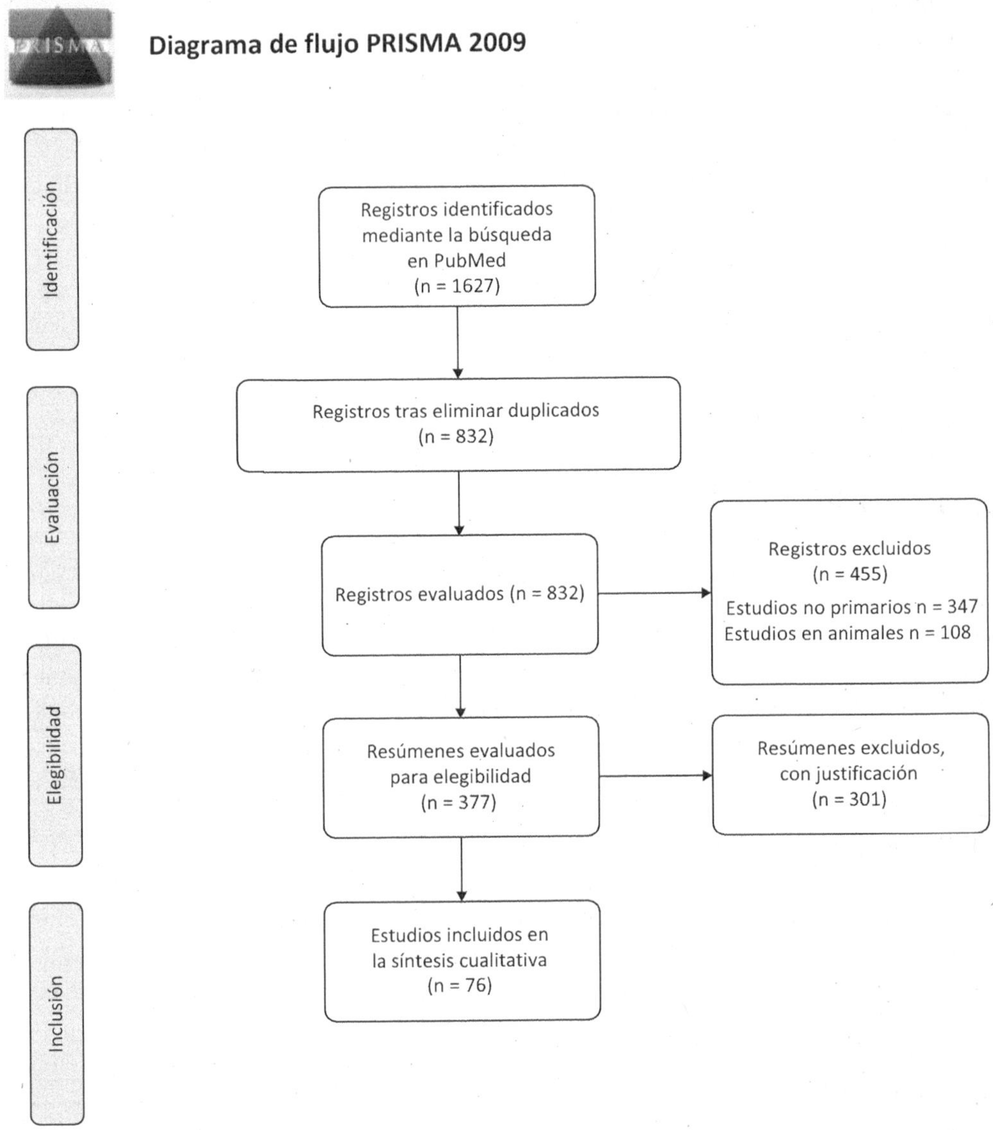

Figura 11-1. Diagrama PRISMA.

pacientes que progresan de «no medicados» a «resistentes a la medicación». El fundamento que subyace a cada pregunta y las recomendaciones en cada nodo se describen en las secciones siguientes.

3.2. Nodo 1: ¿Cumple el paciente con los criterios del DSM-5® para el TEPT?

La planificación del tratamiento comienza con la confirmación de un diagnóstico de TEPT basado en los criterios del DSM-5* y con el conocimiento de la comorbilidad (psiquiátrica y médica) que pueda ser relevante para la toma de decisiones. Prácticamente todas las investigaciones psicofarmacológicas publicadas sobre el TEPT especifican que los pacientes han cumplido los criterios diagnósticos del DSM. El diagnóstico por cualquier otro criterio, y el tratamiento

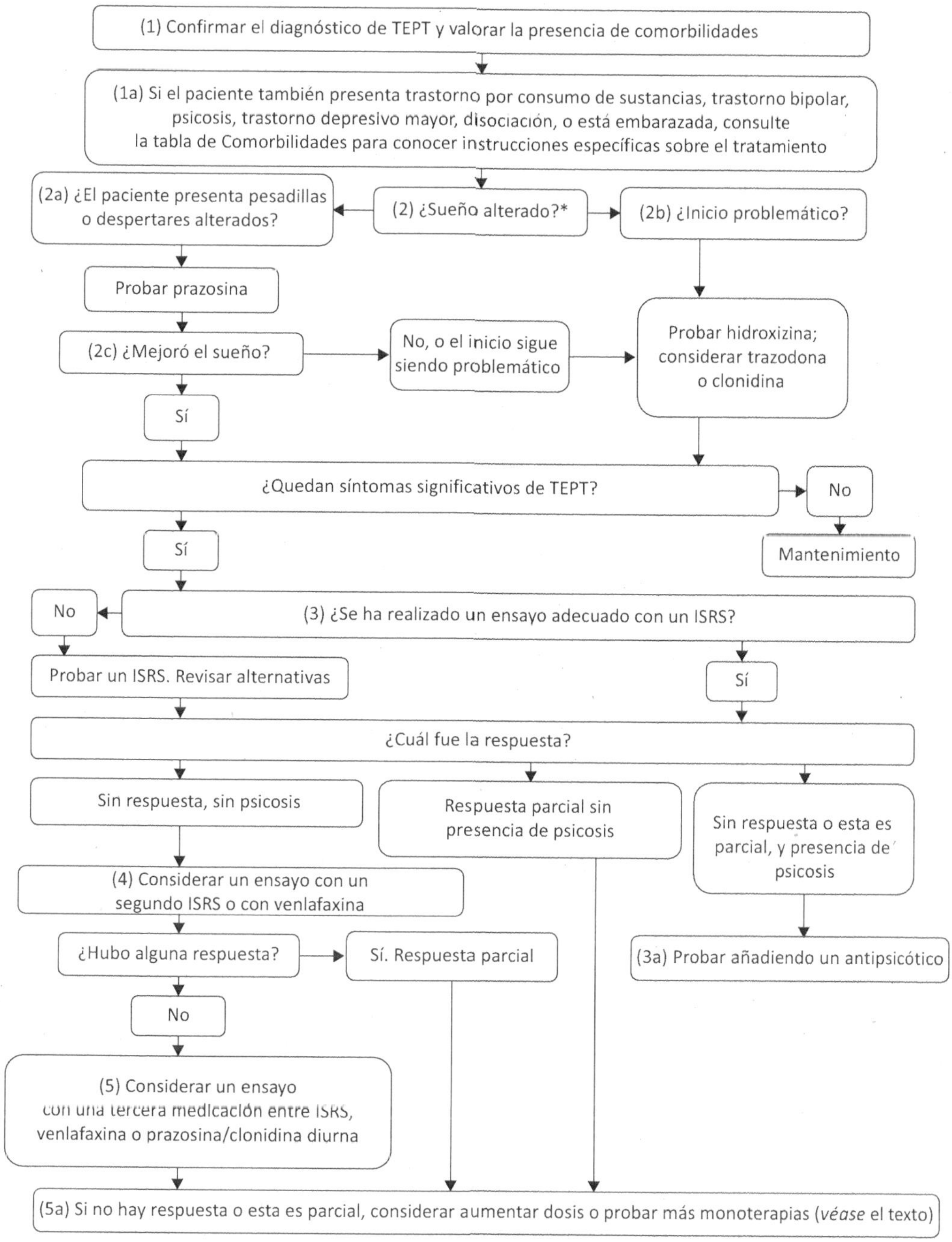

Figura 11-2. Diagrama de flujo del algoritmo para el trastorno de estrés postraumático.

de síntomas específicos dentro de los criterios cuando el paciente no cumple los criterios completos del TEPT, harían que este algoritmo no fuera informativo porque solo se basa en estudios de pacientes que han cumplido con estos criterios diagnósticos. En la tabla 11-1 se encuentra un breve resumen de las comorbilidades y otras circunstancias para las que las evidencias sustentan la adopción de medidas diferentes a las recomendaciones del algoritmo principal.

Tabla 11-1 | Evidencias y consideraciones sobre diversas comorbilidades

Abuso de sustancias	La comorbilidad del abuso de sustancias es muy alta en los pacientes con TEPT	Se debe detectar el abuso de sustancias en los pacientes con TEPT
	Los pacientes con TEPT corren un mayor riesgo de abusar de los medicamentos recetados (Guina y cols., 2016) Existen datos contradictorios con respecto a la prazosina	Las recomendaciones pueden no ser eficaces para quienes consumen sustancias activamente. Se recomienda un mínimo de una semana de sobriedad antes de intentar el algoritmo. Evitar las benzodiacepinas, que también pueden reducir la eficacia de la terapia centrada en el trauma en los pacientes con TEPT (Rosen y cols., 2013) En caso de TEPT y abuso de alcohol asociado, dos estudios señalan que la prazosina no es eficaz para mejorar ninguno de los dos (Petrakis y cols., 2016; Wilcox y cols., 2018). Un ensayo controlado con placebo centrado en el trastorno por consumo de alcohol constató que la mejoría de la ansiedad (a menudo por TEPT) era mucho mayor en los que la tomaban frente a los que tomaban placebo ($p = 0.002$) en sujetos con altas puntuaciones de abstinencia alcohólica (Sinha y cols., 2021) Considere la posibilidad de iniciar la prazosina más tarde (Petrakis y cols., 2016; Verplaetse y cols., 2019)
	Otros medicamentos que pueden ser potencialmente útiles:	La desipramina tiene un pequeño estudio positivo con esta comorbilidad (Petrakis y cols., 2012) El topiramato puede ser útil en veteranos con TEPT y TCA concurrentes para reducir el consumo de alcohol, el ansia por el alcohol y la gravedad de los síntomas del TEPT, en particular los síntomas de hiperactivación (Batki y cols., 2014)
Trastorno bipolar	El riesgo de TEPT a lo largo de la vida es significativamente elevado en los pacientes con trastorno bipolar (Cerimele y cols., 2017) Los ISRS y otros antidepresivos pueden presentar riesgos de desestabilizar el trastorno bipolar	Si el insomnio no se debe a un trastorno del estado de ánimo, trate las pesadillas y los despertares alterados con prazosina Evite el uso de antidepresivos en los pacientes con diagnóstico dual de trastorno bipolar y TEPT, en especial en aquellos con antecedentes de ciclos rápidos (El-Mallakh y cols., 2015). Considere doxazosina, clonidina, hidroxizina
Psicosis	Los síntomas psicóticos en los pacientes con TEPT pueden indicar un trastorno psicótico asociado **o** podrían formar parte del TEPT (O'Conghaile y DeLisi, 2015)	Considere saltarse el nodo 2 (gestión del sueño). Si existe un trastorno psicótico primario, trátelo primero con un antipsicótico
Trastorno depresivo mayor	Los antecedentes de depresión mayor aumentan el riesgo de desarrollar TEPT y el diagnóstico de TEPT aumenta el riesgo de depresión	Detectar la depresión en pacientes con TEPT Utilizar antidepresivos en una fase más temprana del algoritmo, pero tener en cuenta el pronóstico reservado
	La capacidad de respuesta a los antidepresivos puede verse disminuida en los pacientes con TEPT y depresión asociada	

(*continúa*)

Tabla 11-1 | Evidencias y consideraciones sobre diversas comorbilidades (*continuación*)		
Disociación	Se asocia a acontecimientos más traumáticos y a una patología más grave del TEPT. La paroxetina resultó ligeramente mejor que el placebo en un estudio con *n* pequeños y altas tasas de abandono (Marshall y cols., 2007)	Hacer un cribado de los síntomas disociativos, tener en cuenta que la disociación indica una patología más grave y una respuesta menos predecible a los fármacos. Considerar la paroxetina
	Algunos recomiendan la psicoterapia como tratamiento de primera línea para los síntomas disociativos del TEPT	Considerar la psicoterapia para tratar estos síntomas específicos
Embarazo	Los medicamentos con riesgos teratogénicos presentan mayor peligro durante el primer trimestre, en particular en las semanas 3 a 9	Tener precaución con los medicamentos que conllevan riesgo teratogénico (Armstrong, 2008; Reefhuis y cols., 2015)
Hábito tabáquico	Los índices de hábito tabáquico aumentan en los veteranos con TEPT que regresan de Irak y Afganistán. En las veteranas, el diagnóstico de TEPT aumenta las probabilidades de consumo de tabaco asociado (Gross y cols., 2020) Se comprobó que la vareniclina y el bupropión son eficaces para los esfuerzos por dejar de fumar en los pacientes con TEPT crónico (Anthenelli y cols., 2016) Un estudio constató que los esfuerzos para dejar de fumar tenían más éxito en los pacientes con TEPT si el tabaquismo era abordado por el equipo psiquiátrico del paciente en lugar de derivarlo a una clínica independiente (Kearns y cols., 2018)	Hacer un cribado del consumo de tabaco Considerar la vareniclina o el bupropión adyuvantes (la vareniclina tiene pruebas de un mejor efecto y seguridad frente al bupropión) para dejar de fumar Considerar la posibilidad de tratar dentro de la clínica psiquiátrica «de origen» del paciente en lugar de derivarlo a otro centro

3.3. Nodo 2: ¿Hay alteración del sueño?

La alteración del sueño es un síntoma muy importante del TEPT que afecta a otros síntomas (Germain, 2013). El sueño inadecuado o no reparador del TEPT puede tener un impacto directo en la intensidad de la hipervigilancia, la evitación y la reexperimentación (Belleville y cols., 2009; Spoormaker y Montgomery, 2008; Thompson y cols., 2008). Por lo tanto, al igual que en el algoritmo del 2011, sugerimos que la evaluación del sueño sea el primer paso en el tratamiento del TEPT y que se vuelva a evaluar en cada nodo si persisten los problemas de sueño (Belleville y cols., 2009).

Las alteraciones del sueño frecuentes en el TEPT incluyen dificultades con el inicio del sueño relacionadas con la hiperactivación y la hipervigilancia en el entorno donde se intenta dormir y dificultades con el mantenimiento del sueño debido a pesadillas, despertares alterados, terrores nocturnos y despertar fácil ante ruidos percibidos como amenazantes (Mellman y cols., 2004; Mysliwiec y cols., 2014; Neylan y cols., 1998). Los ISRS aprobados por la FDA pueden exacerbar estos síntomas (Kobayashi y cols., 2007; Thompson y cols., 2008).

Siempre se debe revisar el diagnóstico diferencial del insomnio en los pacientes en los que se sospeche una alteración del sueño debida al TEPT y tratar o gestionar otras causas contribuyentes. Debe tenerse en cuenta la apnea del sueño, ya que se sabe que las tasas son elevadas en los pacientes con TEPT (Collen y cols., 2012; Krakow y cols., 2015). Aunque se haya diagnosticado previamente, la apnea del sueño suele permanecer sin tratar, ya que el uso de una mascarilla de CPAP puede resultar difícil en un estado de hiperactivación relacionado con el TEPT (Krakow y cols., 2015). Otros factores que pueden empeorar las dificultades de sueño de los pacientes con

TEPT son el síndrome de las piernas inquietas, los movimientos periódicos de las extremidades durante el sueño, los problemas de higiene del sueño, la abstinencia de nicotina y los problemas médicos asociados a la fragmentación del sueño, como el dolor y la nicturia (Krakow y cols., 2015). Los pacientes con TEPT suelen utilizar la cafeína para hacer frente a la fatiga diurna derivada de un sueño no reparador debido al trastorno, pero puede convertirse en un factor contribuyente independiente (McLean y cols., 2019). Recientemente se ha visto que, aunque muchos pacientes con TEPT consideran el cannabis como útil para dormir y para tratar la ansiedad relacionada con el trastorno, resulta ineficaz con este fin (Bonn-Miller y cols., 2021) y puede causar más daños que beneficios en torno a la irritabilidad y el control de la ira (Mammen y cols., 2018).

3.4. Nodo 2a: Sueño alterado debido a pesadillas o despertares alterados

Desde la publicación del algoritmo del 2011, en el que se hablaba de tres pequeños ensayos controlados con placebo sobre la prazosina con resultados muy favorables (Raskind y cols., 2007, 2003; Taylor y cols., 2008), se han publicado otros seis ECA para veteranos con traumas relacionados con el combate y otros con TEPT. Uno de ellos ($N = 67$) constató una sólida ventaja sobre el placebo (el 64% respondió a la prazosina, el 24% al placebo; número necesario a tratar [NNT] = 2.7), mientras que un ensayo multicéntrico posterior de gran tamaño ($N = 304$, distribuidos en 13 centros médicos de Veterans Affairs [VA]) no vio ningún beneficio a favor de la prazosina (Raskind y cols., 2018, 2013). Otro estudio negativo fue un pequeño ensayo controlado con placebo ($N = 20$, todos civiles, 85% mujeres) en el que todos los que participaron manifestaron tendencias suicidas leves/moderadas (McCall y cols., 2018). En este ensayo, el placebo pareció más útil que la prazosina, lo que contrasta con los estudios de Raskind y cols. (2013, 2018), en los que hubo más problemas de suicidio en el grupo placebo. En otro ECA ($N = 100$ civiles, 70% varones) que comparó prazosina, hidroxizina y placebo, la primera tuvo la mayor eficacia, pero la segunda también superó al placebo (Ahmadpanah y cols., 2014). La dosis de prazosina en este estudio se ajustó con rapidez de 1 a 15 mg a la hora de acostarse en el transcurso de 10 días, mientras que la hidroxizina se inició con 10 mg y se aumentó a 100 mg en el curso de 10 días. Un estudio de la VA sobre alcohólicos en activo con TEPT no constató la eficacia de la prazosina sobre los síntomas del TEPT (Petrakis y cols., 2016). Por último, otro estudio de VA ($N = 50$) vio que la prazosina era equivalente a una intervención conductual para el deterioro del sueño y que ambas eran mucho mejores que un placebo en forma de pastilla (NNT = 2.7) (Germain y cols., 2012).

Aunque muchos revisores y clínicos se mostraron desalentados por el resultado negativo del gran estudio (Raskind y cols., 2018), nosotros argumentaríamos que deberían considerarse cuatro factores atenuantes antes de adoptar esa opinión. Para empezar, los sujetos del estudio del 2018 eran más estables social, económica y clínicamente que en estudios anteriores. Además, se excluyó a los pacientes que tomaban trazodona a menos que estuvieran dispuestos a interrumpirla, lo que podría afectar los resultados debido al impacto negativo sobre el inicio del sueño. Además, en el 2016-17, la prazosina llevaba varios años utilizándose en los hospitales de veteranos participantes, por lo que es posible que los candidatos más idóneos ya la hubieran recibido. Por último, las presiones sanguíneas basales de los sujetos en el estudio del 2018 fueron más bajas que en muestras anteriores. Dado que se ha observado que una presión arterial más alta antes del tratamiento es predictiva de mejores resultados que una presión normal (Raskind y cols., 2016), esta diferencia en las muestras de estudio es potencialmente significativa. Así, parece razonable concluir que la respuesta a la prazosina es variable, y que una presión arterial inicial más alta puede predecir una buena respuesta. Cabe destacar que el 46% de una cohorte muy amplia de veteranos con TEPT y trastornos del sueño padecía hipertensión y el 22% tenía un trastorno por consumo de alcohol (Rubin y cols., 2020).

En un ensayo controlado con placebo en el que se evaluó la prazosina como tratamiento para el trastorno por consumo de alcohol, la ansiedad (a menudo por TEPT) fue un criterio de valoración secundario que mejoró mucho más con la prazosina que con placebo ($p = 0.002$) en los sujetos con puntuaciones altas de abstinencia alcohólica (Sinha y cols., 2021). Por lo tanto, la abstinencia del alcohol puede no ser un factor predictivo de una respuesta deficiente en el TEPT.

Se necesitan estudios futuros para confirmar y ampliar estos factores de predicción. Mientras tanto, los seis estudios con resultados positivos y tamaños del efecto robustos no deben descartarse, ya que demuestran un efecto favorable para muchos individuos con TEPT. El metaanálisis más reciente, ampliamente citado, no dio prioridad a la prazosina y solo consideró cuatro de los ECA de este fármaco, incluyendo solo dos de los seis estudios positivos (Zhao y cols., 2020).

El conjunto de evidencia a favor de la prazosina puede contrastarse con el de la sertralina, un tratamiento aprobado por la FDA para el TEPT que aparece como primera línea en muchas directrices, por ejemplo, la de la Veterans Administration de Estados Unidos y el National Institute of Clinical Excellence (NICE) de Gran Bretaña (National Institute for Clinical Excellence, 2018; Ostacher y Cifu, 2019). Se han realizado al menos siete estudios controlados con placebo de la sertralina para el TEPT, incluidos varios que no se publicaron pero que se analizaron en una revisión del NICE (Hoskins y cols., 2015; National Institute for Clinical Excellence, 2018). Solo dos fueron positivos, y estos eran civiles principalmente mujeres. Como se indica en el documento de algoritmos del 2011, la prescripción de sertralina para el TEPT en el Reino Unido solo está aprobada para las mujeres debido a los resultados insatisfactorios en los veteranos varones. Cabe destacar que incluso los mejores estudios sobre la sertralina tenían tamaños del efecto mucho más pequeños que los encontrados en los estudios positivos sobre la prazosina (National Institute for Clinical Excellence, 2005). Una revisión concluyó que «es mejor evitar» la sertralina en veteranos de combate (Akiki y Abdallah, 2018).

Algunos pacientes tienen dificultades para tolerar los efectos hipotensores iniciales de la prazosina. Actualmente existe un ensayo controlado con placebo de la doxazosina de liberación prolongada como alternativa a la prazosina (Rodgman y cols., 2016). Este estudio cruzado, en el que se probó en ocho pacientes tanto placebo como doxazosina, arrojó resultados positivos para uno de los dos criterios principales de valoración, el *PTSD Checklist-Military Version* (Weathers y cols., 2018; Wortmann y cols., 2016). La doxazosina es un antagonista adrenérgico α-1 que puede dosificarse de forma similar a la prazosina pero con una vida media de 15-19 h frente a las 2-3 h de la prazosina, lo que conlleva menos efectos hipotensores y otros efectos secundarios. Aunque estudios anteriores sugerían que la doxazosina atraviesa mínimamente la barrera hematoencefálica, el estudio del 2016 aportó pruebas de que se asocia a efectos centrales (Rodgman y cols., 2016). Algunos clínicos han llegado a preferir la doxazosina a la prazosina debido a la impresión de una mejor tolerabilidad.

En conclusión, en el nodo 2a, la prazosina se mantiene en la parte superior del algoritmo para los pacientes con insomnio considerable, que afecta a la gran mayoría de los pacientes con TEPT. Como se ha señalado, las alteraciones del sueño suelen implicar pesadillas, aunque los médicos también deben preguntar sobre los despertares alterados que no incluyan pesadillas recordadas, por ejemplo, despertares antes del amanecer acompañados de ansiedad, sudoración (con frecuencia descrita como intensa), hiperventilación, taquicardia y dificultad para volver a dormirse. Algunos pacientes se despiertan varias veces por la noche para revisar sus puertas y ventanas, mientras que otros tienen terrores nocturnos (gritos, peleas o patadas que no se recuerdan al despertar y que son presenciados por otras personas). La prazosina y los medicamentos afines dirigidos a los mecanismos adrenérgicos α suelen ser eficaces para estos síntomas del sueño (Mysliwiec y cols., 2014).

Recomendamos seguir el protocolo de ajuste de dosis de los estudios positivos más amplios (tabla 11-2), que implica incrementos iterativos durante varias semanas (Raskind y cols., 2013). La orientación hacia unas expectativas adecuadas, por ejemplo, haciendo hincapié en que probablemente serán necesarios varios aumentos de dosis para que se experimenten resultados positivos, puede ser crucial para el éxito de este proceso. De hecho, los resultados negativos se han relacionado con ensayos inadecuados, por ejemplo, un cumplimiento deficiente del tratamiento o una subdosificación (Alexander y cols., 2015). En una revisión nacional de los veteranos estadounidenses tratados con prazosina para el TEPT en el 2015 ($N = 104349$), solo el 7% recibió dosis de 6 mg o superiores, y la media fue de 2.6 mg diarios (Rubin y cols., 2020). Si un individuo ya está tomando uno o más antihipertensivos, se recomienda la colaboración con el prescriptor de esos medicamentos para considerar la posibilidad de reducirlos o suspenderlos durante el ensayo con prazosina.

Algunos pacientes varones requieren dosis tan altas como 25 a 30 mg por la noche; la dosis óptima promedio fue de 16 mg en el estudio del 2013. Para las mujeres, la dosis nocturna óptima media fue de 7 mg. Si el sueño se vuelve aceptable, se puede mantener a los pacientes con prazosina. En un estudio de seguimiento observacional a largo plazo sobre el uso de prazosina en 62 pacientes durante un periodo de hasta 6 años ya mencionado se encontró que casi el 50% tomó prazosina a largo plazo, la mayoría sin añadir otros medicamentos para el TEPT (Byers y cols., 2010).

3.5. Nodo 2b: Inicio problemático del sueño: probar hidroxizina, trazodona o clonidina

Si un paciente presenta dificultades para conciliar el sueño pero niega pesadillas o despertares alterados, puede considerarse la hidroxizina, la trazodona o la clonidina. También se recomiendan si el paciente tuvo una respuesta satisfactoria a la prazosina para las pesadillas y los despertares alterados pero sigue teniendo dificultades para conciliar el sueño. Solo la hidroxizina se ha estudiado en un ECA con placebo en el TEPT, que evaluó su uso para conciliar el sueño en los pacientes con este trastorno, pero también constató que disminuía las pesadillas (Ahmadpanah y cols., 2014). Debe advertirse a los pacientes sobre los posibles efectos anticolinérgicos y el aumento de peso.

Tabla 11-2 | Pauta recomendada de aumento de dosis de prazosina para pacientes hombres y mujeres con TEPT

Tiempo	*Hombres*	*Mujeres*
Días 1-2	1 mg diario antes de acostarse (daa)	1 mg daa
Días 3-7	2 mg daa	2 mg daa
Días 8-14	4 mg daa, 1 mg a las 10 am	2 mg daa, 1 mg por la mañana
Días 15-21	6 mg daa, 2 mg a las 10 am	4 mg daa, 2 mg por la mañana
Días 22-28	10 mg daa, 2 mg a las 10 am	6 mg daa, 2 mg por la mañana
Días 29-35	15 mg daa, 5 mg a las 10 am	10 mg daa, 2 mg por la mañana, dosis máxima recomendada para mujeres
Días 36-42	20 mg daa, 5 mg a las 10 am	

No existen ECA frente a placebo para la clonidina en el TEPT, pero una serie retrospectiva de casos de 79 pacientes con el trastorno detectó que el 72% mostró una mejoría en las puntuaciones de la *Clinical Global Improvement* (CGI), mientras que el 49% mejoró de forma «notable» o «muy notable», con efectos secundarios mínimos notificados (Burek y cols., 2021). Mientras que la prazosina solo ha mostrado beneficios para mantener el sueño, la clonidina también puede ser útil para iniciarlo cuando se dosifica a 0.1 a 0.2 mg a la hora de acostarse, además de 0.05 mg hasta tres veces al día utilizados en la serie de casos para los síntomas diurnos del TEPT. Los posibles efectos secundarios de la clonidina incluyen hipotensión, sequedad de boca, estreñimiento, irritación cutánea, mareo y fatiga (Detweiler y cols., 2016; Kinzie y Leung, 1989; Wendell y Maxwell, 2015; Ziegenhorn y cols., 2009).

Se considera que el efecto de la trazodona como fármaco hipnótico se debe a una triple acción promotora del sueño en los receptores 5-HT_{2A}, α-1 y H_1. Tiene una vida media corta y un bajo riesgo de dependencia (Stahl, 2009; Walsh, 1998). No se han realizado nuevos estudios sobre la trazodona para el insomnio primario o el TEPT desde el 2011. En estudios anteriores sin ocultación, ha mostrado cierta eficacia para las dificultades del sueño en los pacientes con TEPT y se prescribe muy ampliamente con fines hipnóticos en los Estados Unidos (Leshner y cols., 2005). Entre los efectos secundarios frecuentes se encuentran la sedación, el mareo, la prolongación del QTc y el ortostatismo, y el síncope es raro pero posible (Sadock y Sadock, 2001; Warner y cols., 2001). El aumento de la frecuencia de las erecciones es recurrente en los varones y también puede producirse priapismo. Con menor frecuencia, se ha informado de priapismo con el uso de la prazosina, por lo que existe un riesgo hipotéticamente mayor al combinar la trazodona con este fármaco. Una búsqueda bibliográfica reveló un único informe de caso en un paciente que tomaba ambos medicamentos (Mann y George, 2017). Por lo tanto, se recomienda advertir a los pacientes, aunque no se considere que la combinación sea especialmente arriesgada. La dosis de trazodona para dormir oscila entre 12.5 y 200 mg; la dosis inicial típica es de 50 mg.

3.6. Nodo 2c: ¿Mejoró el sueño? Otras opciones que podrían considerarse para ayudar a conciliar el sueño

Si la prazosina, la hidroxizina, la trazodona o la clonidina no fueran eficaces o toleradas en los nodos 2, 2a y 2b, existen otros medicamentos con propiedades hipnóticas que podrían considerarse y que los médicos utilizan habitualmente. Sin embargo, todos tienen evidencias débiles o efectos secundarios que los hacen indeseables para muchos, si no la mayoría, de los pacientes. Entre las posibilidades se incluyen los tricíclicos sedantes, las benzodiacepinas, los «fármacos Z» como el zolpidem y la eszopiclona, la gabapentina, la melatonina y la quetiapina.

Existen pruebas remotas, pero ninguna reciente, a favor de los antidepresivos tricíclicos (ATC) amitriptilina (eficaz), imipramina (mucho menos eficaz) y desipramina (ineficaz) en el TEPT (Davidson, 2015; Davidson y cols., 1990; Kosten y cols., 1991). Los ATC tienen riesgos anticolinérgicos, cardiacos y convulsivos, en especial a dosis completas, además de un riesgo significativo de sobredosis en los pacientes suicidas o con deterioro cognitivo, lo que los aleja de la primera línea.

La doxepina no se ha estudiado en el TEPT, pero fue aprobada por la FDA como hipnótico en marzo del 2010 y cuenta con un gran ECA con placebo como tratamiento del insomnio primario de carácter transitorio o crónico a dosis muy bajas (1-6 mg). El efecto parece ser a través del bloqueo H_1 (Scharf y cols., 2008) y puede no conferir ninguna ventaja sobre otros antihistamínicos sedantes, por ejemplo, la difenhidramina o la hidroxizina. La tolerancia a la sedación se desarrolla rápidamente con todos los antihistamínicos, lo que los hace útiles para un uso ocasional pero no constante como hipnóticos, mientras que los pacientes con TEPT tienden a requerir un efecto más constante (Richardson y cols., 2002).

Las benzodiacepinas son utilizadas con frecuencia por los médicos para los problemas de sueño en el TEPT. No se han realizado estudios que demuestren su eficacia para los síntomas centrales de este trastorno (Braun y cols., 1990). Estos fármacos tienen un alto potencial de abuso en los pacientes con TEPT (Agorastos y cols., 2014; Chilcoat y Breslau, 1998; Lader, 2011; Ullman y cols., 2013). Algunas revisiones y comentarios recientes han destacado las alarmantes estadísticas sobre los daños asociados al uso de benzodiacepinas durante más de 2 semanas y han instado a que se reduzca drásticamente su uso (Hirschtritt y cols., 2021; Horowitz y cols., 2021). La práctica clínica con el uso de benzodiacepinas parece diferir significativamente de las recomendaciones de las directrices (Baker y cols., 2009; Bisson y cols., 2007; Davidson y cols., 2005).

Aunque hubo un estudio positivo de la eszopiclona, un agonista de los receptores GABA-A/benzodiacepínicos, al momento de la publicación del algoritmo del 2011, un nuevo estudio de este fármaco para tratar el TEPT no logró replicar los resultados anteriores y no mostró ningún beneficio sobre el placebo (Dowd y cols., 2020; Pollack y cols., 2011).

La quetiapina sigue teniendo un amplio uso clínico para el sueño en el TEPT. Los estudios realizados en diversas poblaciones de pacientes no sustentan el uso precoz como hipnótico dado su perfil de efectos secundarios (Wine y cols., 2009). Cabe destacar que el aumento de peso por la quetiapina no depende de la dosis y se produce incluso a dosis mínimas (Orsolini y cols., 2016; Simon y cols., 2009; Williams y cols., 2010). La prolongación del QTc y la discinesia tardía son problemas adicionales a tener en cuenta. Un estudio en veteranos con TEPT constató que la quetiapina tenía más probabilidades de ser interrumpida que la prazosina debido a sus efectos metabólicos y excesivamente sedantes (Byers y cols., 2010).

Existe un ECA con placebo sobre la quetiapina en el que se utilizaron dosis bajas a moderadas como monoterapia para los síntomas generales del TEPT, lo que sugiere que puede ser algo eficaz. Este estudio se analizará más adelante en el algoritmo. Los pacientes permanecieron bastante sintomáticos en el punto final con una puntuación de la *Clinician-Administered PTSD Scale for DSM-5* (CAPS) promedio relativamente alta de 54 (Villarreal y cols., 2016, 2018).

Los datos de prescripción del zolpidem muestran un uso generalizado entre los veteranos de las guerras de Irak y Afganistán a pesar de las escasas pruebas de su valor, mientras que se han seguido acumulando indicios considerables sobre el riesgo de su uso en relación con los comportamientos nocturnos no deseados, el impacto en la conducción y la reducción de la cantidad de sueño con movimientos oculares rápidos (MOR) y la calidad del sueño tanto MOR como no MOR (Abramowitz y cols., 2008; Bernardy y Friedman, 2015; Bettica y cols., 2012; Gunja, 2013; Shayegani y cols., 2018; Struyk y cols., 2016).

La gabapentina se prueba ocasionalmente para los problemas de sueño y otros síntomas relacionados con el TEPT, pero el sustento en la evidencia se limita a informes de casos retrospectivos (Hamner y cols., 2001). No parece apropiada como opción temprana en este algoritmo.

3.7. Nodo 3: ¿Ha probado algún ISRS?

Cuando los pacientes no manifiestan que las alteraciones del sueño sean un problema importante, debe considerarse que pueden estar automedicándose con alcohol y cannabis antes de seguir adelante. Si se han probado la trazodona o la prazosina/doxazosina y la clonidina pero no se han tolerado, o han sido ineficaces, o si los síntomas residuales como la hiperactivación, la reexperimentación y la evitación siguen presentes incluso después de haber mejorado el sueño, el siguiente paso a considerar es un ensayo con un ISRS. Los ISRS aparecen como recomendaciones de primera línea para el tratamiento farmacológico en otras directrices. Sin embargo, las pruebas que sustentan el uso de los ISRS para el TEPT, como ya se ha señalado, no son muy sólidas, y tienen el potencial de empeorar el insomnio (Dording y cols., 2002; Kaynak y cols., 2004; Yang y cols., 2005). La disfunción eréctil y la incapacidad para alcanzar el orgasmo hacen que muchos disminuyan o interrumpan su uso, incluso cuando los efectos para el TEPT y el estado de ánimo sean favorables (Cascade y cols., 2009; Nelson y cols., 2014; Reisman, 2017). Los revisores han constatado que en muchos estudios sobre ISRS, los participantes estaban menos angustiados al inicio que los pacientes clínicos típicos, los grupos eran relativamente pequeños, los periodos de prueba eran cortos, los tamaños del efecto eran bajos (por lo general por debajo de 0.4 para una diferencia media estandarizada) y la deserción oscilaba entre el 27% y el 40% (Brady y cols., 2000; Davidson y cols., 2001; Marshall y cols., 2001; Tucker y cols., 2003).

La paroxetina recibió la aprobación de la FDA para el TEPT con base en cuatro ECA positivos, como se revisó en el 2011. No ha habido nuevos ECA sobre la paroxetina para el TEPT en los últimos 10 años.

La sertralina, el otro ISRS aprobado por la FDA, había sido objeto en el pasado de cuatro grandes ECA publicados, dos con resultados positivos y dos que no mostraron ninguna eficacia. Los estudios positivos se realizaron en civiles, principalmente en mujeres con traumas sexuales. Como ya se ha señalado, los estudios en veteranos hombres han sido negativos (Friedman y cols., 2007; Hoskins y cols., 2015). En el documento del algoritmo del 2011 se señaló que el patrocinador corporativo del estudio de Friedman y cols. fue multado por ocultar sus datos negativos durante más de 10 años.

Desde el 2011, ha habido algunos estudios nuevos que emplean sertralina, pero sus resultados no cambian la solidez de las indicaciones ni las preocupaciones sobre este medicamento (Jun y cols., 2013; Kaysen y cols., 2019; Li y cols., 2017; Rauch y cols., 2019; Zoellner y cols., 2019). Otros ISRS han recibido pocos estudios nuevos en relación con el TEPT en los últimos 10 años.

3.8. Alternativas a los ISRS en el nodo 3

Los efectos secundarios como la disfunción sexual hacen que los ISRS sean inaceptables para algunos pacientes. La nefazodona carece de ellos y recientemente ha vuelto a estar disponible para su prescripción, pero no cuenta con ECA positivos frente a placebo. Los ensayos del bupropión en el TEPT (un pequeño ensayo abierto con 17 pacientes y un ECA de 8 semanas con 30 participantes) no mostraron pruebas sólidas de tener un efecto general, aunque algunos pacientes jóvenes informaron de beneficios (Becker y cols., 2007; Canive y cols., 1998). No se han realizado ensayos recientes para el TEPT. Nuestra opinión del 2011 sobre el bupropión, es decir, que se necesitan más estudios, se mantiene sin cambios.

Se han llevado a cabo dos pequeños ensayos controlados con placebo sobre la mirtazapina para el TEPT. En un ensayo patrocinado por la industria (Davidson y cols., 2003), 29 pacientes mujeres principalmente civiles (dosis promedio = 39 mg durante 8 semanas) mejoraron en el criterio de mejoría global *Short PTSD Rating Interview* (SPRINT), pero no en 8 de los otros parámetros de la escala. Más recientemente, un estudio multicéntrico patrocinado por la VA ($N = 78$ veteranos, 94% hombres) asignó al azar a los participantes a mirtazapina o placebo y no encontró diferencias en el criterio principal de valoración (la *Structured Interview for PTSD* o SIP), aunque algunas medidas secundarias mostraron mejoría (Davis y cols., 2020). Varios ensayos abiertos habían sugerido su eficacia (Bahk y cols., 2002; Chung y cols., 2004; Davidson y cols., 2007; Pae y cols., 2008), pero las pruebas de mejor calidad no parecen lo suficientemente sólidas como para recomendar la mirtazapina frente a otras opciones basadas en evidencias más sólidas. Existe un pequeño estudio (*N* = 18) en el que se añadió mirtazapina o un placebo a la sertralina, lo que dio lugar a mejorías solo a manera de tendencia para el fármaco activo (Schneier y cols., 2015).

La venlafaxina ha demostrado eficacia para el TEPT, pero los efectos secundarios sexuales y la falta de efecto frente a la hiperactivación, probablemente debido a su acción noradrenérgica, la relegan a una segunda línea en el mejor de los casos, como se revisa en el algoritmo del 2011 (Bajor y cols., 2011).

Los antipsicóticos pueden considerarse una alternativa a los ISRS en este momento. El nodo 2 plantea el uso de la quetiapina como monoterapia de primera línea para los síntomas globales del TEPT, aunque las pruebas de eficacia son mínimas y deben sopesarse frente a los daños. En un ECA de 12 semanas, Villarreal y cols. (2016) constataron que la monoterapia con quetiapina (*N* = 80, dosis promedio de 258 mg) producía una mejoría significativa en la escala total del CAPS, así como en las subescalas de reexperimentación e hiperactivación. Un nuevo análisis publicado en el 2018 mostró que la respuesta más fuerte correspondía a los ítems de insomnio en las escalas CAPS, HAM-A y HAM-D (Villarreal y cols., 2018).

No se ha realizado ningún estudio controlado de la monoterapia con aripiprazol para el TEPT, aunque existe un ensayo de su uso como potenciador, que se comenta más adelante (Naylor y cols., 2015).

En un ECA de 8 semanas sobre la olanzapina (*N* = 28, sujetos no combatientes) realizado por Carey y cols. (2012) (Hamner y cols, 2019; Ramaswamy y cols., 2016) se constató una mejoría significativa en todos los grupos de síntomas medidos por la CAPS. Sin embargo, solo la evitación y el entumecimiento siguieron siendo significativos en la semana 4 y se mantuvieron en la semana 8. El aumento de peso tendió a ser sustancial (6-10 kg en 6 de 14 participantes que tomaban olanzapina).

No existen ensayos sobre la monoterapia con risperidona para el TEPT. Después de tres ensayos anteriores más pequeños sobre su uso como adyuvante, un gran ECA (*N* = 276) sobre la risperidona como adyuvante frente a placebo para los síntomas resistentes a los antidepresivos en veteranos con TEPT crónico realizado por Krystal y cols. (2011) no mostró eficacia, aunque un análisis secundario de estos datos en el 2016 mostró una mejoría ligeramente significativa en el sueño (Krystal y cols., 2016).

En dos ECA recientes sobre la ziprasidona, la mejoría no fue significativa para los síntomas del TEPT en comparación con el placebo (Hamner y cols., 2019; Ramaswamy y cols., 2016).

En conclusión, los antipsicóticos tienen un respaldo en la evidencia mínimo como monoterapia para el TEPT. Los efectos secundarios, como la discinesia tardía, el aumento de peso y los efectos cardiacos, son preocupantes. Si se prescriben, estos deben informarse a los pacientes durante la discusión del consentimiento informado (Carbon y cols., 2018; Solmi y cols., 2017).

3.9. Nodo 3: Resumen y debate

La paroxetina y la sertralina siguen siendo los únicos medicamentos aprobados por la FDA para el TEPT. Algunos estudios nuevos examinaron la sertralina en combinación o en comparación con psicoterapias centradas en el trauma, aunque sin control de placebo (Rauch y cols., 2019;

Zoellner y cols., 2019). En el estudio de Rauch y cols. (2019) en el que participaron 223 veteranos, la sertralina sola fue igual de eficaz a la psicoterapia y a la psicoterapia más sertralina. Sin embargo, si la sertralina no es mejor que el placebo en esta población (como se ha señalado), seguramente este estudio plantea más preguntas de las que responde sobre el papel de estos tratamientos. La paroxetina tiene mejores indicios de eficacia, pero la sedación, el aumento de peso, la disfunción sexual, el estreñimiento, las interacciones medicamentosas y el síndrome de abstinencia hacen de este fármaco una opción poco atractiva, mientras que su clasificación «D» de riesgo en el embarazo la hace indeseable para las mujeres en edad fértil. La sertralina es eficaz en las mujeres y mejor tolerada que la paroxetina. También se tolera mejor en los hombres y por eso se prescribe a menudo a pesar de la falta de pruebas claras de su eficacia.

Aunque no se han realizado ensayos controlados con placebo sobre el escitalopram, y el único ensayo controlado con placebo sobre el citalopram no encontró ninguna eficacia, aún podría ser razonable considerar el escitalopram como alternativa a la sertralina o la paroxetina dado su perfil de seguridad relativamente benigno entre los ISRS.

La fluoxetina tuvo varios ensayos controlados con placebo sobre el TEPT que se revisaron en el 2011, aunque ninguno desde entonces. Los resultados fueron dispares y, en general, las pruebas no fueron concluyentes en cuanto a su eficacia, especialmente en veteranos (Bajor y cols., 2011).

Los ensayos clínicos de los ISRS suelen durar 12 semanas. Cuando los pacientes muestran una respuesta parcial o una respuesta limitada a ciertos dominios del TEPT, el ensayo debe continuarse hasta que las mejorías se hayan estancado durante un periodo de 2 a 3 semanas, momento en el que las opciones incluyen aumentar la dosis o cambiar de medicación (*véase* el nodo 4). Considere el aumento (nodos 3a y 5a) si tanto el médico como el paciente creen que la mejoría parcial no fue un efecto placebo ni atribuible a factores como la psicoterapia. Cuando considere aumentar la dosis, recuerde que los ISRS superan al placebo en los ensayos controlados menos de lo que generalmente se supone y que la respuesta parcial es a menudo una respuesta al placebo. Debe evitarse «aumentar» un efecto placebo con otra medicación, debido a los mayores riesgos de efectos secundarios, interacciones farmacológicas, menor cumplimiento y mayor costo.

3.10. Nodo 3a: ¿El paciente padece psicosis relacionada con el TEPT?

Los síntomas psicóticos relacionados con el TEPT no son infrecuentes (David y cols., 1999). Se diferencian de otras psicosis en que suelen hacer referencia al trauma original, como las alucinaciones (por parte de un veterano) de soldados gritando tras ser heridos en el campo de batalla, las alucinaciones visuales de un perpetrador del trauma o las alucinaciones sensoriales relacionadas con experiencias de combate (Crompton y cols., 2017). Los delirios no relacionados, por ejemplo, de naturaleza paranoide, también se producen en el TEPT, pero tienden a no ser extraños, no están asociados a un pensamiento desorganizado ni a un afecto plano o inapropiado, y no están relacionados con el abuso de sustancias o el síndrome de abstinencia (Compean y Hamner, 2019).

El único ECA con placebo de cualquier medicamento como potenciador para pacientes resistentes a los ISRS con síntomas psicóticos de TEPT incluyó a la risperidona. Hubo mejoría en las subescalas de síntomas positivos y paranoia de la *Positive and Negative Symptom Scale* (PANSS) (Rothbaum y cols., 2008a). Otros estudios pertinentes incluyeron pacientes con psicosis asociada en su grupo de sujetos, pero no se analizaron por separado (Compean y Hamner, 2019).

Los estudios abiertos respaldan añadir quetiapina y olanzapina, pero no el neuroléptico de primera generación flufenazina, para los veteranos de combate psicóticos resistentes a los antidepresivos con TEPT (Kozaric-Kovacic y Pivac, 2007; Pivac y cols., 2004; Robert y cols., 2009).

Los pacientes de TEPT con síntomas psicóticos podrían mejorar solo con ISRS, aunque no hay estudios que aporten pruebas de ello. El algoritmo haría que el prescriptor probara primero con un ISRS antes de considerar la potenciación con un antipsicótico. Entonces, la risperidona sería el antipsicótico de primera línea a añadir. La quetiapina se utiliza ampliamente y tiene algunas pruebas favorables como potenciador en el TEPT no psicótico (Canive y cols., 2009), por lo que en este momento podría considerarse una alternativa a la risperidona, y también podría considerarse el aripiprazol dado su perfil de efectos secundarios más leve para muchos pacientes.

3.11. Nodo 4: Considerar un segundo ISRS o venlafaxina

Si el paciente no tiene rasgos psicóticos y no respondió a un primer ISRS, considere probar un ISRS diferente o venlafaxina.

Inicialmente se pensó que la venlafaxina tenía menos probabilidades de ser eficaz para el TEPT debido a su mecanismo noradrenérgico, dado que la actividad noradrenérgica excesiva es un componente del TEPT (Murphy y cols., 2009; Southwick y cols., 1997). Mientras que un primer ECA en veteranos de combate en el que se utilizó el tricíclico desipramina, un potente bloqueador de la recaptación de noradrenalina ($N = 18$), no constató eficacia (Reist y cols., 1989), dos grandes ECA con placebo constataron cierta eficacia de la venlafaxina de liberación extendida (LE) en el TEPT.

Un estudio (24 semanas, $N = 329$, en su mayoría mujeres [12% veteranas de combate] de centros internacionales) (Davidson y cols., 2006a) constató una mejoría de la puntuación CAPS que fue cinco puntos mayor para la venlafaxina que para el placebo ($p = 0.06$). La dosis promedio diaria máxima de venlafaxina LE fue de 222 mg. Los síntomas de reexperimentación y evitación mejoraron, mientras que la hiperactivación no, posiblemente debido al mecanismo noradrenérgico propuesto anteriormente. Los tamaños globales de los efectos fueron pequeños y comparables a los de los estudios de ISRS a corto plazo, incluso después de casi 6 meses de tratamiento.

En otro estudio amplio ($N = 538$, 12 semanas), la venlafaxina fue comparable a la sertralina y ambas fueron modestamente mejores que el placebo con la CAPS como criterio principal de valoración (Davidson y cols., 2006b). Un análisis agrupado por separado intentó diferenciar la respuesta según el sexo y el tipo de trauma (Rothbaum y cols., 2008b), pero no encontró factores predictivos sistemáticos a pesar del gran número de sujetos. La venlafaxina fue ineficaz para el insomnio y las pesadillas (Stein y cols., 2009).

Así, la venlafaxina es una opción razonable de segunda línea, mientras que las evidencias no sugieren ninguna razón para preferirla a los ISRS para su uso de primera línea. Fue ineficaz para la hiperactivación y los trastornos del sueño, por lo que recomendamos evitarla si esos síntomas siguen siendo prominentes. Las cuestiones de seguridad cardiovascular pueden ser una consideración en determinados casos (Davidson y cols., 2006a).

Otros inhibidores de la captación de serotonina-noradrenalina (duloxetina, levomilnaciprán, desvenlafaxina) no han tenido ensayos controlados con placebo para el TEPT. Un ECA reciente sobre la vortioxetina, que tiene actividad en múltiples receptores de serotonina ($N = 41$, 12 semanas), no encontró ningún efecto significativo (Dunlop y cols., 2021). La vilazodona no mostró eficacia para el TEPT en un estudio a 40 mg diarios (Ramaswamy y cols., 2017).

3.12. Nodo 5: Considerar un tercer fármaco entre ISRS/venlafaxina, prazosina diurna, doxazosina o clonidina

Si se han probado dos regímenes adecuados de monoterapia entre los ISRS o la venlafaxina sin respuesta, un tercer ensayo de uno de ellos es una opción, al igual que el cambio a prazosina, doxazosina o clonidina, si no se han probado antes. Estos fármacos bloqueadores de la adrenalina pueden ser eficaces para tratar los síntomas diurnos y prescribirse con una dosis diurna, además de la dosis nocturna para el sueño anteriormente mencionada (Raskind y cols., 2013). Por ejemplo, en el pequeño estudio de Raskind y cols. del 2003, se observó que la prazosina tenía unas puntuaciones *d* de Cohen elevadas de 1.4 para la escala CGI, 0.9 para la hiperactivación, 0.7 para la reexperimentación/intrusión y 0.6 para la evitación/entumecimiento (Raskind y cols., 2003). En el estudio de Burek del 2021 sobre la clonidina, el 72% de los sujetos experimentaron una mejoría significativa en la escala CGI (Burek y cols., 2021).

3.13. Nodo 5a: Si no hay respuesta o si esta es parcial, considerar la posibilidad de aumentar la dosis (en función de los síntomas residuales) o probar otras monoterapias

Si el paciente no ha respondido a las intervenciones anteriores o si la respuesta ha sido parcial, no se explica por el efecto placebo y sigue siendo insatisfactoria, se dispone de otras opciones. Tenga en cuenta los síntomas más destacados del paciente, sus preferencias personales de medicación y la vulnerabilidad prevista a los efectos secundarios. Las opciones disponibles para la potenciación incluyen anticonvulsivos (gabapentina, lamotrigina, levetiracetam, tiagabina, topiramato y valproato), antipsicóticos (aripiprazol, olanzapina, quetiapina, risperidona y ziprasidona), otros fármacos antiadrenérgicos, inhibidores de la monoamino-oxidasa (IMAO), ketamina, productos relacionados con el cannabis y estimulación magnética transcraneal (EMT). Las pruebas que respaldan estas opciones van desde «algo prometedoras» hasta «poco probable que proporcionen alivio» y se revisan brevemente, sin ningún orden en particular, en la tabla 11-3. Mientras que algunas opciones anteriores parecen útiles para los cuatro grupos de síntomas del TEPT (evitación, hiperactivación, síntomas de intrusión y cogniciones/estado de ánimo negativos), otras se dirigen mejor a uno o más grupos. Como se ha señalado antes, cuando se plantee el aumento, intente reducir al mínimo la polifarmacia innecesaria evaluando la respuesta parcial previa, intentando diferenciar los efectos reales de la medicación de los efectos de los tratamientos administrados concomitantemente, por ejemplo, la psicoterapia, o los cambios en las circunstancias, por ejemplo, la hospitalización.

3.14. Tratamientos que no tienen cabida en el algoritmo en este momento

En la tabla 11-4 se enumeran, con breves comentarios, varios medicamentos y procedimientos con evidencia emergente pero aún no convincente para el TEPT. Cuando se le planteen preguntas al respecto, como con cualquiera de los medicamentos recomendados en el algoritmo, tenga en cuenta la situación particular de cada paciente, incluida su seguridad, la probabilidad de que un fármaco o procedimiento sea beneficioso y el costo.

Tabla 11-3 | Opciones a considerar para el TEPT resistente al tratamiento

Anticonvulsivos: Lamotrigina	(Hertzberg y cols., 1999)	ECA, 8 semanas, $N = 14$, mejoría no significativa pero con tendencia (50% frente a 25%), utilizado como potenciador o monoterapia
Tiagabina	(Davidson y cols., 2007)	ECA, 12 semanas, $N = 232$, dosis promedio 16 mg/día, sin eficacia
Topiramato	(Lindley y cols., 2007) (Tucker y cols., 2007) (Yeh y cols., 2011) (Batki y cols., 2014)	ECA, potenciador, sin mejoría ECA, potenciador, sin mejoría ECA, 12 semanas, $N = 35$ supervivientes de violencia de ambos sexos, dosis promedio 103 mg/día, mejoría significativa en PCL o CAPS ECA, prospectivo de 12 semanas, $N = 30$ veteranos con TEPT y trastorno por consumo de alcohol que utilizaron topiramato de dosis flexible de hasta 300 mg/día, reducciones significativas de la frecuencia/cantidad de consumo de alcohol y ansias, así como disminución de la gravedad de los síntomas del TEPT y tendieron a reducir los síntomas de hiperactivación en comparación con el placebo
Ácido valproico	(L.L. Davis y cols., 2008) (Hamner y cols., 2009)	ECA, $N = 85$ veteranos de combate, dosis promedio 2300 mg/día, ineficaz ECA, $N = 29$ veteranos de combate, ineficaz
Antipsicóticos:* Aripiprazol	(Naylor y cols., 2015)	ECA, $N = 16$ veteranos, 8 semanas, dosis promedio 10 mg/día, tendencia insignificante hacia la mejoría de las puntuaciones de CAPS
Olanzapina	(Carey y cols., 2012)	ECA, $N = 28$ hombres y mujeres con TEPT crónico no relacionado con el combate, monoterapia con dosificación flexible, halló un beneficio significativo frente al grupo de control pero con un aumento de peso sustancial en 6 de 14 sujetos
Quetiapina	(Canive y cols., 2009)	ECA, $N = 80$ veteranos de combate en su mayoría hombres con TEPT crónico, dosis promedio 158 mg/día, mejoría para la reexperimentación y la hipervigilancia pero no para la evitación
Risperidona	(Pae y cols., 2008) (Krystal y cols., 2011)	El metaanálisis de los ECA que estudiaron los antipsicóticos atípicos para el TEPT, incluidos varios estudios pequeños de risperidona, halló cierta eficacia Gran ECA multicéntrico, $N = 247$ veteranos de combate, uso adyuvante, sin mejoría significativa frente a placebo para ninguno de los grupos de síntomas del TEPT
Ziprasidona	(Hamner y cols., 2019) (Ramaswamy y cols., 2016)	ECA, $N = 38$, 8 semanas de ziprasidona como adyuvante de ISRS, sin eficacia ECA, $N = 30$ pacientes con TEPT y depresión asociada, 9 semanas, sin eficacia
Otros: Prazosina	Examinado en profundidad en la sección 3.4 del texto sobre clonidina (Burek y cols., 2021)	Revisión retrospectiva, $N = 79$ veteranos con TEPT de moderado a grave, 72% calificados como «con mejoría», 49% como «con mejoría notable» o «con mejoría muy notable», generalmente bien tolerados

Tabla 11-3 | Opciones a considerar para el TEPT resistente al tratamiento (*continuación*)

Guanfacina	(Neylan y cols., 2006) (Davis y cols., 2008b)	ECA, $N = 63$ veteranos con TEPT crónico, 8 semanas, no halló beneficios para los síntomas del trastorno, la calidad subjetiva del sueño o el estado de ánimo; alta incidencia de efectos secundarios ECA, muestra pequeña de veteranos de combate hombres, no se encontraron beneficios pero fue bien tolerada
Fenelzina	(Kosten y cols., 1991) (Shestatzky y cols., 1988)	ECA, $N = 60$ veteranos de combate hombres, 8 semanas de placebo, imipramina o fenelzina; 44% de mejoría con fenelzina, 25% con imipramina, 5% con placebo. La retención fue mejor para la fenelzina ECA, $N = 13$, mínimo de 4 semanas de tratamiento, ningún beneficio sobre el placebo

ECA: ensayo aleatorizado controlado con placebo; CAPS: *Clinician-Administered PTSD Scale* (Escala de TEPT administrada por médicos); PCL: *PTSD Checklist* (Lista de comprobación del TEPT).
* Los beneficios de los antipsicóticos atípicos deben sopesarse frente a los efectos secundarios, como el aumento de peso, el síndrome metabólico y el riesgo cardiaco (Simon y cols., 2009). Ray y cols. (2009) constataron que el tratamiento con antipsicóticos duplicaba la tasa de muerte súbita cardiaca en comparación con los controles no tratados pero con diagnósticos psiquiátricos y estado metabólico similares. El cociente de riesgo relativo de muerte fue de 2.26 (IC 95%: 1.88-2.72) con los antipsicóticos atípicos, y estaba relacionado con la dosis (Ray y cols., 2009). Las muertes se atribuyeron en gran medida a arritmias, como la prolongación del QTc. Los autores aconsejaron una «reducción drástica» en las poblaciones para las que las pruebas son limitadas. Podría decirse que los antipsicóticos deberían posponerse para el TEPT hasta que hayan fracasado opciones con una eficacia comparable y una mayor seguridad (Pies, 2009). La discinesia tardía y el potencial de cambios estructurales cerebrales adversos (Voineskos y cols., 2020) son dos de las muchas preocupaciones y deben discutirse con los pacientes antes de prescribirlos.

Tabla 11-4 | Tratamientos no incluidos en el algoritmo en este momento

Tratamiento	*Observaciones*
Ketamina/ esketamina	En dos ECA, las dosis únicas y múltiples de ketamina intravenosa fueron eficaces para mejorar tanto el TEPT como los síntomas depresivos en poblaciones de veteranos y no veteranos sin efectos adversos significativos (Feder y cols., 2021, 2014, 2020). Los beneficios fueron rápidos pero de corta duración para la dosis única y duraron hasta 6 semanas para las dosis múltiples. Una revisión retrospectiva de pacientes que recibieron ketamina oral para la depresión resistente al tratamiento y el TEPT constató una disminución de las tasas de hospitalización y de la duración de la estancia por episodios psiquiátricos (Hartberg y cols., 2018). Sin embargo, existe un importante potencial de abuso con el uso repetido (Albott y cols., 2018; Feder y cols., 2020; Hartberg y cols., 2018; Liriano cols., 2019)
Cannabis	Aunque las tasas de consumo de cannabis han aumentado con la reciente legalización en EE.UU., hay pocas pruebas que respalden su uso para el TEPT (Bedard-Gilligan y cols., 2018; Elms y cols., 2019; Greer y cols., 2014; Kansagara y cols., 2017; Orsolini y cols., 2019; Wilkinson y cols., 2015). Un reciente estudio doble ciego y cruzado comparó tres fórmulas diferentes de THC y cannabis fumado o placebo durante 3 semanas. Hubo dos aleatorizaciones ($N = 80$ para la fase 1 y $N = 74$ para la fase 2). Ninguno de los productos activos obtuvo mejores resultados que el placebo (Bonn-Miller y cols., 2021)
Estimulación magnética transcraneal repetida (EMTr)	De 6 ECA de EMTr de la corteza prefrontal dorsolateral derecha o izquierda a frecuencias que oscilaban entre 1 Hz y 20 Hz, cuatro estudios mostraron una mejoría en los síntomas del TEPT y la depresión asociada, un estudio presentó una mejoría significativa en la evitación y un estudio mostró una mejoría no significativa en los síntomas de TEPT. Los beneficios podrían durar de 2 a 6 meses (Ahmadizadeh y Rezaei, 2018; Carpenter y cols., 2018; Grisaru y cols., 1998; Kozel y cols., 2019; Oznur y cols., 2014; Watts y cols., 2012). Un ECA que utilizó el protocolo «Theta Burst» exhibió una mejoría moderada no significativa en los síntomas del TEPT (Philip y cols., 2019). Se están realizando experimentos con métodos de corriente directa transcraneal destinados a alcanzar estructuras más profundas (Ahmadizadeh y cols., 2019; Isserles y cols., 2021). La EMT y sus variantes son prometedoras. Los costos son elevados y los efectos a largo plazo requieren más estudios

(*continúa*)

Tabla 11-4 | Tratamientos no incluidos en el algoritmo en este momento (*continuación*)	
Bloqueo del ganglio estrellado (BGE)	En un ECA se vio una mejoría significativa de los síntomas del TEPT tras dos tratamientos, mientras que en otro ECA no se mostraron diferencias clínicamente significativas frente a la simulación (Hanling y cols., 2016; Olmsted y cols., 2020). El BGE merece una mayor investigación como tratamiento complementario del TEPT
Drogas psicodélicas (MDMA, psilocibina)	Recientemente se han completado o están en marcha estudios de interés (Jerome y cols., 2020; Mithoefer y cols., 2019; Varker y cols., 2020). Puede que pasen varios años más antes de que sea posible sustentar o refutar el uso de psicodélicos para el tratamiento del TEPT

Abreviaturas: ECA: ensayo controlado aleatorio; MDMA: 3,4-metilendioximetanfetamina (también llamada *éxtasis* o *molly*); THC: delta-9-tetrahidrocanabinol.

4. COMENTARIO FINAL

Esta heurística ofrece un abordaje sistemático derivado de la evidencia para seleccionar la medicación de los pacientes con TEPT, lo que podría aumentar la confianza del médico y del paciente en los esfuerzos de planificación del tratamiento. No obstante, es necesario aprender más sobre la fisiopatología de esta afección crónica y discapacitante y sobre las implicaciones para el tratamiento de las comorbilidades con las que suele presentarse. Nuestra mejor comprensión de la genética, los fundamentos neurobiológicos del TEPT y los mecanismos relacionados con cada grupo de síntomas promete refinar las estrategias de tratamiento actuales.

DECLARACIONES DE CONFLICTOS DE INTERESES

Ninguna.

REFERENCIAS

1. Abramowitz, E.G., Barak, Y., Ben-Avi, I., et al., 2008. Hypnotherapy in the treatment of chronic combat-related PTSD patients suffering from insomnia: a randomized, zolpidem-controlled clinical trial. Int. J. Clin. Exp. Hypn. 56 (3), 270–280.
2. Agorastos, A., Pittman, J.O., Angkaw, A.C., et al., 2014. The cumulative effect of different childhood trauma types on self-reported symptoms of adult male depression and PTSD, substance abuse and health-related quality of life in a large active-duty military cohort. J. Psychiatr. Res. 58, 46–54.
3. Ahmadizadeh, M.J., Rezaei, M., 2018. Unilateral right and bilateral dorsolateral prefrontal cortex transcranial magnetic stimulation in treatment post-traumatic stress disorder: a randomized controlled study. Brain Res. Bull. 140, 334–340.
4. Ahmadizadeh, M.J., Rezaei, M., Fitzgerald, P.B., 2019. Transcranial direct current stimulation (tDCS) for post-traumatic stress disorder (PTSD): a randomized, double—blinded, controlled trial. Brain Res. Bull. 153, 273–278.
5. Ahmadpanah, M., Sabzeiee, P., Hosseini, S.M., et al., 2014. Comparing the effect of prazosin and hydroxyzine on sleep quality in patients suffering from posttraumatic stress disorder. Neuropsychobiology 69 (4), 235–242.
6. Akiki, T.J., Abdallah, C.G., 2018. Are there effective psychopharmacologic treatments for PTSD? J. Clin. Psychiatry 80 (3), 1–2.
7. Albott, C.S., Lim, K.O., Forbes, M.K., et al., 2018. Efficacy, safety, and durability of repeated ketamine infusions for comorbid posttraumatic stress disorder and treatment-resistant depression. J. Clin. Psychiatry 79 (3), 17462.

8. Alexander, B., Lund, B.C., Bernardy, N.C., et al., 2015. Early discontinuation and suboptimal dosing of prazosin: a potential missed opportunity for veterans with posttraumatic stress disorder. J. Clin. Psychiatry 76 (5), e639–e644.
9. Anthenelli, R.M., Benowitz, N.L., West, R., et al., 2016. Neuropsychiatric safety and efficacy of varenicline, bupropion, and nicotine patch in smokers with and without psychiatric disorders (EAGLES): a double-blind, randomised, placebo-controlled clinical trial. Lancet N. Am. Ed. 387 (10037), 2507–2520.
10. Armstrong, C., 2008. ACOG guidelines on psychiatric medication use during pregnancy and lactation. Am. Fam. Phys. 78 (6), 772.
11. Bahk, W.M., Pae, C.U., Tsoh, J., et al., 2002. Effects of mirtazapine in patients with post—traumatic stress disorder in Korea: a pilot study. Hum. Psychopharmacol. 17 (7), 341–344.
12. Bajor, L.A., Ticlea, A.N., Osser, D.N., 2011. The psychopharmacology algorithm project at the Harvard south shore program: an update on posttraumatic stress disorder. Harv. Rev. Psychiatry 19 (5), 240–258.
13. Baker, D.G., Nievergelt, C.M., Risbrough, V.B., 2009. Post-traumatic stress disorder: emerging concepts of pharmacotherapy. Expert Opin. Emerg. Drugs 14 (2), 251-272.
14. Batki, S.L., Pennington, D.L., Lasher, B., et al., 2014. Topiramate treatment of alcohol use disorder in veterans with posttraumatic stress disorder: a randomized controlled pilot trial. Alcohol. Clin. Exp. Res. 38 (8), 2169–2177.
15. Beaulieu, A.M., Tabasky, E., Osser, D.N., 2019. The psychopharmacology algorithm project at the Harvard south shore program: an algorithm for adults with obsessive—compulsive disorder. Psychiatry Res. 281, 112583.
16. Becker, M.E., Hertzberg, M.A., Moore, S.D., et al., 2007. A placebo-controlled trial of bupropion SR in the treatment of chronic posttraumatic stress disorder. J. Clin. Psychopharmacol. 27 (2), 193–197.
17. Bedard-Gilligan, M., Garcia, N., Zoellner, L.A., et al., 2018. Alcohol, cannabis, and other drug use: engagement and outcome in PTSD treatment. Psychol. Adictt. Behav. 32 (3), 277.
18. Belleville, G., Guay, S., Marchand, A., 2009. Impact of sleep disturbances on PTSD symptoms and perceived health. J. Nerv. Ment. Dis. 197 (2), 126–132.
19. Bernardy, N.C., Friedman, M.J., 2015. Psychopharmacological strategies in the management of posttraumatic stress disorder (PTSD): what have we learned? Curr. Psychiatry Rep. 17 (4), 20.
20. Bettica, P., Squassante, L., Groeger, J.A., et al., 2012. Differential effects of a dual orexin receptor antagonist (SB-649868) and zolpidem on sleep initiation and consolidation, SWS, REM sleep, and EEG power spectra in a model of situational insomnia. Neuropsychopharmacology 37 (5), 1224–1233.
21. Bisson, J.I., Ehlers, A., Matthews, R., et al., 2007. Psychological treatments for chronic post-traumatic stress disorder. Systematic review and meta-analysis. Br. J. Psychiatry 190 (2), 97–104.
22. Bonn-Miller, M.O., Sisley, S., Riggs, P., et al., 2021. The short-term impact of 3 smoked cannabis preparations versus placebo on PTSD symptoms: a randomized cross-over clinical trial. PLoS One 16 (3), e0246990.
23. Brady, K., Pearlstein, T., Asnis, G.M., et al., 2000. Efficacy and safety of sertraline treatment of posttraumatic stress disorder: a randomized controlled trial. JAMA 283 (14), 1837–1844.
24. Brady, K.T., 1997. Posttraumatic stress disorder and comorbidity: recognizing the many faces of PTSD. J. Clin. Psychiatry 58 (Suppl 9), 12–15.
25. Braun, P., Greenberg, D., Dasberg, H., et al., 1990. Core symptoms of posttraumatic stress disorder unimproved by alprazolam treatment. J. Clin. Psychiatry 51 (6), 236–238.
26. Burek, G.A., Waite, M.R., Heslin, K., et al., 2021. Low-dose clonidine in veterans with Posttraumatic stress disorder. J. Psychiatr. Res. 137, 480–485.
27. Byers, M.G., Allison, K.M., Wendel, C.S., et al., 2010. Prazosin versus quetiapine for nighttime posttraumatic stress disorder symptoms in veterans: an assessment of long—term comparative effectiveness and safety. J. Clin. Psychopharmacol. 30 (3), 225–229.
28. Canive, J.M., Clark, R.D., Calais, L.A., et al., 1998. Bupropion treatment in veterans with posttraumatic stress disorder: an open study. J. Clin. Psychopharmacol. 18 (5), 379–383.

29. Canive, J., Hamner, M.B., Calais, L., et al., 2009. Quetiapine monotherapy in chronic posttraumatic stress disorder: a randomized, double-blind, placebo-controlled trial (P050). In: Proceedings of the Thematic Meeting for the Collegium Internationale Neuro-psychopharmacologicum (CINP). Edinburgh, Scotland.
30. Carbon, M., Kane, J.M., Leucht, S., et al., 2018. Tardive dyskinesia risk with first—and second-generation antipsychotics in comparative randomized controlled trials: a meta-analysis. World Psychiatry 17 (3), 330–340.
31. Carey, P., Suliman, S., Ganesan, K., et al., 2012. Olanzapine monotherapy in posttraumatic stress disorder: efficacy in a randomized, double-blind, placebo—controlled study. Hum. Psychopharmacol. Clin. Exp. 27 (4), 386–391.
32. Carpenter, L.L., Conelea, C., Tyrka, A.R., et al., 2018. 5Hz repetitive transcranial magnetic stimulation for posttraumatic stress disorder comorbid with major depressive disorder. J. Affect. Disord. 235, 414–420.
33. Cascade, E., Kalali, A.H., Kennedy, S.H., 2009. Real-world data on SSRI antidepressant side effects. Psychiatry 6 (2), 16–18 (Edgmont).
34. Cerimele, J.M., Bauer, A.M., Fortney, J.C., et al., 2017. Patients with co-occurring bipolar disorder and posttraumatic stress disorder: a rapid review of the literature. J. Clin. Psychiatry 78 (5), e506–e514.
35. Chilcoat, H.D., Breslau, N., 1998. Posttraumatic stress disorder and drug disorders: testing causal pathways. Arch. Gen. Psychiatry 55 (10), 913–917.
36. Chung, M.Y., Min, K.H., Jun, Y.J., et al., 2004. Efficacy and tolerability of mirtazapine and sertraline in Korean veterans with posttraumatic stress disorder: a randomized open label trial. Hum. Psychopharmacol. 19 (7), 489–494.
37. Collen, J.F., Lettieri, C.J., Hoffman, M., 2012. The impact of posttraumatic stress disorder on CPAP adherence in patients with obstructive sleep apnea. J. Clin. Sleep Med. 8 (6), 667–672.
38. Compean, E., Hamner, M., 2019. Posttraumatic stress disorder with secondary psychotic features (PTSD-SP): diagnostic and treatment challenges. Prog. Neuro—Psychopharmacol. Biol. Psychiatry. 88, 265–275.
39. Crompton, L., Lahav, Y., Solomon, Z., 2017. Auditory hallucinations and PTSD in ex—POWS. J. Trauma Dissociation 18 (5), 663–678.
40. David, D., Kutcher, G.S., Jackson, E.I., et al., 1999. Psychotic symptoms in combat—related posttraumatic stress disorder. J. Clin. Psychiatry 60 (1), 29–32.
41. Davidson, J., Kudler, H., Smith, R., et al., 1990. Treatment of posttraumatic stress disorder with amitriptyline and placebo. Arch. Gen. Psychiatry 47 (3), 259–266.
42. Davidson, J.R., Rothbaum, B.O., van der Kolk, B.A., et al., 2001. Multicenter, double—blind comparison of sertraline and placebo in the treatment of posttraumatic stress disorder. Arch. Gen. Psychiatry 58 (5), 485–492.
43. Davidson, J.R.T., Weisler, R.H., Butterfield, M.I., et al., 2003. Mirtazapine vs. placebo in possttraumatic stress disorder: a pilot trial. Biol. Psychiatry 53, 188–191.
44. Davidson, J., Bernik, M., Connor, K.M., et al., 2005. A new treatment algorithm for posttraumatic stress disorder. Psychiatr. Ann. 35 (11), 887–898.
45. Davidson, J., Baldwin, D., Stein, D.J., et al., 2006a. Treatment of posttraumatic stress disorder with venlafaxine extended release: a 6-month randomized controlled trial. Arch. Gen. Psychiatry 63 (10), 1158–1165.
46. Davidson, J., Rothbaum, B.O., Tucker, P., et al., 2006b. Venlafaxine extended release in posttraumatic stress disorder: a sertraline-and placebo-controlled study. J. Clin. Psychopharmacol. 26 (3), 259–267.
47. Davidson, J.R., Brady, K., Mellman, T.A., et al., 2007. The efficacy and tolerability of tiagabine in adult patients with post-traumatic stress disorder. J. Clin. Psychopharmacol. 27 (1), 85–88.
48. Davidson, J., 2015. Vintage treatments for PTSD: a reconsideration of tricyclic drugs. J. Psychopharmacol. 29 (3), 264–269.
49. Davis, L.L., Davidson, J.R., Ward, L.C., et al., 2008a. Divalproex in the treatment of posttraumatic stress disorder: a randomized, double-blind, placebo-controlled trial in a veteran population. J. Clin. Psychopharmacol. 28 (1), 84–88.

50. Davis, L.L., Ward, C., Rasmusson, A., et al., 2008b. A placebo-controlled trial of guanfacine for the treatment of posttraumatic stress disorder in veterans. Psychopharmacol. Bull. 41 (1), 8–18.
51. Davis, L.L., Pilkinton, P., Lin, C., et al., 2020. A randomized, placebo-controlled trial of mirtazapine for the treatment of posttraumatic stress disorder in veterans. J. Clin. Psychiatry 81 (6). https://doi.org/10.4088/JCP.20m13267.
52. Detweiler, M.B., Pagadala, B., Candelario, J., et al., 2016. Treatment of post-traumatic stress disorder nightmares at a veterans affairs medical center. J. Clin. Med. 5 (12), 117.
53. Dording, C.M., Mischoulon, D., Petersen, T.J., et al., 2002. The pharmacologic management of SSRI-induced side effects: a survey of psychiatrists. Ann. Clin. Psychiatry 14 (3), 143–147.
54. Dowd, S.M., Zalta, A.K., Burgess, H.J., et al., 2020. Double-blind randomized controlled study of the efficacy, safety and tolerability of eszopiclone vs placebo for the treatment of patients with post-traumatic stress disorder and insomnia. World J. Psychiatry 10 (3), 21–28.
55. Dunlop, B.W., Rakofsky, J.J., Newport, D.J., et al., 2021. Efficacy of vortioxetine monotherapy for posttraumatic stress disorder: a randomized, placebo-controlled trial. J. Clin. Psychopharmacol. 41 (2), 172–179.
56. El-Mallakh, R.S., Vohringer, P.A., Ostacher, M.M., et al., 2015. Antidepressants worsen rapid-cycling course in bipolar depression: a STEP-BD randomized clinical trial. J. Affect. Disord. 184, 318–321.
57. Elms, L., Shannon, S., Hughes, S., et al., 2019. Cannabidiol in the treatment of post traumatic stress disorder: a case series. J. Altern. Complement. Med. 25 (4), 392–397.
58. Feder, A., Parides, M.K., Murrough, J.W., et al., 2014. Efficacy of intravenous ketamine for treatment of chronic posttraumatic stress disorder: a randomized clinical trial. JAMA Psychiatry 71 (6), 681–688.
59. Feder, A., Rutter, S.B., Schiller, D., et al., 2020. The emergence of ketamine as a novel treatment for posttraumatic stress disorder. Adv. Pharmacol. 89, 261–286.
60. Feder, A., Costi, S., Rutter, S.B., et al., 2021. A Randomized controlled trial of repeated ketamine administration for chronic posttraumatic stress disorder. Am. J. Psychiatry 178 (2), 193–202 appi. ajp. 2020.20050596.
61. Foa, E.B., Keane, T.M., Friedman, M.J., et al., 2010. Effective Treatments For PTSD: Practice Guidelines from the International Society For Traumatic Stress Studies. Guilford Press.
62. Friedman, M.J., Marmar, C.R., Baker, D.G., et al., 2007. Randomized, double-blind comparison of sertraline and placebo for posttraumatic stress disorder in a department of veterans affairs setting. J. Clin. Psychiatry 68 (5), 711–720.
63. Germain, A., Richardson, R., Moul, D.E., et al., 2012. Placebo-controlled comparison of prazosin and cognitive-behavioral treatments for sleep disturbances in US military veterans. J. Psychosom. Res. 72 (2), 89–96.
64. Germain, A., 2013. Sleep disturbances as the hallmark of PTSD: where are we now? Am. J. Psychiatry 170 (4), 372–382.
65. Giakoumatos, C.I., Osser, D., 2019. The psychopharmacology algorithm project at the Harvard South Shore Program: an update on unipolar nonpsychotic depression. Harvard. Rev. Psychiatry 27 (1), 33–52.
66. Goldberg, J., Magruder, K.M., Forsberg, C.W., et al., 2014. The association of PTSD with physical and mental health functioning and disability (VA Cooperative Study #569: the course and consequences of posttraumatic stress disorder in Vietnam-era veteran twins). Qual. Life Res. 23 (5), 1579–1591.
67. Greer, G.R., Grob, C.S., Halberstadt, A.L., 2014. PTSD symptom reports of patients evaluated for the New Mexico medical cannabis program. J. Psychoact. Drugs 46 (1), 73–77.
68. Grisaru, N., Amir, M., Cohen, H., et al., 1998. Effect of transcranial magnetic stimulation in posttraumatic stress disorder: a preliminary study. Biol. Psychiatry 44 (1), 52–55.
69. Gross, G.M., Bastian, L.A., Smith, N.B., et al., 2020. Sex differences in associations between depression and posttraumatic stress disorder symptoms and tobacco use among veterans of recent conflicts. J. Women's Health 29 (5), 677–685.
70. Guina, J., Nahhas, R.W., Goldberg, A.J., et al., 2016. PTSD symptom severities, interpersonal traumas, and benzodiacepines are associated with substance-related problems in trauma patients. J. Clin. Med. 5 (8), 70.

71. Gunja, N., 2013. In the Zzz zone: the effects of Z-drugs on human performance and driving. J. Med. Toxicol. 9 (2), 163–171.
72. Hamner, M.B., Brodrick, P.S., Labbate, L.A., 2001. Gabapentin in PTSD: a retrospective, clinical series of adjunctive therapy. Ann. Clin. Psychiatry 13 (3), 141–146.
73. Hamner, M.B., Faldowski, R.A., Robert, S., et al., 2009. A preliminary controlled trial of divalproex in posttraumatic stress disorder. Ann. Clin. Psychiatry.
74. Hamner, M.B., Hernandez-Tejada, M.A., Zuschlag, Z.D., et al., 2019. Ziprasidone augmentation of SSRI antidepressants in posttraumatic stress disorder: a randomized, placebo-controlled pilot study of augmentation therapy. J. Clin. Psychopharmacol. 39 (2), 153–157.
75. Hanling, S.R., Hickey, A., Lesnik, I., et al., 2016. Stellate ganglion block for the treatment of post-traumatic stress disorder: a randomized, double-blind, controlled trial. Reg. Anesth. Pain Med. 41 (4), 494–500.
76. Hartberg, J., Garrett-Walcott, S., De Gioannis, A., 2018. Impact of oral ketamine augmentation on hospital admissions in treatment-resistant depression and PTSD: a retrospective study. Psychopharm 235 (2), 393–398.
77. Hertzberg, M.A., Butterfield, M.I., Feldman, M.E., et al., 1999. A preliminary study of lamotrigine for the treatment of posttraumatic stress disorder. Biol. Psychiatry 45 (9), 1226–1229.
78. Hirschtritt, M.E., Olfson, M., Kroenke, K., 2021. Balancing the risks and benefits of benzodiacepines. JAMA 325 (4), 347–348.
79. Horowitz, M.A., Wright, J.M., Taylor, D., 2021. Risks and benefits of benzodiacepines. JAMA 325 (21), 2208.
80. Hoskins, M., Pearce, J., Bethell, A., et al., 2015. Pharmacotherapy for post-traumatic stress disorder: systematic review and meta-analysis. Br. J. Psychiatry 206 (2), 93–100.
81. Isserles, M., Tendler, A., Roth, Y., et al., 2021. Deep transcranial magnetic stimulation combined with brief exposure for posttraumatic stress disorder: a prospective multisite randomized trial. Biol. Psychiatry 90 (10), 721–728.
82. Jerome, L., Feduccia, A.A., Wang, J.B., et al., 2020. Long-term follow-up outcomes of MDMA-assisted psychotherapy for treatment of PTSD: a longitudinal pooled analysis of six phase 2 trials. Psychopharmacology 237, 2485–2497 (Berl.).
83. Jun, J.J., Zoellner, L.A., Feeny, N.C., 2013. Sudden gains in prolonged exposure and sertraline for chronic PTSD. Depress. Anxiety 30 (7), 607–613.
84. Kansagara D., O'Neil M., Nugent S., et al., 2017. Benefits and harms of cannabis in chronic pain or post-traumatic stress disorder: a systematic review. Washington, DC: Department of Veterans Affairs. PMID: 29369568.
85. Kaynak, H., Kaynak, D., Gozukirmizi, E., et al., 2004. The effects of trazodone on sleep in patients treated with stimulant antidepressants. Sleep Med. 5 (1), 15–20.
86. Kaysen, D.L., Bedard-Gilligan, M.A., Saxon, A.J., 2019. Use of prolonged exposure and sertraline in the treatment ofposttraumatic stress disorder for veterans. JAMA Psychiatry 76 (2), 109–110.
87. Kearns, N.T., Carl, E., Stein, A.T., et al., 2018. Posttraumatic stress disorder and cigarette smoking: a systematic review. Depress. Anxiety 35 (11), 1056–1072.
88. Kessler, R.C., Chiu, W.T., Demler, O., et al., 2005. Prevalence, severity, and comorbidity of 12-month DSM-IV disorders in the national comorbidity survey replication. (vol 62, pg 617, 2005). Arch. Gen. Psychiatr. 62 (7), 709.
89. Kinzie, J.D., Leung, P., 1989. Clonidine in Cambodian patients with posttraumatic stress disorder. J. Nerv. Ment. Dis. 177 (9), 546–550.
90. Kobayashi, I., Boarts, J.M., Delahanty, D.L., 2007. Polysomnographically measured sleep abnormalities in PTSD: a meta-analytic review. Psychophysiology 44 (4), 660–669.
91. Kosten, T.R., Frank, J.B., Dan, E., et al., 1991. Pharmacotherapy for posttraumatic stress disorder using phenelzine or imipramine. J. Nerv. Ment. Dis. 179 (6), 366–370.
92. Kozaric-Kovacic, D., Pivac, N., 2007. Quetiapine treatment in an open trial in combat—related post-traumatic stress disorder with psychotic features. Int. J. Neuropsychopharmacol. 10 (2), 253–261.

93. Kozel, F.A., Van Trees, K., Larson, V., et al., 2019. One hertz versus ten hertz repetitive TMS treatment of PTSD: a randomized clinical trial. Psychiatry Res. 273, 153–162.
94. Krakow, B.J., Ulibarri, V.A., Moore, B.A., et al., 2015. Posttraumatic stress disorder and sleep-disordered breathing: a review of comorbidity research. Sleep Med. Rev. 24, 37-45.
95. Krystal, J.H., Rosenheck, R.A., Cramer, J.A., et al., 2011. Adjunctive risperidone treatment for antidepressant-resistant symptoms of chronic military service-related PTSD: a randomized trial. JAMA 306 (5), 493–502.
96. Krystal, J.H., Pietrzak, R.H., Rosenheck, R.A., et al., 2016. Sleep disturbance in chronic military-related PTSD: clinical impact and response to adjunctive risperidone in the veterans affairs cooperative study #504. J. Clin. Psychiatry 77 (4), 483–491.
97. Lader, M., 2011. Benzodiacepines revisited—will we ever learn? Addiction 106 (12), 2086–2109.
98. Lee, D.J., Schnitzlein, C.W., Wolf, J.P., et al., 2016. Psychotherapy versus pharmacotherapy for posttraumatic stress disorder: systemic review and meta—analyses to determine first-line treatments. Depress. Anxiety 33 (9), 792–806.
99. Leshner, H.I., Bagdhoyan, H.A., Bennett, S.J., et al., 2005. NIH state-of-the-science conference statement on manifestations and management of chronic insomnia in adults. In: Proceedings of the NIH State-of-the-Science Conference, pp. 1–30.
100. Li, W., Ma, Y.B., Yang, Q., et al., 2017. Effect and safety of sertraline for treat posttraumatic stress disor der: a multicenter randomised controlled study. Int. J. Psychiatry Clin. Pract. 21 (2), 151–155.
101. Lindley, S.E., Carlson, E.B., Hill, K., 2007. A randomized, double-blind, placebo—controlled trial of augmentation topiramate for chronic combat-related posttraumatic stress disorder. J. Clin. Psychophar macol. 27 (6), 677–681.
102. Liriano, F., Hatten, C., Schwartz, T.L., 2019. Ketamine as treatment for post-traumatic stress disorder: a review. Drugs Context 8 (212305). https://doi.org/10.7573/dic.212305, 31007698.
103. Mammen, G., Rueda, S., Roerecke, M., et al., 2018. Association of cannabis with long-term clinical symptoms in anxiety and mood disorders: a systematic review of prospective studies. J. Clin. Psychiatry 79 (4).
104. Mann, R.A., George, A.K., 2017. Recurrent priapism in a military veteran receiving treatment for PTSD. Mil. Med. 182 (11), e2104–e2107. https://doi.org/10.7205/MILMED-D-17-00072.
105. Marshall, R.D., Beebe, K.L., Oldham, M., et al., 2001. Efficacy and safety of paroxetine treatment for chronic PTSD: a fixed-dose, placebo-controlled study. Am. J. Psychiatry 158 (12), 1982–1988.
106. Marshall, R.D., Lewis-Fernandez, R., Blanco, C., et al., 2007. A controlled trial of paroxetine for chronic PTSD, dissociation, and interpersonal problems in mostly minority adults. Depress. Anxiety 24 (2), 77–84.
107. McCall, W.V., Pillai, A., Case, D., et al., 2018. A pilot, randomized clinical trial of bedtime doses of prazosin versus placebo in suicidal posttraumatic stress disorder patients with nightmares. J. Clin. Psychopharmacol. 38 (6), 618–621.
108. McLean, C.P., Zandberg, L., Roache, J.D., et al., 2019. Caffeine use in military personnel with PTSD: prevalence and impact on sleep. Behav. Sleep Med. 17 (2), 202–212.
109. Mellman, T.A., Knorr, B.R., Pigeon, W.R., et al., 2004. Heart rate variability during sleep and the early development of posttraumatic stress disorder. Biol. Psychiatry 55 (9), 953–956.
110. Mithoefer, M.C., Feduccia, A.A., Jerome, L., et al., 2019. MDMA-assisted psychotherapy for treatment of PTSD: study design and rationale for phase 3 trials based on pooled analysis of six phase 2 randomized controlled trials. Psychopharmacology 236 (9), 2735–2745 (Berl.).
111. Moher, D., Shamseer, L., Clarke, M., et al., 2015. Preferred reporting items for systematic review and meta-analysis protocols (PRISMA-P) 2015 statement. Syst. Rev. 4, 1.
112. Murphy, S.E., Yiend, J., Lester, K.J., et al., 2009. Short-term serotonergic but not noradrenergic antidepressant administration reduces attentional vigilance to threat in healthy volunteers. Int. J. Neuropsychopharmacol. 12 (2), 169–179.
113. Mysliwiec, V., O'Reilly, B., Polchinski, J., et al., 2014. Trauma associated sleep disorder: a proposed parasomnia encompassing disruptive nocturnal behaviors, nightmares, and REM without atonia in trauma survivors. J. Clin. Sleep Med. 10 (10), 1143–1148.

114. National Institute for Clinical Excellence, 2005. Post-traumatic stress disorder: the management of PTSD in adults and children and secondary care. Health, N.C.C.f.M. National Clinical Practice Guideline Number 26. Gaskell and the British Psychological Society. National Institute for Clinical Excellence.
115. National Institute for Clinical Excellence, 2018. Post-traumatic Stress Disorder. National Institute for Clinical Excellence, United Kingdom.
116. Naylor, J.C., Kilts, J.D., Bradford, D.W., et al., 2015. A pilot randomized placebo—controlled trial of adjunctive aripiprazole for chronic PTSD in US military veterans resistant to antidepressant treatment. Int. Clin. Psychopharmacol. 30 (3), 167–174.
117. Nelson, C.J., Brock, D., Dean, R.C., 2014. Delayed Ejaculation and orgasm, Men's Sexual Health and Fertility. Springer, pp. 145-158.
118. Neylan, T.C., Marmar, C.R., Metzler, T.J., et al., 1998. Sleep disturbances in the Vietnam generation: findings from a nationally representative sample of male Vietnam veterans. Am. J. Psychiatry 155 (7), 929–933.
119. Neylan, T.C., Lenoci, M., Samuelson, K.W., et al., 2006. No improvement of posttraumatic stress disorder symptoms with guanfacine treatment. Am. J. Psychiatry 163 (12), 2186–2188.
120. O'Conghaile, A., DeLisi, L.E., 2015. Distinguishing schizophrenia from posttraumatic stress disorder with psychosis. Curr. Opin. Psychiatry 28 (3), 249–255.
121. Olmsted, K.L.R., Bartoszek, M., Mulvaney, S., et al., 2020. Effect of stellate ganglion block treatment on posttraumatic stress disorder symptoms: a randomized clinical trial. JAMA Psychiatry 77 (2), 130–138.
122. Orsolini, L., Tomasetti, C., Valchera, A., et al., 2016. An update of safety of clinically used atypical antipsychotics. Expert Opin. Drug Saf. 15 (10), 1329–1347.
123. Orsolini, L., Chiappini, S., Volpe, U., et al., 2019. Use of medicinal cannabis and synthetic cannabinoids in post-traumatic stress disorder (PTSD): a systematic review. Medicina 55 (9), 525 (B Aires).
124. Osser, D.N., Renner, J.A., Bayog, R., 1999. Algorithms for the pharmacotherapy of anxiety disorders in patients with chemical abuse and dependence. Psychiatr. Ann. 29 (5), 285–301.
125. Ostacher, M.J., Cifu, A.S., 2019. Management of posttraumatic stress disorder. JAMA 321 (2), 200–201.
126. Oznur, T., Akarsu, S., Celik, C., et al., 2014. Is transcranial magnetic stimulation effective in treatment-resistant combat related posttraumatic stress disorder? Neurosci. J. 19 (1), 29–32.
127. Pae, C.U., Lim, H.K., Peindl, K., et al., 2008. The atypical antipsychotics olanzapine and risperidone in the treatment of posttraumatic stress disorder: a meta-analysis of randomized, double-blind, placebo-controlled clinical trials. Int. Clin. Psychopharmacol. 23 (1), 1–8.
128. Petrakis, I.L., Ralevski, E., Desai, N., et al., 2012. Noradrenergic vs serotonergic antidepressant with or without naltrexone for veterans with PTSD and comorbid alcohol dependence. Neuropsychopharm 37 (4), 996–1004.
129. Petrakis, I.L., Desai, N., Gueorguieva, R., et al., 2016. Prazosin for veterans with posttraumatic stress disorder and comorbid alcohol dependence: a clinical trial. Alcohol. Clin. Exp. Res. 40 (1), 178–186.
130. Phelps, A.J., Lethbridge, R., Brennan, S., et al., 2022. Australian guidelines for the prevention and treatment of posttraumatic stress disorder: updates in the third edition. Aust. N. Z. J. Psychiatry 56 (3), 230–247.
131. Philip, N.S., Barredo, J., Aiken, E., et al., 2019. Theta-burst transcranial magnetic stimulation for post-traumatic stress disorder. Am. J. Psychiatry 176 (11), 939–948.
132. Pies, R., 2009. Should psychiatrists use atypical antipsychotics to treat nonpsychotic anxiety? Psychiatry (Edgmont) 6 (6), 29–37.
133. Pivac, N., Kozaric-Kovacic, D., Muck-Seler, D., 2004. Olanzapine versus fluphenazine in an open trial in patients with psychotic combat-related post-traumatic stress disorder. Psychopharmacology 175 (4), 451–456 (Berl).
134. Pollack, M.H., Hoge, E.A., Worthington, J.J., et al., 2011. Eszopiclone for the treatment of posttraumatic stress disorder and associated insomnia: a randomized, double—blind, placebo-controlled trial. J. Clin. Psychiatry 72 (7), 892–897.

135. Ramaswamy, S., Driscoll, D., Smith, L.M., et al., 2016. Failed efficacy of ziprasidone in the treatment of post-traumatic stress disorder. Contemp. Clin. Trials Commun. 2, 1–5.
136. Ramaswamy, S., Driscoll, D., Reist, C., et al., 2017. A double-blind, placebo-controlled randomized trial of vilazodone in the treatment of posttraumatic stress disorder and comorbid depression. Prim. Care Companion CNS Disord. 19 (4), 26993. https://doi. org/10.4088/PCC.17m02138, 28858440.
137. Raskind, M.A., Peskind, E.R., Kanter, E.D., et al., 2003. Reduction of nightmares and other PTSD symptoms in combat veterans by prazosin: a placebo-controlled study. Am. J. Psychiatry 160 (2), 371–373.
138. Raskind, M.A., Peskind, E.R., Hoff, D.J., et al., 2007. A parallel group placebo controlled study of prazosin for trauma nightmares and sleep disturbance in combat veterans with post-traumatic stress disorder. Biol. Psychiatry 61 (8), 928–934.
139. Raskind, M.A., Peterson, K., Williams, T., et al., 2013. A trial of prazosin for combat trauma PTSD with nightmares in active-duty soldiers returned from Iraq and Afghanistan. Am. J. Psychiatry 170 (9), 1003–1010.
140. Raskind, M.A., Millard, S.P., Petrie, E.C., et al., 2016. Higher pretreatment blood pressure is associated with greater posttraumatic stress disorder symptom reduction in soldiers treated with prazosin. Biol. Psychiatry 80 (10), 736–742.
141. Raskind, M.A., Peskind, E.R., Chow, B., et al., 2018. Trial of prazosin for post-traumatic stress disorder in military veterans. N. Engl. J. Med. 378 (6), 507–517.
142. Rauch, S.A., Kim, H.M., Powell, C., et al., 2019. Efficacy of prolonged exposure therapy, sertraline hydrochloride, and their combination among combat veterans with posttraumatic stress disorder: a randomized clinical trial. JAMA Psychiatry 76 (2), 117–126.
143. Ray, W.A., Chung, C.P., Murray, K.T., et al., 2009. Atypical antipsychotic drugs and the risk of sudden cardiac death. N. Engl. J. Med. 360 (3), 225–235. https://doi.org/10.1056/NEJMoa0806994.
144. Reefhuis, J., Devine, O., Friedman, J.M., et al., 2015. Specific SSRIs and birth defects: bayesian analysis to interpret new data in the context of previous reports. BMJ 351. https://doi.org/10.1136/bmj.h3190, 26156519.
145. Reisman, Y., 2017. Sexual consequences of post-SSRI syndrome. Sex Med. Rev. 5 (4), 429–433.
146. Reist, C., Kauffmann, C.D., Haier, R.J., et al., 1989. A controlled trial of desipramine in
147. 18 men with posttraumatic stress disorder. Am. J. Psychiatry 146 (4), 513–516.
148. Richardson, G.S., Roehrs, T.A., Rosenthal, L., et al., 2002. Tolerance to daytime sedative effects of H1 antihistamines. J. Clin. Psychopharmacol. 22 (5), 511–515.
149. Robert, S., Hamner, M.B., Durkalski, V.L., et al., 2009. An open-label assessment of aripiprazole in the treatment of PTSD. Psychopharmacol. Bull. 42 (1), 69–80.
150. Roberts, A.L., Gilman, S.E., Breslau, J., et al., 2011. Race/ethnic differences in exposure to traumatic events, development of post-traumatic stress disorder, and treatment—seeking for post-traumatic stress disorder in the United States. Psychol. Med. 41 (1), 71–83.
151. Rodgman, C., Verrico, C.D., Holst, M., et al., 2016. Doxazosin XL reduces symptoms of posttraumatic stress disorder in veterans with PTSD: a pilot clinical trial. J. Clin. Psychiatry 77 (5), e561–e565.
152. Rosen, C.S., Greenbaum, M.A., Schnurr, P.P., et al., 2013. Do benzodiacepines reduce the effectiveness of exposure therapy for posttraumatic stress disorder? J. Clin. Psychiatry 74 (12), 1855.
153. Rothbaum, B.O., Davidson, J.R., Stein, D.J., et al., 2008a. A pooled analysis of gender and trauma-type effects on responsiveness to treatment of PTSD with venlafaxine extended release or placebo. J. Clin. Psychiatry 69 (10), 1529–1539.
154. Rothbaum, B.O., Killeen, T.K., Davidson, J.R., et al., 2008b. Placebo-controlled trial of risperidone augmentation for selective serotonin reuptake inhibitor-resistant civilian posttraumatic stress disorder. J. Clin. Psychiatry 69 (4), 520–525.
155. Rubin, M.L., Copeland, L.A., Kroll-Desrosiers, A.R., et al., 2020. Demographic variation in the use of prazosin for treatment of sleep disturbance in combat veterans with PTSD. Psychopharmacol. Bull. 50 (2), 26–35.
156. Sadock, B.J., Sadock, V.A., 2001. Trazodone, Kaplan and Sadock's Pocket Handbook of Psychiatric Drug Treatment. Lippincott Williams & Wilkins, New York, pp. 237–240.

157. Scharf, M., Rogowski, R., Hull, S., et al., 2008. Efficacy and safety of doxepin 1mg, 3mg, and 6mg in elderly patients with primary insomnia: a randomized, double-blind, placebo-controlled crossover study. J. Clin. Psychiatry 69 (10), 1557–1564.
158. Schneier, F.R., Campeas, R., Carcamo, J., et al., 2015. Combined mirtazapine and ssri treatment of PTSD: a placebo-controlled trial. Depress. Anxiety 32 (8), 570–579.
159. Schnurr, P.P., Lunney, C.A., 2016. Symptom benchmarks of improved quality of life in PTSD. Depress. Anxiety 33 (3), 247–255.
160. Shayegani, R., Song, K., Amuan, M.E., et al., 2018. Patterns of zolpidem use among Iraq and Afghanistan veterans: a retrospective cohort analysis. PLoS One 13 (1), e0190022.
161. Shestatzky, M., Greenberg, D., Lerer, B., 1988. A controlled trial of phenelzine in posttraumatic stress disorder. Psychiatry Res. 24 (2), 149–155.
162. Simon, V., van Winkel, R., De Hert, M., 2009. Are weight gain and metabolic side effects of atypical antipsychotics dose dependent? A literature review. J. Clin. Psychiatry 70 (7), 1041–1050.
163. Sinha, R., Wemm, S., Fogelman, N., et al., 2021. Moderation of prazosin's efficacy by alcohol withdrawal symptoms. Am. J. Psychiatry 178 (5), 447–458.
164. Solmi, M., Murru, A., Pacchiarotti, I., et al., 2017. Safety, tolerability, and risks associated with first— and second-generation antipsychotics: a state-of-the-art clinical review. Ther. Clin. Risk Manag. 13, 757–777.
165. Southwick, S.M., Morgan 3rd, C.A., Bremner, A.D., et al., 1997. Noradrenergic alterations in posttraumatic stress disorder. Ann. N. Y. Acad. Sci. 821 (1), 125–141.
166. Spoormaker, V.I., Montgomery, P., 2008. Disturbed sleep in post-traumatic stress disorder: secondary symptom or core feature? Sleep Med. Rev. 12 (3), 169–184.
167. Stahl, S.M., 2009. Mechanism of action of trazodone: a multifunctional drug. CNS Spectr. 14 (10), 536–546.
168. Stein, D.J., Ipser, J., McAnda, N., 2009. Pharmacotherapy of posttraumatic stress disorder: a review of meta-analyses and treatment guidelines. CNS Spectr. 14 (1 Suppl 1), 25-31.
169. Struyk, A., Gargano, C., Drexel, M., et al., 2016. Pharmacodynamic effects of suvorexant and zolpidem on EEG during sleep in healthy subjects. Eur. Neuropsychopharmacol. 26 (10), 1649–1656.
170. Taylor, F.B., Martin, P., Thompson, C., et al., 2008. Prazosin effects on objective sleep measures and clinical symptoms in civilian trauma posttraumatic stress disorder: a placebo-controlled study. Biol. Psychiatry 63 (6), 629–632.
171. Thompson, C.E., Taylor, F.B., McFall, M.E., et al., 2008. Nonnightmare distressed awakenings in veterans with posttraumatic stress disorder: response to prazosin. J. Trauma. Stress 21 (4), 417–420.
172. Tucker, P., Potter-Kimball, R., Wyatt, D.B., et al., 2003. Can physiologic assessment and side effects tease out differences in PTSD trials? A double-blind comparison of citalopram, sertraline, and placebo. Psychopharmacol. Bull. 37 (3), 135–149.
173. Tucker, P., Trautman, R.P., Wyatt, D.B., et al., 2007. Efficacy and safety of topiramate monotherapy in civilian posttraumatic stress disorder: a randomized, double-blind, placebo-controlled study. J. Clin. Psychiatry 68 (2), 201–206.
174. Ullman, S.E., Relyea, M., Peter-Hagene, L., et al., 2013. Trauma histories, substance use coping, PTSD, and problem substance use among sexual assault victims. Adictt. Behav. 38 (6), 2219–2223.
175. Varker, T., Watson, L., Gibson, K., et al., 2020. Efficacy of psychoactive drugs for the treatment of posttraumatic stress disorder: a systematic review of MDMA, ketamine, LSD and psilocybin. J. Psychoact. Drugs 53 (1), 85–95.
176. Verplaetse, T.L., Ralevski, E., Roberts, W., et al., 2019. Alcohol abstainer status and prazosin treatment in association with changes in posttraumatic stress disorder symptoms in veterans with comorbid alcohol use disorder and posttraumatic stress disorder. Alcohol. Clin. Exp. Res. 43 (4), 741–746.
177. Villarreal, G., Hamner, M.B., Canive, J.M., et al., 2016. Efficacy of quetiapine monotherapy in posttraumatic stress disorder: a randomized, placebo-controlled trial. Am. J. Psychiatry 173 (12), 1205–1212.

178. Villarreal, G., Hamner, M.B., Qualls, C., et al., 2018. Characterizing the effects of quetiapine in military post-traumatic stress disorder. Psychopharmacol. Bull. 48 (2), 8–17.
179. Voineskos, A.M., Mulsant, B.H., Dickey, E.W., et al., 2020. Effects of antipsychotic medication on brain structure in patients With major depressive disorder and psychotic features: neuroimaging findings in the context of a randomized placebo—controlled clinical trial. JAMA Psychiatry 77 (7), 674–683. https://doi.org/10.1001/jamapsychiatry.2020.0036.
180. Walsh, J.K., 1998. Subjective hypnotic efficacy of trazodone and zolpidem in DSMIII–R primary insomnia. Hum. Psychopharmacol. Clin. Exp. 13 (3), 191–198.
181. Wang, D., Osser, D.N., 2020. The psychopharmacology algorithm project at the Harvard south shore program: an update on bipolar depression. Bipolar Disord. 22 (5), 472–489.
182. Warner, M.D., Dorn, M.R., Peabody, C.A., 2001. Survey on the usefulness of trazodone in patients with PTSD with insomnia or nightmares. Pharmacopsychiatry 34 (4), 128–131.
183. Watts, B.V., Landon, B., Groft, A., et al., 2012. A sham controlled study of repetitive transcranial magnetic stimulation for posttraumatic stress disorder. Brain Stimul. 5 (1), 38–43.
184. Weathers, F.W., Litz, B.T., Bovin, M.J, Lee, D.J., et al., 2018. The PTSD checklist for DSM-5 (CAPS-5): Development and initial psychometric evaluation in military veterans. Psychol Assess 30 (3), 383–395.
185. Wendell, K.R., Maxwell, M.L., 2015. Evaluation of clonidine and prazosin for the treatment of night time posttraumatic stress disorder symptoms. Federal Pract. 32 (11), 8.
186. Wilcox, C.E., Tonigan, J.S., Bogenschutz, M.P., et al., 2018. A randomized, placebo—controlled, clinical trial of prazosin for the treatment of alcohol use disorder. J. Adictt. Med. 12 (5), 339.
187. Wilkinson, S.T., Stefanovics, E., Rosenheck, R.A., 2015. Marijuana use is associated with worse outcomes in symptom severity and violent behavior in patients with posttraumatic stress disorder. J. Clin. Psychiatry 76 (9), 11266.
188. Williams, S.G., Alinejad, N.A., Williams, J.A., et al., 2010. Statistically significant increase in weight caused by low-dose quetiapine. Pharmacotherapy 30 (10), 1011–1015.
189. Wine, J.N., Sanda, C., Caballero, J., 2009. Effects of quetiapine on sleep in nonpsychiatric and psychiatric conditions. Ann. Pharmacotherapy 43 (4), 707–713.
190. Wortmann, J.H., Jordan, A.H., Weathers, F.W., et al., 2016. Psychometric analysis of the PTSD Checklist-5 (LCT-5) among treatment-seeking military service members. Psychol. Assess. 28 (11), 1392.
191. Yang, C., White, D.P., Winkelman, J.W., 2005. Antidepressants and periodic leg movements of sleep. Biol. Psychiatry 58 (6), 510–514.
192. Yeh, M.S., Mari, J.J., Costa, M.C.P., et al., 2011. A double-blind randomized controlled trial to study the efficacy of topiramate in a civilian sample of PTSD. CNS Neurosci. Ther. 17 (5), 305–310.
193. Zhao, Y.F., Huang, Z.D., Gu, H.Y., et al., 2020. Key Clinical Interest outcomes of pharmaceutical administration for veterans with post-traumatic stress disorder based on pooled evidences of 36 randomised controlled trials with 2,331 adults. Front. Pharmacol. 11, 602447.
194. Ziegenhorn, A.A., Roepke, S., Schommer, N.C., et al., 2009. Clonidine improves hyperarousal in borderline personality disorder with or without comorbid posttraumatic stress disorder: a randomized, double-blind, placebo-controlled trial. J. Clin. Psychopharmacol. 29 (2), 170–173.
195. Zoellner, L.A., Roy-Byrne, P.P., Mavissakalian, M., et al., 2019. Doubly randomized preference trial of prolonged exposure versus sertraline for treatment of PTSD. Am. J. Psychiatry 176 (4), 287–296.

ACTUALIZACIÓN

TRASTORNO DE ESTRÉS POSTRAUMÁTICO

David N. Osser, MD

Prazosina: sigue siendo la primera línea para muchos pacientes (esta es la información más reciente sobre su eficacia)

Desde la última publicación del algoritmo en el 2022, han aparecido dos metaanálisis de los nueve estudios sobre la prazosina para el trastorno de estrés postraumático (TEPT), lo que refuerza la conclusión de que no solo es eficaz sino que puede ser el mejor tratamiento farmacológico disponible para el TEPT.[1,2] Estos análisis incluyeron el ampliamente discutido gran estudio del Veterans Affairs (VA) del 2018, que no encontró eficacia.[3] La prazosina es eficaz no solo para los problemas de sueño, sino también para los síntomas diurnos del TEPT.[4] Esta evidencia no parece ser bien conocida por muchos médicos prescriptores. Aunque la última revisión (2023) de la *VA Practice Guideline for PTSD* recomendaba la prazosina para las pesadillas en el TEPT, desaconsejaba su uso para otros síntomas.[5] Sin embargo, la evidencia considerada por ese grupo de directrices no incluía los pequeños estudios controlados que encontraron sustento a favor de la prazosina para tratar los síntomas generales del TEPT.

Algunos pacientes pueden necesitar, y tolerar, dosis superiores a las de los protocolos de Raskind y cols. Hay informes de casos en la literatura médica de pacientes a los que se les ha elevado la dosis a 30 mg e incluso a 45 mg al acostarse de forma segura y con buenos resultados.[6]

Aunque este algoritmo no debe aplicarse a niños y adolescentes, cabe señalar que los medicamentos recomendados se están utilizando para las pesadillas en jóvenes con TEPT con algunos informes de eficacia.[7]

Tabla 1: Comorbilidades y cómo afectan el algoritmo

Se sugiere a la doxazosina como una posible alternativa a la prazosina que puede ser mejor tolerada debido a su vida media más larga, con base en un estudio favorable. Sin embargo, se ha publicado un segundo ensayo, más amplio y controlado con placebo, sobre la doxazosina en 141 veteranos con TEPT *asociado a trastorno por consumo de alcohol* (TCA) en el que el fármaco no fue más eficaz que el placebo.[8] Se centró en los síntomas generales del TEPT utilizando la *Clinician-Administered PTSD Scale for DSM-5*® (CAPS-5). Un total del 75% completó el estudio doble ciego de 12 semanas y no hubo diferencias en cuanto a retención o efectos secundarios entre la doxazosina y el placebo. Los resultados sobre el consumo de alcohol fueron contradictorios: los pacientes que tomaban doxazosina tenían más probabilidades de alcanzar la abstinencia, pero bebían más en sus días de consumo. Este estudio, combinado con el hecho (mencionado en el documento) de que la doxazosina probablemente no atraviese la barrera hematoencefálica tan bien como la prazosina, redujo el nivel marginal de entusiasmo por la doxazosina como alternativa a la prazosina. Sin embargo, los sujetos bebían activamente, lo que constituye una población diferente a la de los sujetos de la mayoría de los estudios sobre la prazosina.

Se mencionó que se ha estado investigando la prazosina como tratamiento que podría ser útil para algunos pacientes con TCA. Un nuevo estudio ha contribuido significativamente a refinar esa impresión. En un ensayo controlado con placebo de 13 semanas de duración en 102 soldados en servicio activo a los que se ordenó someterse a tratamiento por su consumo de alcohol, se redujeron significativamente las puntuaciones de ansia (antojo) en el subgrupo con TEPT concomitante ($n = 48$).[9] Además, en el pequeño subgrupo de soldados con presión arterial sistólica elevada ($n = 27$), la prazosina redujo casi significativamente ($p = 0.056$) las puntuaciones de consumo de alcohol. La prazosina también disminuyó las puntuaciones de depresión. Estos datos sustentan el concepto de «subtipo adrenérgico» del TEPT que se discute en el artículo, que predice la respuesta del TEPT al tratamiento con prazosina. Si estos pacientes hipertensos tienen problemas con el TCA asociado, puede que el alcohol sea una automedicación para el TEPT y que la prazosina reduzca su necesidad percibida de ingerir alcohol. Por último, un pequeño ensayo aleatorizado controlado con placebo sobre la adición de prazosina a la naltrexona oral frente a la naltrexona sola frente al (doble) placebo solo para veteranos que beben activamente y padecen alcoholismo agudo encontró un beneficio añadido impresionante en los tres criterios principales de valoración del consumo de alcohol.[10]

En otro nuevo e interesante estudio, la prazosina redujo significativamente los dolores de cabeza relacionados con las lesiones cerebrales traumáticas leves.[11]

Bajo la leyenda de «Embarazo» de esta tabla, se cita un estudio más reciente de gran tamaño que confirmaba que la paroxetina merece la calificación D que tenía de la U.S. Food and Drug Administration (FDA) por su asociación con defectos del tabique auricular.[12] La fluoxetina también resultó tener una tasa similar en este estudio observacional.

Muchos pacientes con TEPT manifiestan ansiedad. Los médicos pueden diagnosticar que esta alteración proviene de trastornos de ansiedad asociados como los trastorno de ansiedad generalizada, de ansiedad social o de pánico. Por lo tanto, pueden probarse medicamentos con una base empírica para tratar estas afecciones. Sin embargo, una evaluación más cuidadosa revela a menudo que estos aparentes síntomas de ansiedad asociados proceden en realidad del TEPT. Los desencadenantes de estos síntomas de ansiedad pueden ser acontecimientos similares o que recuerden al paciente experiencias traumáticas anteriores. A menudo se encuentran pacientes con TEPT que toman medicamentos como benzodiacepinas, gabapentina y buspirona. Se les administraron estos medicamentos para tratar los síntomas de ansiedad. Pero si los síntomas son de TEPT, es posible que no se observe un beneficio significativo: ninguno de ellos tiene un sustento en la evidencia importante que respalde su eficacia en el TEPT. La prazosina puede ser lo que necesitan.

Los adultos mayores con TEPT pueden tolerar la prazosina sorprendentemente bien, según un informe retrospectivo de revisión de historiales en una población veterana de 32 individuos con una edad promedio de 70 años.[13] La mejoría con las pesadillas fueron significativas. La dosis media máxima fue de 5 mg con un rango de 1 a 17 mg. Los cambios en la presión arterial no fueron clínicamente significativos.

Alternativas para el insomnio asociado al trastorno de estrés postraumático

La discusión del documento sigue siendo válida. Una razón adicional para evitar las benzodiacepinas puede encontrarse en un estudio que demuestra que estos medicamentos reducen la eficacia a corto y largo plazo de las psicoterapias mediadas por exposición que se utilizan habitualmente para el TEPT.[14]

Dos medicamentos que se observa que los médicos utilizan para las pesadillas en el TEPT son la mirtazapina y la ciproheptadina. Ninguno de los dos ha tenido estudios controlados centrados en los sueño/pesadillas nocturnos como síntoma objetivo, pero existen referencias sobre su eficacia en cartas al editor del 2002 y 1999, respectivamente.[15,16] No se incluyen estos productos en el algoritmo. En el trabajo respectivo se habló de algunos estudios sobre la mirtazapina como tratamiento para los síntomas generales del TEPT, y los resultados no fueron impresionantes.

Tabla 4: Nuevas opciones a tener en cuenta que no se incluyeron en el algoritmo

La estimulación magnética transcraneal y sus variantes han sido objeto de estudios adicionales en los últimos 2 años, mostrando un beneficio modesto.[17] Sigue habiendo un interés considerable en encontrar los parámetros óptimos de administración para utilizarla como tratamiento del TEPT. Un metaanálisis de nueve estudios anteriores observó un impresionante tamaño del efecto de -0.88 en la reducción de los síntomas del TEPT mediante la aplicación de alta frecuencia del imán sobre la corteza prefrontal dorsolateral derecha.[18] La estimulación transcraneal por corriente continua es una técnica novedosa de neuromodulación, y puede combinarse con sesiones de 25 min de exposición estandarizada a la realidad virtual. En un reciente ensayo aleatorizado de este tipo en 54 participantes con síntomas relacionados con la zona de guerra (6 tratamientos durante 2-3 semanas), en comparación con el tratamiento simulado, se constató una eficacia creciente durante un periodo de observación de 3 meses.[19] Sin embargo, la calidad de vida no mejoró y hubo problemas metodológicos, incluidos abandonos significativos (solo 10 de los 26 pacientes que recibieron el tratamiento activo estuvieron disponibles para la evaluación a los 3 meses). Aún no hay claridad sobre dónde encajarían estos dispositivos de neuromodulación en un algoritmo con las opciones de tratamiento farmacológico, pero se esperan con impaciencia los resultados de otras investigaciones.

Parece que en algunos sectores persiste el entusiasmo por el uso del bloqueo del ganglio estrellado para el TEPT.[20,21] No han aparecido nuevos ensayos aleatorizados, pero también se mantiene la atención en esta área en busca de nuevos datos.

REFERENCIAS

1. Lappas AS, Glarou E, Polyzopoulou ZA, et al. Pharmacotherapy for sleep disturbances in post-traumatic stress disorder (PTSD): a network meta-analysis. *Sleep Med.* 2024;119:467-479.
2. Skeie-Larsen M, Stave R, Gronli J, et al. The effects of pharmacological treatment of nightmares: a systematic literature review and meta-analysis of placebo-controlled, randomized clinical trials. *Int J Environ Res Public Health.* 2022;20:777.
3. Raskind MA, Peskind ER. Prazosin for post-traumatic stress disorder. *N Engl J Med.* 2018;378:1649-1650.

4. Hendrickson RC, Millard SP, Pagulayan KF, Peskind ER, Raskind MA. The relative effects of prazosin on individual PTSD symptoms: evidence for pathophysiologically-related clustering. *Chronic Stress (Thousand Oaks)*. 2021;5:2470547020979780.
5. Schnurr PP, Hamblen JL, Wolf J, et al. The management of posttraumatic stress disorder and acute stress disorder: synopsis of the 2023 U.S. Department of Veterans Affairs and U.S. Department of Defense Clinical Practice Guideline. *Ann Intern Med*. 2024;177:363-374.
6. Koola MM, Varghese SP, Fawcett JA. High-dose prazosin for the treatment of post-traumatic stress disorder. *Ther Adv Psychopharmacol*. 2014;4:43-47.
7. Khalid S, Mitchell S, Al-Mateen C. Comparison of alpha-2 agonist versus alpha-1 antagonist for post-traumatic stress disorder-associated nightmares in pediatric patients. *Ment Health Clin*. 2024;14:199-203.
8. Back SE, Flanagan JC, Mintz J, et al. A double-blind randomized controlled trial of doxazosin for co-occurring PTSD and alcohol use disorder in veterans. *J Clin Psychiatry*. 2023;84:21m14367.
9. Raskind MA, Williams T, Holmes H, et al. A randomized controlled clinical trial of prazosin for alcohol use disorder in active duty soldiers: predictive effects of elevated cardiovascular parameters. *Alcohol Clin Exp Res (Hoboken)*. 2023;47:348-360.
10. Simpson TL, Achtmeyer C, Batten L, et al. Naltrexone augmented with prazosin for alcohol use disorder: results from a randomized controlled proof-of-concept trial. *Alcohol Alcohol*. 2024;59:agae062.
11. Mayer CL, Savage PJ, Engle CK, et al. Randomized controlled pilot trial of prazosin for prophylaxis of posttraumatic headaches in active-duty service members and veterans. *Headache*. 2023;63:751-762.
12. Reefhuis J, Devine O, Friedman JM, Louik C, Honein MA. Specific SSRIs and birth defects: Bayesian analysis to interpret new data in the context of previous reports. *BMJ*. 2015;351:h3190.
13. Khaw C, Argo T. Prazosin outcomes in older veterans with posttraumatic stress disorder. *Fed Pract*. 2020;37:72-78.
14. Rosen CS, Greenbaum MA, Schnurr PP, Holmes TH, Brennan PL, Friedman MJ. Do benzodiacepines reduce the effectiveness of exposure therapy for posttraumatic stress disorder? *J Clin Psychiatry*. 2013;74:1241-1248.
15. Clark RD, Canive JM, Calais LA, Qualls C, Brugger RD, Vosburgh TB. Cyproheptadine treatment of nightmares associated with posttraumatic stress disorder. *J Clin Psychopharmacol*. 1999;19:486-487.
16. Lewis JD. Mirtazapine for PTSD nightmares. *Am J Psychiatry*. 2002;159:1948-1949.
17. Yuan H, Liu B, Li F, et al. Effects of intermittent theta-burst transcranial magnetic stimulation on post-traumatic stress disorder symptoms: a randomized controlled trial. *Psychiatry Res*. 2023;329:115533.
18. Cirillo P, Gold AK, Nardi AE, et al. Transcranial magnetic stimulation in anxiety and trauma-related disorders: a systematic review and meta-analysis. *Brain Behav*. 2019;9:e01284.
19. van 't Wout-Frank M, Arulpragasam AR, Faucher C, et al. Virtual reality and transcranial direct current stimulation for posttraumatic stress disorder: a randomized clinical trial. *JAMA Psychiatry*. 2024;81:437-446.
20. Blakey SM, Rae Olmsted KL, Hirsch S, et al. Differential posttraumatic stress disorder symptom cluster response to stellate ganglion block: secondary analysis of a randomized controlled trial. *Transl Psychiatry*. 2024;14:223.
21. Lipov EG, Jacobs R, Springer S, Candido KD, Knezevic NN. Utility of cervical sympathetic block in treating post-traumatic stress disorder in multiple cohorts: a retrospective analysis. *Pain Physician*. 2022;25:77-85.

Proyecto de algoritmos en psicofarmacología del programa de especialización en Psiquiatría de Harvard South Shore: Algoritmo para adultos con trastorno obsesivo-compulsivo

Ashley M. Beaulieu, DO[a], Edward Tabasky, MD[b] y David N. Osser, MD[a,*]

Resumen: *en el 2012 se publicó un algoritmo previo para el tratamiento farmacológico del trastorno obsesivo-compulsivo. La evolución de los últimos 7 años sugiere que se requiere una actualización. Los autores realizaron búsquedas en PubMed, centrándose en nuevos estudios y revisiones desde el 2012 que sustentaran o cambiaran las recomendaciones anteriores. Se identificaron excepciones al algoritmo principal, incluidas las mujeres embarazadas y las mujeres en edad fértil, los adultos mayores y los pacientes con comorbilidades médicas y psiquiátricas frecuentes. Los inhibidores selectivos de la recaptación de serotonina (ISRS) siguen siendo de primera línea. Un ensayo terapéutico adecuado requiere un periodo de antidepresivos a dosis típicas, así como ajustes de dosis guiados por las concentraciones plasmáticas para evaluar un posible mal cumplimiento o un metabolismo ultrarrápido. Si la respuesta es inadecuada, considere la posibilidad de probar otro ISRS, esta vez posiblemente tomado a una dosis muy alta. La clomipramina podría ser una alternativa. Si la respuesta al segundo ensayo sigue siendo inadecuada, la siguiente recomendación es potenciar el tratamiento con aripiprazol o risperidona. Como alternativa, se podría optar por la potenciación con fármacos novedosos, incluidos los glutamatérgicos (memantina, riluzol, topiramato, N-acetilcisteína, lamotrigina), serotoninérgicos (ondansetrón) y antiinflamatorios (minociclina, celecoxib). Una tercera opción podría ser la estimulación magnética transcraneal. Por último, tras varios de estos ensayos, la estimulación cerebral profunda y la cingulotomía han demostrado tener un papel en los pacientes más resistentes al tratamiento.*

INTRODUCCIÓN

El trastorno obsesivo-compulsivo (TOC) es una alteración neuropsiquiátrica frecuente y crónica que causa un importante deterioro psicosocial (Fineberg y cols., 2015). Se caracteriza por obsesiones y compulsiones recurrentes y persistentes que la persona se siente impulsada a realizar (American Psychiatric Association, 2013). El TOC afecta por igual a hombres y mujeres y tiene una prevalencia a lo largo de la vida del 1.6% en todo el mundo (Stein y cols., 2012). La búsqueda de tratamiento suele retrasarse (Stein y cols., 2012) y se asocia a un peor resultado, mientras que un tratamiento farmacológico eficaz mejora la calidad de vida (Fineberg y cols., 2015).

[a]Departmento de Psiquiatría, Facultad de Medicina de Harvard en la división de Brockton del Sistema Sanitario VA de Boston, 940 Belmont Street, Brockton, MA 02301, Estados Unidos
[b]Departmento de Psiquiatría, NYS Psychiatric Institute, Colegio de Médicos y Cirujanos de la Universidad de Columbia, 1051 Riverside Drive, Box 111, New York, NY 10032, Estados Unidos
*Autor para correspondencia.
Correo electrónico: david.osser@va.gov (D.N. Osser).
https://doi.org/10.1016/j.psychres.2019.112583
Recibido el 21 de junio del 2019; recibido en forma revisada el 26 de septiembre del 2019; aceptado el 26 de septiembre del 2019
Disponible en línea el 27 de septiembre del 2019

Los tratamientos para el TOC incluyen la terapia cognitivo-conductual (que puede ser de primera línea, en especial para pacientes con conductas compulsivas prominentes), la medicación y su combinación (Foa y cols., 2005). Los inhibidores selectivos de la recaptación de serotonina (ISRS) se consideran el tratamiento farmacológico de primera línea para los pacientes con TOC, pero estos medicamentos solo son eficaces en el 40% al 60% de los pacientes (Stein y cols., 2012). Los algoritmos psicofarmacológicos con sustento en la evidencia pueden orientar a los médicos durante la elección de opciones de medicación adecuadas más allá de las opciones de primera línea para el TOC (Burchi y cols., 2018). En este artículo se presenta una versión actualizada de un algoritmo de TOC publicado anteriormente y en el que colaboró uno de los autores (DNO) (Stein y cols., 2012).

Desde 1995, el Proyecto de algoritmos en psicofarmacología del programa de especialización en Psiquiatría de Harvard South Shore (PAPHSS) crea algoritmos de tratamiento basados en la evidencia. Se han publicado ocho algoritmos del PAPHSS revisados por expertos y también se puede acceder a ellos a través de un sitio web de acceso público (www.psychopharm.mobi).

Los algoritmos del PAPHSS se centran en el tratamiento psicofarmacológico, pero los tratamientos psicoterapéuticos y otras alternativas no farmacológicas para el TOC son importantes. El asesoramiento familiar o la terapia cognitivo-conductual que incorpora la exposición y la prevención de la respuesta podrían ser de primera línea o integrarse con el tratamiento farmacológico en cualquier momento (Burchi y cols., 2018; Heyman y cols., 2006). En caso de que se considere deseable la medicación, este algoritmo pretende sugerir las opciones mejor respaldadas y más seguras para el primer ensayo de medicación y los siguientes, teniendo en cuenta las comorbilidades psiquiátricas y médicas más frecuentes que podrían alterar el proceso de selección.

MÉTODOS

Los métodos utilizados para el desarrollo de los algoritmos del PAPHSS nuevos y revisados se han descrito anteriormente (Abejuela y Osser, 2016; Ansari y Osser, 2010; Bajor y cols., 2011; Giakoumatos y Osser, 2019; Hamoda y Osser, 2008; Mohammad y Osser, 2014; Osser y Dunlop, 2010; Osser y cols., 2013).

En resumen, los autores realizaron búsquedas bibliográficas en PubMed con las palabras clave *trastorno obsesivo-compulsivo*, *algoritmo*, *tratamiento* y *psicofarmacología*, centrándose en nuevos ensayos controlados aleatorizados (ECA), revisiones, metaanálisis y otras directrices publicadas desde el último algoritmo sobre el TOC al que contribuyeron los autores actuales (Stein y cols., 2012).

Los autores consideraron la eficacia, la tolerabilidad y la seguridad como los principales factores para determinar el orden de los tratamientos farmacológicos recomendados. Todas las recomendaciones para mantener o cambiar el algoritmo publicado anteriormente se sustentaron en el conjunto de pruebas revisadas y en las conclusiones acordadas por los tres autores. El proceso de revisión por pares que sigue a la presentación del artículo también añade validación a las recomendaciones de este y otros algoritmos del PAPHSS. Si las interpretaciones de las pruebas pertinentes, y las recomendaciones subsiguientes, son plausibles para los revisores, entonces se mantienen. Cuando se producen diferencias de opinión, los autores realizan modificaciones para alcanzar un consenso con los revisores o examinan más a fondo las pruebas pertinentes para presentar sustento adicional para su interpretación.

Aunque el algoritmo pretende proporcionar una guía flexible para la toma de decisiones basada en la evidencia, los médicos también deben tener en cuenta los aspectos únicos del caso de cada paciente.

RESULTADOS

Diagrama de flujo del algoritmo

En la figura 12-1 aparece un panorama general del algoritmo. Cada «nodo» representa un escenario clínico en el que hay que elegir un tratamiento. Los pasos del algoritmo progresan a través de los tratamientos iniciales hasta los escenarios altamente resistentes al tratamiento, que se dejan al final. A continuación se presentarán las evidencias y los razonamientos que respaldan las recomendaciones en cada nodo.

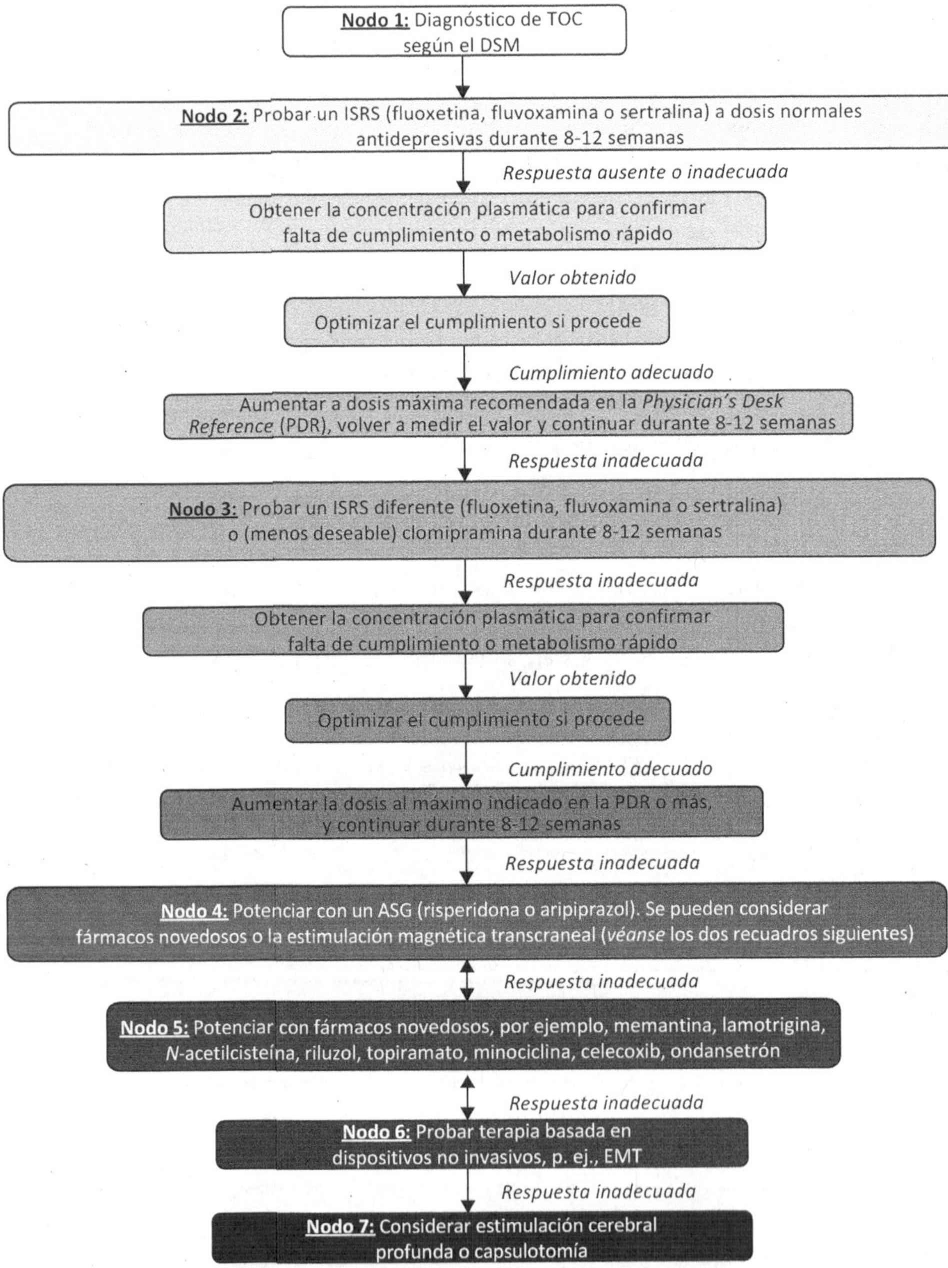

Figura 12-1. Diagrama de flujo del algoritmo para el tratamiento farmacológico del TOC.

Nodo 1: Diagnóstico del TOC

Las recomendaciones de tratamiento de este algoritmo se aplican únicamente a los pacientes que han sido diagnosticados de TOC según la 5.ª edición del *Manual diagnóstico y estadístico de los trastornos mentales* (DSM-5®) de la American Psychiatric Association. Estos criterios han visto muy pocos cambios desde los criterios del DSM-IV (American Psychiatric Association, 1994), que estuvieron en uso desde 1994 hasta el 2013, cuando se realizaron la gran mayoría de los estudios psicofarmacológicos del TOC. Los cambios aclaran en su mayor parte los textos anteriores y reorganizan dónde se encuentra el trastorno en relación con el manual. Es razonable considerar que los resultados de los estudios que utilizan los criterios más antiguos se aplican a los pacientes que cumplen los criterios actuales.

Una vez realizado un diagnóstico basado en los criterios del DSM-5®, también es importante tener en cuenta todo diagnóstico psiquiátrico o médico concomitante u otras circunstancias que puedan ser especialmente importantes, como el trastorno bipolar y las mujeres en edad fértil. En la tabla 12-1 se ofrece un breve resumen de cómo estas comorbilidades y otras consideraciones modificarían el algoritmo básico.

Nodo 2: Comenzar con un ISRS (fluoxetina, fluvoxamina, sertralina)

Tras realizar el diagnóstico de TOC con base en los criterios del DSM-5® y teniendo en cuenta las comorbilidades y afecciones de la tabla 12-1 que podrían cambiar el algoritmo básico, el siguiente paso es iniciar un ensayo con un ISRS (fluoxetina, fluvoxamina o sertralina) durante 8-12 semanas. Las tres opciones fueron aprobadas por la U.S. Food and Drug Administration (FDA) para el TOC y se consideran de primera línea. Se han realizado numerosos estudios multicéntricos a gran escala de cada uno de ellos y los detalles de dichos trabajos se han revisado en otros lugares y no es necesario repetirlos aquí (Fineberg y Gale, 2005; Fineberg y cols., 2015). No obstante, a continuación se exponen algunos comentarios pertinentes para su selección como primera línea.

Al menos en algunos estudios, la fluoxetina ha resultado eficaz a 20, 40 y 60 mg diarios en puntos finales de 12 a 13 semanas, pero con mayor eficacia al aumentar la dosis (Tollefson y cols., 1994). Tendremos más que decir al respecto más adelante.

La fluvoxamina (100-300 mg/día) es eficaz. En un estudio con una dosis promedio de 271 mg, el 63% del grupo de fluvoxamina de liberación controlada frente al 46% del grupo placebo fueron respondedores (definidos como aquellos con una disminución de la puntuación de la *Yale-Brown Obsessive-Compulsive Symptoms Score* [YBOCS] ≥ 25%). La fluvoxamina fue el primer ISRS aprobado para el TOC en los Estados Unidos. Como resultado, a menudo se piensa que es un mejor medicamento para tratar el TOC que otros ISRS, pero no hay pruebas que sugieran que sea más eficaz. La fluvoxamina tiene interacciones farmacológicas importantes por su inhibición de las enzimas metabolizadoras del citocromo CYP 1A2, 2C9, C219 y 3A4, lo cual es importante tener en cuenta (Oesterheld, 1999).

La sertralina se probó en un ECA (50 mg, 100 mg, 200 mg) y todas las dosis fueron igual de eficaces para los síntomas del TOC (Greist y cols., 1995). En la fase doble ciego de un ensayo a largo plazo de 80 semanas (n = 223), la sertralina fue más eficaz que el placebo para prevenir el abandono por recaída o respuesta clínica insuficiente (9% frente a 24%, respectivamente) y la exacerbación aguda de los síntomas (12% frente a 35%) (Koran y cols., 2002). Ninan y cols. (2006) estudiaron a los no respondedores tras 16 semanas de recibir sertralina 50 a 200 mg/día. Fueron aleatorizados para recibir 12 semanas adicionales de sertralina a dosis altas (250-400 mg/día) o continuar con

200 mg/día. Las tasas de respuesta (definidas como una disminución de la puntuación YBOCS ≥ 25% y una calificación de la *Clinical Global Impression of Improvement* [CGI-I] ≤ 3) fueron numéricamente superiores para el grupo de dosis altas de sertralina frente al grupo de 200 mg/día (52% frente a 34%), aunque esto no fue estadísticamente significativo (Ninan y cols., 2006).

La paroxetina también está aprobada por la FDA para el tratamiento del TOC, pero no se recomienda como opción de tratamiento de primera línea debido a que tiene más efectos secundarios que las demás. Produce un mayor aumento de peso (Fava y cols., 2000; Uguz y cols., 2015), sedación y estreñimiento (Marks y cols., 2008). También presenta fuertes interacciones medicamentosas debido a la inhibición del citocromo P450 2D6. Es especialmente propensa a producir síntomas de abstinencia si se interrumpe bruscamente o se omiten dosis (Marks y cols., 2008). La paroxetina es el único ISRS con categoría D en el embarazo (*véase* tabla 12-1).

Tabla 12-1 | Comorbilidades y otras características del trastorno obsesivo-compulsivo (TOC) y cómo afectan el algoritmo

Comorbilidad y otras circunstancias	*Consideraciones*	*Recomendaciones*
Arritmias cardiacas	Los antidepresivos tricíclicos (ATC) pueden producir arritmias cardiacas debido a sus efectos sobre los canales de sodio y potasio del corazón (Thanacoody y Thomas, 2005)	Probar los ISRS antes que los ATC (clomipramina) La monitorización con electrocardiograma de los pacientes tratados con ATC es una forma más precisa de detectar la toxicidad cardiaca que la vigilancia de las concentraciones plasmáticas La sertralina parece ser segura en los pacientes con riesgo de arritmia tras un infarto de miocardio (Glassman y cols., 2002) No se recomienda el citalopram ni el escitalopram debido a las preocupaciones sobre la prolongación del QTc (Beach y cols., 2013; Bird y cols., 2014)
Hemorragia digestiva	Los inhibidores selectivos de recaptación de serotonina (ISRS) elevan el riesgo de hemorragia. Las hemorragias digestivas pueden multiplicarse por 9 al combinar los ISRS con AINE (Anglin y cols., 2014; Paton y Ferrier, 2005)	Si se añaden inhibidores de la bomba de protones como el omeprazol, el riesgo disminuye solo ligeramente por encima de los controles que no toman ISRS (Paton y Ferrier, 2005)
Adultos mayores (más de 65 años)	Los ISRS pueden aumentar el riesgo de hemorragia; sin embargo, en un metaanálisis Cochrane de pacientes tras un ictus, el riesgo de hemorragia no fue significativo (Mead y cols., 2013) Los ISRS se asocian a mayores tasas de hiponatremia secundaria a síndrome de secreción inadecuada de hormona antidiurética en los adultos mayores (De Picker y cols., 2014). Los ISRS, los ATC y otras clases de antidepresivos se han asociado a un mayor riesgo de caídas, sobre todo en las mujeres mayores frágiles (Naples y cols., 2016)	Considerar los perfiles de efectos secundarios de los medicamentos antidepresivos antes de iniciarlos o ajustarlos en los adultos mayores En los pacientes con hiponatremia intolerable secundaria al uso de ISRS, considerar la mirtazapina (De Picker y cols., 2014) El escitalopram tiene menos interacciones farmacológicas que la fluoxetina o la fluvoxamina y menos prolongación del QTc que el citalopram, por lo que podría considerarse, pero debe vigilarse el QTc a medida que aumente la dosis

Tabla 12-1 | Comorbilidades y otras características del trastorno obsesivo-compulsivo (TOC) y cómo afectan el algoritmo (*continuación*)

Comorbilidad y otras circunstancias	*Consideraciones*	*Recomendaciones*
Mujeres en edad fértil y embarazadas	La gravedad del TOC no suele cambiar en el embarazo ni en el puerperio Los factores predictivos de la gravedad del TOC incluyen una edad más temprana en el momento del parto y el parto por cesárea (House y cols., 2016), lo que sugiere que puede estar indicada una mayor vigilancia durante el embarazo y el posparto No hubo diferencias en los resultados neonatales, incluidos el peso al nacer, la talla al nacer, la edad gestacional estimada en el momento del parto o los ingresos en la unidad de cuidados intensivos neonatal entre las pacientes con y sin TOC, ni en la gravedad del TOC en las mujeres que fueron tratadas adecuadamente con fármacos, lo que sugiere que ni la enfermedad ni el tratamiento del TOC durante el embarazo suponen un riesgo directo para el neonato (House y cols., 2016) Por otra parte, la exposición tardía a los ISRS (después de la semana 20 de embarazo) se ha asociado a un mayor riesgo de prematuridad, bajo peso corporal, complicaciones neonatales (Addis y Koren, 2000) e hipertensión pulmonar persistente del recién nacido en otros estudios (Kieler y cols., 2012). Algunos de ellos podrían deberse a la confusión por indicación	El riesgo del tratamiento materno para el recién nacido puede verse superado por el impacto de los síntomas descontrolados del TOC en la paciente (House y cols., 2016). Evitar la paroxetina (clasificación D debido al riesgo de defecto septal auricular) (Reefhuis y cols., 2015). Si la paciente ya está tomando paroxetina, considere los riesgos que conlleva el cambio Considerar la terapia cognitivo-conductual (TCC) La elección del tratamiento es una decisión tomada en colaboración con la paciente
Trastorno bipolar	Los antidepresivos pueden desplazar a los pacientes eutímicos con trastorno bipolar hacia una fase maniaca (Sahraian y cols., 2017)	Se recomienda encarecidamente la TCC y la psicoeducación como parte necesaria del tratamiento Entre los antidepresivos, deben evitarse sobre todo los tricíclicos (clomipramina) debido a sus mayores tasas de cambio a la manía (Pacchiarotti y cols., 2013). Si se usan otros antidepresivos como los ISRS, deben añadirse a un estabilizador del estado de ánimo. Incluso entonces, su uso se asocia a un aumento significativo de las conmutaciones (hipo)maniacas en el seguimiento a 1 año (McGirr y cols., 2016). Quizá sea más preocupante que, si el trastorno bipolar es de ciclo rápido, añadir un antidepresivo triplica la tasa de depresión recurrente en comparación con no empezar a tomar ninguno, según el estudio STEP-BD (El-Mallakh y cols., 2015) La memantina 20 mg/día se mostró prometedora como fármaco adyuvante eficaz para reducir los síntomas del TOC en los pacientes maniacos con trastorno bipolar I (Sahraian y cols., 2017)

(*continúa*)

Tabla 12-1 | Comorbilidades y otras características del trastorno obsesivo-compulsivo (TOC) y cómo afectan el algoritmo (*continuación*)

Comorbilidad y otras circunstancias	*Consideraciones*	*Recomendaciones*
Esquizofrenia	Los síntomas obsesivo-compulsivos (SOC) aparecen en la evolución de muchos pacientes con esquizofrenia (Schirmbeck y cols., 2019) y también pueden ser un efecto secundario de nueva aparición de los antipsicóticos de segunda generación (ASG) en estos pacientes, más a menudo con la clozapina, debido a mecanismos que no están claros (Grillault Laroche y Gaillard, 2016). Además, algunos pacientes con TOC presentan síntomas psicóticos (Cederlof y cols., 2015), los cuales pueden correr el riesgo de desarrollar esquizofrenia (Meier y cols., 2014). La personalidad esquizotípica, una afección genéticamente vinculada a la esquizofrenia, también puede presentarse con SOC (De Haan, 2015)	La TCC y la psicoeducación se recomiendan encarecidamente como parte necesaria del tratamiento si el paciente tiene la capacidad de procesar cognitivamente y cooperar con los procedimientos. El uso de ISRS añadidos al antipsicótico para estos síntomas es razonable si no hay antecedentes de manía (como en el trastorno esquizoafectivo). Si hay antecedentes de manía, revise las sugerencias para los trastornos relacionados con la bipolaridad. Para tratar los SOC debidos a la clozapina, compruebe primero la concentración plasmática (Meyer, 2019). Si está por encima de los valores terapéuticos habituales, considere reducir la dosis para ver si los SOC están relacionados con la dosis y se pueden conservar los beneficios antipsicóticos. A continuación, considere el tratamiento con sertralina, que tiene las menores interacciones farmacológicas y sería preferible a la fluvoxamina (especialmente), la fluoxetina y la paroxetina. Al añadir un ISRS a otros ASG, puede ser necesario tener en cuenta otras interacciones

El citalopram y el escitalopram no están aprobados por la FDA, pero son eficaces para el TOC (Montgomery y cols., 2001; Stein y cols., 2007). El citalopram puede causar una prolongación del QTc con dosis de 40 mg y superiores (Beach y cols., 2013), y a las dosis aprobadas el escitalopram causa una prolongación moderada del QTc dependiente de la dosis (Bird y cols., 2014) (*véase* la referencia 2). Por encima de la dosis máxima de 20 mg/día, el QTc se prolongó más que con el moxifloxacino de control. Por lo tanto, se prefiere evitar el citalopram y el escitalopram porque a menudo se necesitan dosis más altas.

En resumen, el primer ensayo terapéutico con un ISRS podría ser con sertralina, fluoxetina o fluvoxamina. Por desgracia, los ISRS tienen muchos efectos colaterales y es necesario comentarlos con los pacientes. Quizá los más inquietantes sean los efectos secundarios sexuales, los cuales no suelen disminuir con el tiempo (Serretti y Chiesa, 2009). En la tabla 12-1 se presentan algunas consideraciones médicas relacionadas con estos efectos secundarios.

Teniendo en cuenta estos efectos colaterales, se recomienda evaluar cuidadosamente si la mejoría con un ISRS estuvo relacionada con la medicación y no se debió a otras razones. Como ya se ha señalado, las tasas de respuesta al placebo pueden llegar al 46%. Esto puede lograrse mediante ensayos de suspensión de la medicación cuando los pacientes estén bien y cuenten con apoyo.

Como se ha señalado, algunos datos sugieren que pueden ser necesarias dosis más altas (y durante más tiempo) que las utilizadas habitualmente para la depresión a fin de obtener los máximos resultados (Bloch y cols., 2010; Ninan y cols., 2006; Pampaloni y cols., 2010). Sin embargo, hace más de 20 años, el Expert Consensus Panel for OCD recomendó que los pacientes fueran tratados con dosis moderadas al principio y que solo se aumentaran a dosis altas tras un periodo de evaluación de las dosis regulares (March, 1997). Esto sigue pareciendo razonable. En su estudio informativo de dosis fijas, Tollefson y cols. (1994) observaron muy poca diferencia en el beneficio en las primeras 3 semanas de tratamiento con fluoxetina a cualquier dosis (20 mg, 40 mg o 60 mg) o placebo en la puntuación total promedio de la YBOCS (Tollefson y cols., 1994). A las 5 semanas, todas las dosis comienzan a separarse del placebo. Después, parece haber un punto de decisión en torno a la semana 7, cuando la dosis de 60 mg de fluoxetina empieza a separarse ligeramente de la de 40 mg. Por lo tanto, parece razonable recomendar que, para minimizar el aumento innecesario de la dosis y la intensificación de los efectos secundarios asociados, los médicos esperen un mínimo de 7 semanas antes de aumentar más allá de la dosis moderada si la respuesta es inadecuada.

Puede haber tres resultados posibles a medida que se procede con la dosis moderada del ISRS seleccionado: una respuesta adecuada, una respuesta parcial pero inadecuada o la falta de respuesta. Si hay una respuesta adecuada, continúe con el tratamiento de mantenimiento durante al menos 1 o 2 años y después considere la posibilidad de reducirlo para evaluar si la mejoría fue un efecto placebo. La interrupción temprana del fármaco puede venir seguida de una alta probabilidad de reaparición de los síntomas (Ravizza y cols., 1996). Si hay una respuesta parcial pero inadecuada, o no hay respuesta, el siguiente paso es obtener la concentración del ISRS en el plasma para comprobar si hay falta de cumplimiento o metabolización rápida. Esto añade «medicina de precisión» al caso, comprobando si la medicación está biodisponible, y también podría ayudar a explicar los efectos secundarios problemáticos (Grunder, 2018). Si el valor plasmático es cero, lo más probable es que el paciente no esté tomando el tratamiento, por lo que se debe hablar con él para ver si puede corregirse el problema. Si el cumplimiento parece satisfactorio pero el valor plasmático es bajo, es posible que el paciente sea un metabolizador rápido de ese ISRS. El 7% de las personas blancas y el 3% de otras etnias pueden ser metabolizadores ultrarrápidos de algunos ISRS (Bertilsson y cols., 1993). Las pruebas genéticas podrían confirmarlo. Las pruebas podrían entonces indicar qué ISRS se metabolizaría con normalidad (Brandl y cols., 2014). Los ISRS no tienen concentraciones terapéuticas para tratar el TOC (Koran y cols., 1996), pero el laboratorio proporcionará el rango habitual de valores asociados a una dosis determinada.

Una vez confirmado el cumplimiento del paciente, el siguiente paso es aumentar la dosificación (si se tolera) hasta la dosis máxima recomendada por la FDA para el TOC (p. ej., fluoxetina 80 mg, fluvoxamina 300 mg o sertralina 200 mg al día) durante 8 a 12 semanas y volver a comprobar la concentración del ISRS en plasma. Un metaanálisis demostró que los pacientes obtienen solo un 9% o un 7% más de disminución de los síntomas del TOC con las dosis altas del ISRS en comparación con el tratamiento a dosis bajas y medias, respectivamente (Bloch y cols., 2010). Por lo tanto, las expectativas sobre los resultados de este aumento deben ser realistas y sopesarse frente a los posibles daños adicionales asociados.

¿Hay otros antidepresivos que podrían considerarse para el tratamiento inicial del TOC?

El bupropión, la trazodona, la venlafaxina y la duloxetina han sido objeto de estudio en el TOC, pero las pruebas no son convincentes para darles prioridad en el algoritmo (Balachander y cols., 2019; Denys y cols., 2003; Phelps y Cates, 2005; Pigott y cols., 1992; Sansone y Sansone, 2011; Vulink y cols., 2005).

La mirtazapina es un fármaco de doble acción neurotransmisora que presenta la ventaja de tener menos efectos secundarios sexuales que los ISRS y los IRSN, y sus efectos sedantes podrían ser útiles para la ansiedad y el insomnio. Existe un pequeño estudio de 30 participantes que recibieron dosis altas de mirtazapina: 60 mg diarios durante 12 semanas. Se sugirió que la mirtazapina puede ser superior al placebo para el tratamiento del TOC, pero el estudio necesita ser replicado (Koran y cols., 2005). Quizá de mayor interés en relación con la mirtazapina, existe un estudio con ocultación simple de 49 pacientes con TOC (nunca tratados previamente) en el que se comparó iniciarles con citalopram 40-80 mg/día más mirtazapina 15-30 mg/día frente a citalopram más placebo (Pallanti y cols., 2004). Los evaluadores no estaban cegados respecto al grupo de tratamiento, lo que mermó la confianza en los resultados, pero durante las primeras 4 semanas los resultados con el tratamiento combinado fueron significativamente mejores ($p < 0.001$) en las puntuaciones de la YBOCS. Sin embargo, a las 12 semanas no había diferencias significativas. Parecía que la mirtazapina aceleraba la respuesta al ISRS, aunque finalmente no produjo una respuesta mayor. Acelerar la respuesta sería muy deseable dadas las discusiones anteriores sobre el tiempo que tardan los ISRS en alcanzar sus efectos máximos. No obstante, podría producirse a costa de los efectos secundarios de la mirtazapina, como el aumento de peso, a menos que esta pudiera retirarse tras la aceleración y se mantuvieran los resultados del TOC. Parece que estos hallazgos deberían reproducirse en un estudio doble ciego controlado con placebo adecuadamente diseñado antes de convertir en práctica rutinaria la adición de mirtazapina (Schule y Laakmann, 2005). Sin embargo, puede ser razonable explicar esta opción a los pacientes y las pruebas que la respaldan, y tenerla en cuenta.

Nodo 3: Probar con otro ISRS (preferiblemente) o clomipramina

Si el paciente no consigue una mejoría adecuada en el primer ensayo terapéutico con ISRS, la siguiente recomendación es probar otro ISRS de las tres opciones de primera línea, o considerar el tricíclico clomipramina. La clomipramina es eficaz para el TOC y fue el primer medicamento aprobado por la FDA para el trastorno en los Estados Unidos (Thoren y cols., 1980). Algunos metaanálisis han concluido que la clomipramina tiene una eficacia ligeramente superior a la de los ISRS, pero las comparaciones directas no han encontrado diferencias (Fineberg y Gale, 2005; Stein y cols., 2012). Además, los primeros estudios con la clomipramina pueden haber empleado a sujetos especialmente sensibles a la medicación (Fineberg y Gale, 2005). Principalmente en Europa, la clomipramina también se ha utilizado por vía intravenosa para producir una respuesta más rápida (Koran y cols., 1994). Dado que este fármaco tiene muchos más efectos secundarios que los ISRS, en especial convulsiones, cardiotoxicidad, aumento de peso, efectos anticolinérgicos, disfunción sexual particularmente fuerte y letalidad por sobredosis, la preferencia general es probar con otro ISRS para el segundo ensayo. Sin embargo, no se han realizado estudios controlados para evaluar si los pacientes en los que fracasó un ensayo adecuado con ISRS responderían a un segundo ensayo con ISRS frente a otras opciones de medicación como las estrategias de potenciación. El Expert Consensus Group estimó en un 40% la probabilidad de una respuesta significativa a un segundo ensayo con ISRS (March, 1997). Cabe destacar que otros trastornos que pueden tratarse con ISRS, como la depresión mayor, pueden responder a un ISRS diferente tras fracasar con el primero (Rush y cols., 2006). Los ISRS difieren algo en sus actividades basadas en los neurotransmisores. Además, los efectos secundarios para los pacientes probablemente sean mayores al añadir los medicamentos de potenciación más estudiados (antipsicóticos de segunda generación), en comparación con probar un ISRS diferente.

Como en el primer ensayo con ISRS, hay tres resultados posibles: una respuesta adecuada en la que se continuaría con la dosis de mantenimiento, una respuesta parcial pero inadecuada o la falta de respuesta. De nuevo, deben evaluarse los valores plasmáticos para comprobar posible falta de cumplimiento o metabolizadores rápidos. Una vez confirmado el cumplimiento, la dosificación debe aumentarse, si se tolera, hasta la dosis máxima recomendada. Sin embargo, el nodo 3 difiere del nodo 2 en que si la respuesta es inadecuada o no hay respuesta, y la concentración plasmática se ha ajustado a los valores típicos, podría considerarse la posibilidad de aumentar la dosis del segundo ISRS más allá de lo recomendado en el prospecto del fabricante. Esta recomendación se sustenta en pruebas limitadas. Como se ha descrito antes, Ninan y cols. (2006) constataron que, entre los pacientes que no respondían en la fase aguda, el tratamiento continuo con dosis altas (250-400 mg) de sertralina a veces proporcionaba una mejoría mayor y más rápida de los síntomas del TOC en comparación con continuar la dosis máxima de sertralina indicada (200 mg). Esto sugiere que algunos pacientes que no responden con dosis de hasta 200 mg/día de sertralina pueden beneficiarse de las dosis más altas. No obstante, estos pacientes no tenían concentraciones plasmáticas basales de sertralina antes de los aumentos de dosis. En este algoritmo, esto habría ocurrido, y se habrían realizado ajustes de dosis. No está claro si los beneficios observados en el trabajo de Ninan y cols. (2006) podrían ocurrir en los pacientes llevados a concentraciones plasmáticas superiores a las normales, y no se sabe a ciencia cierta si la carga de efectos secundarios aumentaría en tales casos. Sin embargo, si los valores típicos se han tolerado bien, parece razonable considerar un aumento de la dosis como en el estudio citado. De hecho, se observaron tasas algo más elevadas de temblores y agitación con las dosis más altas. En el siguiente paso del algoritmo (nodo 4), la recomendación es potenciar el fármaco con antipsicóticos de segunda generación (ASG), que tienen importantes perfiles de efectos secundarios y, a menudo, beneficios marginales. Por lo tanto, puede ser una opción más segura y posiblemente eficaz para algunos pacientes probar una dosis de ISRS superior a la máxima permitida por la FDA.

Otras opciones de antidepresivos a considerar para el nodo 3:

La venlafaxina se mencionó anteriormente y tiene pruebas de una eficacia comparable a la de un segundo ISRS. Sin embargo, tiene más efectos secundarios, como hipertensión, sobre todo a dosis altas, mayor riesgo de letalidad por sobredosis y mayores problemas gastrointestinales (Giakoumatos y Osser, 2019).

Nodo 4: Potenciar el ISRS con un antipsicótico de segunda generación

Si no hay respuesta o si hay una respuesta parcial pero inadecuada al segundo ISRS, las opciones podrían incluir un tercer ISRS o clomipramina, o una estrategia de potenciación. Estas últimas han sido objeto de mucho más estudio y existen algunas conclusiones favorables. Entre los potenciadores, la evidencia más positiva se ha acumulado con los ASG y, de ellos, los resultados favorecen la elección del aripiprazol o la risperidona. Añadir antipsicóticos se ha asociado a una mejoría significativa en aproximadamente un tercio de los pacientes (Diniz y cols., 2011). En los nodos 5 y 6 se analizan otros potenciadores y estrategias de tratamiento, y los prescriptores deberían examinar también estas opciones antes de tomar una decisión en este punto, ya que pueden parecer más adecuadas según el paciente.

La risperidona (0.5 mg/día) y el aripiprazol (10 mg/día o posiblemente menos) son los que tienen más pruebas de beneficios a corto plazo (Veale y cols., 2014). En este metaanálisis hubo cinco estudios pequeños que incluían dosis bajas de risperidona, con un total de 77 participantes que recibieron risperidona y 89 participantes que recibieron placebo. El grupo de la risperidona tuvo una reducción de 3.9 puntos en la puntuación media global de la YBOCS, que fue estadísticamente significativa en comparación con el placebo. El número necesario a tratar (NNT) para lograr una mejoría significativa fue de 4.65. Hubo dos ensayos con aripiprazol que incluyeron un total de 41 participantes con el fármaco y 38 con placebo. Hubo una mejora de 6.3 puntos en los resultados de la YBOCS entre el grupo de aripiprazol y el de placebo, lo que fue estadística y clínicamente significativo. Cabe destacar que el 50% de los participantes que tomaron los ASG presentaron un aumento del índice de masa corporal (IMC) superior al 10%, frente al 15.2% con un IMC elevado en el grupo de ISRS más placebo. El grupo de los ASG también tenía un valor más alto de glucemia en ayunas. Estos riesgos deben tenerse en cuenta y discutirse con el paciente antes de elegir un ASG como estrategia de potenciación. De manera notable, los beneficios de la potenciación parecieron estancarse a las 4 semanas y no hubo más mejorías después de eso. Por lo tanto, si se utilizan el aripiprazol o la risperidona para el TOC resistente al tratamiento, deben probarse durante no más de 4 semanas (y sin otras intervenciones) para determinar su eficacia. Si se determina que un paciente responde a las 4 semanas, se debe tener otra conversación sobre los posibles riesgos a largo plazo y la necesidad de tener un seguimiento regular del peso, la glucemia y el perfil lipídico.

También existe una comparación directa a ciegas de risperidona frente a aripiprazol que encontró una mayor tasa de respuesta para la risperidona. A los participantes se les administraron dosis altas de sertralina, fluoxetina o paroxetina durante 12 semanas, y aquellos que no lograron una mejoría ≥ 35% en la YBOCS se consideraron refractarios y se potenciaron durante 8 semanas más con aripiprazol 15 mg/día o risperidona 3 mg/día (Selvi y cols., 2011). Se constató que las puntuaciones YBOCS tanto para la risperidona como para el aripiprazol disminuyeron de forma significativa a lo largo de las 8 semanas, pero la risperidona mostró una tasa de respuesta significativamente mayor del 35% en la YBOCS (72.2%, 13 pacientes) en comparación con el aripiprazol (50%, 8 pacientes). Sin embargo, la risperidona tiene un perfil de efectos adversos a largo plazo más grave en cuanto a aumento de peso, sedación, efectos extrapiramidales y problemas asociados a la hiperprolactinemia, como amenorrea y disfunción sexual (Veale y cols., 2014).

Cabe destacar que la mayoría de estos ensayos con ASG solo duran entre 8 y 12 semanas, pero a la hora de optar por un régimen de medicación, debe tenerse en cuenta que el TOC tiene un patrón crónico de recaídas y remisiones. Un estudio abierto a largo plazo no respaldó la eficacia de potenciar los ISRS con ASG para el TOC resistente al tratamiento. Los pacientes que no respondieron a los ISRS y que necesitaron añadir antipsicóticos atípicos presentaron puntuaciones YBOCS totales significativamente más altas tanto en la evaluación inicial como después de 1 año de tratamiento (evaluación inicial = 29.3 ± 9.9, después de 1 año = 19.3 ± 6.8) en comparación con los pacientes que respondieron a los ISRS (en la evaluación inicial = 25.8 ± 11.4, después de 1 año = 13.7 ± 4.6) (Matsunaga y cols., 2009). Además, el grupo de ISRS más antipsicóticos atípicos tuvo significativamente más efectos secundarios.

Veale y cols. (2014) no encontraron pruebas de la eficacia de la quetiapina o la olanzapina. En un estudio, la quetiapina como potenciador de un ISRS fue en realidad menos eficaz que el placebo (Diniz y cols., 2011). De manera notable, en el mismo estudio, la clomipramina como potenciador no fue diferente que añadir placebo. Algunos médicos informan por experiencia que la combinación de un ISRS y la clomipramina es una estrategia de potenciación eficaz, pero las evidencias no respaldan esta impresión. El haloperidol tiene algunas pruebas de eficacia como potenciador; sin embargo, no se recomienda debido al mayor riesgo de efectos adversos a largo plazo con el uso de antipsicóticos de primera generación, incluida la discinesia tardía (Veale y cols., 2014).

Nodo 5: Fármacos novedosos

Si sigue habiendo una respuesta inadecuada, puede considerarse la potenciación con fármacos novedosos. Como se señala en el nodo 4, podrían preferirse a los ASG recomendados si los efectos adversos de estos fueran inaceptables.

El beneficio de algunos de estos fármacos novedosos, como la memantina, el riluzol, el topiramato, la *N*-acetilcisteína, la lamotrigina y la ketamina, se produce teóricamente a través de la modulación de las vías glutamatérgicas. De ellos, la memantina parece especialmente prometedora con base en una pequeña cantidad de pruebas. En un ECA, los participantes con una puntuación YBOCS de 21 o superior empezaron a tomar fluvoxamina 100-200 mg/día durante 8 semanas, y fueron asignados al azar a recibir también memantina 20 mg/día (n = 19) o placebo (n = 19). Al final del ensayo, el 89% del grupo de la memantina alcanzó la remisión, frente al 32% del grupo del placebo (puntuación YBOCS ≤ 16) (Ghaleiha y cols., 2013). Los efectos secundarios no fueron diferentes entre ambos grupos. Otro ECA (n = 29) demostró que, en comparación con los pacientes con placebo adyuvante, aquellos que recibieron memantina adyuvante 5-10 mg/día además de la medicación habitual de ISRS o clomipramina, mejoraron significativamente después de 12 semanas y tuvieron más probabilidades de lograr una respuesta completa (35% o más en la reducción de la YBOCS) y mostrar un descenso de la gravedad del CGI-I con el tiempo. También se constató que la memantina adyuvante no solo afecta la tasa de respuesta global, sino que además puede acelerar la tasa de respuesta a la monoterapia con un ISRS habitual o la clomipramina (Haghighi y cols., 2013).

El riluzol es un fármaco bloqueador del glutamato aprobado para el tratamiento de los síntomas de la esclerosis lateral amiotrófica. Un ECA de 8 semanas (n = 50) investigó la adición de riluzol adyuvante 50 mg dos veces al día o placebo a una dosis de fluvoxamina de 200 mg/día en pacientes con TOC de moderado a grave. Trece pacientes del grupo del riluzol alcanzaron la remisión (puntuación YBOCS ≤ 16) frente a 5 pacientes del grupo de placebo, lo que supuso una diferencia significativa (Emamzadehfard y cols., 2016).

El topiramato 50-400 mg/día (dosis promedio 177.8 mg/día) es otro inhibidor de la función glutamatérgica que se ha estudiado en el TOC. Cuando se añadió como adyuvante a las dosis estables de ISRS de los participantes, se constató que reducía significativamente las puntuaciones de compulsión en la YBOCS por 5.38 puntos (frente a 0.6 puntos en el grupo placebo), pero no las obsesiones ni las puntuaciones totales de la YBOCS (Berlin y cols., 2011). Sin embargo, el 28% de los 18 sujetos que recibieron el topiramato interrumpieron el tratamiento debido a sus efectos adversos.

La *N*-acetilcisteína (NAC) 2000 mg/día también es un fármaco inhibidor del glutamato que se ha estudiado como potenciador. Se añadió NAC o placebo a la fluvoxamina 200 mg/día en un ECA doble ciego de 10 semanas (n = 22 participantes en cada grupo). La NAC redujo significativamente las puntuaciones totales de la YBOCS y la subescala de obsesión en comparación con el grupo de control (Paydary y cols., 2016).

Otro ensayo investigó la potenciación con lamotrigina 100 mg/día o placebo en 33 sujetos con síntomas persistentes de TOC a pesar de tener un ensayo adecuado con un ISRS durante al menos 12 semanas. En este ensayo doble ciego controlado con placebo de 16 semanas de duración, se logró una mejoría significativa en las puntuaciones de obsesión, compulsión y totales de la YBOCS, así como en las puntuaciones del CGI-I del grupo de lamotrigina en comparación con el grupo placebo al final del estudio (Bruno y cols., 2012). El 35% del grupo de la lamotrigina tuvo una reducción del 35% o superior en la puntuación total de la YBOCS, lo que corresponde a una respuesta completa, mientras que ninguno de los pacientes del grupo de placebo cumplió los criterios de respuesta de una mejoría siquiera del 25% en la puntuación total de la YBOCS. La lamotrigina fue bien tolerada en este ensayo. En otro estudio de 12 semanas de lamotrigina realizado por Khalkhali y cols. (2016) se constató que los pacientes resistentes a los ISRS que recibieron lamotrigina 100 mg/día adyuvante a su ISRS (n = 26) tuvieron una reducción significativa de los síntomas obsesivos y compulsivos en la puntuación total y las subpuntuaciones de la YBOCS en comparación con los ISRS más placebo (n = 27) (Khalkhali y cols., 2016).

Se compararon infusiones i.v. de ketamina (0.5 mg/kg durante 40 min) frente a infusiones de solución salina en 15 pacientes con TOC (Rodríguez y cols., 2013). Como sustento adicional de la importancia propuesta de los mecanismos del glutamato en el TOC, los sujetos tratados con ketamina presentaron una reducción rápida y significativa de las obsesiones a mitad de la infusión, 230 min después de la infusión y 1 semana después de la infusión. El 50% del grupo de ketamina (n = 8) cumplió los criterios de respuesta al tratamiento (≥ 35% de reducción en la puntuación YBOCS) a la semana de la infusión frente al 0% del grupo placebo (n = 7), lo que sugiere que los efectos de la ketamina sobre los síntomas del TOC pueden durar al menos 1 semana (Rodríguez y cols., 2013). Los efectos adversos más frecuentes incluyeron aumentos de la presión arterial y del pulso, y síntomas disociativos durante la infusión de ketamina. Se menciona la ketamina debido al interés actual por este producto, pero se necesita mucha más investigación antes de que se utilice de forma rutinaria para el TOC.

Otros fármacos novedosos pueden reducir los síntomas del TOC mediante mecanismos diferentes. El ondansetrón es un antagonista de los receptores de serotonina-3 que se utiliza para tratar la náusea. A un grupo de pacientes con síntomas de TOC que recibían fluoxetina 20 mg/día se les añadió ondansetrón 4 mg/día o placebo en un ensayo terapéutico de 8 semanas. Los pacientes tratados con ondansetrón tuvieron puntuaciones YBOCS significativamente más bajas en las semanas 2 y 8 en comparación con el placebo (Soltani y cols., 2010). Otro ensayo de 8 semanas (n = 44) consistió en potenciar la fluvoxamina 100 a 200 mg/día con ondansetrón 4 mg dos veces al día o placebo durante 8 semanas. Se comprobó que el grupo de ondansetrón mostró una reducción significativa de la puntuación total de YBOCS a partir de la semana 4 y en adelante en comparación con el placebo, de tal forma que, al final del ensayo, 14 (64%) pacientes del grupo de ondansetrón frente a 6 (27%) pacientes del grupo de placebo alcanzaron la remisión (puntuación de YBOCS ≤ 16) (Heidari y cols., 2014).

Los fármacos que reducen la neuroinflamación también pueden servir como potenciadores eficaces para los pacientes con TOC. En un ensayo de 10 semanas de duración sobre la potenciación de la fluvoxamina 100 a 200 mg/día con minociclina 100 mg dos veces al día frente a la potenciación con placebo (n = 47 en cada grupo), se observó que el grupo de la minociclina tenía puntuaciones totales de YBOCS significativamente más bajas en comparación con el grupo de placebo al final del ensayo. El grupo de la minociclina también logró mayores tasas de remisión y de respuesta parcial y completa en comparación con el placebo al final del ensayo. Además, se necesitó un lapso significativamente más corto en el grupo de la minociclina que en el del placebo para lograr una respuesta parcial (Esalatmanesh y cols., 2016).

En un ensayo de 8 semanas en el que se investigó el medicamento antiinflamatorio celecoxib como tratamiento complementario del TOC, se administró a 27 pacientes fluoxetina 20 mg/día más celecoxib 200 mg dos veces al día, y a 25 pacientes fluoxetina 20 mg/día más placebo. Se constató que los pacientes del grupo del celecoxib tenían puntuaciones YBOCS significativamente más bajas al final del estudio en comparación con el placebo. Ambos grupos mostraron un descenso en las puntuaciones promedio de la YBOCS durante el ensayo, pero el grupo del celecoxib empezó a descender antes (en la semana 2) frente al grupo de placebo (semana 4) (Sayyah y cols., 2011).

Estos fármacos experimentales se colocan después de los ASG en este algoritmo debido a la cantidad limitada de pruebas sobre cada uno. Sin embargo, muestran algún beneficio y se podría debatir si deberían ofrecerse como grupo en el nodo 4. Es razonable presentar estas opciones al mismo tiempo que los antipsicóticos, ya que la mayoría de los fármacos novedosos, excepto la ketamina y quizá el topiramato, tienen menos efectos adversos en comparación con los ASG.

Nodo 6: Terapia basada en dispositivos no invasivos

Si los ASG y cualquier fármaco novedoso seleccionado no son eficaces, el siguiente paso a considerar es la estimulación magnética transcraneal repetida (EMTr). También es razonable ofrecer esta opción de tratamiento al mismo tiempo que los fármacos novedosos a los pacientes que puedan preferir esta terapia somática frente a tomar otro medicamento. La EMTr ha sido objeto de numerosos estudios. Un metaanálisis reciente evaluó 15 ECA con control simulado como tratamiento complementario para el TOC. La mayoría de los ensayos se dirigieron a la corteza prefrontal dorsolateral. Se constató que la EMT activa era significativamente más eficaz que la simulada, pero tenía una significación clínica cuestionable debido al pequeño tamaño del efecto (2.94 puntos de diferencia en el YBOCS entre los grupos) (Trevizol y cols., 2016). Sin embargo, los informes de los medios de comunicación sobre nuevos datos interesantes presentados a la FDA por el sistema de EMT «profunda» de Brainsway, que incluían un estudio de 100 pacientes, sugerían que el 38% respondía con una reducción del 30% de las puntuaciones YBOCS, en comparación con una tasa de respuesta del 11% con la simulación. La FDA aprobó el dispositivo en el 2018. El procedimiento consiste en aplicar el imán durante 25 min, 5 días a la semana durante 6 semanas. El procedimiento cuesta más de 10 000 dólares americanos. Un aspecto adicional importante del tratamiento en este estudio fue la realización de una breve sesión justo antes de cada procedimiento en la que se pedía a los pacientes que pensaran en sus obsesiones y compulsiones. Por lo tanto, se trataba realmente de un estudio de procesamiento cognitivo y estimulación magnética combinados. Ninguno de los otros 15 ECA empleó este método y puede explicar los mejores resultados (aún no publicados). En este momento no está claro cuál es el lugar de este costoso procedimiento en el algoritmo. Se necesitan más estudios. Tampoco se sabe nada sobre qué procedimientos de mantenimiento serían necesarios para conservar el beneficio.

La terapia electroconvulsiva tradicional podría considerarse para los pacientes con TOC que presentan una depresión concomitante grave que no ha respondido a los ensayos con antidepresivos (Hanisch y cols., 2009).

Nodo 7: Neurocirugía

Por último, la estimulación cerebral profunda (ECP) y la cirugía ablativa han demostrado ser beneficiosas para el TOC grave e intratable, pero siguen siendo experimentales. Un metaanálisis de 31 ensayos de ECP mostró que las puntuaciones de la YBOCS mejoraron un 45.1% en los pacientes tratados con ECP (Alonso y cols., 2015). También se observó que el 60% de los pacientes tratados con ECP cumplían los criterios de respuesta al tratamiento (definida como una reducción ≥ 35% en la YBOCS). Los pacientes que respondieron a la ECP tenían una edad de inicio del TOC significativamente mayor que aquellos que no respondieron (respondedores 17.1 años ± 7.9 frente a no respondedores 13.7 años ± 6.9), e informaron con mayor frecuencia de obsesiones y compulsiones de contenido sexual/religioso que los no respondedores (33% de los respondedores frente a 0% de los no respondedores) (Alonso y cols., 2015). La mayoría de los pacientes que respondieron también informaron de una mejoría significativa de su calidad de vida. Los acontecimientos adversos graves fueron menos frecuentes con la ECP que con la neurocirugía lesional (Alonso y cols., 2015). Cabe destacar que aún se está estableciendo la región cerebral óptima.

Existe un ECA doble ciego de radiocirugía (capsulotomía ventral γ [CVG]) del extremo anterior de la cápsula interna para pacientes con TOC intratable, que mostró que 2 de 8 pacientes (25%) en el grupo de tratamiento activo alcanzaron una respuesta a los 12 meses (definida como una reducción del 35% o superior en la YBOCS y «mejoría» o «mucha mejoría» en la CGI-I) en comparación con 0 de 8 pacientes en el grupo simulado. Este hallazgo sugiere que los pacientes que se sometieron a la CVG pueden haberse beneficiado más que los que se sometieron a la cirugía simulada, aunque la diferencia no fue estadísticamente significativa. Sin embargo, en la fase abierta de seguimiento a largo plazo, tres pacientes adicionales del grupo de tratamiento activo respondieron en el mes 24 posterior a la CVG, lo que elevó la tasa de respuesta al 62.5% (Lopes y cols., 2014). Además, 2 de cada 4 pacientes que recibieron el tratamiento activo, tras haber estado inicialmente en el grupo simulado, se convirtieron en respondedores en los meses 12 y 24 posteriores a la CVG. En resumen, de los 12 pacientes que finalmente recibieron la CVG, 7 (58.3%) se convirtieron en respondedores. La revisión de ensayos abiertos sobre la capsulotomía gamma mostró tasas de respuesta de al menos el 55% en pacientes con TOC refractario grave (Leveque y cols., 2013; Ruck y cols., 2008). La capsulotomía también es eficaz para reducir los síntomas del TOC en el seguimiento a largo plazo (promedio de 10.9 años tras la intervención quirúrgica), pero tiene un riesgo considerable de efectos adversos, como problemas con la función ejecutiva, apatía y desinhibición, sobre todo en los pacientes que recibieron dosis altas de radiación o se sometieron a múltiples intervenciones quirúrgicas (Ruck y cols., 2008).

DISCUSIÓN

Este algoritmo organiza las pruebas de forma sistemática para su aplicación clínica práctica y puede servir de guía a los médicos durante el tratamiento del TOC. Subraya la importancia de realizar ensayos adecuados de los ISRS, incluso añadiendo las ventajas de medir las concentraciones plasmáticas en ocasiones antes de pasar a la potenciación o a procedimientos somáticos menos establecidos o más propensos a los efectos secundarios. No obstante, el tratamiento del TOC sigue planteando muchos retos. Queda mucho por aprender sobre la fisiopatología, la genética y la neurobiología del TOC que podría mejorar el tratamiento y los algoritmos futuros.

Declaración de conflictos de intereses

Los autores declaran que no tienen intereses financieros en competencia conocidos ni relaciones personales que pudieran parecer influir en el trabajo divulgado en este artículo.

Financiamiento

Esta investigación no recibió ninguna subvención específica de organismos de financiamiento de los sectores público, comercial o sin ánimo de lucro.

REFERENCIAS

1. Abejuela, H.R., Osser, D.N., 2016. The psychopharmacology algorithm project at the Harvard South Shore Program: an algorithm for generalized anxiety disorder. Harv. Rev. Psychiatry 24 (4), 243–256.
2. Addis, A., Koren, G., 2000. Safety of fluoxetine during the first trimester of pregnancy: a meta-analytical review of epidemiological studies. Psychol. Med. 30 (1), 89–94.
3. Alonso, P., Cuadras, D., Gabriels, L., Denys, D., Goodman, W., Greenberg, B.D., Jimenez-Ponce, F., Kuhn, J., Lenartz, D., Mallet, L., Nuttin, B., Real, E., Segalas, C., Schuurman, R., du Montcel, S.T., Menchon, J.M., 2015. Deep brain stimulation for obsessive-compulsive disorder: a meta-analysis of treatment outcome and predictors of response. PLoS ONE 10 (7), e0133591.
4. American Psychiatric Association, 1994. Diagnostic and Statistical Manual of Mental Disorders, IV ed. American Psychiatric Association, Washington, D.C.
5. American Psychiatric Association, 2013. Diagnostic and Statistical Manual of Mental Disorders, 5th ed. American Psychiatric Publishing, Washington, D.C.
6. Anglin, R., Yuan, Y., Moayyedi, P., Tse, F., Armstrong, D., Leontiadis, G.I., 2014. Risk of upper gastrointestinal bleeding with selective serotonin reuptake inhibitors with or without concurrent nonsteroidal anti-inflammatory use: a systematic review and meta-analysis. Am. J. Gastroenterol. 109 (6), 811–819.
7. Ansari, A., Osser, D.N., 2010. The psychopharmacology algorithm project at the Harvard South Shore Program: an update on bipolar depression. Harv. Rev. Psychiatry 18 (1), 36–55.
8. Bajor, L.A., Ticlea, A.N., Osser, D.N., 2011. The psychopharmacology algorithm project at the Harvard South Shore Program: an update on posttraumatic stress disorder. Harv. Rev. Psychiatry 19 (5), 240–258.
9. Balachander, S., Kodancha, P.G., Arumugham, S.S., Sekharan, J.T., Narayanaswamy, J.C., Reddy, Y.C.J., 2019. Effectiveness of venlafaxine in selective serotonin reuptake inhibitor-resistant obsessive-compulsive disorder: experience from a specialty clinic in India. J. Clin. Psychopharmacol. 39 (1), 82–85.
10. Beach, S.R., Celano, C.M., Noseworthy, P.A., Januzzi, J.L., Huffman, J.C., 2013. QTc prolongation, torsades de pointes, and psychotropic medications. Psychosomatics 54 (1), 1–13.
11. Berlin, H.A., Koran, L.M., Jenike, M.A., Shapira, N.A., Chaplin, W., Pallanti, S., Hollander, E., 2011. Double-blind, placebo-controlled trial of topiramate augmentation in treatment-resistant obsessive-compulsive disorder. J. Clin. Psychiatry 72 (5), 716–721.
12. Bertilsson, L., Dahl, M.L., Sjoqvist, F., Aberg-Wistedt, A., Humble, M., Johansson, I., Lundqvist, E., Ingelman-Sundberg, M., 1993. Molecular basis for rational mega-prescribing in ultrarapid hydroxylators of debrisoquine. Lancet 341 (8836), 63.
13. Bird, S.T., Crentsil, V., Temple, R., Pinheiro, S., Demczar, D., Stone, M., 2014. Cardiac safety concerns remain for citalopram at dosages above 40 mg/day. Am. J. Psychiatry 171 (1), 17–19.
14. Bloch, M.H., McGuire, J., Landeros-Weisenberger, A., Leckman, J.F., Pittenger, C., 2010. Meta-analysis of the dose-response relationship of SSRI in obsessive-compulsive disorder. Mol. Psychiatry 15 (8), 850–855.
15. Brandl, E.J., Tiwari, A.K., Zhou, X., Deluce, J., Kennedy, J.L., Muller, D.J., Richter, M.A., 2014. Influence of CYP2D6 and CYP2C19 gene variants on antidepressant response in obsessive-compulsive disorder. Pharmacogen. J. 14 (2), 176–181.
16. Bruno, A., Mico, U., Pandolfo, G., Mallamace, D., Abenavoli, E., Di Nardo, F., D'Arrigo, C., Spina, E., Zoccali, R.A., Muscatello, M.R., 2012. Lamotrigine augmentation of serotonin reuptake inhibitors in treatment-resistant obsessive-compulsive disorder: a double-blind, placebo-controlled study. J. Psychopharmacol. 26 (11), 1456–1462.
17. Burchi, E., Hollander, E., Pallanti, S., 2018. From treatment response to recovery: a realistic goal in OCD. Int. J. Neuropsychopharmacol. 21 (11), 1007–1013.
18. Cederlof, M., Lichtenstein, P., Larsson, H., Boman, M., Ruck, C., Landen, M., Mataix-Cols, D., 2015. Obsessive-Compulsive disorder, psychosis, and bipolarity: a longitudinal cohort and multigenerational family study. Schizophr. Bull. 41 (5), 1076–1083.
19. De Haan, L., Schirmbeck, F., Zink, M., 2015. Obsessive-compulsive Symptoms in Schizophrenia. Springer.
20. De Picker, L., Van Den Eede, F., Dumont, G., Moorkens, G., Sabbe, B.G., 2014. Antidepressants and the risk of hyponatremia: a class-by-class review of literature. Psychosomatics 55 (6), 536–547.

21. Denys, D., van der Wee, N., van Megen, H.J., Westenberg, H.G., 2003. A double blind comparison of venlafaxine and paroxetine in obsessive-compulsive disorder. J. Clin. Psychopharmacol. 23 (6), 568–575.
22. Diniz, J.B., Shavitt, R.G., Fossaluza, V., Koran, L., Pereira, C.A., Miguel, E.C., 2011. A double-blind, randomized, controlled trial of fluoxetine plus quetiapine or clomipramine versus fluoxetine plus placebo for obsessive-compulsive disorder. J. Clin. Psychopharmacol. 31 (6), 763–768.
23. El-Mallakh, R.S., Vohringer, P.A., Ostacher, M.M., Baldassano, C.F., Holtzman, N.S., Whitham, E.A., Thommi, S.B., Goodwin, F.K., Ghaemi, S.N., 2015. Antidepressants worsen rapid-cycling course in bipolar depression: a step-BD randomized clinical trial. J. Affect. Disord. 184, 318–321.
24. Emamzadehfard, S., Kamaloo, A., Paydary, K., Ahmadipour, A., Zeinoddini, A., Ghaleiha, A., Mohammadinejad, P., Zeinoddini, A., Akhondzadeh, S., 2016. Riluzole in augmentation of fluvoxamine for moderate to severe obsessive-compulsive disorder: randomized, double-blind, placebo-controlled study. Psychiatry Clin. Neurosci. 70 (8), 332–341.
25. Esalatmanesh, S., Abrishami, Z., Zeinoddini, A., Rahiminejad, F., Sadeghi, M., Najarzadegan, M.R., Shalbafan, M.R., Akhondzadeh, S., 2016. Minocycline combination therapy with fluvoxamine in moderate-to-severe obsessive-compulsive disorder: a placebo-controlled, double-blind, randomized trial. Psychiatry Clin. Neurosci. 70 (11), 517–526.
26. Fava, M., Judge, R., Hoog, S.L., Nilsson, M.E., Koke, S.C., 2000. Fluoxetine versus sertraline and paroxetine in major depressive disorder: changes in weight with longterm treatment. J. Clin. Psychiatry 61 (11), 863–867.
27. Fineberg, N.A., Gale, T.M., 2005. Evidence-based pharmacotherapy of obsessive-compulsive disorder. Int. J. Neuropsychopharmacol. 8 (1), 107–129.
28. Fineberg, N.A., Reghunandanan, S., Simpson, H.B., Phillips, K.A., Richter, M.A., Matthews, K., Stein, D.J., Sareen, J., Brown, A., Sookman, D., 2015. Obsessive-compulsive disorder (OCD): practical strategies for pharmacological and somatic treatment in adults. Psychiatry Res. 227 (1), 114–125.
29. Foa, E.B., Liebowitz, M.R., Kozak, M.J., Davies, S., Campeas, R., Franklin, M.E., Huppert, J.D., Kjernisted, K., Rowan, V., Schmidt, A.B., Simpson, H.B., Tu, X., 2005. Randomized, placebo-controlled trial of exposure and ritual prevention, clomipramine, and their combination in the treatment of obsessive-compulsive disorder. Am. J. Psychiatry 162 (1), 151–161.
30. Ghaleiha, A., Entezari, N., Modabbernia, A., Najand, B., Askari, N., Tabrizi, M., Ashrafi, M., Hajiaghaee, R., Akhondzadeh, S., 2013. Memantine add-on in moderate to severe obsessive-compulsive disorder: randomized double-blind placebo-controlled study. J. Psychiatr. Res. 47 (2), 175–180.
31. Giakoumatos, C.I., Osser, D., 2019. The psychopharmacology algorithm project at the Harvard South Shore Program: an update on unipolar nonpsychotic depression. Harv. Rev. Psychiatry 27 (1), 33–52.
32. Glassman, A.H., O'Connor, C.M., Califf, R.M., Swedberg, K., Schwartz, P., Bigger Jr., J.T., Krishnan, K.R., van Zyl, L.T., Swenson, J.R., Finkel, M.S., Landau, C., Shapiro, P.A., Pepine, C.J., Mardekian, J., Harrison, W.M., Barton, D., McLvor, M., 2002. Sertraline treatment of major depression in patients with acute MI or unstable angina. JAMA 288 (6), 701–709.
33. Greist, J.H., Jefferson, J.W., Kobak, K.A., Chouinard, G., DuBoff, E., Halaris, A., Kim, S.W., Koran, L., Liebowtiz, M.R., Lydiard, B., et al., 1995. A 1 year double-blind placebo-controlled fixed dose study of sertraline in the treatment of obsessive-compulsive disorder. Int. Clin. Psychopharmacol. 10 (2), 57–65.
34. Grillault Laroche, D., Gaillard, A., 2016. Induced Obsessive Compulsive Symptoms (OCS) in schizophrenia patients under atypical 2 antipsychotics (AAPs): review and hypotheses. Psychiatry Res. 246, 119–128.
35. Grunder, G., 2018. Editorial to consensus guidelines for therapeutic drug monitoring in neuropsychopharmacology. Pharmacopsychiatry 51 (1-02), 5–6.
36. Haghighi, M., Jahangard, L., Mohammad-Beigi, H., Bajoghli, H., Hafezian, H., Rahimi, A., Afshar, H., Holsboer-Trachsler, E., Brand, S., 2013. In a double-blind, randomized and placebo-controlled trial, adjuvant memantine improved symptoms in inpatients suffering from refractory obsessive-compulsive disorders (OCD). Psychopharmacology (Berl) 228 (4), 633–640.
37. Hamoda, H.M., Osser, D.N., 2008. The psychopharmacology algorithm project at the Harvard South Shore Program: an update on psychotic depression. Harv. Rev. Psychiatry 16 (4), 235–247.
38. Hanisch, F., Friedemann, J., Piro, J., Gutmann, P., 2009. Maintenance electroconvulsive therapy for comorbid pharmacotherapy-refractory obsessive-compulsive and schizoaffective disorder. Eur. J. Med. Res. 14 (8), 367–368.

39. Heidari, M., Zarei, M., Hosseini, S.M., Taghvaei, R., Maleki, H., Tabrizi, M., Fallah, J., Akhondzadeh, S., 2014. Ondansetron or placebo in the augmentation of fluvoxamine response over 8 weeks in obsessive-compulsive disorder. Int. Clin. Psychopharmacol. 29 (6), 344–350.
40. Heyman, I., Mataix-Cols, D., Fineberg, N.A., 2006. Obsessive-compulsive disorder. BMJ 333 (7565), 424–429.
41. House, S.J., Tripathi, S.P., Knight, B.T., Morris, N., Newport, D.J., Stowe, Z.N., 2016. Obsessive-compulsive disorder in pregnancy and the postpartum period: course of illness and obstetrical outcome. Arch. Womens Ment. Health 19 (1), 3–10.
42. Khalkhali, M., Aram, S., Zarrabi, H., Kafie, M., Heidarzadeh, A., 2016. Lamotrigine augmentation versus placebo in serotonin reuptake inhibitors-resistant obsessive-compulsive disorder: a randomized controlled trial. Iran J. Psychiatry 11 (2), 104–114.
43. Kieler, H., Artama, M., Engeland, A., Ericsson, O., Furu, K., Gissler, M., Nielsen, R.B., Norgaard, M., Stephansson, O., Valdimarsdottir, U., Zoega, H., Haglund, B., 2012. Selective serotonin reuptake inhibitors during pregnancy and risk of persistent pulmonary hypertension in the newborn: population based cohort study from the five Nordic countries. BMJ 344, d8012.
44. Koran, L.M., Cain, J.W., Dominguez, R.A., Rush, A.J., Thiemann, S., 1996. Are fluoxetine plasma levels related to outcome in obsessive-compulsive disorder? Am. J. Psychiatry 153 (11), 1450–1454.
45. Koran, L.M., Faravelli, C., Pallanti, S., 1994. Intravenous clomipramine for obsessive-compulsive disorder. J. Clin. Psychopharmacol. 14 (3), 216–218.
46. Koran, L.M., Gamel, N.N., Choung, H.W., Smith, E.H., Aboujaoude, E.N., 2005. Mirtazapine for obsessive-compulsive disorder: an open trial followed by doubleblind discontinuation. J. Clin. Psychiatry 66 (4), 515–520.
47. Koran, L.M., Hackett, E., Rubin, A., Wolkow, R., Robinson, D., 2002. Efficacy of sertraline in the long-term treatment of obsessive-compulsive disorder. Am. J. Psychiatry 159 (1), 88–95.
48. Leveque, M., Carron, R., Regis, J., 2013. Radiosurgery for the treatment of psychiatric disorders: a review. World Neurosurg. 80 (3–4), e31–e39 S32.
49. Lopes, A.C., Greenberg, B.D., Canteras, M.M., Batistuzzo, M.C., Hoexter, M.Q., Gentil, A.F., Pereira, C.A., Joaquim, M.A., de Mathis, M.E., D'Alcante, C.C., Taub, A., de Castro, D.G., Tokeshi, L., Sampaio, L.A., Leite, C.C., Shavitt, R.G., Diniz, J.B., Busatto, G., Noren, G., Rasmussen, S.A., Miguel, E.C., 2014. Gamma ventral capsulotomy for obsessive-compulsive disorder: a randomized clinical trial. JAMA Psychiatry 71 (9), 1066–1076.
50. March, J.S., 1997. The expert consensus guideline series: treatment of obsessive-compulsive disorder. J. Clin. Psychiatry 58 (Suppl), 1–72.
51. Marks, D.M., Park, M.H., Ham, B.J., Han, C., Patkar, A.A., Masand, P.S., Pae, C.U., 2008. Paroxetine: safety and tolerability issues. Expert Opin. Drug Saf. 7 (6), 783–794.
52. Matsunaga, H., Nagata, T., Hayashida, K., Ohya, K., Kiriike, N., Stein, D.J., 2009. A longterm trial of the effectiveness and safety of atypical antipsychotic agents in augmenting SSRI-refractory obsessive-compulsive disorder. J. Clin. Psychiatry 70 (6), 863–868.
53. McGirr, A., Vohringer, P.A., Ghaemi, S.N., Lam, R.W., Yatham, L.N., 2016. Safety and efficacy of adjunctive second-generation antidepressant therapy with a mood stabiliser or an atypical antipsychotic in acute bipolar depression: a systematic review and meta-analysis of randomised placebo-controlled trials. Lancet Psychiatry 3 (12), 1138–1146.
54. Mead, G.E., Hsieh, C.F., Hackett, M., 2013. Selective serotonin reuptake inhibitors for stroke recovery. JAMA 310 (10), 1066–1067.
55. Meier, S.M., Petersen, L., Pedersen, M.G., Arendt, M.C., Nielsen, P.R., Mattheisen, M., Mors, O., Mortensen, P.B., 2014. Obsessive-compulsive disorder as a risk factor for schizophrenia: a nationwide study. JAMA Psychiatry 71 (11), 1215–1221.
56. Meyer, J.M., Stahl, S.M., 2019. The Clozapine Handbook. Cambridge University Press, New York, NY.
57. Mohammad, O., Osser, D.N., 2014. The psychopharmacology algorithm project at the Harvard South Shore Program: an algorithm for acute mania. Harv. Rev. Psychiatry 22 (5), 274–294.

58. Montgomery, S.A., Kasper, S., Stein, D.J., Bang Hedegaard, K., Lemming, O.M., 2001. Citalopram 20 mg, 40 mg and 60 mg are all effective and well tolerated compared with placebo in obsessive-compulsive disorder. Int. Clin. Psychopharmacol. 16 (2), 75–86.
59. Naples, J.G., Kotlarczyk, M.P., Perera, S., Greenspan, S.L., Hanlon, J.T., 2016. Non-tricyclic and non-selective serotonin reuptake inhibitor antidepressants and recurrent falls in frail older women. Am. J. Geriatr. Psychiatry 24 (12), 1221–1227.
60. Ninan, P.T., Koran, L.M., Kiev, A., Davidson, J.R.T., Rasmussen, S.A., Zajecka, J.M., Robinson, D.G., Crits-Christoph, P., Mandel, F.S., Austin, C., 2006. High-Dose sertraline strategy for nonresponders to acute treatment for obsessive-compulsive disorder: a multicenter double-blind trial. J. Clin. Psychiatry 67 (1), 15–22.
61. Oesterheld, J., Osser, D.N., 1999. Drug interactions in augmentation strategies for pharmacotherapy of OCD. J. Pract. Psychiatry Behav. Health 5 (3), 179–183.
62. Osser, D.N., Dunlop, L.R., 2010. The psychopharmacology algorithm project at the Harvard South Shore Program an update on generalized social anxiety disorder. Psychopharm. Rev. 45 (12), 91–98.
63. Osser, D.N., Roudsari, M.J., Manschreck, T., 2013. The psychopharmacology algorithm project at the Harvard South Shore Program: an update on schizophrenia. Harv. Rev. Psychiatry 21 (1), 18–40.
64. Pacchiarotti, I., Bond, D.J., Baldessarini, R.J., Nolen, W.A., Grunze, H., Licht, R.W., Post, R.M., Berk, M., Goodwin, G.M., Sachs, G.S., Tondo, L., Findling, R.L., Youngstrom, E.A., Tohen, M., Undurraga, J., Gonzalez-Pinto, A., Goldberg, J.F., Yildiz, A., Altshuler, L.L., Calabrese, J.R., Mitchell, P.B., Thase, M.E., Koukopoulos, A., Colom, F., Frye, M.A., Malhi, G.S., Fountoulakis, K.N., Vazquez, G., Perlis, R.H., Ketter, T.A., Cassidy, F., Akiskal, H., Azorin, J.M., Valenti, M., Mazzei, D.H., Lafer, B., Kato, T., Mazzarini, L., Martinez-Aran, A., Parker, G., Souery, D., Ozerdem, A., McElroy, S.L., Girardi, P., Bauer, M., Yatham, L.N., Zarate, C.A., Nierenberg, A.A., Birmaher, B., Kanba, S., El-Mallakh, R.S., Serretti, A., Rihmer, Z., Young, A.H., Kotzalidis, G.D., MacQueen, G.M., Bowden, C.L., Ghaemi, S.N., Lopez-Jaramillo, C., Rybakowski, J., Ha, K., Perugi, G., Kasper, S., Amsterdam, J.D., Hirschfeld, R.M., Kapczinski, F., Vieta, E., 2013. The International Society for Bipolar Disorders (ISBD) task force report on antidepressant use in bipolar disorders. Am. J. Psychiatry 170 (11), 1249–1262.
65. Pallanti, S., Quercioli, L., Bruscoli, M., 2004. Response acceleration with mirtazapine augmentation of citalopram in obsessive-compulsive disorder patients without comorbid depression: a pilot study. J. Clin. Psychiatry 65 (10), 1394–1399.
66. Pampaloni, I., Sivakumaran, T., Hawley, C.J., Al Allaq, A., Farrow, J., Nelson, S., Fineberg, N.A., 2010. High-dose selective serotonin reuptake inhibitors in OCD: a systematic retrospective case notes survey. J. Psychopharmacol. 24 (10), 1439–1445.
67. Paton, C., Ferrier, I.N., 2005. SSRIs and gastrointestinal bleeding. BMJ 331 (7516), 529–530.
68. Paydary, K., Akamaloo, A., Ahmadipour, A., Pishgar, F., Emamzadehfard, S., Akhondzadeh, S., 2016. N-acetylcysteine augmentation therapy for moderate-to-severe obsessive-compulsive disorder: randomized, double-blind, placebo-controlled trial. J. Clin. Pharm. Ther. 41 (2), 214–219.
69. Phelps, N.J., Cates, M.E., 2005. The role of venlafaxine in the treatment of obsessive-compulsive disorder. Ann. Pharmacother. 39 (1), 136–140.
70. Pigott, T.A., L'Heureux, F., Rubenstein, C.S., Bernstein, S.E., Hill, J.L., Murphy, D.L., 1992. A double-blind, placebo controlled study of trazodone in patients with obsessive-compulsive disorder. J. Clin. Psychopharmacol. 12 (3), 156–162.
71. Ravizza, L., Barzega, G., Bellino, S., Bogetto, F., Maina, G., 1996. Drug treatment of obsessive-compulsive disorder (OCD): long-term trial with clomipramine and selective serotonin reuptake inhibitors (SSRIs). Psychopharmacol. Bull. 32 (1), 167–173.
72. Reefhuis, J., Devine, O., Friedman, J.M., Louik, C., Honein, M.A., 2015. Specific SSRIs and birth defects: bayesian analysis to interpret new data in the context of previous reports. BMJ 351, h3190.
73. Rodriguez, C.I., Kegeles, L.S., Levinson, A., Feng, T., Marcus, S.M., Vermes, D., Flood, P., Simpson, H.B., 2013. Randomized controlled crossover trial of ketamine in obsessive-compulsive disorder: proof-of-concept. Neuropsychopharmacology 38 (12), 2475–2483.
74. Ruck, C., Karlsson, A., Steele, J.D., Edman, G., Meyerson, B.A., Ericson, K., Nyman, H., Asberg, M., Svanborg, P., 2008. Capsulotomy for obsessive-compulsive disorder: long-term follow-up of 25 patients. Arch. Gen. Psychiatry 65 (8), 914–921.

75. Rush, A.J., Trivedi, M.H., Wisniewski, S.R., Nierenberg, A.A., Stewart, J.W., Warden, D., Niederehe, G., Thase, M.E., Lavori, P.W., Lebowitz, B.D., McGrath, P.J., Rosenbaum, J.F., Sackeim, H.A., Kupfer, D.J., Luther, J., Fava, M., 2006. Acute and longer-term outcomes in depressed outpatients requiring one or several treatment steps: a STAR*D report. Am. J. Psychiatry 163 (11), 1905-1917.
76. Sahraian, A., Jahromi, L.R., Ghanizadeh, A., Mowla, A., 2017. Memantine as an adjuvant treatment for obsessive compulsive symptoms in manic phase of bipolar disorder: a randomized, double-blind, placebo-controlled clinical trial. J. Clin. Psychopharmacol. 37 (2), 246–249.
77. Sansone, R.A., Sansone, L.A., 2011. SNRIs pharmacological alternatives for the treatment of obsessive compulsive disorder? Innov. Clin. Neurosci. 8 (6), 10–14.
78. Sayyah, M., Boostani, H., Pakseresht, S., Malayeri, A., 2011. A preliminary randomized double-blind clinical trial on the efficacy of celecoxib as an adjunct in the treatment of obsessive-compulsive disorder. Psychiatry Res. 189 (3), 403–406.
79. Schirmbeck, F., Konijn, M., Hoetjes, V., Zink, M., de Haan, L., For Genetic, R., 2019. Obsessive-compulsive symptoms in psychotic disorders: longitudinal associations of symptom clusters on between-and within-subject levels. Eur. Arch. Psychiatry Clin. Neurosci. 269 (2), 245–255.
80. Schule, C., Laakmann, G., 2005. Mirtazapine plus citalopram has short term but not longer term benefits over citalopram alone for the symptoms of obsessive compulsive disorder. Evid. Based Ment. Health 8 (2), 42.
81. Selvi, Y., Atli, A., Aydin, A., Besiroglu, L., Ozdemir, P., Ozdemir, O., 2011. The comparison of aripiprazole and risperidone augmentation in selective serotonin reuptake inhibitor-refractory obsessive-compulsive disorder: a single-blind, randomised study. Hum. Psychopharmacol. 26 (1), 51 57.
82. Serretti, A., Chiesa, A., 2009. Treatment-emergent sexual dysfunction related to antidepressants: a meta-analysis. J. Clin. Psychopharmacol. 29 (3), 259–266.
83. Soltani, F., Sayyah, M., Feizy, F., Malayeri, A., Siahpoosh, A., Motlagh, I., 2010. A doubleblind, placebo-controlled pilot study of ondansetron for patients with obsessive-compulsive disorder. Hum. Psychopharmacol. 25 (6), 509–513.
84. Stein, D.J., Andersen, E.W., Tonnoir, B., Fineberg, N., 2007. Escitalopram in obsessive-compulsive disorder: a randomized, placebo-controlled, paroxetine-referenced, fixed-dose, 24-week study. Curr. Med. Res. Opin. 23 (4), 701–711.
85. Stein, D.J., Koen, N., Fineberg, N., Fontenelle, L.F., Matsunaga, H., Osser, D., Simpson, H. B., 2012. A 2012 evidence-based algorithm for the pharmacotherapy for obsessive-compulsive disorder. Curr. Psychiatry Rep. 14 (3), 211–219.
86. Thanacoody, H.K., Thomas, S.H., 2005. Tricyclic antidepressant poisoning : cardiovascular toxicity. Toxicol. Rev. 24 (3), 205–214.
87. Thoren, P., Asberg, M., Cronholm, B., Jornestedt, L., Traskman, L., 1980. Clomipramine treatment of obsessive-
compulsive disorder. I. A controlled clinical trial. Arch. Gen. Psychiatry 37 (11), 1281 1285.
88. Tollefson, G.D., Rampey Jr., A.H., Potvin, J.H., Jenike, M.A., Rush, A.J., kominguez, R.A., Koran, L.M., Shear, M.K., Goodman, W., Genduso, L.A., 1994. A multicenter investigation of fixed-dose fluoxetine in the treatment of obsessive-compulsive disorder. Arch. Gen. Psychiatry 51 (7), 559–567.
89. Trevizol, A.P., Shiozawa, P., Cook, I.A., Sato, I.A., Kaku, C.B., Guimaraes, F.B., Sachdev, P., Sarkhel, S., Cordeiro, Q., 2016. Transcranial magnetic stimulation for obsessive-compulsive disorder: an updated systematic review and meta-analysis. J. ect 32 (4), 262–266.
90. Uguz, F., Sahingoz, M., Gungor, B., Aksoy, F., Askin, R., 2015. Weight gain and associated factors in patients using newer antidepressant drugs. Gen. Hosp. Psychiatry 37 (1), 46–48.
91. Veale, D., Miles, S., Smallcombe, N., Ghezai, H., Goldacre, B., Hodsoll, J., 2014. Atypical antipsychotic augmentation in SSRI treatment refractory obsessive-compulsive disorder: a systematic review and meta-analysis. BMC Psychiatry 14, 317.
92. Vulink, N.C., Denys, D., Westenberg, H.G., 2005. Bupropion for patients with obsessive-compulsive disorder: an open-label, fixed-dose study. J. Clin. Psychiatry 66 (2), 228–230.

ACTUALIZACIÓN

ALGORITMO DEL TRASTORNO OBSESIVO-COMPULSIVO (TOC)

David N. Osser, MD

Desde la publicación de nuestro algoritmo para el trastorno obsesivo-compulsivo (TOC) en el 2019, la secuencia propuesta de ensayos de medicación para este trastorno potencialmente discapacitante[1] parece seguir siendo viable, pero hay algunos estudios nuevos sobre estrategias de potenciación que pueden cambiar la opción que hay que seleccionar en los nodos 4, 5 y 6. En el algoritmo anterior, se sugiere una amplia gama de opciones que podrían revisarse y realizar una elección basada en las preferencias del médico y del paciente y en cualquier antecedente pertinente que sugiriera una probable vulnerabilidad a los efectos secundarios de algunas de las alternativas. Estas opciones incluían antipsicóticos de segunda generación, fármacos «novedosos» (principalmente medicamentos glutaminérgicos como la memantina, el topiramato, la *N*-acetilcisteína y la lamotrigina), o la estimulación magnética transcraneal repetida (EMTr) y otras terapias basadas en dispositivos de neuromodulación. Recientemente se ha publicado un metaanálisis en red de 55 ensayos controlados aleatorizados (ECA) de diferentes tratamientos (medicamentos, neuromodulación, psicoterapias) para los casos de TOC resistentes a los ISRS, que ha ayudado a evaluar las opciones.[2]

Tabla 12-1: Comorbilidades y cómo afectan el algoritmo del trastorno obsesivo-compulsivo

Trastorno bipolar: nuestra discusión sobre los tratamientos farmacológicos para el TOC a tener en cuenta en los pacientes con trastorno bipolar concomitante mencionó solo uno: la memantina.[3] Sin embargo, otros tres medicamentos cuentan con ensayos controlados con placebo en esta situación: el aripiprazol (~15 mg), la quetiapina (~325 mg) y el topiramato (~200 mg).[4-6] Todos ellos fueron estudios pequeños, con 32 a 46 pacientes que completaron cada ensayo. Todos se llevaron a cabo en Irán, tienen el mismo primer autor (Ali Sahraian) y ninguno parece haber sido sometido a ensayos de replicación en otros lugares. A pesar del reducido número de pacientes, todos los estudios constataron que el fármaco de potenciación era significativamente más eficaz que el placebo. Los ensayos con aripiprazol, memantina y topiramato se realizaron en pacientes que se encontraban en fase maniaca. En el estudio con quetiapina, el antipsicótico de segunda generación (ASG) se añadió al litio en curso cuando los pacientes se encontraban en un estado de ánimo eutímico. El aripiprazol se adicionó al litio y al clonazepam en curso, mientras que el topiramato y la memantina se añadieron al litio, la olanzapina y el clonazepam en curso.

En el documento se recomendaba evitar los antidepresivos y seguimos haciéndolo. Obviamente, estas otras opciones cuentan con sustento débil y se necesita más investigación, pero podría merecer la pena probarlas, dependiendo la elección de lo que parezca más probable que tolere cada paciente.

Nodo 4: Potenciación con antipsicóticos de segunda generación

Los nuevos datos añaden un poco de sustento a nuestra recomendación de que el aripiprazol puede ser el mejor de los ASG. En una nueva comparación que incluyó la potenciación con aripiprazol frente a la quetiapina (sin control de placebo) en un ensayo de 4 meses, el aripiprazol fue superior, ya que el 86% logró una respuesta del 35% en la *Yale-Brown Obsessive-Compulsive Scale* (YBOCS) frente al 60% con la quetiapina.[7] Este resultado con la quetiapina sugiere que esta no es necesariamente ineficaz, como habíamos sugerido en el documento debido a un estudio en el que no funcionó tan bien como el placebo como potenciador.[8]

Nodo 5: Potenciación con fármacos novedosos

En el documento discutimos los muchos fármacos glutamatérgicos que se han utilizado como potenciadores. Ha habido más estudios desde su publicación. La memantina tuvo un estudio positivo y otro negativo, ambos publicados en el 2018.[7] La *N*-acetilcisteína también ha tenido estudios positivos adicionales, pero los dos estudios más recientes fueron negativos.[9,10] Algunos de los otros fármacos han tenido más estudios, pero ninguno que pareciera alterar las conclusiones sobre su valor relativo.

El ondansetrón se analizó en el documento anterior. En el 2019 se realizó un ensayo relativamente grande (N = 135) controlado con placebo sobre el ondansetrón como potenciador en caso de TOC (también, de Irán), aunque se habían realizado varios ensayos previos pequeños con resultados alentadores.[11] La dosis fue de 4 mg, aunque los ensayos anteriores emplearon la mitad o el doble de esa cantidad. Las reducciones promedio en las puntuaciones de la YBOCS fueron del 42%, 40% y 15% para el ondansetrón, el granisetrón y el placebo, respectivamente.

Proponemos dos adiciones a la lista de medicamentos a considerar como antidepresivos potenciadores: la mirtazapina y la pregabalina. En otro estudio de Irán, se añadió mirtazapina a una dosis promedio de 40 mg (o placebo) a 61 pacientes después de que no respondieran a una dosis media de 250 mg de sertralina en un ensayo controlado aleatorizado (ECA).[12] Un total de 45 pacientes completaron el ensayo de 12 semanas, y el 41% de estos sujetos tuvieron una reducción del 35% de las puntuaciones YBOCS frente al 4.3% con placebo. Del mismo primer autor en Irán, tenemos un estudio sobre la adición de pregabalina o placebo a 42 pacientes con TOC resistente a un ISRS.[13] Los autores informaron que se produjo una reducción del 35% en la puntuación YBOCS en el 57% de los pacientes con pregabalina frente al 7% con placebo.

Nodo 6: Terapia basada en dispositivos no invasivos

En esta sección se habla de un estudio en el que se utilizó la estimulación magnética transcraneal profunda (EMTp) para el TOC. El estudio que condujo a la aprobación por parte de la Food and Drug Administration (FDA) del dispositivo que administra este tratamiento de neuromodulación se publicó después de que escribiéramos nuestro artículo.[14] Nuestros comentarios al respecto siguen siendo los mismos. Más recientemente, un pequeño estudio en el que se utilizó la EMTp «acelerada» con una bobina de doble cono produjo una eficacia modesta.[15]

REFERENCIAS

1. Goodman WK, Storch EA, Sheth SA. Harmonizing the neurobiology and treatment of obsessive-compulsive disorder. *Am J Psychiatry*. 2021;178:17-29.
2. Suhas S, Malo PK, Kumar V, et al. Treatment strategies for serotonin reuptake inhibitor-resistant obsessive-compulsive disorder: a network meta-analysis of randomised controlled trials. *World J Biol Psychiatry*. 2023;24:162-177.
3. Sahraian A, Jahromi LR, Ghanizadeh A, Mowla A. Memantine as an adjuvant treatment for obsessive compulsive symptoms in manic phase of bipolar disorder: a randomized, double-blind, placebo-controlled clinical trial. *J Clin Psychopharmacol*. 2017;37:246-249.
4. Sahraian A, Bigdeli M, Ghanizadeh A, Akhondzadeh S. Topiramate as an adjuvant treatment for obsessive compulsive symptoms in patients with bipolar disorder: a randomized double blind placebo controlled clinical trial. *J Affect Disord*. 2014;166:201-205.
5. Sahraian A, Ehsaei Z, Mowla A. Aripiprazole as an adjuvant treatment for obsessive and compulsive symptoms in manic phase of bipolar disorder: a randomized, double-blind, placebo-controlled clinical trial. *Prog Neuropsychopharmacol Biol Psychiatry*. 2018;84:267-271.
6. Sahraian A, Ghahremanpouri B, Mowla A. Is quetiapine effective for obsessive and compulsive symptoms in patients with bipolar disorder? A randomized, double-blind, placebo-controlled clinical trial. *CNS Spectr*. 2022;27:634-638.
7. Talaei A, Hosseini FF, Aghili Z, et al. A comparative, single-blind, randomized study on quetiapine and aripiperazole augmentation in treatment of selective serotonin reuptake inhibitor refractory obsessive-compulsive disorder. *Can J Physiol Pharmacol*. 2020;98:236-242.
8. Diniz JB, Shavitt RG, Fossaluza V, Koran L, Pereira CA, Miguel EC. A double-blind, randomized, controlled trial of fluoxetine plus quetiapine or clomipramine versus fluoxetine plus placebo for obsessive-compulsive disorder. *J Clin Psychopharmacol*. 2011;31:763-768.
9. Costa DLC, Diniz JB, Requena G, et al. Randomized, double-blind, placebo-controlled trial of N-acetylcysteine augmentation for treatment-resistant obsessive-compulsive disorder. *J Clin Psychiatry*. 2017;78:e766-e773.
10. Sarris J, Byrne G, Castle D, et al. N-acetyl cysteine (NAC) augmentation in the treatment of obsessive-compulsive disorder: a phase III, 20-week, double-blind, randomized, placebo-controlled trial. *Prog Neuropsychopharmacol Biol Psychiatry*. 2022;117:110550.
11. Sharafkhah M, Aghakarim Alamdar M, Massoudifar A, et al. Comparing the efficacy of ondansetron and granisetron augmentation in treatment-resistant obsessive-compulsive disorder: a randomized double-blind placebo-controlled study. *Int Clin Psychopharmacol*. 2019;34:222-233.
12. Mowla A, Baniasadipour H. Is mirtazapine augmentation effective for patients with obsessive-compulsive disorder who failed to respond to sertraline monotherapy? A placebo-controlled, double-blind, clinical trial. *Int Clin Psychopharmacol*. 2023;38:4-8.
13. Mowla A, Ghaedsharaf M. Pregabalin augmentation for resistant obsessive-compulsive disorder: a double-blind placebo-controlled clinical trial. *CNS Spectr* 2020;25:552-556.
14. Carmi L, Tendler A, Bystritsky A, et al. Efficacy and safety of deep transcranial magnetic stimulation for obsessive-compulsive disorder: a prospective multicenter randomized double-blind placebo-controlled trial. *Am J Psychiatry*. 2019;176:931-938.
15. Ozer U, Yucens B, Tumkaya S. Efficacy of accelerated deep transcranial magnetic stimulation with double cone coil in obsessive-compulsive disorder: a double-blind, placebo-controlled study. *J Psychiatr Res*. 2024;171:325-331.

Proyecto de algoritmos en psicofarmacología del programa de Harvard South Shore: Actualización sobre el manejo de los síntomas conductuales y psicológicos de la demencia

Anderson Chen, MD[a,b,1a,b,1], Frank Copeli, MD[a,b], Eran Metzger, MD[a,c], Alesia Cloutier, DO[a,b] y David N. Osser, MD[a,b]

Resumen

Los pacientes geriátricos con demencia con frecuencia presentan agitación, agresividad, psicosis y otros síntomas conductuales y psicológicos de la demencia (SCPD). Presentamos una actualización de nuestros algoritmos publicados anteriormente para el uso de productos psicofarmacológicos en estos pacientes teniendo en cuenta estudios más recientes y hallazgos en metaanálisis, revisiones y otros algoritmos publicados. Proponemos tres algoritmos: SCPD en contextos de emergencia, de urgencia y sin urgencia. En el contexto de emergencia, cuando se requiere una administración intramuscular (i.m.), la recomendación de primera línea es la olanzapina (ya que el aripiprazol i.m., anteriormente el preferido, ya no está disponible) y la segunda opción es la inyección de haloperidol, seguida de la posible consideración de una benzodiacepina i.m. En el contexto de urgencia, la primera línea serían los antipsicóticos de segunda generación (ASG) aripiprazol y risperidona. Quizá el siguiente podría ser entonces la prazosina y, por último, la terapia electroconvulsiva es una posibilidad. Existen riesgos asociados a estos fármacos y los efectos adversos pueden ser graves. Se discuten las estrategias de dosificación, las consideraciones sobre la interrupción del fármaco y los efectos secundarios. En el contexto no urgente, se propone el uso de medicamentos en el siguiente orden: trazodona, donepezilo y memantina, antidepresivos como el escitalopram y la sertralina, ASG, prazosina y carbamazepina. Se discuten otras opciones con menos sustento pero potencialmente prometedoras en el futuro.

INTRODUCCIÓN

Se calcula que la demencia afecta a más de 5 millones de adultos mayores de 65 años en los Estados Unidos (el 1,6% de la población) y se prevé que este porcentaje se duplique hasta el 3,3% en el 2060 (Matthews y cols., 2019). La demencia se presenta con deterioro cognitivo y pérdida de la memoria, pero suelen ser los síntomas conductuales y psicológicos de la demencia (SCPD) los que tienen un mayor impacto tanto en la calidad de vida de los pacientes como en la de sus

---

[a] *Departmento de Psiquiatría, Facultad de Medicina de Harvard, Boston, MA, Estados Unidos*
[b] *Departmento de Psiquiatría, Sistema Sanitario VA, Brockton, MA, Estados Unidos*
[c] *Departmento de Psiquiatría, Hebrew Senior Life, Boston, MA, Estados Unidos*
Autor de correspondencia. Tel: 508-583-4500. *Correo electrónico:* andersonchen2018@gmail.com (A. Chen).
https://doi.org/10.1016/j.psychres.2020.113641
Recibido el 12 de octubre del 2020; aceptado el 9 de diciembre del 2020
Disponible en línea el 13 de diciembre del 2020
0165-1781/

cuidadores; además, pueden ser responsables de un tercio de los costos relacionados con la atención de la demencia (Schnaider Beeri y cols., 2002). Los SCPD tienen una amplia definición que abarca una diversa gama de síntomas y comportamientos, como gritos, chillidos, agresividad verbal y física, agitación, apatía, desinhibición sexual, desafío, vagabundeo, hostilidad, ser intrusivo, comportamiento repetitivo y vocalización, acaparamiento, inquietud nocturna, labilidad emocional, comportamientos paranoides y psicosis (alucinaciones o delirios) (Ballard y Waite, 2006; Osser y Fischer, 2013; Woodward, 2005). Las alteraciones más frecuentes entre los SCPD son la agresividad, la agitación, la psicosis y los síntomas del estado de ánimo (Byrne, 2005; Lyketsos y cols., 2000).

El manejo de los SCPD es un reto y se han estudiado muchas modalidades de tratamiento. Existen resúmenes y directrices exhaustivos (Bessey y Walaszek, 2019; Osser y Fischer, 2013). En esta revisión, actualizamos un algoritmo del 2013 (del que son coautores dos de los autores actuales, DNO y EM) centrado en el papel y el uso de productos psicofarmacológicos para tratar estos síntomas (Metzger y cols., 2013; Osser y Fischer, 2013), teniendo en cuenta nuevos estudios y revisiones, así como las opiniones expresadas en otras directrices y algoritmos de psicofarmacología publicados en los últimos 7 años (Davies y cols., 2018; Kales y cols., 2015; Kales y cols., 2019; Reus y cols., 2016). Cabe destacar que la Food and Drug Administration (FDA) de los Estados Unidos aún no ha aprobado ningún medicamento con esta indicación. Ampliamos la propuesta anterior para pasar de dos algoritmos (como sugirió originalmente el Dr. Rajesh Tampi) a tres: uno para pacientes con SCPD «de emergencia» que necesitan ayuda inmediata para su agitación, otro para casos «urgentes» en los que es necesario tratar la agitación pero hay margen para esperar de unos días a unas semanas a que mejore, y otro para casos «no urgentes» cuyos síntomas pueden ser solo moderadamente perturbadores o que previamente experimentaron síntomas más graves y emergentes en algún momento, pero que no están presentes en el punto de atención actual.

MÉTODOS

Los métodos utilizados para el desarrollo del algoritmo nuevo y revisado del Proyecto de algoritmos en psicofarmacología del programa de especialización en Psiquiatría de Harvard South Shore (PAPHSS) se han descrito en publicaciones recientes (Abejuela y Osser, 2016; Beaulieu y cols., 2019; Giakoumatos y Osser, 2019; Wang y Osser, 2020). En resumen, los autores revisaron el algoritmo de los SCPD del 2013 y llevaron a cabo una revisión sistemática de la literatura en PubMed utilizando las directrices del programa *Preferred Reporting for Systematic Reviews and Meta-Analysis* (PRISMA, Informes preferidos para revisiones sistemáticas y metaanálisis) (Moher y cols., 2015). Se utilizaron como palabras clave los productos psicofarmacológicos disponibles con esta indicación (potencial), incluidos nuevos ensayos controlados aleatorizados (ECA), directrices recientes, revisiones y metaanálisis. La búsqueda produjo 231 artículos del periodo comprendido entre el 1 de enero del 2018 y el 10 de agosto del 2020 (fig. 13-1). Se incluyeron artículos de los algoritmos del 2013 y citas en las revisiones y directrices más recientes. Los autores consideraron la eficacia a corto y largo plazo, la efectividad, la tolerabilidad y la seguridad de las diferentes opciones de medicación y, a continuación, formularon una depuración cualitativa basada en opiniones de esta bibliografía, centrada en qué cambios parecía apropiado introducir en los algoritmos del 2013.

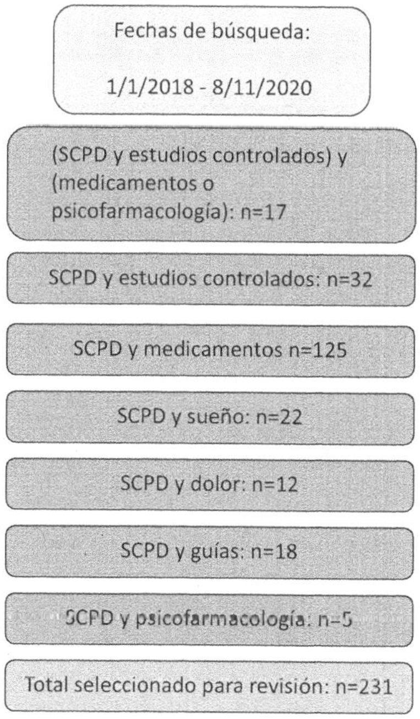

Figura 13-1. Diagrama Prisma de los resultados de la búsqueda en PubMed para los grupos de palabras clave utilizados. SCPD: síntomas conductuales y psicológicos de la demencia.

RESULTADOS

Diagramas de flujo de los algoritmos

Las descripciones generales de los algoritmos aparecen en las figuras 13-2, 13-3 y 13-4. Cada «nodo» representa un escenario clínico en el que hay que elegir un tratamiento, empezando por los tratamientos iniciales y avanzando hasta las sugerencias para los casos resistentes al tratamiento. A continuación se describirán las pruebas y el razonamiento que respaldan las recomendaciones en cada nodo. Los tratamientos no farmacológicos deben considerarse siempre en primer lugar y se trataron ampliamente en nuestra monografía del 2013 (Osser y Fischer, 2013). En esta actualización, nos centramos únicamente en los tratamientos farmacológicos. Los abordajes no farmacológicos disponibles son muchos y variados, incluidas las intervenciones psicoeducativas, sensoriales, de higiene del sueño y de fototerapia, todas las cuales dependen también del entorno (Bessey y Walaszek, 2019). Las pruebas que sustentan los métodos no farmacológicos son variables y están fuera del alcance de este documento. Sin embargo, los abordajes no farmacológicos generalmente son eficaces para el tratamiento de los SCPD (Brodaty y Arasaratnam, 2012), es poco probable que den lugar a efectos secundarios (Scales y cols., 2018) (Osser y Fischer, 2013; Scales y cols., 2018; Zimmerman y cols., 2018) e incluso pueden revelar factores subyacentes que contribuyen a los comportamientos de los SCPD. Este algoritmo no pretende sustituir estos abordajes no farmacológicos, sino que deben continuarse simultáneamente con los tratamientos farmacológicos adecuados.

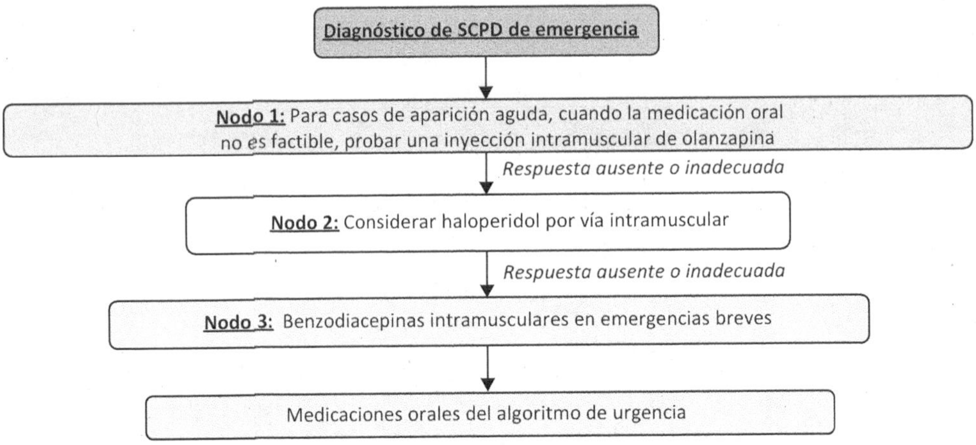

Figura 13-2. Diagrama de flujo para el tratamiento de emergencia de los síntomas conductuales y psicológicos de la demencia (SCPD).

Diagnóstico de los síntomas conductuales y psicológicos de la demencia

Ante un paciente sospechoso de padecer SCPD, se debe considerar en primer lugar el diagnóstico diferencial, ya que se trata de un diagnóstico de exclusión. El delirio secundario a causas médicas debe descartarse y tratarse (Osser y Fischer, 2013). Se han propuesto varios abordajes para las evaluaciones clínicas de los SCPD, entre ellos «describir, investigar, crear y evaluar» (DICE) (Kales y cols., 2015), y se dispone de varios sistemas de puntuación clínica validados, como la *Behavioral Pathology in Alzheimer's Disease Rating Scale* (BEHAVE-AD) y el *Neuropsychiatric Inventory* (NPI) (Tible y cols., 2017). Cada uno de ellos implica a los cuidadores para que caractericen los síntomas conductuales y aborden los posibles factores modificables de la medicación, los diagnósticos médicos concomitantes y el entorno del paciente. La agudeza de los SCPD puede fluctuar y el paciente puede pasar de necesitar el algoritmo no urgente al algoritmo de emergencia. A la hora de diferenciar la emergencia de lo urgente y lo no urgente, una regla general es que si el médico, el paciente u otras personas están en peligro inminente debido a comportamientos relacionados con los SCPD, se debe considerar el algoritmo de emergencia. Ejemplos de ello son la agresión hacia

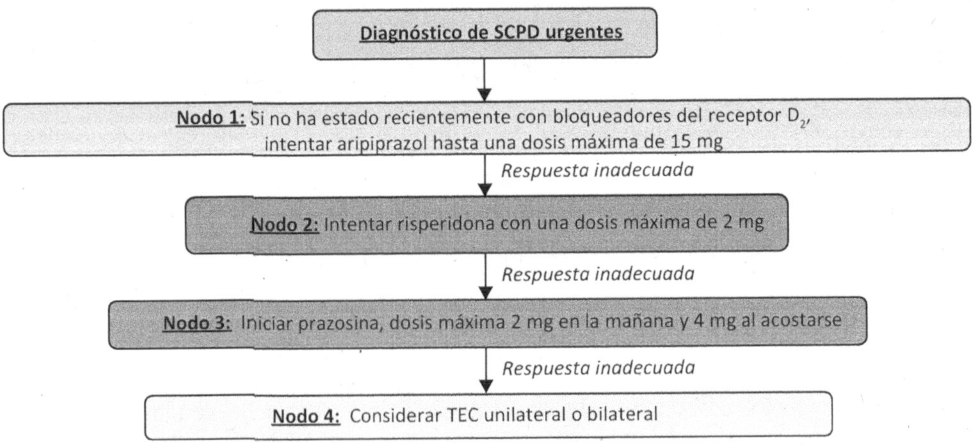

Figura 13-3. Diagrama de flujo para el tratamiento urgente de los síntomas conductuales y psicológicos de la demencia (SCPD).

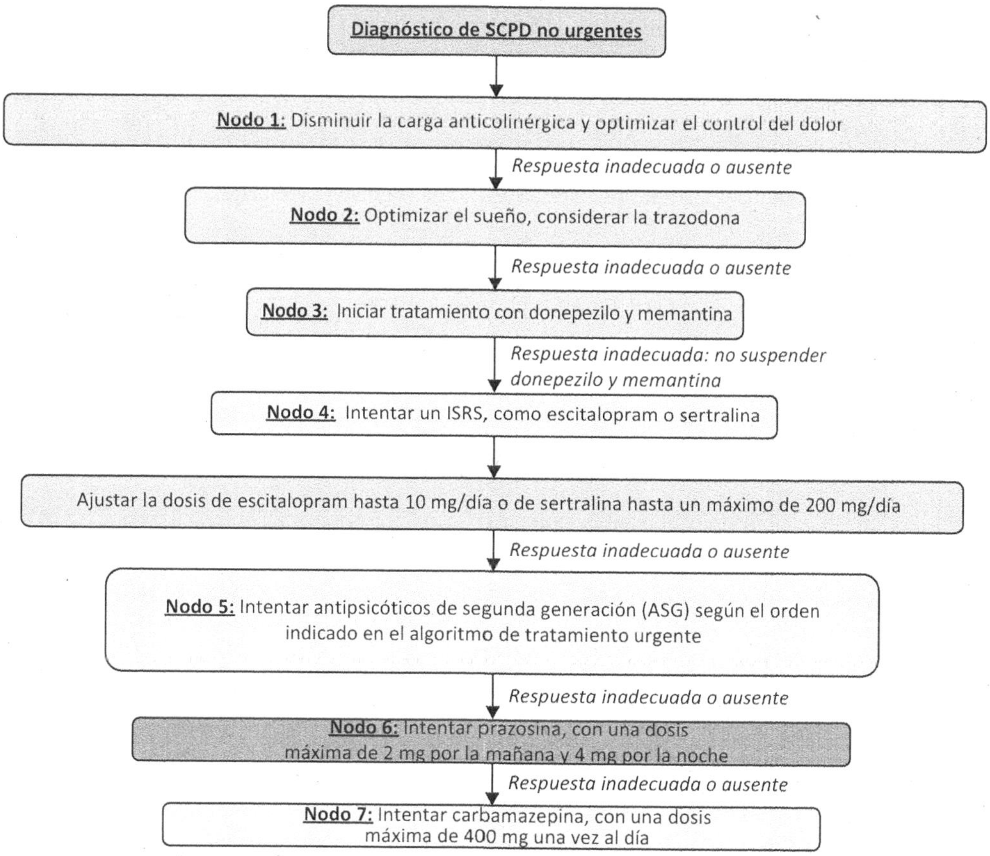

Figura 13-4. Diagrama de flujo para el tratamiento no urgente de los síntomas conductuales y psicológicos de la demencia (SCPD).

uno mismo o hacia los demás (p. ej., arrancarse vías intravenosas). Si el paciente ha sido agresivo en fechas recientes pero ahora se presenta más calmado, la situación puede seguir considerándose *de emergencia* si se cree que el paciente corre un alto riesgo de volverse agresivo con rapidez. Una situación *no urgente* sería aquella en la que el paciente no parece correr un riesgo inminente de ponerse en peligro a sí mismo ni a los demás (Osser y Fischer, 2013). Una situación *urgente* es aquella en la que el paciente está en peligro, pero hay espacio para unos días o semanas de mejoría.

En estos diagramas de flujo y descripciones de algoritmos, hemos propuesto nuestro orden de preferencias con base en el examen de los estudios y metaanálisis citados, sopesando cualitativamente los beneficios y perjuicios de las opciones. Estas recomendaciones no deben seguirse de forma rígida, puesto que las preferencias del prescriptor y del paciente (en especial cuando están respaldadas por argumentos específicos pertinentes a la situación particular) pueden justificar desviarse de las secuencias recomendadas propuestas.

Algoritmo del tratamiento de emergencia

Nota importante: En este algoritmo para las situaciones de emergencia y en los algoritmos posteriores para pacientes urgentes y no urgentes, en diferentes puntos se recomienda el uso de antipsicóticos. Sin embargo, los prescriptores deben ser conscientes de que ninguno de estos fármacos ha sido aprobado por la FDA para ninguno de los síntomas de los SCPD, y específicamente se han considerado ineficaces para la psicosis relacionada con la demencia (FDA, 2008). Aunque en los metaanálisis se ha observado cierta eficacia para algunos de los SCPD, existen efectos adversos significativos, incluido un mayor riesgo de muerte durante el periodo de 10 a 12 semanas de uso oral en comparación con el placebo (Schneider y cols., 2005). La advertencia del prospecto de esta clase de medicamentos indica que el riesgo de muerte es del 3.5% frente al 1.5% del placebo. Esto supondría un número necesario para causar daño de 50 para el resultado de muerte. Además, los riesgos de presentar accidentes cerebrovasculares y ataques isquémicos transitorios son significativamente mayores con el uso de esta clase de medicamentos en comparación con el placebo. No se han encontrado diferencias en estos riesgos entre los distintos fármacos de esta clase (Schneider y cols., 2005). Estos riesgos deben tenerse en cuenta y discutirse con el paciente y su familia antes de prescribirlos.

Nodo 1: Inyección intramuscular de olanzapina

Tras el diagnóstico de SCPD y su clasificación como situación de emergencia, si la medicación oral no es una opción, se recomienda considerar en primer lugar el antipsicótico de segunda generación (ASG) olanzapina en su formulación i.m., concretamente de 1.25 a 5 mg, hasta cada 30 a 60 min utilizando hasta tres dosis al día (Osser y Fischer, 2013). En el algoritmo anterior pensábamos que el aripiprazol i.m. era preferible (Osser y Fischer, 2013). Sin embargo, este producto ya no se fabrica (y ninguna empresa de genéricos lo suministra), aparentemente por la baja demanda. Las desventajas de la olanzapina en cuanto a efectos secundarios metabólicos y anticolinérgicos (Chen y cols., 2020) la llevaron a ser una opción de segunda línea, aunque era eficaz. La olanzapina también conlleva un mayor riesgo de eventos adversos vasculares cerebrales en comparación con otros antipsicóticos (Yunusa y cols., 2019). La revisión retrospectiva de historias clínicas realizada por Duong y cols. de 85 pacientes hospitalizados con SCPD constató una respuesta favorable con la olanzapina i.m. en el 63% de los pacientes, aunque hubo una frecuencia del 41% de acontecimientos adversos como somnolencia significativa e inestabilidad cardiovascular (Duong y cols., 2015).

La ziprasidona es otra opción intramuscular que no se tuvo en cuenta en el 2013. En los ECA sobre medicamentos intramusculares para la agitación en pacientes con diversos problemas psiquiátricos atendidos en salas de urgencia (principalmente esquizofrenia y manía, así como algunos síndromes orgánicos), la ziprasidona funcionó peor que la olanzapina o el haloperidol (Klein y cols., 2018; Mantovani y cols., 2013) y existen preocupaciones de seguridad con respecto a la prolongación del QTc. Por lo tanto, no la respaldamos para esta indicación.

Nodo 2: Inyección intramuscular de haloperidol

El haloperidol i.m. se utiliza a menudo, aunque no se incluye en nuestras recomendaciones en el algoritmo anterior. No se dispone de estudios sólidos que validen o descalifiquen el uso del haloperidol i.m., particularmente en el contexto del SCPD de emergencia, pero en los dos estudios sobre el tratamiento de la agitación en urgencias que se acaban de citar, el haloperidol fue comparable en eficacia a la olanzapina i.m. En uno de los ensayos, la olanzapina i.m. 10 mg tuvo una eficacia comparable a la del haloperidol i.m. a 2.5 mg combinado con midazolam i.m. a 7.5 mg, y produjo menos efectos secundarios significativos: el cociente de posibilidades (OR, *odds ratio*) para los efectos secundarios fue mayor (1.6) con la olanzapina en comparación con la combinación de ambos (Mantovani y cols., 2013). Sin embargo, un gran estudio observacional reciente constató que el riesgo de muerte cuando las benzodiacepinas se combinan con antipsicóticos durante el tratamiento oral de los pacientes con demencia era de 2.19 con el uso prolongado de la benzodiacepina durante 180 días (Nørgaard y cols., 2020). El haloperidol oral (sin benzodiacepina) también es peligroso a largo plazo en esta población (Reus y cols., 2016). No obstante, para la situación de urgencia, los riesgos del haloperidol con o sin una benzodiacepina pueden ser aceptables si la olanzapina i.m. ha fracasado. Debe tenerse en cuenta que no se recomienda el uso crónico del haloperidol para el tratamiento no urgente de los SCPD; en comparación con otros antipsicóticos, el uso del haloperidol se asocia a un aumento de la mortalidad del 50% al 100% (Osser y Fischer, 2013; Reus y cols., 2016).

Nodo 3: Uso intramuscular de benzodiacepinas

En general, las benzodiacepinas deben evitarse en esta población. Se asocian a caídas, deterioro de la cognición y exacerbaciones de los SCPD (Gerlach y Kales, 2018; Mathys, 2018). Nuestra justificación para proponer aquí el posible uso de benzodiacepinas i.m. es que, en el caso de las verdaderas emergencias en las que la sedación inmediata es esencial y la olanzapina y el haloperidol han fracasado, puede haber un papel para estos fármacos. Tanto Gerlach y cols. como Davies y cols. sugieren utilizar una benzodiacepina según la necesidad para las presentaciones extremas de SCPD (Davies y cols., 2018, Gerlach y Kales, 2018) que impliquen agitación. Algunas circunstancias especiales, como los pacientes con enfermedad de Parkinson, demencia de cuerpos de Lewy o síndrome neuroléptico maligno reciente, o los pacientes que van a someterse a un procedimiento médico necesario, también pueden ser indicaciones para una benzodiacepina i.m., pero hay que tener en cuenta los posibles efectos de rebote y las caídas (Davies y cols., 2018). Recomendamos el uso de lorazepam 0.5 mg i.m. a intervalos de 4 h con una dosis máxima de 2 mg. Tenga en cuenta que los estudios han relacionado el consumo de benzodiacepinas con un empeoramiento de la cognición (McDermott y Gruenewald, 2019). En la versión anterior de este algoritmo, se abogaba por evitar las benzodiacepinas en cualquier circunstancia, pero en esta actualización solo se recomiendan de tercera línea para situaciones verdaderamente de emergencia y circunstancias especiales a corto plazo. Si el paciente ha consumido alcohol recientemente y ha recibido olanzapina, existe un riesgo de depresión respiratoria con la administración de benzodiacepinas, por lo que hay que tener mucha precaución en esta circunstancia (Wilson y cols., 2012).

Algoritmo del tratamiento urgente

Nodo 1: Aripiprazol

Si puede evitarse la medicación i.m., recomendamos el aripiprazol como medicación oral de primera línea para los SCPD de emergencia. El uso del aripiprazol está respaldado por una revisión sistemática (Jin y Liu, 2019) y un metaanálisis de 17 estudios que concluyeron que este fármaco puede proporcionar una combinación óptima de seguridad y eficacia para el tratamiento de los SCPD (Yunusa y cols., 2019). En el metaanálisis, el aripiprazol superó al placebo para los SCPD en el *Cohen-Mansfield Inventory* (CMAI), la *Brief Psychiatric Rating Scale* (BPRS) y el NPI (Yunusa y cols., 2019). Entre los ASG, el aripiprazol obtuvo la mayor mejoría en las puntuaciones del NPI (Yunusa y cols., 2019). En la revisión sistemática, este fármaco fue superior al placebo (Jin y Liu, 2019). Sin embargo, las directrices de la American Psychiatric Association para el uso de antipsicóticos en los SCPD (Reus y cols., 2016) solo encontraron un tamaño del efecto modesto del aripiprazol sobre la agitación (diferencia media estandarizada [DME] de 0.31), similar al de la risperidona (0.37). No obstante, los efectos secundarios parecían más leves, en particular la fatiga y los síntomas extrapiramidales. Llegaron a la conclusión de que el aripiprazol o la risperidona eran razonables cuando los SCPD eran «graves, peligrosos o causaban una angustia significativa» tras mantener una discusión adecuada sobre los beneficios y los riesgos de la medicación (Reus y cols., 2016). La dosis comenzaría con 2 a 2.5 mg/día de aripiprazol (Davies y cols., 2018; Mathys, 2018). La dosis objetivo a las 2 semanas debe ser de 5 mg, aumentando 5 mg cada 2 semanas según esté clínicamente indicado (Mathys, 2018). Recomendamos una dosis máxima de 15 mg, en consonancia con la recomendación de Mathys y cols. (2018). Existe el riesgo teórico de que, debido a sus propiedades agonistas parciales de la dopamina, el aripiprazol pueda tener un efecto activador. Con base en estudios de casos, se plantea la hipótesis de que el inicio del aripiprazol tras el uso previo de fármacos bloqueadores de la dopamina puede activar los receptores de dopamina regulados al alza y exacerbar la agitación (Chaumette y cols., 2018). Los médicos deben estar alerta ante esta posibilidad. No obstante, dado su perfil de seguridad superior y las pruebas adecuadas de su eficacia, lo recomendamos como primera opción de tratamiento con medicación oral para los síntomas de emergencia de los SCPD.

Nodo 2: Risperidona

La risperidona está aprobada para el tratamiento de los SCPD en Australia (Kalisch Ellett y cols., 2019) y el Reino Unido, y también está aprobada para la agresividad y los síntomas psicóticos en caso de enfermedad de Alzheimer en Canadá. Además de la revisión sistemática (Jin y Liu, 2019) y el metaanálisis (Yunusa y cols., 2019) citados anteriormente, se analizaron resultados de seis ECA y cuatro fueron positivos (uno de ellos mínimamente) (Reus y cols., 2016). Como ya se ha señalado, el tamaño global del efecto fue pequeño y, en general, apenas estadísticamente significativo, pero sí alcanzó una DME de 0.46 en los síntomas generales (Reus y cols., 2016). Por lo tanto, recomendamos la risperidona como la siguiente medicación oral a probar.

Se recomienda una dosis inicial de 0.25 a 0.5 mg el primer día (Davies y cols., 2018; Mathys, 2018; McDermott y Gruenewald, 2019), aumentando lentamente 0.25 mg al día según la necesidad hasta una dosis máxima de 2 mg/día (Davies y cols., 2018; Mathys, 2018). Algunos estudios sugieren que un tiempo de prueba adecuado para la risperidona es de aproximadamente 3 semanas (Davies y cols., 2018; Osser y Fischer, 2013). Sin embargo, parece que pueden observarse mejorías parciales a partir de la primera semana (Suh y cols., 2006). La risperidona es relativamente tolerable; es menos sedante y, por lo tanto, tiene menos probabilidades de producir caídas y fracturas que otros ASG (Yunusa y cols., 2019). La risperidona debe evitarse en los pacientes con demencia de Parkinson y de cuerpos de Lewy (DCL) debido a sus propiedades de bloqueo de la dopamina, que conducen a su asociación con efectos secundarios extrapiramidales más graves en estos tipos de demencia (Yunusa y cols., 2019). Una mejor opción para los pacientes con DCL y demencia de Parkinson que presentan SCPD podría ser la clozapina (Drach, 2011). La quetiapina se ha considerado teóricamente útil y es empleada a menudo por los médicos (Maust y cols., 2020), aunque no tiene eficacia aparente en los SCPD de la demencia de Alzheimer, y las pruebas de su utilidad en la DCL son débiles en el mejor de los casos (Reus y cols., 2016).

La risperidona se ha asociado a una mayor morbilidad y mortalidad en los pacientes con una salud cardiovascular gravemente comprometida (Jin y Liu, 2019; Reus y cols., 2016; Yunusa y cols., 2019). En el metaanálisis en red de Yunusa y cols., entre los ASG, la risperidona obtuvo la puntuación CMAI con mayor mejoría, pero en general no fue tan eficaz o segura como el aripiprazol (Yunusa y cols., 2019). En el ensayo aleatorizado de 8 semanas de Teranishi y cols. con 82 pacientes, 27 recibieron risperidona y uno experimentó una muerte súbita probablemente relacionada con un infarto de miocardio (Teranishi y cols., 2013). La risperidona debe evitarse en los pacientes con demencia vascular (Reus y cols., 2016; Yunusa y cols., 2019). Las personas que responden a la risperidona probablemente deban mantenerse con ella durante varios meses como mínimo. Devanand y cols. constataron que el 60% de los pacientes con Alzheimer que recibieron risperidona y obtuvieron resultados positivos durante 16 semanas experimentaron una recaída de los síntomas tras suspender el fármaco, mientras que solo el 33% recayó si se mantenía con él (Devanand y cols., 2012).

Nodo 3: Prazosina

En general, las opciones a considerar después de los antipsicóticos en el algoritmo de tratamiento urgente no han recibido una gran cantidad de estudios. Entre estas opciones, se especula que podría seleccionarse la prazosina. Un tratamiento mediado por la adrenalina ofrecería un mecanismo de acción diferente contra los comportamientos agitados, y existe una amplia experiencia en el tratamiento del trastorno por estrés postraumático que sugiere un papel en el control de los síntomas derivados (al menos en parte) de tales mecanismos.

La prazosina está avalada por dos ensayos clínicos: Wang y cols. (2009) y Peskind y cols. (2015). En el estudio del 2009, 1 mg al acostarse fue la dosis inicial y se aumentó en 1 o 2 mg cada 3 a 7 días hasta un máximo de 2 mg cada mañana y 4 mg/día antes de acostarse (Wang y cols., 2009). La duración del tratamiento fue de 8 semanas. La prazosina fue eficaz para el tratamiento de la agitación conductual según los cambios en la BPRS, el NPI y la *Clinical Global Impression* (CGI) subjetiva (Wang y cols., 2009). El NPI se redujo 19 puntos con la prazosina, 2 puntos con el placebo, y los efectos secundarios del fármaco activo fueron similares a los del placebo. El estudio del 2015 sugirió que 4 mg dos veces al día durante 12 semanas era eficaz según la BPRS, el NPI y la CGI (Peskind, 2015). Estos cambios positivos fueron observables en la primera semana de tratamiento (Wang y cols., 2009), y por este motivo se incluye la prazosina al final de las opciones para los casos de emergencia de los SCPD a pesar del escaso sustento en la evidencia.

Nodo 4: Terapia electroconvulsiva

Llegados a este punto, si todos los medicamentos (antipsicóticos i.m., antipsicóticos orales, prazosina, incluso benzodiacepinas) han fracasado, debe considerarse la terapia electroconvulsiva (TEC). Las evidencias de la TEC proceden de series de casos que demuestran su eficacia y relativa seguridad en los pacientes con demencia y SCPD (Davies y cols., 2018). En el informe retrospectivo de Ujkaj y cols., 16 pacientes con una edad promedio de 66 años se sometieron a tratamientos bilaterales de TEC con mejoría, y la principal preocupación fue la confusión pos-TEC que se disipó en gran medida a los 2 días (Ujkaj y cols., 2012). Un estudio retrospectivo más reciente de 60 pacientes tratados con pulsos unilaterales derechos ultracortos de TEC constató una disminución en la *Escala de agitación de Pittsburgh* y sugirió que la técnica puede ser eficaz tras solo tres sesiones y se mantiene hasta la sexta sesión de tratamiento (Hermida y cols., 2020). Una revisión realizada por van den Berg y cols. sugiere que aunque la TEC puede ser eficaz en unas pocas sesiones, la recaída no es infrecuente tras el cese de la terapia (van den Berg y cols., 2018). En resumen, la bibliografía actual no proporciona una orientación clara sobre el número óptimo de tratamientos, pero parece razonable que si los efectos positivos no se observan en tres sesiones de TEC unilateral derecha de pulso ultracorto, se deba considerar la transición a la TEC bilateral o la interrupción de la terapia. Si se observan resultados positivos, debe continuarse con esta técnica hasta que se estabilice la mejoría, tras lo cual debe discutirse con la familia las opciones de tratamiento (interrupción frente a mantenimiento).

Algoritmo del tratamiento no urgente

Nodo 1: Disminuir la carga anticolinérgica y optimizar el control del dolor

Está bien establecido que el sistema colinérgico se vuelve deficiente con la edad, lo que causa una gran vulnerabilidad en la población geriátrica a los medicamentos con propiedades anticolinérgicas. En el estudio de Carriere y cols. sobre 6912 participantes mayores de 65 años, quedó claro que los anticolinérgicos empeoraban el deterioro de la cognición y la demencia, y que si se suspendían los fármacos anticolinérgicos disminuían los efectos negativos (Carriere y cols., 2009).

El dolor descontrolado es un potente factor que contribuye a los SCPD (Sampsony cols., 2015; Tampi y cols., 2017). El dolor es habitual en las personas con demencia, y las fuentes pueden ser muchas. Los estudios sugieren que, en un periodo de 5 años, el 85% de los pacientes con demencia experimentarán un dolor considerable (Sampson y cols., 2015). Por lo tanto, es muy importante examinar si el dolor está adecuadamente controlado. La American Geriatric Society (AGS) recomienda el uso de paracetamol hasta una dosis máxima de 3 g, después morfina oral hasta 20 mg, después parches transdérmicos de buprenorfina hasta 10 µg/h, y después pregabalina hasta 300 mg diarios (Tampi y cols., 2017). Esta directriz desarrollada por la AGS ha demostrado su eficacia en múltiples estudios (Tampi y cols., 2017).

Nodo 2: Optimización del sueño: considerar la trazodona

También es importante optimizar la calidad del sueño de los pacientes, ya que el sueño deficiente en general es frecuente y se asocia a una mala cognición, atención y desarrollo de los SCPD (Kabeshita y cols., 2017). La trazodona es conocida por sus propiedades sedantes y se ha utilizado para el tratamiento de los SCPD durante más de dos décadas (Davies y cols., 2018; Henry y cols., 2011). La trazodona es en gran medida un antagonista histaminérgico con cierta actividad agonista colinérgica (Davies y cols., 2018), y las dosis recomendadas para los SCPD son de 12.5 a 25 mg a la hora de acostarse (Gerlach y Kales, 2018). Cuando se compara la trazodona con el haloperidol, se ha constatado que es al menos igual de eficaz para el tratamiento de la agitación de los SCPD (Sultzer y cols., 1997; Teri y cols., 2000). Los resultados sugieren que la trazodona es más eficaz que el haloperidol en presencia de síntomas del estado de ánimo (Sultzer y cols., 2001), al tiempo que presenta un perfil de efectos secundarios más tolerable que el haloperidol (Sultzer y cols., 1997; Sultzer y cols., 2001). Cuando se comparó la trazodona con el placebo en un estudio de 12 semanas que constaba de 31 pacientes con demencia frontotemporal, la trazodona mejoró más los SCPD (Lebert y cols., 2004). Estos estudios sugieren que la trazodona no solo puede mejorar el sueño, sino que puede tener un efecto positivo independiente sobre los SCPD. Sin embargo, el riesgo de consumo inadecuado de la trazodona es similar al de las benzodiacepinas, y este riesgo debe evaluarse cuidadosamente y evitar la medicación en los individuos de alto riesgo (Bronskill y cols., 2018).

Nodo 3: Donepezilo y memantina

Aunque las pruebas sobre el donepezilo (y otros inhibidores de la colinesterasa) y la memantina para el tratamiento agudo de los SCPD son muy limitadas, son útiles de otras maneras en estos pacientes y pueden tener un beneficio secundario para los SCPD (Reus y cols., 2016).

Si el paciente no los está tomando ya, deben iniciarse el donepezilo y la memantina (McDermott y Gruenewald, 2019). Aunque los beneficios reales para el control de los SCPD son pequeños, ambos fármacos están aprobados por la FDA para el deterioro cognitivo de la demencia de Alzheimer. Además, se ha constatado que los inhibidores de la colinesterasa pueden retrasar la aparición de los SCPD (McDermott y Gruenewald, 2019). Ambos medicamentos pueden iniciarse en estrecha sucesión y con un posible beneficio sinérgico (McDermott y Gruenewald, 2019). El donepezilo se considera seguro y bien tolerado hasta que el trastorno neurocognitivo se vuelve terminal (McDermott y Gruenewald, 2019). Las pruebas del uso del donepezilo se extienden también a la enfermedad de Parkinson y a la DCL (Gerlach y Kales, 2018). La administración de donepezilo y memantina debe ser continua a menos que parezcan estar exacerbando los SCPD (Davies y cols., 2018).

Nodo 4: Inhibidores selectivos de la recaptación de serotonina (ISRS) como el escitalopram y la sertralina

Tras considerar el donepezilo y la memantina, se recomienda probar con ISRS como el escitalopram y la sertralina, en especial si la depresión puede estar contribuyendo a la presentación (McDermott y Gruenewald, 2019). Los estudios realizados hasta la fecha han utilizado citalopram racémico, del que el escitalopram es un enantiómero. De 1997, 2002 y 2007, tres ensayos de Pollock y cols. (Pollock y cols., 2007; Pollock y cols., 2002; Pollock y cols., 1997) demostraron la eficacia del citalopram. Más recientemente, el ensayo CitAD constató que 30 mg/día de citalopram mejoraban las manifestaciones de los SCPD en los pacientes ambulatorios no deprimidos con demencia de Alzheimer (Porsteinsson y cols., 2014). Ahora podría decirse que se debe evitar el citalopram debido a lo que sabemos hoy sobre sus efectos de prolongación del intervalo QTc (Vieweg y cols., 2012). Sin embargo, hay dos estudios que cuestionan este riesgo: Zivin y cols. y Ray y cols. analizaron dos grandes cohortes de población y no pudieron encontrar un mayor riesgo de arritmia ventricular, muerte súbita cardiaca u otro tipo de mortalidad (Ray y cols., 2017; Zivin y cols., 2013). Sin embargo, estos trabajos solo son en parte tranquilizadores porque los estudios controlados muestran claramente que el citalopram sí aumenta el QTc mucho más que el escitalopram y otros ISRS (Vieweg y cols., 2012). La FDA redujo la dosis máxima recomendada del citalopram a 20 mg/día para los mayores de 65 años (FDA, 2017). Es probable que el escitalopram aumente el QTc unos 3.5 a 7 ms en un patrón relacionado con la dosis (Beach y cols., 2014; Thase y cols., 2013), pero lo hace en menor medida que el citalopram, y no lleva una advertencia de la FDA. Debido a esta importante preocupación por el riesgo cardiaco y a la naturaleza de la vulnerabilidad médica de la población, parece más seguro recomendar el escitalopram que el citalopram.

Se necesitan 9 semanas para obtener una respuesta completa con el citalopram (Davies y cols., 2018; Weintraub y cols., 2015), y parece razonable esperar el mismo plazo para el escitalopram. Se recomienda una dosis inicial de 10 mg (Mathys, 2018). Como alternativa, la sertralina no plantea problemas significativos de QTc. Una revisión Cochrane del 2011 concluyó que la sertralina era eficaz para los síntomas de agitación de los SCPD (Seitz y cols., 2011). La sertralina suele tolerarse bien en esta población de pacientes (Finkel y cols., 2004; Lanctôt y cols., 2002; Lyketsos y cols., 2003; Magai y cols., 2000), y las mujeres pueden responder mejor que los hombres (Lyketsos y cols., 2003). A pesar de algunas pruebas contradictorias, dada la revisión Cochrane positiva (Seitz y cols., 2011) y el perfil de efectos secundarios relativamente aceptable de la sertralina, nos parece una alternativa adecuada al escitalopram. Además, aunque los antipsicóticos no tengan la misma latencia de respuesta que los ISRS, es probable que la sertralina se tolere mejor que los antipsicóticos (Mathys, 2018), especialmente con el uso a largo plazo. Cuando la sertralina se combina con antipsicóticos para los SCPD, el cociente de riesgo de muerte mejoró realmente a 0.61 en un nuevo gran estudio observacional (Nørgaard y cols., 2020). Otros ISRS están menos estudiados y, por lo tanto, no se incluyen en este algoritmo. La fluoxetina y la paroxetina son inhibidores del P450 2D6, lo que podría dar lugar a interacciones medicamentosas problemáticas (Mathys, 2018). El síndrome de secreción inadecuada de hormona antidiurética inducido por los ISRS es más frecuente en los pacientes de edad avanzada y puede conducir a una concentración sérica de sodio peligrosamente baja (Covyeou y Jackson, 2007; Kirby y cols., 2002). Se recomienda evaluar el sodio 2 semanas después del inicio de los ISRS y de cualquier aumento de dosis, y llevar controles periódicos a partir de ese momento.

Nodo 5: Antipsicóticos de segunda generación

Si los SCPD siguen sin control, considere la posibilidad de reanudar el último ASG que funcionó para el paciente o siga las recomendaciones de medicación con ASG orales del algoritmo de tratamiento de emergencia. Dado que el uso de ASG en esta población conlleva un riesgo pequeño pero significativo de muerte súbita y accidentes cerebrovasculares, es importante mantener una conversación sincera con el paciente y su familia sobre los riesgos asociados a estos medicamentos en el contexto de un uso no urgente a largo plazo (Reus y cols., 2016).

Nodo 6: Prazosina

Teniendo en cuenta que en los ensayos clínicos sobre la prazosina participaron pacientes con Alzheimer con presentación de SCPD sin estado de emergencia, y que se observaron resultados positivos en tan solo 1 semana, sin duda merece la pena tener en cuenta la prazosina en este caso, tal y como se comenta en el algoritmo de tratamiento de emergencia (Wang y cols., 2009). La dosis y la duración del tratamiento se revisaron anteriormente.

Nodo 7: Carbamazepina

Tras un ensayo terapéutico adecuado con prazosina, se recomienda con precaución la carbamazepina. Este medicamento tiene efectos secundarios importantes, como interacciones con otros medicamentos, toxicidad hepática, agranulocitosis e hiponatremia. Por lo tanto, el uso de la carbamazepina requiere vigilancia de las enzimas hepáticas, seguimiento del recuento de leucocitos en esta población (McDermott y Gruenewald, 2019) y control de los electrolitos. Si el lector se encuentra en este nodo del algoritmo, es probable que el paciente haya padecido las manifestaciones de los SCPD durante un tiempo considerable, por lo que la carbamazepina puede justificar un ensayo terapéutico a pesar de estas preocupaciones, ya que está respaldada por dos pequeños estudios con resultados positivos (Gerlach y Kales, 2018). La dosis inicial recomendada es de 100 mg/día. Si el paciente es particularmente frágil, considere empezar con 50 mg (Davies y cols., 2018), aumentando la dosis a 200 mg/día el día 4, luego a 300 mg/día el día 8, hasta una dosis máxima de 400 mg/día (Davies y cols., 2018).

MEDICAMENTOS QUE DEBEN EVITARSE CON FRECUENCIA DURANTE EL TRATAMIENTO DE LOS SCPD

Salvo excepciones en determinadas situaciones clínicas descritas anteriormente, se recomienda evitar los siguientes medicamentos: ácido valproico, olanzapina, quetiapina y benzodiacepinas. En un ensayo controlado aleatorizado multicéntrico de 24 meses de duración, se demostró que el ácido valproico no solo era ineficaz, sino que también producía una somnolencia significativa, un aumento de las tasas de caídas y heces blandas (McDermott y Gruenewald, 2019). Otros expertos han llegado a la conclusión de que cualquier posible beneficio del valproato en los SCPD se ve superado por estos efectos adversos (Davies y cols., 2018; Gerlach y Kales, 2018; McDermott y Gruenewald, 2019).

Es mejor evitar la olanzapina para un uso que no sea a muy corto plazo en los SCPD, debido a sus propiedades metabólicas y efectos anticolinérgicos (Chen y cols., 2020; Davies y cols., 2018). En un estudio de cohortes retrospectivo de 12 meses de 133 pacientes con demencia de Alzheimer, Jenraumjit y cols. demostraron que los efectos anticolinérgicos sobre la cognición eran peores que el deterioro cognitivo causado por las benzodiacepinas (Jenraumjit y cols., 2020). Los efectos colaterales metabólicos de la olanzapina son los más graves de todos los antipsicóticos (Chen y cols., 2020). Una dosis única de olanzapina causa una resistencia significativa a la insulina, alteraciones del metabolismo de los lípidos y efectos adversos sobre los marcadores inflamatorios (Hahn y cols., 2013), aunque estos efectos metabólicos pueden ser menos graves en los adultos mayores (Rothschild y cols., 2008). En cuanto a la eficacia, el metaanálisis de tres ensayos demostró que la olanzapina oral no aporta beneficios para el tratamiento de los SCPD (Reus y cols., 2016). Además, este fármaco aumenta el riesgo de enfermedad cardiovascular (Jin y Liu, 2019; Yunusa y cols., 2019). Se cree que los riesgos de utilizar la olanzapina superan cualquier posible beneficio en el algoritmo de tratamientos sin estado de emergencia.

Aunque los médicos la utilizan con frecuencia, la quetiapina no ha resultado ser más eficaz que el placebo para ninguno de los SCPD en tres estudios (dos de residencias para adultos mayores y uno en el que participaron sujetos que no vivían en estas residencias) (Reus y cols., 2016). En un cuarto estudio (no se indica el estado habitacional de los pacientes) hubo un beneficio en la escala *Clinical Global Impression*, pero la confianza se redujo al no haber relación dosis-respuesta (Reus y cols., 2016). Las DME de los beneficios en comparación con el placebo en los distintos síntomas oscilaron entre 0.03 y 0.16. Es posible que los médicos elijan la quetiapina por tener menos efectos secundarios extrapiramidales que otros ASG (Maglione y cols., 2011; Maust y cols., 2015). Sin embargo, esto no debería contrarrestar las pruebas sistemáticas de falta de beneficios en los grandes estudios controlados.

Las benzodiacepinas pueden exacerbar el deterioro cognitivo y también se asocian a un aumento de las tasas de caídas, como ya se ha señalado. Su uso debe limitarse a circunstancias poco frecuentes, tal y como se describe en el algoritmo del tratamiento de emergencia.

MEDICAMENTOS DIGNOS DE MENCIÓN Y QUE REQUIEREN MÁS ESTUDIO: TETRAHIDROCANABINOL (THC) Y SUS ANÁLOGOS, PIMAVANSERINA Y GABAPENTINA

Shelef y cols. administraron 2.5 mg de THC a 11 pacientes y constataron una mejoría de los síntomas relacionados con la demencia (Shelef y cols., 2016). El estudio retrospectivo de Woodward y cols. sobre 40 pacientes que tomaban dronabinol mostró una mejoría de las manifestaciones de los SCPD (Woodward y cols., 2014), y un informe de un caso de dos pacientes que tomaban nabilona constató una mejoría de la presentación de los SCPD (Passmore, 2008). La nabilona fue superior al placebo en los resultados del CMAI y el *Mini Mental State Examination*, pero la puntuación de la *Severe Impairment Battery* favoreció al placebo (Herrmann y cols., 2019). Varios estudios sugieren que el uso de canabinoides es relativamente seguro (Timler y cols., 2020), y van den Elsen no encontró un aumento de las tasas de caídas en 18 pacientes que tomaban THC oral (van den Elsen y cols., 2017). Dada la popularidad del THC, es probable que los proveedores se encuentren con preguntas al respecto, pero las pruebas actuales son limitadas.

La pimavanserina, un antipsicótico aprobado por la FDA para la psicosis en caso de enfermedad de Parkinson, se está estudiando activamente en los SCPD. Un estudio de fase 2 favoreció la pimavanserina frente al placebo para el control de la agitación en los pacientes con Alzheimer (Cummings y cols., 2018). La declaración de consenso de Kales y cols. también incluyó a la pimavanserina como posible tratamiento de los síntomas psicóticos de los SCPD (Kales y cols., 2019), y la FDA la está considerando con esta indicación. La pimavanserina también es un fármaco de interés para el tratamiento de la psicosis en la demencia por cuerpos de Lewy y la demencia por enfermedad de Parkinson (Cummings y cols., 2014; Hershey y Coleman-Jackson, 2019).

La gabapentina podría ser especialmente útil si los SCPD se encuentran en el contexto de un dolor neuropático. Las evidencias a favor de su uso están respaldadas por 14 informes de casos que mostraron efectos positivos (Supasitthumrong y cols., 2019). Sin embargo, este medicamento necesita ensayos controlados aleatorizados de búsqueda de dosis, ya que parece haber una amplia gama de dosis eficaces en la literatura actual (200-3600 mg de dosis diaria total) (Supasitthumrong et al., 2019). Los resultados sobre la agitación en los pacientes con DCL son más limitados (Supasitthumrong y cols., 2019). Aunque los resultados de la gabapentina son prometedores, solo se trata de informes de casos.

COMENTARIO FINAL

El uso de psicofármacos para los SCPD seguirá siendo un reto, a pesar de este esfuerzo por cotejar y depurar las evidencias disponibles de agosto del 2020. Dotado de una farmacopea imperfecta para el tratamiento de los SCPD, el médico prescriptor debe considerar los algoritmos aquí presentados teniendo en cuenta las características individuales de cada paciente. Por ejemplo, es muy probable que el tratamiento de un hombre de 70 años y 90 kg con enfermedad de Alzheimer que se muestra combativo frente a los cuidadores sea diferente del que se administre a una mujer de 90 años y 90 kg que no deambula, con la enfermedad de Parkinson y comportamientos similares. El éxito de estos medicamentos también depende de una buena comunicación. Quienes toman decisiones médicas a nombre de los pacientes deben tener la oportunidad de comunicar cuáles serían las prioridades del paciente, y se les debe ayudar a poner en perspectiva los diversos riesgos y posibles beneficios. Las directrices prácticas actuales recomiendan que los ensayos con medicación antipsicótica no superen las 4 semanas y, si la medicación es eficaz, entonces los intentos de reducirla deben probarse a los 4 meses del inicio, a menos de que el paciente no haya logrado la disminución progresiva de la medicación con anterioridad (Reus y cols., 2016). Los profesionales tendrán que permanecer atentos a los nuevos estudios y a los cambios en las recomendaciones de las directrices.

DECLARACIÓN DE CONFLICTO DE INTERESES

Los autores declaran que no tienen intereses financieros en competencia conocidos ni relaciones personales que pudieran parecer influir en el trabajo divulgado en este artículo.

REFERENCIAS

1. Abejuela, H.R., Osser, D.N., 2016. The Psychopharmacology Algorithm Project at the Harvard South Shore Program: An Algorithm for Generalized Anxiety Disorder. Harv Rev Psychiatry 24 (4), 243–256.
2. Ballard, C., Waite, J., 2006. The effectiveness of atypical antipsychotics for the treatment of aggression and psychosis in Alzheimer's disease. Cochrane Database Syst Rev (1). Cd003476.
3. Beach, S.R., Kostis, W.J., Celano, C.M., Januzzi, J.L., Ruskin, J.N., Noseworthy, P.A., Huffman, J.C., 2014. Meta-analysis of selective serotonin reuptake inhibitor- associated QTc prolongation. J Clin Psychiatry 75 (5) e441-449.
4. Beaulieu, A.M., Tabasky, E., Osser, D.N., 2019. The psychopharmacology algorithm project at the Harvard South Shore Program: An algorithm for adults with obsessive- compulsive disorder. Psychiatry Res 281, 112583.
5. Bessey, L.J., Walaszek, A., 2019. Management of Behavioral and Psychological Symptoms of Dementia. Curr Psychiatry Rep 21 (8), 66.
6. Brodaty, H., Arasaratnam, C., 2012. Meta-analysis of nonpharmacological interventions for neuropsychiatric symptoms of dementia. Am J Psychiatry 169 (9), 946–953.
7. Bronskill, S.E., Campitelli, M.A., Iaboni, A., Herrmann, N., Guan, J., Maclagan, L.C., Watt, J., Rochon, P.A., Morris, A.M., Jeffs, L., Bell, C.M., Maxwell, C.J., 2018. Low- Dose Trazodone, Benzodiacepines, and Fall-Related Injuries in Nursing Homes: A Matched-Cohort Study. J Am Geriatr Soc 66 (10), 1963–1971.
8. Byrne, G.J., 2005. Pharmacological Treatment of Behavioural Problems. In: Dementia. Australian Prescriber, pp. 67–70.
9. Carriere, I., Fourrier-Reglat, A., Dartigues, J.F., Rouaud, O., Pasquier, F., Ritchie, K., Ancelin, M.L., 2009. Drugs with anticholinergic properties, cognitive decline, and dementia in an elderly general population: the 3-city study. Arch Intern Med 169 (14), 1317-1324.
10. Chaumette, B., Masson, M., Barde, M., Gay, O., Gaillard, R., 2018. [Switching from antipsychotics to aripiprazole and risk of agitation]. Encephale 44 (1), 88-90.
11. Chen, A., Park, T.Y., Li, K.J., DeLisi, L.E., 2020. Antipsychotics and the microbiota. Curr Opin Psychiatry 33 (3), 225-230.
12. Covyeou, J.A., Jackson, C.W., 2007. Hyponatremia associated with escitalopram. N Engl J Med 356 (1), 94–95.
13. Cummings, J., Ballard, C., Tariot, P., Owen, R., Foff, E., Youakim, J., Norton, J., Stankovic, S., 2018. Pimavanserin: Potential Treatment For Dementia-Related Psychosis. J Prev Alzheimers Dis 5 (4), 253–258.
14. Cummings, J., Isaacson, S., Mills, R., Williams, H., Chi-Burris, K., Corbett, A., Dhall, R., Ballard, C., 2014. Pimavanserin for patients with Parkinson's disease psychosis: a randomised, placebo-controlled phase 3 trial. Lancet 383 (9916), 533–540.
15. Davies, S.J., Burhan, A.M., Kim, D., Gerretsen, P., Graff Guerrero, A., Woo, V.L., Kumar, S., Colman, S., Pollock, B.G., Mulsant, B.H., Rajji, T.K., 2018. Sequential drug treatment algorithm for agitation and aggression in Alzheimer's and mixed dementia. J Psychopharmacol 32 (5), 509–523.
16. Devanand, D.P., Mintzer, J., Schultz, S.K., Andrews, H.F., Sultzer, D.L., de la Pena, D., Gupta, S., Colon, S., Schimming, C., Pelton, G.H., Levin, B., 2012. Relapse risk after discontinuation of risperidone in Alzheimer's disease. N Engl J Med 367 (16), 1497–1507.
17. Drach, L.M., 2011. Drug treatment of dementia with Lewy bodies and Parkinson's disease dementia–common features and differences]. Med Monatsschr Pharm 34 (2), 47-52 quiz 53-44.

18. Duong, S., Yeung, K.-T., Chang, F., 2015. Intramuscular Olanzapine in the Management of Behavioral and Psychological Symptoms in Hospitalized Older Adults: A Retrospective Descriptive Study. Journal of aging research 2015, 570410-570410.
19. FDA, 2008. Information for Healthcare Professionals: Antipsychotics. Available at: htpp://www.fda.gov/cder/drug/InfoSheets/HCP/antipsychotics_conventional.htm. 2008.
20. FDA, 2017. FDA Drug Safety Communication: Revised recommendations for Celexa (citalopram hydrobromide) related to a potential risk of abnormal heart rhythms with high doses. Food and Drug Administration.
21. Finkel, S.I., Mintzer, J.E., Dysken, M., Krishnan, K.R., Burt, T., McRae, T., 2004. A randomized, placebo-controlled study of the efficacy and safety of sertraline in the treatment of the behavioral manifestations of Alzheimer's disease in outpatients treated with donepezil. Int J Geriatr Psychiatry 19 (1), 9–18.
22. Gerlach, L.B., Kales, H.C., 2018. Managing Behavioral and Psychological Symptoms of Dementia. Psychiatr Clin North Am 41 (1), 127–139.
23. Giakoumatos, C.I., Osser, D., 2019. The Psychopharmacology Algorithm Project at the Harvard South Shore Program: An Update on Unipolar Nonpsychotic Depression. Harv Rev Psychiatry 27 (1), 33–52.
24. Hahn, M.K., Wolever, T.M., Arenovich, T., Teo, C., Giacca, A., Powell, V., Clarke, L., Fletcher, P., Cohn, T., McIntyre, R.S., Gomes, S., Chintoh, A., Remington, G.J., 2013. Acute effects of single-dose olanzapine on metabolic, endocrine, and inflammatory markers in healthy controls. J Clin Psychopharmacol 33 (6), 740–746.
25. Henry, G., Williamson, D., Tampi, R.R., 2011. Efficacy and tolerability of antidepressants in the treatment of behavioral and psychological symptoms of dementia, a literature review of evidence. Am J Alzheimers Dis Other Demen 26 (3), 169–183.
26. Hermida, A.P., Tang, Y.L., Glass, O., Janjua, A.U., McDonald, W.M., 2020. Efficacy and Safety of ECT for Behavioral and Psychological Symptoms of Dementia (BPSD): A Retrospective Chart Review. Am J Geriatr Psychiatry 28 (2), 157–163.
27. Herrmann, N., Ruthirakuhan, M., Gallagher, D., Verhoeff, N., Kiss, A., Black, S.E., Lanctot, K.L., 2019. Randomized Placebo-Controlled Trial of Nabilone for Agitation in Alzheimer's Disease. Am J Geriatr Psychiatry 27 (11), 1161–1173.
28. Hershey, L.A., Coleman-Jackson, R., 2019. Pharmacological Management of Dementia with Lewy Bodies. Drugs Aging 36 (4), 309–319.
29. Jenraumjit, R., Chinwong, S., Chinwong, D., Kanjanarach, T., Kshetradat, T., Wongpakaran, T., Wongpakaran, N., 2020. Anticholinergics and benzodiacepines on cognitive impairment among elderly with Alzheimer's disease: a 1 year follow-up study. BMC Res Notes 13 (1), 4.
30. Jin, B., Liu, H., 2019. Comparative efficacy and safety of therapy for the behavioral and psychological symptoms of dementia: a systemic review and Bayesian network meta- analysis. J Neurol 266 (10), 2363–2375.
31. Kabeshita, Y., Adachi, H., Matsushita, M., Kanemoto, H., Sato, S., Suzuki, Y., Yoshiyama, K., Shimomura, T., Yoshida, T., Shimizu, H., Matsumoto, T., Mori, T., Kashibayashi, T., Tanaka, H., Hatada, Y., Hashimoto, M., Nishio, Y., Komori, K., Tanaka, T., Yokoyama, K., Tanimukai, S., Ikeda, M., Takeda, M., Mori, E., Kudo, T., Kazui, H., 2017. Sleep disturbances are key symptoms of very early stage Alzheimer disease with behavioral and psychological symptoms: a Japan multi-center cross-sectional study (J-BIRD). Int J Geriatr Psychiatry 32 (2), 222–230.
32. Kales, H.C., Gitlin, L.N., Lyketsos, C.G., 2015. Assessment and management of behavioral and psychological symptoms of dementia. Bmj 350, h369.
33. Kales, H.C., Lyketsos, C.G., Miller, E.M., Ballard, C., 2019. Management of behavioral and psychological symptoms in people with Alzheimer's disease: an international Delphi consensus. Int Psychogeriatr 31 (1), 83–90.
34. Kalisch Ellett, L.M., Moffat, A.K., Gadzhanova, S., Pratt, N.L., Apajee, J., Woodward, M., Roughead, E.E., 2019. Reduction in Use of Risperidone for Dementia in Australia Following Changed Guidelines. Pharmacy (Basel) 7 (3).

35. Kirby, D., Harrigan, S., Ames, D., 2002. Hyponatraemia in elderly psychiatric patients treated with Selective Serotonin Reuptake Inhibitors and venlafaxine: a retrospective controlled study in an inpatient unit. Int J Geriatr Psychiatry 17 (3), 231–237.
36. Klein, L.R., Driver, B.E., Miner, J.R., Martel, M.L., Hessel, M., Collins, J.D., Horton, G.B., Fagerstrom, E., Satpathy, R., Cole, J.B., 2018. Intramuscular Midazolam, Olanzapine, Ziprasidone, or Haloperidol for Treating Acute Agitation in the Emergency Department. Ann Emerg Med 72 (4), 374–385.
37. Lanctôt, K.L., Herrmann, N., van Reekum, R., Eryavec, G., Naranjo, C.A., 2002. Gender, aggression and serotonergic function are associated with response to sertraline for behavioral disturbances in Alzheimer's disease. Int J Geriatr Psychiatry 17 (6), 531–541.
38. Lebert, F., Stekke, W., Hasenbroekx, C., Pasquier, F., 2004. Frontotemporal dementia: a randomised, controlled trial with trazodone. Dement Geriatr Cogn Disord 17 (4), 355-359.
39. Lyketsos, C.G., DelCampo, L., Steinberg, M., Miles, Q., Steele, C.D., Munro, C., Baker, A. S., Sheppard, J.M., Frangakis, C., Brandt, J., Rabins, P.V., 2003. Treating depression in Alzheimer disease: efficacy and safety of sertraline therapy, and the benefits of depression reduction: the DIADS. Arch Gen Psychiatry 60 (7), 737–746.
40. Lyketsos, C.G., Steinberg, M., Tschanz, J.T., Norton, M.C., Steffens, D.C., Breitner, J.C., 2000. Mental and behavioral disturbances in dementia: findings from the Cache County Study on Memory in Aging. Am J Psychiatry 157 (5), 708–714.
41. Magai, C., Kennedy, G., Cohen, C.I., Gomberg, D., 2000. A controlled clinical trial of sertraline in the treatment of depression in nursing home patients with late-stage Alzheimer's disease. Am J Geriatr Psychiatry 8 (1), 66–74.
42. Maglione, M., A., R.M., Hu J, W.Z., R., S., PG., S., Roth B, H.L., MJ., S., BA., E., A., M., T., P., 2011. Off-Label Use of Atypical Antipsychotics: An Update. Comparative Effectiveness Review No. 43 (Preparado por el Centro de Prácticas Basadas en la Evidencia del Sur de California bajo el contrato nº HHSA290-2007-10062-1). Rockville, MD: Agency for Healthcare Research and Quality. September 2011. Available at: www. effectivehealthcare.ahrq.gov/reports/final.cfm.
43. Mantovani, C., Labate, C.M., Sponholz, A., Jr., de Azevedo Marques, J.M., Guapo, V.G., de Simone Brito dos Santos, M.E., Pazin-Filho, A., Del-Ben, C.M., 2013. Are low doses of antipsychotics effective in the management of psychomotor agitation? A randomized, rated-blind trial of 4 intramuscular interventions. J Clin Psychopharmacol 33 (3), 306–312.
44. Mathys, M., 2018. Pharmacologic management of behavioral and psychological symptoms of major neurocognitive disorder. Ment Health Clin 8 (6), 284–293.
45. Matthews, K.A., Xu, W., Gaglioti, A.H., Holt, J.B., Croft, J.B., Mack, D., McGuire, L.C., 2019. Racial and ethnic estimates of Alzheimer's disease and related dementias in the United States (2015-2060) in adults aged >/=65 years. Alzheimers Dement 15 (1), 17–24.
46. Maust, D.T., Kim, H.M., Seyfried, L.S., Chiang, C., Kavanagh, J., Schneider, L.S., Kales, H. C., 2015. Antipsychotics, other psychotropics, and the risk of death in patients with dementia: number needed to harm. JAMA Psychiatry 72 (5), 438–445.
47. Maust, D.T., Strominger, J., Bynum, J.P.W., Langa, K.M., Gerlach, L.B., Zivin, K., Marcus, S.C., 2020. Prevalence of Psychotropic and Opioid Prescription Fills Among Community-Dwelling Older Adults With Dementia in the US. Jama 324 (7), 706–708.
48. McDermott, C.L., Gruenewald, D.A., 2019. Pharmacologic Management of Agitation in Patients with Dementia. Curr Geriatr Rep 8 (1), 1-11.
49. Metzger, E., Osser, D., Braun, S., 2013. Preventing overuse of antipsychotic drugs in nursing home care: Safer alternatives. The Independent Drug Information Service and Alosa Foundation, Inc., pp. 1–45
50. Moher, D., Shamseer, L., Clarke, M., Ghersi, D., Liberati, A., Petticrew, M., Shekelle, P., Stewart, L.A., 2015. Preferred reporting items for systematic review and meta- analysis protocols (PRISMA-P) 2015 statement. Syst Rev 4 (1), 1.
51. Nørgaard, A., Jensen-Dahm, C., Gasse, C., Wimberley, T., Hansen, E.S., Waldemar, G., 2020. Association of Benzodiacepines and Antidepressants With 180-Day Mortality Among Patients With Dementia

Receiving Antipsychotic Pharmacotherapy: A Nationwide Registry-Based Study. J Clin Psychiatry 81 (4).

52. Osser, D., Fischer, M., 2013. Management of behavioral and psychological symptoms of dementia: review of current data and best practices for health care providers. The National Resource Center for Academic Detailing. Division of Pharmacoepidemiology and Pharmacoeconomics, Department of Medicine, Brigham and Women's Hospital. Boston MA Copyright Alosa Foundation, Inc 1–49.
53. Passmore, M.J., 2008. The cannabinoid receptor agonist nabilone for the treatment of dementia-related agitation. Int J Geriatr Psychiatry 23 (1), 116–117.
54. Peskind, E.R., 2015. Prazosin Treatment for Disruptive Agitation in Alzheimer's Disease. https://ClinicalTrials.gov/show/NCT01126099.
55. Pollock, B.G., Mulsant, B.H., Rosen, J., Mazumdar, S., Blakesley, R.E., Houck, P.R., Huber, K.A., 2007. A double-blind comparison of citalopram and risperidone for the treatment of behavioral and psychotic symptoms associated with dementia. Am J Geriatr Psychiatry 15 (11), 942–952.
56. Pollock, B.G., Mulsant, B.H., Rosen, J., Sweet, R.A., Mazumdar, S., Bharucha, A., Marin, R., Jacob, N.J., Huber, K.A., Kastango, K.B., Chew, M.L., 2002. Comparison of citalopram, perphenazine, and placebo for the acute treatment of psychosis and behavioral disturbances in hospitalized, demented patients. Am J Psychiatry 159 (3), 460–465.
57. Pollock, B.G., Mulsant, B.H., Sweet, R., Burgio, L.D., Kirshner, M.A., Shuster, K., Rosen, J., 1997. An open pilot study of citalopram for behavioral disturbances of dementia. Plasma levels and real-time observations. Am J Geriatr Psychiatry 5 (1), 70–78.
58. Porsteinsson, A.P., Drye, L.T., Pollock, B.G., Devanand, D.P., Frangakis, C., Ismail, Z., Marano, C., Meinert, C.L., Mintzer, J.E., Munro, C.A., Pelton, G., Rabins, P.V., Rosenberg, P.B., Schneider, L.S., Shade, D.M., Weintraub, D., Yesavage, J., Lyketsos, C.G., 2014. Effect of citalopram on agitation in Alzheimer disease: the CitAD randomized clinical trial. Jama 311 (7), 682–691.
59. Ray, W.A., Chung, C.P., Murray, K.T., Hall, K., Stein, C.M., 2017. High-Dose Citalopram and Escitalopram and the Risk of Out-of-Hospital Death. J Clin Psychiatry 78 (2), 190–195.
60. Reus, V.I., Fochtmann, L.J., Eyler, A.E., Hilty, D.M., Horvitz-Lennon, M., Jibson, M.D., López, O.L., Mahoney, J., Pasic, J., Tan, Z.S., Wills, C.D., Rhoads, R., Yager, J., 2016. The American Psychiatric Association Practice Guideline on the Use of Antipsychotics to Treat Agitation or Psychosis in Patients With Dementia. Am J Psychiatry 173 (5), 543–546.
61. Rothschild, A.J., Winer, J., Flint, A.J., Mulsant, B.H., Whyte, E.M., Heo, M., Fratoni, S., Gabriele, M., Kasapinovic, S., Meyers, B.S., 2008. Missed diagnosis of psychotic depression at 4 academic medical centers. J Clin Psychiatry 69 (8), 1293–1296.
62. Sampson, E.L., White, N., Lord, K., Leurent, B., Vickerstaff, V., Scott, S., Jones, L., 2015. Pain, agitation, and behavioural problems in people with dementia admitted to general hospital wards: a longitudinal cohort study. Dolor 156 (4), 675-683.
63. Scales, K., Zimmerman, S., Miller, S.J., 2018. Evidence-Based Nonpharmacological Practices to Address Behavioral and Psychological Symptoms of Dementia. Gerontologist 58 (suppl_1). S88-s102.
64. Schnaider Beeri, M., Werner, P., Davidson, M., Noy, S., 2002. The cost of behavioral and psychological symptoms of dementia (BPSD) in community dwelling Alzheimer's disease patients. International Journal of Geriatric Psychiatry 17 (5), 403–408.
65. Schneider, L.S., Dagerman, K.S., Insel, P., 2005. Risk of death with atypical antipsychotic drug treatment for dementia: meta-analysis of randomized placebo-controlled trials. Jama 294 (15), 1934–1943.
66. Seitz, D.P., Adunuri, N., Gill, S.S., Gruneir, A., Herrmann, N., Rochon, P., 2011. Antidepressants for agitation and psychosis in dementia. Cochrane Database Syst Rev (2). Cd008191.
67. Shelef, A., Barak, Y., Berger, U., Paleacu, D., Tadger, S., Plopsky, I., Baruch, Y., 2016. Safety and Efficacy of Medical Cannabis Oil for Behavioral and Psychological Symptoms of Dementia: An-Open Label, Add-On, Pilot Study. J Alzheimers Dis 51 (1), 15–19.

68. Suh, G.H., Greenspan, A.J., Choi, S.K., 2006. Comparative efficacy of risperidone versus haloperidol on behavioural and psychological symptoms of dementia. Int J Geriatr Psychiatry 21 (7), 654–660.
69. Sultzer, D.L., Gray, K.F., Gunay, I., Berisford, M.A., Mahler, M.E., 1997. A double-blind comparison of trazodone and haloperidol for treatment of agitation in patients with dementia. Am J Geriatr Psychiatry 5 (1), 60-69.
70. Sultzer, D.L., Gray, K.F., Gunay, I., Wheatley, M.V., Mahler, M.E., 2001. Does behavioral improvement with haloperidol or trazodone treatment depend on psychosis or mood symptoms in patients with dementia? J Am Geriatr Soc 49 (10), 1294–1300.
71. Supasitthumrong, T., Bolea-Alamanac, B.M., Asmer, S., Woo, V.L., Abdool, P.S., Davies, S.J.C., 2019. Gabapentin and pregabalin to treat aggressivity in dementia: a systematic review and illustrative case report. Br J Clin Pharmacol 85 (4), 690–703.
72. Tampi, R.R., Hassell, C., Joshi, P., Tampi, D.J., 2017. Analgesics in the management of behavioral and psychological symptoms of dementia: a perspective review. Drugs Context 6, 212508.
73. Teranishi, M., Kurita, M., Nishino, S., Takeyoshi, K., Numata, Y., Sato, T., Tateno, A., Okubo, Y., 2013. Efficacy and tolerability of risperidone, yokukansan, and fluvoxamine for the treatment of behavioral and psychological symptoms of dementia: a blinded, randomized trial. J Clin Psychopharmacol 33 (5), 600–607.
74. Teri, L., Logsdon, R.G., Peskind, E., Raskind, M., Weiner, M.F., Tractenberg, R.E., Foster, N.L., Schneider, L.S., Sano, M., Whitehouse, P., Tariot, P., Mellow, A.M., Auchus, A.P., Grundman, M., Thomas, R.G., Schafer, K., Thal, L.J., 2000. Treatment of agitation in AD: a randomized, placebo controlled clinical trial. Neurology 55.(9), 1271–1278.
75. Thase, M.E., Larsen, K.G., Reines, E., Kennedy, S.H., 2013. The cardiovascular safety profile of escitalopram. Eur Neuropsychopharmacol 23 (11), 1391–1400.
76. Tible, O.P., Riese, F., Savaskan, E., von Gunten, A., 2017. Best practice in the management of behavioural and psychological symptoms of dementia. Therapeutic advances in neurological disorders 10 (8), 297–309.
77. Timler, A., Bulsara, C., Bulsara, M., Vickery, A., Smith, J., Codde, J., 2020. Use of cannabinoid-based medicine among older residential care recipients diagnosed with dementia: study protocol for a double-blind randomised crossover trial. Trials 21 (1), 188.
78. Ujkaj, M., Davidoff, D.A., Seiner, S.J., Ellison, J.M., Harper, D.G., Forester, B.P., 2012. Safety and efficacy of electroconvulsive therapy for the treatment of agitation and aggression in patients with dementia. Am J Geriatr Psychiatry 20 (1), 61–72.
79. van den Berg, J.F., Kruithof, H.C., Kok, R.M., Verwijk, E., Spaans, H.P., 2018. Electroconvulsive Therapy for Agitation and Aggression in Dementia: A Systematic Review. Am J Geriatr Psychiatry 26 (4), 419–434.
80. van den Elsen, G.A., Tobben, L., Ahmed, A.I., Verkes, R.J., Kramers, C., Marijnissen, R. M., Olde Rikkert, M.G., van der Marck, M.A., 2017. Effects of tetrahydrocannabinol on balance and gait in patients with dementia: A randomised controlled crossover trial. J Psychopharmacol 31 (2), 184–191.
81. Vieweg, W.V., Hasnain, M., Howland, R.H., Hettema, J.M., Kogut, C., Wood, M.A., Pandurangi, A.K., 2012. Citalopram, QTc interval prolongation, and torsade de pointes. How should we apply the recent FDA ruling? Am J Med 125 (9), 859–868.
82. Wang, D., Osser, D.N., 2020. The Psychopharmacology Algorithm Project at the Harvard South Shore Program: An update on bipolar depression. Bipolar Disorders (22), 472–479.
83. Wang, L.Y., Shofer, J.B., Rohde, K., Hart, K.L., Hoff, D.J., McFall, Y.H., Raskind, M.A., Peskind, E.R., 2009. Prazosin for the treatment of behavioral symptoms in patients with Alzheimer disease with agitation and aggression. Am J Geriatr Psychiatry 17 (9), 744–751.
84. Weintraub, D., Drye, L.T., Porsteinsson, A.P., Rosenberg, P.B., Pollock, B.G., Devanand, D.P., Frangakis, C., Ismail, Z., Marano, C., Meinert, C.L., Mintzer, J.E., Munro, C.A., Pelton, G., Rabins, P.V.,

Schneider, L.S., Shade, D.M., Yesavage, J., Lyketsos, C.G., 2015. Time to Response to Citalopram Treatment for Agitation in Alzheimer Disease. Am J Geriatr Psychiatry 23 (11), 1127–1133.
85. Wilson, M.P., MacDonald, K., Vilke, G.M., Feifel, D., 2012. Potential complications of combining intramuscular olanzapine with benzodiacepines in emergency department patients. J Emerg Med 43 (5), 889–896.
86. Woodward, M.C., 2005. Pharmacological treatment of challenging neuropsychiatric symptoms of dementia. Journal of Pharmacy Practice and Research 35 (3), 228-234.
87. Woodward, M.R., Harper, D.G., Stolyar, A., Forester, B.P., Ellison, J.M., 2014. Dronabinol for the treatment of agitation and aggressive behavior in acutely hospitalized severely demented patients with noncognitive behavioral symptoms. Am J Geriatr Psychiatry 22 (4), 415–419.
88. Yunusa, I., Alsumali, A., Garba, A.E., Regestein, Q.R., Eguale, T., 2019. Assessment of Reported Comparative Effectiveness and Safety of Atypical Antipsychotics in the Treatment of Behavioral and Psychological Symptoms of Dementia: A Network Meta-analysis. JAMA Netw Open 2 (3), e190828.
89. Zimmerman, S., Sloane, P.D., Ward, K., Beeber, A., Reed, D., Lathren, C., Matchar, B., Gwyther, L., 2018. Helping Dementia Caregivers Manage Medical Problems: Benefits of an Educational Resource. Am J Alzheimers Dis Other Demen 33 (3), 176–183.
90. Zivin, K., Pfeiffer, P.N., Bohnert, A.S., Ganoczy, D., Blow, F.C., Nallamothu, B.K., Kales, H.C., 2013. Evaluation of the FDA warning against prescribing citalopram at doses exceeding 40 mg. Am J Psychiatry 170 (6), 642–650.

ACTUALIZACIÓN

ALGORITMO DEL MANEJO DE LOS SÍNTOMAS CONDUCTUALES Y PSICOLÓGICOS DE LA DEMENCIA (SCPD)

David N. Osser, MD

Desde la publicación de nuestro algoritmo de síntomas conductuales y psicológicos de la demencia (SCPD) en el 2021, la secuencia propuesta de ensayos de medicación parece seguir siendo viable. Han aparecido algunos estudios nuevos que sustentan el uso de algunos de los tratamientos recomendados, y se han publicado otros que sugieren que los medicamentos que no recomendamos deberían evitarse.

Un estudio observacional de base poblacional constató más riesgos derivados del uso de antipsicóticos de los que creíamos, y es necesario tener en cuenta estos resultados adversos adicionales antes de prescribirlos.[1] Además de los accidentes cerebrovasculares y la muerte, se observó una asociación con mayores riesgos de infarto de miocardio, insuficiencia cardiaca, fractura, neumonía e insuficiencia renal aguda, y los mayores riesgos se produjeron poco después del inicio del tratamiento. Seguimos recomendando estos fármacos solo después de que hayan fracasado otras estrategias razonables de tratamiento.

Ahora hay un medicamento aprobado por la Food and Drug Administration (FDA) para la agitación (pero no para los síntomas psicóticos) asociada a la demencia debida a la enfermedad de Alzheimer: el brexpiprazol, que fue aprobado en el 2023. Fue más eficaz que el placebo en dos ensayos de 12 semanas.[2] La mejoría se consideró «modesta... puede ser clínicamente significativa» (*Medical Letter on Drugs and Therapeutics*, 26 de junio, 2023;65:99). Es el primer medicamento que recibe tal aprobación en los Estados Unidos. Sin embargo, el brexpiprazol es muy similar al aripiprazol, un producto genérico que recomendamos en varios puntos del algoritmo y que se utiliza desde hace mucho tiempo. Está aprobado en Canadá con esta indicación. No se han realizado comparaciones del brexpiprazol con el aripiprazol o cualquier otro antipsicótico para este uso. Por lo tanto, seguimos prefiriendo el aripiprazol cuando se recomienda en el algoritmo y no recomendamos el brexpiprazol en este momento dado su costo actual de $1419 dólares para un suministro de 30 días.

El litio es una nueva adición a la lista de tratamientos posiblemente eficaces.

Síntomas conductuales y psicológicos urgentes en la demencia. Nodo 4: Considerar la terapia electroconvulsiva

Se publicó un informe retrospectivo de una serie de casos de terapia electroconvulsiva (TEC) unilateral derecha ultracorta para los síntomas neuropsiquiátricos en 7 pacientes con demencia con cuerpos de Lewy, que resultó ser segura y eficaz.[3] Hay pocas evidencias de alto nivel sobre la mejor forma de tratar a este subgrupo de pacientes con demencia. Con mucha frecuencia presentan síntomas parkinsonianos y parecen ser muy sensibles a los efectos adversos parkinsonianos de los antipsicóticos. Los resultados de este estudio se suman a una pequeña cantidad de pruebas anteriores de que la TEC podría ser útil si los tratamientos convencionales no resultan viables.

Síntomas conductuales y psicológicos no urgentes en la demencia. Nodo 3: Considerar el donepezilo y la memantina

Las pruebas de que estos medicamentos pueden ser útiles para el tratamiento agudo de los SCPD resultaron ser débiles pero suficientes para recomendarlos al principio de este algoritmo. Un nuevo estudio añade confianza a esta recomendación. En un ensayo prospectivo y aleatorizado realizado en 85 individuos con enfermedad de Alzheimer moderada y SCPD significativos, las puntuaciones del *Neuropsychiatric Inventory* (NPI) mejoraron significativamente ($P < 0.0001$) tanto con el donepezilo como con la memantina en casi todos los dominios.[4]

Síntomas conductuales y psicológicos no urgentes en la demencia. Nodo 4: Probar un inhibidor selectivo de la recaptación de serotonina

En este nodo consideramos varios antidepresivos y su evidencia de utilidad ante la presentación de los SCPD. No mencionamos la mirtazapina, aunque parece ser de uso frecuente. Se ha publicado un estudio sobre este fármaco para tratar la agitación en la demencia (el ensayo SYMBAD), que no encontró eficacia para la mirtazapina en comparación con el placebo, y la mortalidad fue mayor con este medicamento.[5]

Seguimos favoreciendo la sertralina y el escitalopram. Nos preocupaba que la paroxetina, como potente inhibidor del CYP 2D6 que es, tuviera más probabilidades de producir interacciones farmacológicas. Sin embargo, hubo un nuevo informe de casos interesante que describía una buena respuesta a la paroxetina con desinhibición sexual inapropiada en un paciente con demencia.[6]

Existe la inquietud de que los inhibidores selectivos de la recaptación de serotonina (ISRS) puedan aumentar los riesgos de hemorragia asociados a la nueva generación de fármacos antiamiloides recientemente aprobados (pero hasta la fecha todavía poco utilizados) para tratar el deterioro cognitivo de la enfermedad de Alzheimer. Es posible que el riesgo de hemorragias cerebrales, que puede ser del 17% o más con estos fármacos, aumente aún más debido al efecto anticoagulante de los ISRS.[7]

Medicamentos dignos de mención y que requieren más estudio

En esta sección al final del documento se habla del tetrahidrocanabinol, que ha sido objeto de algunos estudios. Una revisión de los productos relacionados con el cannabis examinó con más detalle sus pruebas en los SCPD y aún así consideró «prematuro» extraer conclusiones sobre su valor.[8]

También se mencionó la pimavanserina, y aunque un estudio de fase 2 mencionado en el documento la encontró útil para los síntomas de agitación, el interés principal era ver si podía ser de utilidad para la psicosis en la enfermedad de Alzheimer. Tiene una indicación de la FDA para la psicosis en caso de enfermedad de Parkinson. El estudio sobre el Alzheimer se completó y mostró una posible eficacia,[9] pero en una controvertida decisión la FDA no aprobó el producto para la psicosis relacionada con la demencia.

El litio ha sido objeto de un ensayo doble ciego, aleatorizado y controlado con placebo para los síntomas conductuales de la enfermedad de Alzheimer: el ensayo Lit-AD.[10] Cuatro centros reclutaron a 77 pacientes y los trataron con una dosis baja (150-600 mg) de carbonato de litio de liberación inmediata o placebo durante 12 semanas. El criterio principal de valoración fue el cambio en las calificaciones de agitación/agresión del NPI. El 75% de los sujetos completaron el estudio. Dado el *N* pequeño, la diferencia en el porcentaje de respondedores (32% frente al 18% con placebo) no fue significativa, pero parece una tendencia significativa. Algunos criterios de valoración secundarios (p. ej., las puntuaciones de manía) favorecieron al litio, y no hubo diferencias con respecto al placebo en los parámetros de seguridad.

REFERENCIAS

1. Mok PLH, Carr MJ, Guthrie B, et al. Multiple adverse outcomes associated with antipsychotic use in people with dementia: population based matched cohort study. *BMJ*. 2024;385:e076268.
2. Grossberg GT, Kohegyi E, Mergel V, et al. Efficacy and safety of brexpiprazole for the treatment of agitation in Alzheimer's dementia: two 12-week, randomized, double-blind, placebo-controlled trials. *Am J Geriatr Psychiatry*. 2020;28:383-400.
3. Hermida AP, Sterina E, Schwab PP, et al. Ultrabrief right unilateral electroconvulsive therapy for the treatment of the neuropsychiatric symptoms of dementia with Lewy bodies. *J ECT*. 2022;38:39-44.
4. Bago Rozankovic P, Rozankovic M, Badzak J, Stojic M, Susak Sporis I. Impact of donepezil and memantine on behavioral and psychological symptoms of Alzheimer disease: six-month open-label study. *Cogn Behav Neurol*. 2021;34:288-294.
5. Banerjee S, High J, Stirling S, et al. Study of mirtazapine for agitated behaviours in dementia (SYMBAD): a randomised, double-blind, placebo-controlled trial. *Lancet*. 2021;398:1487-1497.
6. Nagai Y, Shibata N. Successful treatment of inappropriate sexual behavior and disinhibition in dementia with paroxetine. *J Clin Psychopharmacol*. 2023;43:78-79.
7. Pozuelo Moyano B, Salvioni P, Zullo L, et al. Antidepressants and the risk of bleeding in the era of anti-amyloid drugs. *Alzheimers Dement*. 2023;19:5847-5848.
8. Solomon HV, Greenstein AP, DeLisi LE. Cannabis use in older adults: a perspective. *Harv Rev Psychiatry*. 2021;29:225-233.
9. Tariot PN, Cummings JL, Soto-Martin ME, et al. Trial of pimavanserin in dementia-related psychosis. *N Engl J Med*. 2021;385:309-319.
10. Devanand DP, Crocco E, Forester BP, et al. Low dose lithium treatment of behavioral complications in Alzheimer's disease: lit-AD randomized clinical trial. *Am J Geriatr Psychiatry*. 2022;30:32-42.

Proyecto de algoritmos en psicofarmacología del programa de Harvard South Shore: Algoritmo para los síntomas principales del trastorno del espectro autista en los adultos

Shivaun Gannon[a] y David N. Osser[b,*1]

Resumen

El trastorno del espectro autista (TEA) se caracteriza por el deterioro de la comunicación social, la restricción de comportamientos y los intereses repetitivos. No existen medicamentos aprobados por la FDA para estos síntomas principales y los datos sobre el tratamiento farmacológico del TEA en los adultos son limitados. En este trabajo se revisó la bibliografía en un intento por desarrollar un algoritmo para el tratamiento farmacológico de los síntomas centrales del TEA en los adultos. La búsqueda bibliográfica se realizó en PubMed. Fue muy difícil producir un algoritmo plausible a partir de estos datos. No se incluyen en esta revisión las estrategias conductuales, que son de primera línea. Para los casos en los que se considere la medicación para el tratamiento de los síntomas principales del TEA en los adultos, los autores sugieren empezar con fluvoxamina como primera línea, con la posible consideración de un segundo ensayo con un inhibidor selectivo de la recaptación de serotonina si no hay respuesta o si esta es inadecuada. El siguiente paso, en caso de irritabilidad concomitante, es considerar un antipsicótico de segunda generación. Si no hay irritabilidad asociada, en el último paso del algoritmo tentativo hay posibles fármacos potenciadores: propranolol, memantina, D-cicloserina y oxitocina. El tratamiento de los síntomas del TEA requiere un abordaje terapéutico integral y la planificación del tratamiento debe ser individualizada. No siempre se desea el tratamiento de los síntomas básicos del TEA. Se necesitan más estudios para desarrollar un sustento en la evidencia más sólido que respalde el tratamiento farmacológico de los síntomas principales.

1. INTRODUCCIÓN

El trastorno del espectro autista (TEA) es una alteración compleja del neurodesarrollo caracterizada por déficits persistentes en la comunicación e interacción social, así como por intereses y comportamientos restringidos y repetitivos (APA, 2013). La prevalencia estimada del TEA infantil en los Estados Unidos es de 1 de cada 59 (Baio y cols., 2018). La investigación se ha centrado en los niños, pero el TEA se reconoce como un trastorno que dura toda la vida (Howes y cols., 2018). Se aprecia una falta de servicios sanitarios para los adultos (Murphy y cols., 2016).

---

[a]*Departmento de Psiquiatría y Ciencias del Comportamiento, Facultad de Medicina de la Universidad de Washington, 4800 Sand Point Way NE, Seattle, WA, 98105, Estados Unidos*
[b]*Departmento de Psiquiatría, Facultad de Medicina de Harvard en la división de Brockton del Sistema Sanitario VA de Boston, 940 Belmont Street, Brockton, MA, 02301, Estados Unidos*
*Autor para correspondencia:
Correo electrónico: david.osser@va.gov (D.N. Osser).
https://doi.org/10.1016/j.psychres.2020.112900
Recibido el 6 de diciembre del 2019; recibido en forma revisada el 26 de febrero del 2020; aceptado el 26 de febrero del 2020
Disponible en línea el 27 de febrero del 2020

El deterioro funcional en el TEA es variable y no todos los individuos desean el tratamiento de los síntomas principales (Howes y cols., 2018). Las personas con TEA que tienen mayores capacidades lingüísticas e intelectuales tienen más probabilidades de vivir y trabajar de forma independiente. Sin embargo, incluso estos individuos siguen siendo propensos a la ansiedad y la depresión, y se informa que muchos adultos padecen el estrés de enmascarar sus déficits sociales (APA, 2013).

Se requiere una evaluación exhaustiva de todos los individuos con TEA, ya que algunos comportamientos como la agresividad pueden ser el resultado de comorbilidades no detectadas, sean físicas o psiquiátricas (Calles, 2019). Los individuos con TEA tienen una alta prevalencia de trastornos del estado de ánimo, de ansiedad, obsesivo-compulsivo y trastorno por déficit de atención e hiperactividad (TDAH). Es una práctica frecuente recurrir a los fármacos para tratar las comorbilidades psiquiátricas y los comportamientos problemáticos (Taylor y cols., 2018).

La risperidona y el aripiprazol están aprobados por la Food and Drug Administration (FDA) de los Estados Unidos para el tratamiento de la irritabilidad asociada al TEA en los niños y adolescentes. No existen medicamentos aprobados por la FDA para los síntomas principales del TEA. Los síntomas centrales son déficits en la comunicación social (DCS) y la interacción social persistentes, y patrones de intereses, actividades o comportamientos repetitivos restringidos (CRR).

El dominio de los DCS incluye deficiencias en cuanto a reciprocidad socioemocional, conductas comunicativas no verbales y desarrollo, mantenimiento y comprensión de las relaciones. El dominio de los CRR se manifiesta por al menos dos de los siguientes criterios: movimientos motores, uso de objetos o habla estereotipados o repetitivos; insistencia en la uniformidad, adherencia inflexible a rutinas o comportamientos ritualizados; intereses altamente restringidos y fijados que son anómalos en intensidad o foco; y una hiper- o hiporreactividad a los estímulos sensoriales o un interés inusual en aspectos sensoriales del entorno (APA, 2013).

Existen pocos datos sobre el tratamiento farmacológico del TEA, especialmente en los adultos. A pesar de la falta de datos, es más probable que se prescriban medicamentos psicotrópicos a las personas con TEA en comparación con la población general. Los pacientes con TEA también tienen más probabilidades de seguir tomando medicación psicotrópica que aquellos sin TEA (Murphy y cols., 2016).

Las directrices de la British Association for Psychopharmacology (BAP) y del National Institute of Health and Care Excellence (NICE) desaconsejan el uso rutinario de cualquier medicación para los síntomas centrales (Howes y cols., 2018; NICE, 2012 [última actualización 2016]). Las principales recomendaciones para gestionar los síntomas principales no son farmacológicas e incluyen intervenciones conductuales y abordajes psicológicos específicos para ciertas dificultades concretas, por ejemplo, con las habilidades sociales (Alateeqi y Janjua, 2019).

Algunos estudios individuales han demostrado que los antidepresivos, los antipsicóticos, la oxitocina y los fármacos glutamatérgicos y de otro tipo pueden ser prometedores durante el tratamiento de los síntomas centrales del TEA en los adultos. Los autores revisaron la bibliografía para desarrollar un algoritmo para el tratamiento farmacológico de los síntomas centrales del TEA en los adultos para el Proyecto de algoritmos en psicofarmacología del programa de especialización en Psiquiatría de Harvard South Shore (PAPHSS). Se puede acceder a diez de estos algoritmos de tratamiento derivados de la evidencia a través del sitio web www.psychopharm.mobi.

Según los datos disponibles, el tratamiento farmacológico no debe ser de primera línea ni utilizarse para el tratamiento rutinario de los síntomas centrales del TEA en los adultos. La intención de esta revisión es presentar una secuencia razonable de ensayos de medicación para los casos en los que los prescriptores y los pacientes eligen los fármacos como parte del plan de tratamiento.

2. MÉTODOS

Los autores realizaron una revisión bibliográfica en la base de datos PubMed en noviembre del 2018 utilizando los siguientes términos de búsqueda: (Terapia/Amplia [filtro]) **y** (autismo y medicación y adulto). Esta estrategia de búsqueda arrojó 134 resultados. A continuación, se llevó a cabo una segunda búsqueda en PubMed empleando los siguientes términos de búsqueda: ((Terapia/Amplia[filtro] **o** «farmacoterapia*»[subtítulo] **o** medicati*[ti]) **y** (autismo **o** autista) **y** (adulto*[tiab] **o** «mediana edad» **o** anciano[MH] **o** «adulto joven» **o** anciano[tiab])) **no niño***[TIAB]. Esta estrategia de búsqueda arrojó 297 resultados y se amplió usando las referencias de los artículos. Solo se revisaron artículos en lengua inglesa y centrados en adultos o adolescentes mayores y adultos con TEA.

Fue muy difícil para los autores producir un algoritmo plausible y justificable a partir de estos estudios. El primer paso consistió en identificar artículos que fueran ensayos clínicos (controlados o no controlados) de medicamentos para los síntomas principales del TEA (CRR y DCS) en adultos. No se incluyeron los estudios que se centraban claramente en síntomas asociados como la falta de atención y la hiperactividad, la ansiedad, la irritabilidad, la depresión, la manía o el insomnio. En estos estudios se examinaron las pruebas de la eficacia de la medicación, así como su tolerabilidad y seguridad. A continuación, los dos autores idearon y llegaron a un acuerdo sobre una depuración basada en la opinión de este conjunto de evidencias y redactaron un documento de algoritmos en el que mostraban cómo podrían secuenciarse mejor los medicamentos, citando y explicando las pruebas que apoyaban estas secuencias. El proceso de revisión por pares que sigue a la presentación inicial de este algoritmo (y de todos los demás algoritmos del PAPHSS) concede validación a estos razonamientos (Beaulieu y cols., 2019; Giakoumatos y Osser, 2019; Wang y Osser, 2019). Si los revisores presentan diferencias de opinión sobre la mejor interpretación de las pruebas, los autores llegan a un consenso con los revisores o complementan sus razonamientos para reforzar su punto de vista.

3. RESULTADOS

3.1. Diagrama de flujo del algoritmo

Los autores desarrollaron un algoritmo sencillo y provisional que aparece en la figura 14-1. Cada «nodo» representa un escenario clínico en el que se puede elegir un tratamiento.

Este algoritmo se aplica a los adultos diagnosticados de TEA según los criterios del *Manual diagnóstico y estadístico de los trastornos mentales*, 5.ª edición (DSM-5®). La mayoría de las pruebas proceden de estudios de personas con un diagnóstico basado en criterios anteriores del DSM, como el diagnóstico DSM-IV de un trastorno generalizado del desarrollo (TGD): trastorno autista, trastorno de Asperger o trastorno del desarrollo generalizado sin especificar (TGD-SE). Según el DSM-5®, estos pacientes con uno de los diagnósticos del DSM-IV mencionados deberían recibir un diagnóstico de TEA. Por lo tanto, los datos de estos estudios siguen siendo relevantes para el desarrollo de un algoritmo para la prescripción en el TEA.

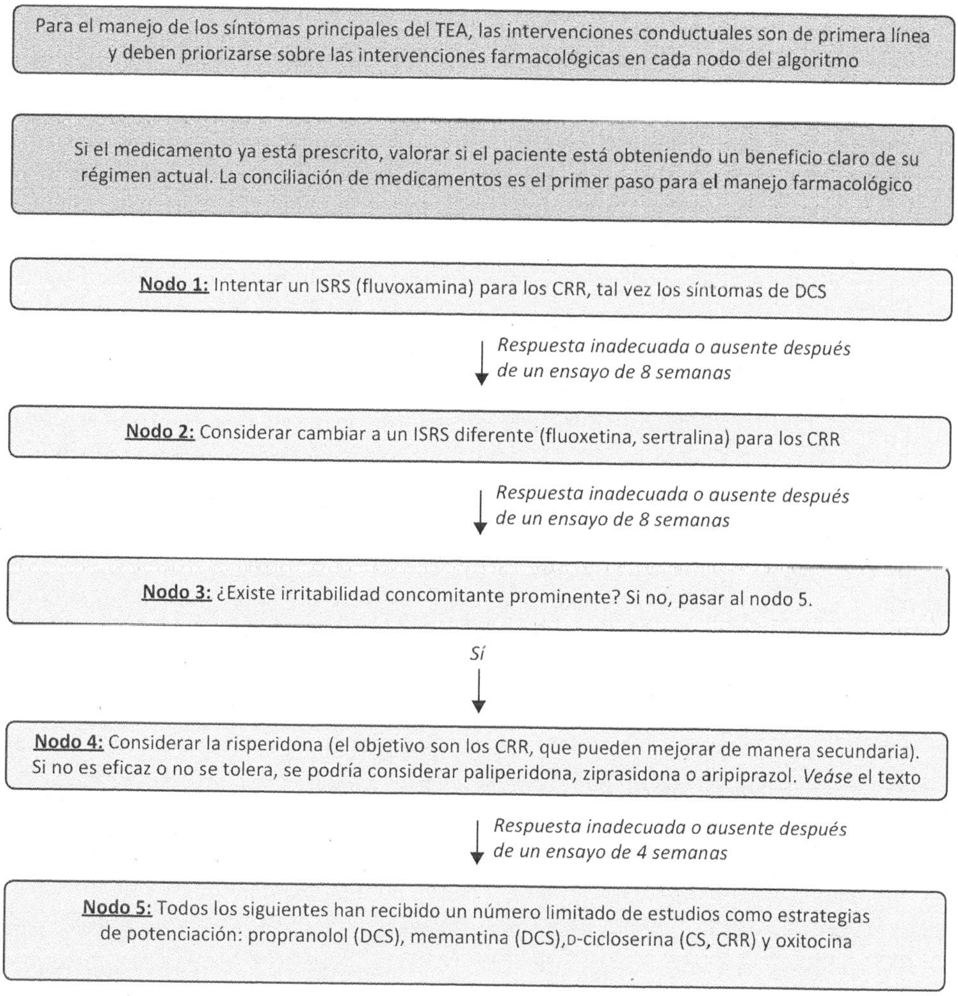

Figura 14-1. Diagrama de flujo de un algoritmo de psicofármacos para tratar los síntomas principales del trastorno del espectro autista (TEA). ASG: antipsicótico de segunda generación; CRR: comportamientos repetitivos restringidos; DCS: déficits de comunicación social; ISRS: inhibidor selectivo de la recaptación de serotonina.

Este algoritmo provisional se desarrolló para los casos en los que los prescriptores y los pacientes eligen el tratamiento farmacológico como parte del plan terapéutico para la gestión de los síntomas principales del TEA. Debido a la escasez de datos, el tratamiento farmacológico no debe utilizarse de forma rutinaria. El objetivo aquí es proporcionar una guía para los médicos que tratan a adultos que experimentan un deterioro relacionado con los síntomas principales del TEA y a los que no se les prescriben actualmente otros psicotrópicos.

Entre paréntesis () se encuentran los dominios de síntomas principales (DCS o CRR) que han mostrado mejoría en los estudios. No se incluyen en la figura los síntomas asociados, como la ansiedad o la irritabilidad, ni las comorbilidades como la depresión, el TDAH y los trastornos de ansiedad. Esta es una limitación importante de este algoritmo provisional. Consulte el documento para obtener más detalles sobre la mejora específica de los síntomas en cada nodo.

A continuación se presentan las revisiones de la evidencia y los razonamientos que respaldan cada nodo de tratamiento, e incluyen las pruebas de eficacia sobre síntomas centrales específicos.

En los casos en los que existan comorbilidades médicas o neurológicas significativas, el tratamiento debe coordinarse con los demás especialistas implicados en el cuidado de la persona.

3.1.1. Nodo 1: Probar un ISRS (fluvoxamina)

En un ensayo doble ciego controlado con placebo de 12 semanas de duración con fluvoxamina en 30 adultos con trastorno autista, el grupo de fluvoxamina tuvo una reducción significativa de los CRR y mejoró el uso del lenguaje, una área de los DCS (McDougle y cols., 1996). Antes de comenzar este ensayo, los individuos estuvieron libres de medicación psicotrópica durante al menos 6 semanas. La dosis promedio diaria en el grupo de fluvoxamina fue de 277 mg/día.

Los CRR se calificaron utilizando una versión modificada de la herramienta *Yale-Brown Obsessive-Compulsive Scale* (YBOCS). Hubo una reducción de 8 puntos en la puntuación total de la YBOCS, una reducción del 36% desde el inicio. Con base en las valoraciones de la *Clinical Global Impression scale of Improvement* (CGI-I), el 53% de los sujetos que recibieron fluvoxamina respondieron frente a ninguno de los que recibió placebo, lo que arrojó un número necesario a tratar (NNT) de 1.9.

A las 12 semanas, no había una meseta evidente en la CGI-I ni en la puntuación total de la YBOCS.

También se observó cierta mejoría en los síntomas conductuales del autismo medidos con la puntuación global de la *Ritvo-Freeman Real Life Rating Scale*. Las subescalas 1 a 4 no presentaron interacciones significativamente diferentes entre fármaco y tiempo, pero hubo una mejoría estadísticamente significativa en la subescala 5: uso del lenguaje. Sin embargo, es notable que se produjera una meseta después de la octava semana. Es posible que esta mejora haya sido secundaria a una reducción de los comportamientos repetitivos, incluidas las verbalizaciones repetitivas. Aunque no son rasgos centrales del TEA, también se produjo una disminución de los síntomas de inadaptación y agresividad, medidos por las subescalas de comportamiento inadaptado (partes 1 y 2) de la *Vineland Adaptive Behavior Scale* (VABS) y la *Brown Aggression Scale* (BAS), respectivamente.

La fluvoxamina fue bien tolerada. La náusea y la sedación fueron efectos secundarios notificados tanto en el grupo de la fluvoxamina como en el de placebo, y estos efectos secundarios se resolvieron.

Cabe destacar que, a pesar de tratarse de un estudio pequeño, la fluvoxamina fue estadística y clínicamente significativa. Este fármaco parece tener los datos más impresionantes entre los inhibidores selectivos de la recaptación de serotonina (ISRS) según el NNT en la CGI-I y un posible impacto en ambos dominios de los síntomas principales, por lo que es una primera opción razonable.

Se debe mencionar también el informe de un caso de una mujer de 20 años con autismo tratada con fluvoxamina a una dosis de 100 mg diarios. Experimentó una reducción de los CRR y una mejoría de la comunicación verbal (Harvey y Cooray, 1995).

Considere interrumpir la fluvoxamina si no hay mejoría sintomática tras 8 semanas de tratamiento. Hubo una mejora significativa en la CGI-I a partir de la semana 4, y en la YBOCS a partir de la semana 8. Si hay una respuesta parcial que no es satisfactoria pero que no parece haberse estabilizado a las 8 semanas, considere continuar con la fluvoxamina durante 4 semanas más, o hasta que la respuesta se estabilice. Este es el principio general que debe aplicarse en este algoritmo ante una respuesta parcial: mientras los individuos sigan mejorando, considere la posibilidad de continuar con la medicación hasta que la respuesta se estabilice. No hay datos más allá de las 12 semanas.

3.1.2. Nodo 2: Considerar un cambio a un ISRS diferente (fluoxetina, sertralina)

No existen evidencias sólidas que sugieran que cuando estos síntomas centrales no responden a un ISRS, un ensayo terapéutico con un ISRS diferente pueda producir una mejor respuesta. La fluoxetina y la sertralina tienen algunas pruebas de eficacia para los síntomas de CRR en los adultos con TEA, pero los estudios no demostraron eficacia para los DCS. Por lo tanto, si los CRR respondieron a la fluvoxamina pero hay síntomas residuales de DCS, omita el nodo 2 y considere el nodo 3.

En un ensayo doble ciego controlado con placebo de 12 semanas de duración con fluoxetina en 37 adultos con TEA, el grupo del fármaco presentó una reducción significativa de los CRR. La dosis promedio diaria en el grupo de la fluoxetina fue de 65 mg/día (Hollander y cols., 2012). Los CRR se calificaron utilizando la subescala de compulsión de la YBOCS. Esta fue el criterio principal de valoración. También se usó la CGI-I para medir la mejoría en los CRR, así como la mejora global. Se produjo una reducción de 3.7 puntos en la subescala de compulsión de la YBOCS a lo largo de 12 semanas, en comparación con una reducción de 0.77 puntos con el placebo ($p = 0.005$, tamaño del efecto según la d de Cohen = 0.53).

Las calificaciones de la CGI-I de los CRR fueron realizadas por los médicos tratantes y por calificadores independientes. Los médicos consideraron que el 50% de las personas que tomaron fluoxetina habían respondido, frente al 8% que tomaron placebo, lo que supone un NNT de 2.4. Las valoraciones de los evaluadores independientes mostraron una mejoría en el 40% del grupo de fluoxetina frente al 15% en el de placebo, lo que no fue estadísticamente significativo.

Con base en las calificaciones de la CGI-I de mejoría global por parte de los médicos, el 35% de los individuos con fluoxetina respondieron frente a ninguno con placebo, lo que supone un NNT de 2.9. Los resultados de los evaluadores independientes fueron similares, ya que respondieron el 30% de los que tomaron fluoxetina y ninguno de los que tomaron placebo, lo que supone un NNT de 3.3.

Los efectos secundarios de la fluoxetina notificados con mayor frecuencia fueron insomnio, dolor de cabeza, sequedad de boca y pesadillas o sueños vívidos.

Aunque no era un criterio principal, no hubo una reducción estadísticamente significativa de la irritabilidad medida con la *Aberrant Behavior Checklist* (ABC). La ABC se ha utilizado como un método de medición de los efectos del tratamiento en los individuos con TEA evaluado por los informantes. En este estudio no se utilizó la *Ritvo-Freeman Real Life Rating Scale* ni se valoraron los DCS.

En un ensayo cruzado controlado con placebo de 16 semanas de fluoxetina en seis adultos con autismo o Asperger, se produjo una reducción significativa en la subescala de obsesiones de la YBOCS con la fluoxetina (Buchsbaum y cols., 2001). No hubo diferencias significativas en la subescala de compulsiones del mismo instrumento. Los participantes estuvieron libres de medicación durante al menos 2 semanas antes de comenzar el ensayo, y antes del lavado ninguno tomaba fluoxetina, un antipsicótico o un inhibidor de la monoamino-oxidasa (IMAO). La fluoxetina se ajustó hasta una dosis máxima de 40 mg/día. No se midieron los DCS. Cabe destacar que también se produjo una mejoría significativa en la escala de ansiedad de Hamilton.

Las pruebas con sertralina se limitan a ensayos abiertos. Sin embargo, dados los beneficios mínimos o casi inexistentes del placebo para estos síntomas en los ensayos comentados anteriormente, los datos abiertos pueden ser más útiles que en otros diagnósticos. En un estudio abierto de 12 semanas de sertralina en 42 adultos con trastorno autista, trastorno de Asperger o TGD-SE, se produjo una reducción significativa de los CRR (McDougle y cols., 1998a). Antes de comenzar el ensayo, los individuos estuvieron libres de medicación psicotrópica durante al menos 4 semanas. El hidrato de cloral podía utilizarse como medicación en caso necesario para la agitación. La dosis promedio diaria de sertralina fue de 122 mg/día. En este estudio se observó una mejoría significativa en los individuos diagnosticados de trastorno autista y TGD-SE, en comparación con los individuos con Asperger. Según la CGI-I, el 57% de los individuos respondieron al tratamiento. Hubo una mejora significativa en la puntuación total de la YBOCS y en la subescala de compulsión. No hubo cambios significativos en los DCS, medidos con las subescalas 2 (relación social con otras personas) o 5 (lenguaje) de la *Ritvo-Freeman Real Life Rating Scale.*

Hubo una mejoría significativa de la agresividad, medida con el *Self-Injurious Behavior Questionnaire* (SIB-Q), y de las conductas inadaptadas, medidas con las subescalas de conducta inadaptada de la VABS (partes 1 y 2). Tres individuos abandonaron el estudio por ansiedad/agitación y uno por un episodio sincopal de causa desconocida. Entre los efectos secundarios comunicados por las personas que completaron el estudio se incluyen anorexia, dolor de cabeza, acúfenos, alopecia, aumento de peso y ansiedad/agitación.

Así, la sertralina parece una alternativa razonable a la fluoxetina aunque no existan estudios controlados con placebo, y podría seleccionarse para el segundo ensayo terapéutico si los efectos secundarios parecen más favorables para un paciente concreto.

La clomipramina también ha demostrado en un ensayo abierto y en informes de casos reducir los CRR y mejorar los DCS (Brodkin et al., 1997; McDougle et al., 1992). Sin embargo, tiene más efectos secundarios que los tres ISRS comentados y no ha demostrado ser más eficaz que los ISRS en otros trastornos como el obsesivo-compulsivo (Fineberg y Gale, 2005).

3.1.3. Nodo 3: ¿Existe una irritabilidad concomitante prominente?

Tras uno o dos ensayos con ISRS que no han demostrado ser útiles para los síntomas centrales del TEA (DCS o CRR), el siguiente paso en este algoritmo de psicofármacos puede depender de si existe irritabilidad asociada. Aunque no es un síntoma central del TEA, la irritabilidad en los niños y adolescentes con TEA responde, como ya se ha señalado, a ciertos antipsicóticos de segunda generación (ASG), en concreto la risperidona y el aripiprazol. Algunas pruebas limitadas en adultos, que se discutirán, han encontrado beneficios similares sobre la irritabilidad y, quizá de forma secundaria, también mejoraron los síntomas centrales en algunos de estos estudios. Por lo tanto, se puede considerar el uso de ASG en el siguiente ensayo terapéutico en caso de irritabilidad, aunque existen otras opciones. Si no hay irritabilidad asociada, no está nada claro que los ASG sean eficaces para los síntomas centrales y, por lo tanto, se preferirían las otras opciones con alguna evidencia de utilidad para los síntomas centrales del TEA. Si este es el caso, pase al nodo 5.

Los ASG tienen efectos secundarios considerables en los adultos, al igual que en los jóvenes, y no serían de primera línea para los síntomas centrales, y su uso de tercera línea, como se considerará aquí, solo aplicaría teniendo muy en cuenta estos efectos adversos. Una vez más, las estrategias conductuales son de primera línea para el tratamiento de los síntomas básicos del TEA y en cada nodo del tratamiento deben priorizarse sobre el tratamiento farmacológico.

3.1.4. Nodo 4: En individuos con irritabilidad asociada, considerar la risperidona

Volviendo a las pruebas sobre los ASG, se llevó a cabo un ensayo terapéutico doble ciego controlado con placebo de 12 semanas de duración con risperidona en 31 adultos con trastorno autista o TGD-SE en el que el grupo de risperidona tuvo una reducción significativa de los CRR según una versión modificada de la YBOCS (McDougle y cols., 1998b). Antes de comenzar el ensayo, los individuos estuvieron libres de medicación psicotrópica durante al menos 4 semanas. El hidrato de cloral podía utilizarse como fármaco para la agitación en caso necesario. La dosis promedio diaria de risperidona fue de 3 mg/día.

Se produjo una mejoría significativa de los síntomas conductuales generales del autismo según la puntuación global de la escala Ritvo-Freeman. El tratamiento con risperidona, sin embargo, no mostró una mejora estadísticamente significativa en las subescalas 2 (relación social con otras personas) o 5 (lenguaje). No obstante, en el caso de muchos individuos de este estudio, la impresión de los familiares y los médicos era que se observaba una reducción de la ansiedad asociada a la interacción social.

Con base en la CGI-I, el 57% de los individuos respondieron a la risperidona y ninguno al placebo, lo que supuso un NNT de 1.8. La falta de efecto placebo vuelve a ser notable en este caso. Los individuos que recibieron placebo durante la fase doble ciego pasaron posteriormente a un ensayo abierto de 12 semanas de risperidona, y el 60% respondió al tratamiento. También se produjo una reducción significativa del comportamiento agresivo, valorado mediante el SIB-Q, y reducciones significativas de la irritabilidad y la ansiedad o el nerviosismo.

La sedación transitoria leve fue el efecto adverso más frecuente de la risperidona; otros efectos secundarios registrados en este estudio incluyeron sequedad de boca, molestias gastrointestinales, agitación, aumento de peso y enuresis. En un individuo se observó sialorrea y marcha anómala.

Hubo una mejoría significativa en la CGI-I y la YBOCS a partir de la semana 4. Considere la posibilidad de interrumpir la risperidona si no hay disminución de los síntomas tras 4 semanas de tratamiento.

Si la risperidona fuera ineficaz o no se tolerara, se podría considerar otro ensayo terapéutico con un ASG. Sin embargo, solo se dispone de estudios abiertos o retrospectivos de revisión de historiales y, en ocasiones, los medicamentos se añadieron a tratamientos anteriores que no eran ASG.

En un estudio prospectivo abierto de 8 semanas de duración sobre la paliperidona en 25 adolescentes y adultos jóvenes con trastorno autista (edad promedio de 15 años), se observó una mejoría significativa en los CRR, medida por una subescala de compulsión modificada de la YBOCS infantil, y una disminución significativa en los DCS, medida por la *Social Responsiveness Scale* (SRS) (Stigler y cols., 2012). Los individuos podían seguir tomando medicamentos distintos a los antipsicóticos si las dosis se habían mantenido estables durante al menos 2 meses. Se prescribió benzatropina para los efectos secundarios. La dosis promedio diaria de paliperidona fue de 7 mg/día.

Se produjeron reducciones significativas en los criterios principales de valoración: la CGI-I, centrada en la irritabilidad, y la subescala de irritabilidad de la ABC. Con sustento en la CGI-I, centrada en la irritabilidad, y en una mejoría de al menos el 25% en el ABC-I, el 84% de los participantes respondieron a la paliperidona. Además, se produjeron mejoras significativas en todas las demás subescalas del ABC (retraimiento social, estereotipia, hiperactividad, habla inadecuada) y en las subescalas de inadaptación de la VABS (partes 1 y 2). Se pensó que las mejores interacciones sociales se debían a un efecto de la paliperidona sobre la irritabilidad.

Los efectos secundarios de la paliperidona registrados con mayor frecuencia en este estudio incluyeron apetito excesivo, aumento de peso, cansancio y rinitis. También se registraron síntomas extrapiramidales y hubo un aumento significativo de la prolactina sérica.

En este estudio hubo un hallazgo sorprendente: los individuos con antecedentes de falta de respuesta a la risperidona respondieron a la paliperidona. La paliperidona es un metabolito activo de la risperidona que está presente en el plasma de la mayoría de los pacientes que toman risperidona y no cabría esperar que fuera más eficaz que esta. Por lo tanto, el escepticismo es apropiado hasta que se realicen comparaciones aleatorizadas.

En una revisión de los expedientes clínicos de 10 adultos con trastorno autista a los que se cambió a ziprasidona desde otro ASG, se observó una mejoría en los índices metabólicos, sin cambios significativos en el comportamiento inadaptado, medido con la *Maladaptive Behavior Scale* (Cohen y cols., 2004). Cabe destacar que no hubo una medición específica de los síntomas centrales del TEA. Los individuos habían sido tratados con ziprasidona durante al menos 6 meses y la dosis promedio diaria era de 128 mg/día. Hubo una pérdida de peso significativa, con una media de 4 kg, 6 meses después del cambio a ziprasidona. No hubo cambios importantes en las concentraciones de colesterol o triglicéridos. No se notificaron efectos adversos relevantes con el cambio a ziprasidona. Se puede considerar el uso de este fármaco en lugar de la risperidona si el aumento de peso es motivo de especial preocupación.

No se pudieron localizar estudios sobre el aripiprazol para los síntomas centrales del TEA en los adultos. Sin embargo, este fármaco está aprobado por la FDA para el tratamiento de la irritabilidad en los jóvenes con TEA, y podría considerarse como otra opción en este nodo del algoritmo. No obstante, se desconocen los efectos del aripiprazol y la ziprasidona sobre los síntomas centrales del TEA en los adultos.

Puede ocurrir que el médico prescriptor no quiera utilizar un ASG debido a la carga de efectos secundarios. Si es así, considere las opciones del nodo 5.

3.1.5. Nodo 5: Todos los fármacos siguientes han sido objeto de estudios escasos como estrategias de potenciación: propranolol, memantina, D-cicloserina, oxitocina

Reconsidere el diagnóstico y determine qué medicamentos podrían suspenderse antes de iniciar el ensayo terapéutico de un nuevo fármaco.

3.1.5.1. Propranolol. Se compararon dosis únicas de 40 mg de propranolol frente a placebo en los mismos sujetos, 20 adultos jóvenes con TEA, para ver si los DCS podían mejorar (Zamzow y cols., 2016). Los participantes continuaron con sus ISRS y ASG.

Se midió la «reciprocidad conversacional», que es un parámetro de la *General Social Outcome Measure* (GSOM CR). Se produjo una mejoría estadísticamente significativa en la puntuación total (tamaño del efecto $d = 0.40$). Las respuestas no se asociaron a una mejora de la ansiedad o de la actividad autonómica.

En una serie de casos abierta más antigua sobre propranolol adyuvante en ocho adultos con autismo, se produjo una reducción de los comportamientos ritualizados, la impulsividad y la agresividad, y una mejoría de la capacidad de atención. Seis pacientes mostraron mejoras en sus habilidades sociales. La dosis promedio de propranolol fue de 225 mg/día (Ratey y cols., 1987). En estos estudios sobre el propranolol no se informó sobre los efectos adversos.

3.1.5.2. Memantina. En un estudio prospectivo abierto de 12 semanas sobre la memantina en 18 adultos con TEA, la respuesta se definió como una reducción $\geq$ 30% en la versión de investigación de la *Social Responsiveness Scale* (SRS) para adultos (SRS-A [una medida de los DCS]), o una puntuación global en la CGI-I para TEA $\leq$ 2 (Joshi y cols., 2016). Los individuos podían seguir tomando otros medicamentos psicotrópicos si las dosis se habían mantenido estables durante al menos 4 semanas.

La dosis promedio diaria de memantina fue de 20 mg/día. Hubo una tasa de respuesta del 33% basada en la reducción del SRS-A en el punto final del estudio. En cambio, según las puntuaciones globales de la CGI-I del TEA, hubo una tasa de respuesta del 83%.

En general, la memantina fue bien tolerada; el dolor de cabeza fue el efecto adverso más mencionado.

Cabe destacar que muchos participantes tenían TDAH concomitante, y el tratamiento con memantina se asoció a una mejoría de los síntomas del TDAH. También mejoró la ansiedad.

3.1.5.3. D-Cicloserina. Veinte adolescentes y adultos con TEA recibieron una dosis semanal o diaria de D-cicloserina de 50 mg en un estudio aleatorizado doble ciego de 10 semanas (8 semanas de tratamiento farmacológico activo) (Urbano y cols., 2015, 2014). Los participantes podían seguir tomando otros medicamentos si las dosis se habían mantenido estables durante al menos 4 semanas.

Se produjo una reducción significativa del criterio principal de valoración de este estudio (puntuación SRS), tanto con el tratamiento farmacológico diario como con el semanal, sin diferencias entre las estrategias de dosificación.

El ABC fue un criterio secundario, utilizando la subescala 3 como medida de los síntomas de comportamientos estereotipados (un tipo de CRR). Hubo una disminución estadísticamente significativa de 1.6 puntos, o una reducción promedio del 37% desde el inicio, cuando se combinaron los grupos. Tampoco hubo diferencias entre las estrategias de dosificación.

La D-cicloserina fue bien tolerada, sin diferencias estadísticamente significativas en la incidencia de efectos secundarios con la dosificación semanal frente a la diaria.

3.1.5.4. Oxitocina. Se han realizado varios estudios sobre la oxitocina para tratar los síntomas centrales del TEA. Los resultados han sido contradictorios. Una revisión completa de los datos disponibles sobre la oxitocina queda fuera del alcance de este artículo.

El mayor ensayo aleatorizado doble ciego controlado con placebo en adultos con TEA fue un estudio de 6 semanas sobre la oxitocina intranasal (48 UI/día) en 106 hombres (Yamasue y cols., 2018). Los individuos podían seguir tomando otros psicotrópicos si su régimen se había mantenido estable durante al menos 1 mes. Se excluyó a los pacientes que tomaban más de dos psicotrópicos o una medicación para el TDAH. En este estudio, tanto el placebo como la oxitocina redujeron significativamente el criterio principal de valoración; la puntuación de reciprocidad del *Autism Diagnostic Observation Schedule* (ADOS) no mostró diferencias significativas entre la oxitocina y el placebo. Para la mayoría de los criterios secundarios, tampoco hubo diferencias significativas con respecto al placebo, incluso en la CGI-I.

Hubo un efecto significativo de la oxitocina en comparación con el placebo en dos criterios de valoración secundarios: conductas repetitivas según el ADOS (0.5 puntos) y duración de la fijación de la mirada a regiones socialmente relevantes (tamaño del efecto $d = 0.55$). Cabe destacar que se produjeron efectos placebo durante los ensayos con la oxitocina, mientras que no parecieron presentarse en los ensayos con ISRS y ASG. Esto es difícil de explicar.

No hubo diferencias estadísticamente significativas en los efectos secundarios entre los grupos de oxitocina y placebo. Una persona que recibió oxitocina experimentó ginecomastia temporal durante la administración.

3.2. Comparación del algoritmo con otras directrices

Como ya se ha señalado, el National Institute for Health and Care Excellence y la British Association of Psychopharmacology no recomiendan el tratamiento farmacológico rutinario de los síntomas centrales del TEA en los adultos (NICE, 2012 [última actualización 2016]; Howes y cols., 2018). Los autores de este algoritmo están de acuerdo en que el tratamiento farmacológico de los síntomas centrales no debe ser de rutina. Sin embargo, estos grupos no ofrecen orientación sobre qué medicamentos utilizar en primer lugar, en segundo lugar o más allá, en caso de que los médicos decidan recurrir a los fármacos.

El NICE recomienda considerar el uso de medicación antipsicótica para el tratamiento farmacológico de las conductas *desafiantes* en determinadas circunstancias. Los efectos de la medicación antipsicótica deben revisarse al cabo de 3 o 4 semanas, y suspenderse si no ha habido una respuesta clínicamente importante a las 6 semanas. La prescripción debe realizarla un especialista y los resultados de la calidad de vida deben supervisarse de cerca.

4. DISCUSIÓN

Los individuos con TEA no suelen presentar solo los síntomas centrales definidos en el DSM-5® (Taylor y cols., 2018), y no se ha sugerido que un único medicamento sea eficaz para todos los síntomas centrales y asociados. Las intervenciones farmacológicas suelen dirigirse a los síntomas asociados (Lecavalier y cols., 2019). Por ejemplo, los síntomas de hiperactividad que sugieren un TDAH son frecuentes en los jóvenes con TEA y se han tratado con estimulantes, atomoxetina y agonistas α-2. En los adultos con TEA, se ha estudiado poco el tratamiento de los síntomas asociados del TDAH. Los trastornos del estado de ánimo (incluido el bipolar) y de ansiedad también son frecuentes en los niños y adultos con TEA, pero faltan estudios de alta calidad sobre el tratamiento (Kirsch y cols., 2019). Cuando el trastorno se presenta con alteraciones asociadas con base en criterios para los adultos, parece recomendable centrar la farmacoterapia en los trastornos asociados, ya que es más probable que sean tratables. Estos tratamientos podrían dar lugar a una disminución secundaria de los síntomas principales del TEA.

La irritabilidad es un síntoma concomitante frecuente en el TEA que no está incluido en los criterios diagnósticos pero que ha sido objeto de tratamiento farmacológico en los niños. Los ASG risperidona y aripiprazol se han probado en 46 ensayos controlados aleatorizados para este síntoma y, como se ha señalado, ambos recibieron la aprobación de la FDA y parecen igualmente eficaces (Fung y cols., 2016). Sin embargo, tienen muchos efectos adversos en los niños, incluidos los metabólicos, que a menudo se subestiman (Bartram y cols., 2019). No han demostrado ser eficaces para los síntomas centrales. Se revisó la escasa cantidad de pruebas sobre el uso de ASG para los síntomas centrales en los adultos con TEA y se encontró un sustento modesto a la eficacia de la risperidona y la paliperidona. Sin embargo, la mejoría podría haber sido secundaria a la disminución de la irritabilidad. Por lo tanto, los incluimos para su consideración como tercer paso en el algoritmo, pero solo si la irritabilidad era una comorbilidad.

El hallazgo de esta revisión de que los ISRS pueden ser útiles para los síntomas principales, incluidos los CRR, debe contrastarse con su falta de eficacia en los niños con TEA, a pesar de su uso generalizado. Una revisión Cochrane del 2013 no encontró pruebas de que los fármacos serotoninérgicos sean útiles en los niños (Williams y cols., 2013), y esto fue confirmado por un estudio reciente bien diseñado con fluoxetina en 75 personas con TEA de entre 7.5 y 18 años que no encontró beneficios significativos para los CRR ni para ninguno de los síntomas asociados (Reddihough y cols., 2019). Por lo tanto, la idea de que los ISRS pueden ser útiles en los adultos tiene que permanecer en duda hasta que surjan más pruebas y, desde luego, estos fármacos no deben utilizarse como tratamientos de primera línea o de rutina. Todas estas opciones son, por supuesto, sin indicación autorizada. Sin embargo, estas personas se presentan para recibir atención y los médicos se enfrentan a la necesidad de tomar decisiones sobre el tratamiento y a menudo se solicitan medicamentos. El objetivo de este algoritmo provisional es proporcionar orientación para los casos en los que el manejo de los síntomas principales no ha sido satisfactorio con los abordajes no farmacológicos con evidencia más sólida, y se ha llegado a considerar la medicación como parte del plan de tratamiento.

El tratamiento farmacológico debe considerarse con cuidado caso por caso, y si se utiliza debe ser solo para un tratamiento a corto plazo, comenzando con una dosis baja, un ajuste lento, una estrecha vigilancia de los efectos secundarios y la interrupción si no hay una clara mejoría después de un ensayo terapéutico adecuado.

El algoritmo tiene otras limitaciones. El sesgo de publicación es un fuerte factor de confusión que afecta las elecciones y el orden de su selección. Todos los datos proceden de estudios a corto plazo, en su mayoría de pequeña escala. También es destacable que los criterios de valoración de los estudios, como la YBOCS, no capten plenamente el dominio de los CRR. Los participantes incluidos en estos estudios también varían en su nivel de gravedad del autismo, así como en sus capacidades intelectuales y lingüísticas. El TEA es un trastorno muy heterogéneo y resulta difícil extraer conclusiones generales de estos datos.

El desarrollo de medicamentos para el TEA sigue estando en pañales. Se necesitan más investigaciones, incluidos ensayos controlados a mayor escala, para respaldar mejor el uso de los fármacos incluidos en este algoritmo. Cuando se realicen estos estudios, el algoritmo puede cambiar significativamente.

FINANCIAMIENTO

Esta investigación no recibió ninguna subvención de organismos de financiamiento de los sectores público, comercial o sin ánimo de lucro.

DECLARACIONES DE CONFLICTOS DE INTERESES

Ninguna.

REFERENCIAS

1. Alateeqi, N., Janjua, M.F., 2019. Evidence-based treatments of Autism spectrum disorder. Psychiatr. Ann. 49 (3), 115–119.
2. APA, 2013. Diagnostic and Statistical Manual of Mental Disorders, 5th ed. American Psychiatric Association, Arlington, VA.
3. Baio, J., Wiggins, L., Christensen, D.L., 2018. Prevalence of Autism spectrum disorder among children aged 8 years — Autism and developmental disabilities monitoring network, 11 sites, United States, 2014. MMWR Surveill. Summ. 67 (No. SS–6), 1–23.
4. Beaulieu, A.M., Tabasky, E., Osser, D.N., 2019. The psychopharmacology algorithm project at the Harvard South Shore Program; an algorithm for adults with obsessive-compulsive disorder. Psychiatry Res. 281 doi.org./10.1016/j.psychres.2019.112583 (epub ahead of print).

5. Bartram, L.A., Lozano, J., Coury, D.L., 2019. Aripiprazole for treating irritability associated with autism spectrum disorders. Expert Opin. Pharmacother. 20 (12), 1421–1427.
6. Brodkin, E.S., McDougle, C.J., Naylor, S.T., Cohen, D.J., Price, L.H., 1997. Clomipramine in adults with pervasive developmental disorders: a prospective open-label investigation. J. Child Adolesc. Psychopharmacol. 7 (2), 109–121.
7. Buchsbaum, M.S., Hollander, E., Haznedar, M.M., Tang, C., Spiegel-Cohen, J., Wei, T.C., Solimando, A., Buchsbaum, B.R., Robins, D., Bienstock, C., Cartwright, C., Mosovich, S., 2001. Effect of fluoxetine on regional cerebral metabolism in autistic spectrum disorders: a pilot study. Int. J. Neuropsychopharmacol. 4 (2), 119–125.
8. Calles, J.L.J., 2019. Psychopharmacology of Autism spectrum disorder. Psychiatr. Ann. 49, 120–124.
9. Cohen, S.A., Fitzgerald, B.J., Khan, S.R., Khan, A., 2004. The effect of a switch to ziprasidone in an adult population with autistic disorder: chart review of naturalistic, open-label treatment. J. Clin. Psychiatry 65 (1), 110–113.
10. Fineberg, N.A., Gale, T.M., 2005. Evidence-based pharmacotherapy of obsessive-compulsive disorder. Int. J. Neuropsychopharmacol. 8 (1), 107–129.
11. Fung, L.K., Mahajan, R., Nozzolillo, A., Bernal, P., Krasner, A., Jo, B., Coury, D., Whitaker, A., Veenstra-
Vanderweele, J., Hardan, A.Y., 2016. Pharmacologic treatment of severe irritability and problem behaviors in Autism: a systematic review and meta-analysis. Pediatrics 137 (Suppl 2), S124–S135.
12. Giakoumatos, C.I., Osser, D.N., 2019. The psychopharmacology algorithm project at the Harvard South Shore Program: an update on unipolar non-sychotic depression. Harv. Rev. Psychiatry 27 (1), 33–52.
13. Harvey, R.J., Cooray, S.E., 1995. The effective treatment of severe repetitive behavior with fluvoxamine in a 20 year old autistic female. Int. Clin. Psychopharmacol. 10 (3), 201–203.
14. Hollander, E., Soorya, L., Chaplin, W., Anagnostou, E., Taylor, B.P., Ferretti, C.J., Wasserman, S., Swanson, E., Settipani, C., 2012. A double-blind placebo-controlled trial of fluoxetine for repetitive behaviors and global severity in adult autism spectrum disorders. Am. J. Psychiatry 169 (3), 292–299.
15. Howes, O.D., Rogdaki, M., Findon, J.L., Wichers, R.H., Charman, T., King, B.H., Loth, E., McAlonan, G.M., McCracken, J.T., Parr, J.R., Povey, C., Santosh, P., Wallace, S., Simonoff, E., Murphy, D.G., 2018. Autism spectrum disorder: consensus guidelines on assessment, treatment and research from the British Association for Psychopharmacology. J. Psychopharmacol. 32 (1), 3–29.
16. Joshi, G., Wozniak, J., Faraone, S.V., Fried, R., Chan, J., Furtak, S., Grimsley, E., Conroy, K., Kilcullen, J.R., Woodworth, K.Y., Biederman, J., 2016. A prospective open-label trial of memantine hydrochloride for the treatment of social deficits in intellectually capable adults with Autism spectrum disorder. J. Clin. Psychopharmacol. 36 (3), 262–271.
17. Kirsch, A.C., Huebner, A.R.S., Mehta, S.Q., Howie, F.R., Weaver, A.L., Myers, S.M., Voigt, R.G., Katusic, S.K., 2019. Association of Comorbid Mood and anxiety disorders with Autism spectrum disorder. JAMA Pediatr. https://doi.org/10.1001/jamapediatrics. 2019.4368. epub ahead of print.
18. Lecavalier, L., McCracken, C.E., Aman, M.G., McDougle, C.J., McCracken, J.T., Tierney, E., Smith, T., Johnson, C., King, B., Handen, B., Swiezy, N.B., Eugene Arnold, L., Bearss, K., Vitiello, B., Scahill, L., 2019. An exploration of concomitant psychiatric disorders in children with Autism spectrum disorder. Compr. Psychiatry 88, 57–64.
19. McDougle, C.J., Brodkin, E.S., Naylor, S.T., Carlson, D.C., Cohen, D.J., Price, L.H., 1998a. Sertraline in adults with pervasive developmental disorders: a prospective open-label investigation. J. Clin. Psychopharmacol. 18 (1), 62–66.
20. McDougle, C.J., Holmes, J.P., Carlson, D.C., Pelton, G.H., Cohen, D.J., Price, L.H., 1998b. A double-blind, placebo-controlled study of risperidone in adults with autistic disorder and other pervasive developmental disorders. Arch. Gen. Psychiatry 55 (7), 633–641.

21. McDougle, C.J., Naylor, S.T., Cohen, D.J., Volkmar, F.R., Heninger, G.R., Price, L.H., 1996. A double-blind, placebo-controlled study of fluvoxamine in adults with Autistic disorder. Arch. Gen. Psychiatry 53 (11), 1001–1008.
22. McDougle, C.J., Price, L.H., Volkmar, F.R., Goodman, W.K., Ward-O'Brien, D., Nielsen, J., Bregman, J., Cohen, D.J., 1992. Clomipramine in Autism: preliminary evidence of efficacy. J. Am. Acad. Child Adolesc. Psychiatry 31 (4), 746–750.
23. Murphy, C.M., Wilson, C.E., Robertson, D.M., Ecker, C., Daly, E.M., Hammond, N., Galanopoulos, A., Dud, I., Murphy, D.G., McAlonan, G.M., 2016. Autism spectrum disorder in adults: diagnosis, management, and health services development. Neuropsychiatr. Dis. Treat. 12, 1669–1686.
24. NICE, 2012. Autism Spectrum Disorder in adults: Diagnosis and Management. last updated 2016. National Institute of Health Care and Excellence.
25. Ratey, J.J., Bemporad, J., Sorgi, P., Bick, P., Polakoff, S., O'Driscoll, G., Mikkelsen, E., 1987. Open trial effects of beta-blockers on speech and social behaviors in 8 autistic adults. J. Autism Dev. Disord. 17 (3), 439–446.
26. Reddihough, D.S., Marraffa, C., Mouti, A., O'Sullivan, M., Lee, K.J., Orsini, F., Hazell, P., Granich, J., Whitehouse, A.J.O., Wray, J., Dossetor, D., Santosh, P., Silove, N., Kohn, M., 2019. Effect of fluoxetine on obsessive-compulsive behaviors in children and adolescents with autism spectrum disorders: a randomized clinical trial. JAMA 322 (16), 1561–1569.
27. Stigler, K.A., Mullett, J.E., Erickson, C.A., Posey, D.J., McDougle, C.J., 2012. Paliperidone for irritability in adolescents and young adults with autistic disorder. Psychopharmacology (Berl) 223 (2), 237–245.
28. Taylor, D.M., Barnes, T.R., Young, A.H., 2018. Prescribing Guidelines in Psychiatry, 13th ed Wiley-Blackwell.
29. Urbano, M., Okwara, L., Manser, P., Hartmann, K., Deutsch, S.I., 2015. A trial of D-cycloserine to treat the social deficit in older adolescents and young adults with Autism spectrum disorders. J. Neuropsychiatry Clin. Neurosci. 27 (2), 133–138.
30. Urbano, M., Okwara, L., Manser, P., Hartmann, K., Herndon, A., Deutsch, S.I., 2014. A trial of D-cycloserine to treat stereotypies in older adolescents and young adults with Autism spectrum disorder. Clin. Neuropharmacol. 37 (3), 69–72.
31. Wang, D., Osser, D.N., 2019. The psychopharmacology algorithm project at the Harvard South Shore Program: an update on bipolar depression. Bipolar Disord. https://doi. org/10.1111/bdi.12860. epub ahead of print.
32. Williams, K., Brignell, A., Randall, M., Silove, N., Hazell, P., 2013. Selective serotonin reuptake inhibitors (SSRIs) for Autism spectrum disorders (ASD). Cochrane Database Syst. Rev. 8. https://doi .org/10.1002/14651858.CD004677.pub3.
33. Yamasue, H., Okada, T., Munesue, T., Kuroda, M., Fujioka, T., Uno, Y., Matsumoto, K., Kuwabara, H., Mori, D., Okamoto, Y., Yoshimura, Y., Kawakubo, Y., Arioka, Y., Kojima, M., Yuhi, T., Owada, K., Yassin, W., Kushima, I., Benner, S., Ogawa, N., Eriguchi, Y., Kawano, N., Uemura, Y., Yamamoto, M., Kano, Y., Kasai, K., Higashida, H., Ozaki, N., Kosaka, H., 2018. Effect of intranasal oxytocin on the core social symptoms of autism spectrum disorder: a randomized clinical trial. Mol. Psychiatry 2018. https://doi.org/10.1038/s41380-018-0097-2.
34. Zamzow, R.M., Ferguson, B.J., Stichter, J.P., Porges, E.C., Ragsdale, A.S., Lewis, M.L., Beversdorf, D.Q., 2016. Effects of propranolol on conversational reciprocity in Autism spectrum disorder: a pilot, double-blind, single-dose psychopharmacological challenge study. Psychopharmacology (Berl) 233 (7), 1171 1178.

ACTUALIZACIÓN

ALGORITMO PARA LOS SÍNTOMAS PRINCIPALES DEL TRASTORNO DEL ESPECTRO AUTISTA EN LOS ADULTOS

David N. Osser, MD

Desde la publicación de nuestro algoritmo para los síntomas principales del trastorno del espectro autista (TEA) en los adultos (en el 2020), la secuencia propuesta de ensayos de medicación parece seguir siendo viable. Hubo una revisión reciente en la *Journal of the American Medical Association* que nos ayudó a ponernos al día sobre las novedades, pero no fueron muchas.[1] Ha habido unos cuantos estudios nuevos que discutiremos, todos pertinentes solo al final del algoritmo, en el nodo 5.

Nodo 5: Todos los siguientes fármacos han sido objeto de estudios escasos como estrategias de potenciación: propranolol, memantina, D-cicloserina, oxitocina

Reconsidere el diagnóstico y determine qué medicamentos podrían suspenderse antes de iniciar el ensayo terapéutico de un nuevo fármaco.

El propranolol tuvo al menos un nuevo estudio. En un ensayo controlado aleatorizado (ECA) centrado en la comunicación social y la ansiedad en 74 participantes (69 completaron el ensayo) con TEA de entre 7 y 24 años (por lo que incluía a adultos jóvenes), no se observaron efectos significativos en la *General Social Outcome Measure* ni en las calificaciones de la *Clinical Global Impression of Improvement* (CGI-I) a las 6 o 12 semanas. Hubo cierta mejoría en la ansiedad a las 12 semanas, medida mediante la calificación de la CGI-I para ese síntoma, pero este no es un síntoma central del TEA.[2]

La oxitocina (por vía intranasal) sigue resultando ineficaz en los niños y adolescentes con TEA.[3] Sin embargo, en un ECA se probó la oxitocina en combinación con un preparado probiótico en un grupo de 35 individuos con edades comprendidas entre los 3 y los 20 años (edad promedio 10 años).[4] Por lo tanto, se trataba en su mayoría de jóvenes. Primero tomaron el probiótico o el placebo durante 16 semanas, después se añadió oxitocina a ambos grupos durante otras 12 semanas. El criterio principal de valoración fue la gravedad socioconductual medida mediante la *Social Responsiveness Scale* (SRS), la *Aberrant Behavior Checklist* (ABC) y la CGI-I. Hubo una mejoría más notoria en el grupo de la oxitocina después de la presunta activación por el probiótico en comparación de cuando se añadió al placebo. Parece justificado seguir investigando.

La ketamina se está probando en muchos trastornos psiquiátricos y el TEA no es la excepción. En un pequeño ECA en el que participaron 21 personas con TEA de entre 14 y 29 años, se compararon dos dosis intranasales de ketamina (30 y 50 mg) frente a placebo en un diseño cruzado.[5] No se observaron mejorías en la subescala de retraimiento social de la ABC, que fue el criterio principal de valoración.

La otra modalidad de tratamiento que está generando mucho entusiasmo en la psiquiatría biológica es la neuromodulación. Hemos encontrado dos nuevos estudios controlados en pacientes con TEA con control simulado. El primero se centró en los déficits «cotidianos» de la función ejecutiva en 35 personas de entre 16 y 35 años.[6] Tras 20 sesiones de estimulación magnética transcraneal repetida (EMTr) a lo largo de 4 semanas, no se encontraron diferencias con respecto a la simulación. Sin embargo, hubo un indicio de mejora con el subgrupo con deterioro más intenso. En el otro estudio, se administró estimulación inhibitoria continua de ráfagas θ o simulada a 60 sujetos de entre 8 y 30 años.[7] Se realizaron 16 sesiones a lo largo de 8 semanas. No hubo beneficios con los tratamientos en ninguna de las métricas clínicas o neuropsicológicas utilizadas.

Por último, sería sorprendente que nadie hubiera intentado estudiar los efectos de los productos relacionados con el cannabis en esta población. De hecho, se llevó a cabo un ECA con placebo de 150 pacientes con TEA de entre 5 y 21 años.[8] Los productos probados incluían un extracto de la planta entera y una versión purificada; ambos contenían una proporción de 20:1 de canabidiol y tetrahidrocanabinol. Después de 12 semanas, no hubo diferencias en el beneficio en la medida principal de valoración (disminución de los problemas de conducta en el *Home Situations Questionnaire*) para el TEA. Sin embargo, un criterio de valoración secundario fue la puntuación total del SRS, y en este síntoma central el extracto de la planta entera produjo una mejoría de 15 puntos frente a los 4 puntos del placebo ($p = 0.009$). Los autores instaron a realizar más pruebas para intentar comprender mejor estos resultados «contradictorios».

REFERENCIAS

1. Hirota T, King BH. Autism spectrum disorder: a review. *JAMA*. 2023;329:157-68.
2. Beversdorf DQ, Ferguson B, Hunter S, et al. Randomized controlled trial of propranolol on social communication and anxiety in children and young adults with autism spectrum disorder. *Psychopharmacology (Berl)*. 2024;241:19-32.
3. Sikich L, Kolevzon A, King BH, et al. Intranasal oxytocin in children and adolescents with autism spectrum disorder. *N Engl J Med*. 2021;385:1462-1473.
4. Kong XJ, Liu J, Liu K, et al. Probiotic and oxytocin combination therapy in patients with autism spectrum disorder: a randomized, double-blinded, placebo-controlled pilot trial. *Nutrients*. 2021;13:1552.
5. Wink LK, Reisinger DL, Horn P, et al. Brief report: intranasal ketamine in adolescents and young adults with autism spectrum disorder-initial results of a randomized, controlled, crossover, pilot study. *J Autism Dev Disord*. 2021;51:1392-1399.
6. Ameis SH, Blumberger DM, Croarkin PE, et al. Treatment of executive function deficits in autism spectrum disorder with repetitive transcranial magnetic stimulation: a double-blind, sham-controlled, pilot trial. *Brain Stimul*. 2020;13:539-547.
7. Ni HC, Chen YL, Chao YP, et al. A lack of efficacy of continuous theta burst stimulation over the left dorsolateral prefrontal cortex in autism: a double blind randomized sham-controlled trial. *Autism Res*. 2023;16:1247-1262.
8. Aran A, Harel M, Cassuto H, et al. Cannabinoid treatment for autism: a proof-of-concept randomized trial. *Mol Autism*. 2021;12:6.

Formación en directrices, algoritmos y psicofarmacología basada en la evidencia para residentes de Psiquiatría

David N. Osser, MD, Robert D. Patterson, MD y James J. Levitt, MD

Objetivo: *los autores describen un curso de formación para residentes de Psiquiatría que intenta proporcionar las herramientas cognitivas e informativas necesarias para hacer de la toma de decisiones con base científica una parte rutinaria de la práctica clínica.*

Métodos: *en reuniones semanales durante dos años académicos, el curso cubre el tratamiento psicofarmacológico de varios trastornos psiquiátricos en 32 módulos de 3 h. La primera mitad de cada módulo consiste en una conferencia sobre un caso y la segunda en una revisión bibliográfica de artículos relacionados con el caso. La conferencia de casos se centra en la medida en que el tratamiento anterior ha sido congruente con directrices y algoritmos respaldados por la evidencia, y los ponentes formulan recomendaciones que tienen en cuenta las pruebas científicas pertinentes. La segunda mitad de cada módulo se centra en dos ponencias: 1) una directriz, algoritmo o artículo de revisión publicado y 2) un estudio de investigación.*

Resultados: *los residentes absorben un panorama general de las prácticas clínicas recomendadas y adquieren habilidades para evaluar los conocimientos que afectan la toma de decisiones. La satisfacción con el curso se valora muy positivamente.*

Conclusiones: *el curso parece útil por su validez aparente, pero se necesita una investigación que compare las actitudes y los resultados de la práctica de los graduados de este curso con los de los receptores de otros métodos de formación.*

Existe una preocupación creciente sobre cómo permitir a los médicos utilizar los resultados de la investigación en el cuidado de sus pacientes. La medicina basada en la evidencia (MBE) es una forma en la que los médicos pueden fusionar la investigación con la atención al paciente.[1-3] Parece existir una gran brecha entre la práctica respaldada por la evidencia y la práctica habitual.[4] Para reducir esta brecha, en los últimos años se han publicado muchas directrices prácticas, algoritmos y recopilaciones de interpretaciones de expertos de la MBE. Sin embargo, los estudios han demostrado que la simple difusión de estos documentos no suele ser eficaz para cambiar la práctica.[5,6] Determinados sistemas diseñados para cambiar el comportamiento resultan prometedores. Algunos ejemplos de estos sistemas incluyen recordatorios informatizados, diagramas de flujo colgados en las paredes, así como retroalimentación y revisiones sobre el desempeño profesional. Sin

Academic Psychiatry 2005; 29:180-186
Los Dres. Osser y Levitt forman parte del Departmento de Psiquiatría en la división de Brockton del Sistema Sanitario VA, Facultad de Medicina de Harvard, Brockton, Massachusetts. El Dr. Patterson pertenece al Departmento de Psiquiatría del McLean Hospital, Facultad de Medicina de Harvard, Belmont, Massachusetts. Dirija la correspondencia al Dr. Osser, Brockton VAMC, 940 Belmont St., Brockton, MA 02301; david.osser@dmh.state.ma.us (correo electrónico).

embargo, los cambios en las conductas de prescripción de los médicos han sido modestos.[7-9] Las prácticas a las que se dirigen suelen volver a los niveles anteriores a la intervención, a menos que se mantengan intervenciones multifacéticas y que requieren muchos recursos.[10]

Este artículo describe un curso de psicofarmacología para residentes de Psiquiatría diseñado para abordar estas preocupaciones y el problema de la influencia comercial en la educación médica. Los autores desean preparar a los estudiantes para que sean capaces de utilizar la nueva información válida y resistirse a las influencias que no estén basadas en la evidencia. Las visitas promocionales, los obsequios y los productos educativos patrocinados ejercen una gran influencia, pero, por desgracia, esta influencia suele llevar a una prescripción irracional, en especial en lo que respecta a los costos.[11-13] La educación patrocinada por la industria ha dominado la formación de residencia y posgrado en los últimos años y es motivo de preocupación en toda la medicina.[14]

La práctica de la MBE implica alejarse de un escenario clínico y plantearse preguntas sobre las pruebas científicas que corresponden a esa situación.[1] Se trata de un método riguroso para la toma de decisiones clínicas que puede requerir un tiempo inaceptable. Para el psicofarmacólogo, es necesario un abordaje de cuatro pasos. El primer paso sería realizar una impresión diagnóstica basada en los criterios del *Manual diagnóstico y estadístico de los trastornos mentales IV* (DSM-IV), identificando los subtipos y las comorbilidades. Esto es necesario porque prácticamente todas las pruebas en la literatura médica sobre el tratamiento psicofarmacológico implican brindar atención a pacientes que han sido identificados por estos criterios. Independientemente de la validez de los criterios del DSM, su utilidad en el contexto de la MBE es difícil de discutir.[15] A continuación, debe completarse una revisión de los ensayos de tratamientos previos, incluyendo su adecuación y resultados. En seguida, el médico debe buscar, encontrar, leer, analizar y aplicar las pruebas de investigación que correspondan a la situación de tratamiento.[1] Por último, se toma una decisión sobre el tratamiento después de integrar la información de las evidencias con los conocimientos del médico sobre el paciente en su totalidad, teniendo en cuenta cuestiones como la sensibilidad a los efectos adversos, las preferencias del paciente, la opinión de la familia y consideraciones étnicas y culturales.[16,17]

Este proceso es arduo y requiere del uso de algunas disciplinas cognitivas que pueden resultar desconocidas para el médico. Estas barreras han limitado la utilidad de la MBE en la práctica cotidiana de la medicina y la psiquiatría. En un esfuerzo por abordar este problema, algunas entidades debidamente calificadas han elaborado directrices prácticas y algoritmos de alta calidad y basados en la evidencia. El médico puede consultar estos productos académicos y determinar más rápidamente lo que sustenta la evidencia para el escenario clínico en cuestión. Sin embargo, estos productos no suelen abordar todas las situaciones, y el médico especialista en MBE debe seguir siendo capaz de utilizar el proceso de cuatro pasos para buscar preguntas concretas o determinar si ha habido nuevas pruebas importantes desde que se publicó la directriz/algoritmo.

Sin embargo, como ya se ha señalado, los médicos no suelen consultar las directrices y algoritmos basados en la evidencia, y mucho menos seguirlos. Presentan muchas razones para no hacerlo.[18] Los motivos más frecuentes son el desconocimiento de que las directrices existen o se aplican,[19] la creencia de que las recomendaciones no producirán un buen resultado y la falta de experiencia con algunos tratamientos recomendados y la consiguiente incomodidad a la hora de probarlos. Además, es posible que algunos médicos no confíen en las directrices o algoritmos, sobre todo si tienen motivos para dudar de que se hayan elaborado de forma rigurosa y meditada. Muchos de estos productos vienen incluidos en material educativo patrocinado por la industria y contienen recomendaciones obviamente sesgadas. Incluso el término «basado en la evidencia» está perdiendo significado y credibilidad en estos días debido a su omnipresencia en los títulos de las ofertas promocionales. Las directrices y los algoritmos también pueden ser rechazados como «medicina de libro de cocina», aunque, curiosamente, es probable que los médicos estén de acuerdo con las recomendaciones específicas de una directriz cuando se presentan por aparte de dicha directriz.[18] Por último, algunos médicos afirman que no están de acuerdo con el concepto de MBE en general y señalan que gran parte de las pruebas de la MBE son defectuosas e incompletas y, por lo tanto, irrelevantes.[20]

¿Cuál es la alternativa? En lugar de emplear un razonamiento sustentado en la MBE, es bien sabido que los médicos recurren a menudo a procesos defectuosos de toma de decisiones.[21-23] Por ejemplo, las «decisiones reflexivas» son juicios impulsivos realizados sin considerar conscientemente ninguna alternativa. Los «juicios clínicos basados en prejuicios» se producen cuando el médico tiene un exceso de confianza y piensa que sabe exactamente lo que debe hacer con base en algún prejuicio. La «heurística de la disponibilidad» es la tendencia a tomar la primera respuesta que se nos ocurre y aferrarnos a ella a pesar de las pruebas en contra.

El uso de estos abordajes defectuosos a veces se justifica refiriéndose a ellos como parte del «arte» de la medicina. La creencia en este arte parece estar arraigada en el modelo de formación aprendiz/mentor (medicina basada en la eminencia[24]) y en el modelo de otorgar un valor especial a la experiencia clínica recordada sin tener en cuenta adecuadamente la falta de fiabilidad de los recuerdos. El problema de la experiencia clínica es que la gente tiende a sobreestimar la frecuencia de los reforzadores intermitentes[25] (p. ej., un resultado positivo gratificante de un tratamiento concreto). La validez de la experiencia clínica también está limitada por los pequeños *N* de la experiencia previa, las diferencias de la muestra (es decir, el paciente que se va a tratar ahora no es realmente similar a los pacientes anteriores recordados) y el sesgo del investigador (el médico tiene una fe indebida en el tratamiento propuesto). A veces, el arte parece ser poco más que el tratamiento de los síntomas sin un diagnóstico preciso y con una selección del tratamiento poco científica e improvisada. El Dr. Abraham Flexner observó el mismo fenómeno en su estudio de la práctica médica estadounidense hace casi 100 años. Urgió reformas en la educación médica para producir un «médico científico». Un médico así:

> . . .estudia la situación real con más atención; está más libre de prejuicios; es más consciente de la posibilidad de error. Sea lo que sea lo que el paciente tenga que soportar de una enfermedad desconcertante, no se le perjudica todavía más con una medicación imprudente. . .[26]

Los psiquiatras están comprometidos con el principio de que el tratamiento de cada paciente debe elaborarse de forma única, en reconocimiento de la singularidad de cada persona. Sin embargo, este principio puede aplicarse erróneamente, haciendo que el psiquiatra considere la toma de decisiones sobre el tratamiento como un proceso sin guías significativas basadas en pruebas que deban tenerse en cuenta. Aunque parte de la resistencia a la MBE parece provenir del temor a que ataque la perspectiva humanista de la psiquiatría, la MBE debería complementarla.

ENSEÑANZA DE LA CIENCIA Y EL ARTE DE LA PSICOFARMACOLOGÍA

Se ha propuesto que la mejor forma de superar estas barreras es comenzar la formación en MBE lo antes posible.[27,28] Este artículo describe una nueva estructura para impartir un curso de enseñanza presencial de psicofarmacología clínica para residentes en el Harvard South Shore Psychiatry Residency Training Program (Programa de formación de residencia en Psiquiatría de Harvard South Shore). Hace hincapié en el desarrollo de habilidades para la práctica de la MBE. Sin embargo, va más allá de la MBE tradicional y fomenta el uso de guías de práctica y algoritmos rigurosamente elaborados como recursos primarios que contribuyen a la toma de decisiones clínicas. Las directrices y los algoritmos basados en la evidencia también se utilizan como una forma de organizar los conocimientos en psicofarmacología para el aprendiz (y el experto). Las directrices y los algoritmos proporcionan contextos en los cuales situar la nueva información y compararla con los conocimientos previos. Utilizando este conocimiento de la MBE y el contenido de las directrices y los algoritmos, los estudiantes toman mejores decisiones y desarrollan la capacidad para identificar las decisiones de la práctica clínica que parecen desviarse de la evidencia. El curso les alienta a convertirse en consumidores activos de muchos tipos de pruebas;[27] a adquirir destrezas para detectar los sesgos en las publicaciones, en las conferencias y en la práctica de otros clínicos; y a aprender a reconocer los defectos de la medicina basada en la eminencia. Por último, en un momento en el que los costos de los medicamentos han aumentado sustancialmente, se anima a los residentes a centrarse en las pruebas relacionadas con la toma de decisiones psicofarmacológicas más rentables en términos de costos y eficacia.[29]

CORE PSYCHOPHARMACOLOGY CONFERENCE: UN CURSO DE DOS AÑOS

La Conferencia Central de Psicofarmacología (CPC, *Core Psychopharmacology Conference*) es un programa de 2 años para residentes de psiquiatría PGY-II y III que se reúne semanalmente durante 1.5 horas. Cada año, antes de que comience la CPC, hay una serie de conferencias didácticas introductorias de 10 semanas sobre los principios básicos de la psicofarmacología, combinadas con la lectura estructurada de un texto básico. Los temas tratados en el curso introductorio incluyen el diagnóstico, los factores neurobiológicos de las enfermedades mentales, la farmacología de los medicamentos, la cinética, las cuestiones relacionadas con los neurotransmisores, la gestión de los efectos secundarios y las estrategias de administración de riesgos.

La CPC utiliza conferencias sobre casos clínicos junto con directrices o algoritmos de práctica y estudios de investigación relevantes para los casos presentados, incluidos estudios clínicos o documentos que diluciden la neurobiología del trastorno principal del paciente o el mecanismo de acción de los medicamentos utilizados para tratar dicho trastorno. La CPC está organizada en módulos (tabla 15-1). El primer módulo de cada año se centra en los principios básicos de la MBE y en cómo evaluar críticamente un artículo.[30,31] En los 15 módulos restantes se tratan once trastornos psiquiátricos (*véase* el apéndice 1 para conocer los temas específicos). Hay un total de 64 ponencias leídas y criticadas por el grupo de residentes. Cada estudiante presenta al menos dos conferencias sobre casos y dirige cuatro debates sobre ponencias a lo largo de 2 años.

Los documentos del programa son elegidos por el profesorado y distribuidos al comienzo del curso cada año. Los trabajos seleccionados por los residentes se escogen en relación con una

Tabla 15-1 | Organización de los módulos en los años 1 y 2

	Primera sesión: conferencia sobre el caso (1.5 h)	Presentación del caso por el residente	
		Entrevista al paciente	
		Discusión del caso	
Módulo (p. ej., sobre la manía bipolar)	Segunda sesión: estudio bibliográfico (dos trabajos: 45 min para cada uno)	Primer año, trabajo 1	Guía del plan de estudios o documento de algoritmos
		Segundo año, trabajo 1	Documento de investigación clínica relacionado con una recomendación importante de la directriz o el documento de algoritmo del primer año
		Primer y segundo año, trabajo 2	Trabajo de investigación clínica o básica relacionado con el caso presentado en la primera sesión, elegido por el residente

pregunta planteada por el material clínico en la conferencia de casos: el residente (con la supervisión del profesorado) investiga la pregunta y se selecciona un trabajo relevante para su revisión en la reunión de la semana siguiente.

Es necesario hacer algunos comentarios sobre la forma en que se seleccionan los trabajos del programa de estudios. El programa de estudios del primer año contiene guías prácticas, algoritmos o artículos de revisión, en función de lo que haya disponible para cada diagnóstico. Los algoritmos son un subconjunto de las directrices prácticas que son más específicas y ofrecen una elaboración paso a paso de cuestiones como la secuenciación del tratamiento, la dosificación y la evaluación de la evolución.[32] Las selecciones del programa del primer año se basan en cierta medida en el trabajo de los directores del curso (entre un tercio y la mitad son suyas), pero estos intentan ser rigurosos en la crítica de su propio trabajo durante los debates en clase. Los algoritmos pueden evaluarse en función de varios parámetros.[33] Deberían:

1. Contener una valoración crítica de la calidad del sustento en la evidencia para cada recomendación, y una indicación de los diferentes niveles de confianza en las recomendaciones.
2. Ser revisado minuciosamente por otros expertos.
3. Estar libre de prejuicios comerciales.
4. Considerar las pruebas de seguridad, así como de eficacia, a la hora de determinar la jerarquía de las decisiones.
5. Ofrecer múltiples opciones en cada paso, según proceda.
6. Cubrir una amplia gama de escenarios clínicos.
7. Hacer un esfuerzo especial para explicar las pruebas que sustentan las recomendaciones que difieren de lo que otros expertos destacados han concluido en su interpretación de la literatura.
8. Mantenerse al día. Es una ventaja[34] que los algoritmos y la información de apoyo a la toma de decisiones del Programa Harvard South Shore estén informatizados, se basen en la web y se actualicen con frecuencia para que los residentes puedan acceder siempre a la versión más reciente.

Los trabajos de investigación clínica del programa de estudios del segundo año se seleccionan por su valor ilustrativo sobre cuestiones de interés clínico contemporáneo y por su utilidad para que los residentes adquieran experiencia en la aplicación de los principios de valoración crítica de trabajos expuestos en el primer módulo. No se pretende abarcar solo los mejores trabajos.

Más bien, se garantiza la cobertura de una serie de problemas relacionados con la demografía del muestreo, el tamaño de la muestra, el tamaño del efecto en comparación con el placebo, el error de tipo I o II y cuestiones de análisis estadístico. Se dedica un tiempo considerable a abordar la cuestión del efecto placebo en los ensayos clínicos y, en general, cómo el efecto placebo confunde la interpretación de la experiencia clínica personal en la práctica de la psicofarmacología.[35] A veces se eligen trabajos que aportan pruebas que exponen prácticas habituales pero cuestionables. Se seleccionan otros trabajos porque, aunque no son de gran calidad, pueden ser de los únicos estudios disponibles que se refieren a áreas de decisión importantes. También se pide a los residentes que critiquen los documentos de algoritmos y directrices según los parámetros descritos anteriormente.[33] Los trabajos de neurociencia son seleccionados por uno de los directores del curso (JJL), experto en neuroimagen psiquiátrica.

Debe tenerse en cuenta que este curso no es el plan de estudios completo en psicofarmacología en este programa de residencia. Además del aprendizaje basado en el paciente a través de la supervisión en diversos entornos, hay otros cursos que abarcan el diseño de la investigación, la epidemiología, el diagnóstico, la psiquiatría biológica, el tratamiento integrador y una serie de conferencias didácticas sobre psicofarmacología. Las grandes rondas también abarcan temas de psicofarmacología.

Aunque cada vez más facultades de medicina y programas de residencia están instituyendo cursos sobre los principios y la práctica de la MBE, hay un número limitado de estudios sobre los resultados clínicos de pacientes tratados por clínicos que se han adherido a directrices o algoritmos psicofarmacológicos basados en la evidencia.[10,36,37] Los directores del curso no alientan a los alumnos a que sigan las directrices y los algoritmos de forma rígida, sino a que utilicen la estructura de los algoritmos para organizar o estructurar su base de conocimientos con sustento en la evidencia, de modo que puedan acceder a ella y consultarla fácilmente cuando tomen una decisión clínica.

Evaluación del curso

En el 2001 se realizó una encuesta sobre la opinión de los residentes acerca del primer curso CPC (1999-2001). Los 20 aprendices que asistieron a la conferencia completaron un cuestionario de forma anónima y se cotejaron las respuestas. Casi todos los encuestados indicaron que el curso les había servido para estructurar sus conocimientos sobre psicofarmacología y aumentar su confianza en la toma de decisiones clínicas. También aprobaron el énfasis puesto en la MBE, las directrices prácticas y los algoritmos, e informaron que con frecuencia tenían en cuenta los algoritmos en sus decisiones clínicas. Varios graduados comentaron que, habiendo aprendido a ejercer de esta manera, no pueden entender cómo otros a su alrededor no lo hacen.

Comentarios finales

Los métodos de enseñanza y su impacto en la competencia profesional no deberían ser inmunes a las normas que los educadores en MBE aplican a los tratamientos clínicos. De hecho, se han hecho llamados para que se realicen ensayos aleatorizados de alta calidad sobre diferentes métodos de enseñanza de la medicina.[38,39] Sin embargo, no parece existir ningún método satisfactorio para medir el rendimiento y la competencia clínica de los médicos, a pesar de los numerosos esfuerzos realizados.[40] Incluso si existieran métodos satisfactorios, la asignación aleatoria de alumnos a diferentes métodos de formación sería sin duda poco práctica. Podrían realizarse estudios observacionales, pero estos tendrían que intentar controlar las numerosas covariables de confusión inherentes a las características de base de los aprendices y a la calidad y el tipo de enseñanza que se imparte en otras partes del plan de estudios de la residencia. Los estudios también deberían abordar si los alumnos siguen utilizando a largo plazo los procesos de pensamiento enseñados en este curso o si acaban recayendo en el pensamiento automático fomentado por la educación influenciada por la industria.[39] Debido a la falta de tales estudios, los autores solo pueden presentar esta descripción del curso por su validez aparente, al tiempo que reconocen que no debe darse por sentado que el presente abordaje sea eficaz. Sin embargo, actualmente estamos llevando a cabo un estudio para medir las actitudes de los residentes hacia la MBE, las directrices y los algoritmos entre 1 y 3 años después de finalizar el curso. Estos resultados se compararán con las actitudes de los graduados de otro programa de residencia en Psiquiatría de nuestra zona.[41]

Existe un modelo de currículo integral publicado para la formación en psicofarmacología. La American Society of Clinical Psychopharmacology (ASCP) tiene un volumen de 700 páginas, publicado por primera vez en 1997 (con una tercera edición publicada en el 2004), que proporciona esquemas de conferencias, reproducciones de diapositivas y otra información útil para organizar la formación.[42] Se discutieron y revisaron las ediciones anteriores.[43-46] Un revisor afirmó que carecía de lo que más necesitan los residentes de psiquiatría: algoritmos.[43] Hay que añadir que los residentes no necesitan cualquier algoritmo, sino algoritmos rigurosamente basados en la evidencia e imparciales.[33]

De hecho, el importante plan de estudios de la ASCP analiza una amplia variedad de evidencias, pero no enseña cómo evaluar y validar las pruebas para su aplicación clínica, ni estructura las pruebas en algoritmos o directrices formales. Incluso los autores reconocen que el plan de estudios no proporciona las habilidades de pensamiento crítico necesarias para lograr una buena práctica clínica.[47] El enfoque didáctico aquí descrito complementa e, idealmente, debería combinarse con la presentación de la base de conocimientos en planes de estudios como el de la ASCP. Nos complace informar que en la edición del 2004 del modelo de currículo integral de la ASCP se incluye una descripción de este curso, una referencia de su sitio web y los diagramas de flujo de tres algoritmos revisados en el curso.

En resumen, la CPC establece que la MBE y las directrices y algoritmos de práctica psicofarmacológica actualizados y de alta calidad deben tenerse en cuenta de forma rutinaria en la práctica clínica diaria. El método hace hincapié en el aprendizaje centrado en el caso, en el que los casos se asocian directamente a las directrices o algoritmos y las pruebas que los respaldan. Los residentes tienen la oportunidad de absorber los conocimientos que los expertos han filtrado de la literatura de investigación e incorporado a las directrices y los algoritmos. Aprenden a usar las técnicas de MBE para encontrar, filtrar, evaluar críticamente y aplicar las pruebas y actualizar sus estructuras de conocimientos, incluidos los conocimientos resumidos en las directrices y los algoritmos. También exploran los factores cognitivos, sociales, económicos y de otro tipo que influyen en la adquisición y utilización por parte de los médicos de los hallazgos de la investigación científica en su práctica.

Los autores agradecen a Daniel Ioanitescu, M.D. por muchas discusiones útiles y por organizar la evaluación del curso.

APÉNDICE 1: Temas del módulo
Medicina basada en la evidencia y cómo leer un artículo
Esquizofrenia y trastornos psicóticos relacionados (2)
Trastorno bipolar (2)
Depresión (2)
Trastornos de ansiedad (4)
Demencia
Trastornos de la alimentación
Trastorno por déficit de atención
Abuso/dependencia de sustancias
Psicofarmacología del niño y del adolescente
Panorama general de las novedades

REFERENCIAS

1. Guyatt GH, Haynes RB, Jaeschke RZ, et al: Users' guides to the medical literature XXV Evidence-based medicine: principles for applying the users' guides to patient care. J the Am Med Assoc 2000, 284:1290–1296
2. Geyman JP, Deyo RA, Ramsey SD: Evidence-based clinical practice: concepts and approaches. Boston, Mass., Butterworth-Heinemann, 2000
3. Lenfant C: Clinical research to clinical practice - lost in translation? New England J Med 2003; 349:868–874
4. Jencks SF, Cuerdon T, Burwen DR, et al: Quality of medical care delivered to medicare beneficiaries: a profile at state and national levels. J the Am Med Assoc 2000; 284:1670–1676
5. Solberg LI: Guideline implementation: what the literature doesn't tell us. The Joint Commission J on Quality Improvement 2000; 26:525–537
6. Bero LA, Grilli R, Grimshaw JM, et al: Closing the gap between research and practice: an overview of systematic reviews of interventions to promote the implemetation of research findings. BMJ 1998; 317:465–468
7. Goethe JW, Schwartz HI, Szarek BL: Physician compliance with practice guidelines. Connecticut Med 1997; 61:553–558
8. Cannon DS, Allen SN: A comparison of the effects of computer and manual reminders on compliance with a mental health clinical practice guideline. J the Am Med Informatics Assoc 2000; 7:196–203
9. Shea S, DuMouchel W, Bahamonde L: A meta-analysis of 16 randomized controlled trials to evaluate computer-based clinical reminder systems for preventive care in the ambulatory setting. J the Am Med Informatics Assoc 1996; 3:399–409
10. Bauer MS: A review of quantitative studies of adherence to mental health clinical practice guidelines. Harvard Rev of Psychiatry 2002; 10:138–153
11. Wazana A: Physicians and the pharmaceutical industry: is a gift ever just a gift? J the Am Med Assoc 2000; 283:373–380
12. Goldman CR, Cutler DL: Pharmaceutical industry support of psychiatric research and education: ethical issues and remedies, in Ethics in community mental health care: commonplace concerns. Edited by Backlar P, Cutler D. New York., Kluwer Academic Press/Plenum Publishers, 2002
13. Dana J, Loewenstein G: A social science perspective on gifts to physicians from industry. J the Am Med Assoc 2003; 290:252–255

14. Relman AS: Separating continuing medical education from pharmaceutical marketing. J the Am Med Assoc 2001; 285:2009–2012
15. Kendell R, Jablensky A: Distinguishing between the validity and utility of psychiatric diagnoses. Am J Psychiatry 2003; 160:4–12
16. Goldner EM, Bilsker D: Evidence-based psychiatry. Can J Psychiatry 1995; 40:97–101
17. Sackett DL, Rosenberg WM, Gray JA, et al: Evidence-based medicine: what it is and what it isn't. It's about integrating clinical expertise and the best external evidence. BMJ 1996; 312:71–72
18. Cabana MD, Rand CS, Powe NR, et al: Why don't physicians follow clinical practice guidelines? A framework for improvement. J the Am Med Assoc 1999; 282:1458–1465
19. Azocar F, Cuffel BD, Goldman W, et al: Dissemination of guidelines for the treatment of major depression in a managed behavioral health care network. Psychiatr Services 2001; 52:1014–1016
20. Stahl SM: Does evidence from clinical trials in psychopharmacology apply in clinical practice? J Clin Psychiatry 2001; 62:6–7
21. Leape LL: Error in medicine. J the Am Med Assoc 1994; 272:1851–1857
22. Elstein AS: Cognitive processes in clinical inference and decision making, in Reasoning, inference, and judgment in clinical psychology. Edited by Turk DC, Salovey P. New York, The Free Press, 1988
23. Poses RM: One size does not fit all: questions to answer before intervening to change physician behavior. Joint Commission J on Quality Improvement 1999; 25:486–495
24. Berg AO: Dimensions of evidence. J the Am Board of Family Practice 1998; 11:216–223
25. Ferster CE, Skinner BF: Schedules of Reinforcement. New York, Appleton-Century-Crofts, 1957
26. Flexner A: Medical education in the United States and Canada: a report to the Carnegie Foundation for the Advancement of Teaching. New York, Arno Press, 1910
27. Bilsker D, Goldner EM: Teaching evidence-based practice in mental health. Evidence-Based Ment Health 1999; 2:68–69
28. Waddell C: So much research evidence, so little dissemination and uptake: mixing the useful with the pleasing. Evidence- Based Ment Health 2001; 4:3–5
29. Duckworth K, Hanson A: Using a clinical and evidence-based strategy to preserve access to psychiatric medications. Psychiatr Services 2002; 53:1231–1232
30. Miser WF: Critical appraisal of the literature. J the Am Board of Family Practice 1999; 12:315–333
31. Streiner DL: Sample size and power in psychiatric research. Can J Psychiatry 1990; 35:616–620
32. Hadorn DC, McCormick K, Diokno A: An annotated algorithm approach to clinical guideline development. J the Am Med Assoc 1992; 267:3311–3314
33. Osser DN, Patterson RD: Algorithms for psychopharmacology, in Manual of psychiatric therapeutics, third ed. Edited by Shader RI. Boston, Lippincott Williams & Wilkins, 2003
34. Trivedi MH, Kern JK, Baker SM, et al: Computerizing medication algorithms and decision support systems for major psychiatric disorders. J Psychiatr Practice 2000; 6:237–246
35. Quitkin FM: Placebos, drug effects, and study design: a clinician's guide. Am J Psychiatry 1999; 156:829–836
36. Adli M, Berghofer A, Linden M, et al: Effectiveness and feasibility of a standardized stepwise drug treatment regimen algorithm for inpatients with depressive disorders: results of a 2-year observational algorithm study. J Clin Psychiatry 2002; 63:782–790
37. Suppes T: Texas medication algorithm project, phase 3: clinical results for patients with a history of mania. J Clin Psychiatry 2003; 64:370–382
38. Epstein RM, Hundert EM: Defining and assessing professional competence. J the Am Med Assoc 2002; 287:226–235
39. Hatala R, Guyatt G: Evaluating the teaching of evidence-based medicine. J the Am Med Assoc 2002; 288:1110–1112
40. Landon BE, Normand ST, Blumenthal D, et al: Physician clinical performance assessment: prospects and barriers. J the Am Med Assoc 2003; 290:1183–1189

41. Osser DN, Patterson RD, Akhter A: Impact of a psychopharmacology course that emphasizes evidence-based medicine, practice guidelines, and algorithms, poster 290 in CINP 2004 Congress, Paris, 2004. Collegium Internationale Neuro-Psychopharmacologicum
42. American S of Clinical Psychopharmacology: Model Psychopharmacology Curriculum for Psychiatric Residency Programs, Training Directors, and Teachers of Psychopharmacology. New York, NY, American Society of Clinical Psychopharmacology, Inc., 1997
43. Rieder RO: Book review of A Model Psychopharmacology Curriculum. Acad Psychiatry 2000;24:2–3
44. Yank G: Book review of the model psychopharmacology curriculum. J Clin Psychiatry 2000; 61:952–953
45. Lomax JWI: Model curricula in psychiatric residency: evangelical failures or evocative facilitators? Acad Psychiatry 2001;25:109–111
46. Goldberg DA: Model curricula: the way we teach, the way we learn. Acad Psychiatry 2001;25:98–101
47. Glick ID, Janowsky DS, Zisook S, et al: How should we teach psychopharmacology to residents? results of the initial experiences with the ASCP model curriculum. Acad Psychiatry 2001;25:90–97

ACTUALIZACIÓN

FORMACIÓN EN DIRECTRICES, ALGORITMOS Y PSICOFARMACOLOGÍA BASADA EN LA EVIDENCIA

David N. Osser, MD

Desde la publicación de este trabajo, el autor ha cambiado la organización de los cursos de psicofarmacología en el Harvard South Shore Psychiatry Residency Training Program (Programa de formación de residencia en Psiquiatría de Harvard South Shore). Ahora hay un curso separado para residentes PGY II, PGY III y PGY IV. El curso PGY II está diseñado para ser una introducción a los conceptos básicos sobre el uso de los medicamentos. En el año PGY III, los residentes estudian los algoritmos de este libro y algunos otros que se encuentran en diversas fases de preparación para su publicación. En el año PGY IV, los residentes presentan trabajos seleccionados por su potencial para cambiar o añadir sustento a los algoritmos que estudiaron en el año PGY III, mientras que el profesorado les ayuda a decidir sobre el impacto de los trabajos. En este curso también hay una conferencia de casos mensual que hace hincapié en el diagnóstico en casos complejos y en la aplicación de los algoritmos.

El curso de algoritmos para residentes PGY III también se imparte a nuestros internos de enfermería psiquiátrica de práctica avanzada con algunas conferencias adicionales sobre temas especializados que no son algoritmos.

Se enumeran los programas de los tres cursos.

«Psicofarmacología clínica PGY-II»

Detalles del curso:	PGY II, Año Académico 2024-2025, 11:00 a 11:50 AM
Directores de curso:	Dr. David N. Osser y Dra. Raluca Savu
Intención del curso:	Este curso es un panorama general de la psicofarmacología basada en el modelo de currículo integral para psicofarmacología patrocinado por la *Journal of Clinical Psychopharmacology*, 12.ª edición, 2024. Las lecturas asignadas serán inicialmente de Ansari y Osser. *Psychopharmacology: A Concise Overview*, 3rd edition, 2020. Más tarde, tendrá lecturas de la 14.ª edición de David Taylor y cols., de *The Maudsley Hospital Prescribing Guidelines 2021*. Deberá solicitar copias a la Oficina de Formación. Es posible que se publique una nueva edición en el próximo curso académico. Ya cuenta con ejemplares de Ansari y Osser.

Objetivos del curso: Revisar los temas básicos y clave de la psicofarmacología clínica haciendo hincapié en el sustento en la evidencia y la interpretación objetiva de la literatura de investigación. Al final del curso, los residentes habrán acumulado importantes conocimientos fácticos sobre el uso adecuado de los psicofármacos y tendrán cierta sofisticación en el análisis crítico de los datos de los estudios.

Formato del curso: Conferencias en PowerPoint. Las estrategias de enseñanza incluyen explicar los datos y cómo se obtienen y dar ejemplos clínicos de la práctica para ayudar a retener el material. Se recomienda encarecidamente la interacción con los asistentes y los instructores.

Hitos: Este curso aborda elementos de PC5, MK5 y PBLI1.

Evaluación del aprendizaje: Esto ocurrirá a lo largo del curso: la mayoría de las conferencias tienen de 5 a 10 preguntas de opción múltiple que se presentan antes y al final de cada conferencia para determinar si se ha comprendido el contenido clave.

Agenda:

Fecha	*Tema*	*Presentador*	*Lecturas previas a la clase*	*Comentario*
7/3/24	Introducción al curso y comenzar con los antipsicóticos	Osser	Ansari y Osser, págs. 121-183 (comenzar a leer)	
7/10	Neuromodulación I	Nombres de profesores omitidos en esta versión	Por anunciarse	
7/17	Neuromodulación II		Por anunciarse	
7/24	Antipsicóticos II		Ansari y Osser págs. 121-183, continuación	
7/31	Antipsicóticos III		Mismo material	
8/7	Antidepresivos I		Ansari y Osser, págs. 15-84	
8/14	Antidepresivos II		Mismo material	
8/21	Antidepresivos III		Mismo material	
8/28	Medicamentos para el trastorno bipolar I		Ansari y Osser, págs. 185-230	
9/11	Medicamentos para el trastorno bipolar II		Mismo material	
9/18	Medicamentos para el trastorno bipolar III; Conferencia sobre el litio		Se distribuirá una presentación de diapositivas sobre el litio	
10/2	Medicamentos para el trastorno bipolar IV		Mismas páginas.	
10/9	Trastorno esquizoafectivo: su diagnóstico y tratamiento		Se enviarán diapositivas	
10/16	Clozapina		Maudsley Guidelines, págs. 190-246	
10/23	Medicamentos ansiolíticos I		Ansari y Osser, págs. 85-120	
11/6	Medicamentos ansiolíticos II		Mismo material	

(*continúa*)

Fecha	*Tema*	*Presentador*	*Lecturas previas a la clase*	*Comentario*
11/13	Psicofarmacología del alcohol y los TCS I		Ansari y Osser, págs. 267-323	
11/20	Psicofarmacología del comportamiento agresivo y violento no urgente		Comai S y cols. *J Clin Psychopharmacol.* 2012	Se enviará un documento PDF
12/4	Psicofarmacología del alcohol y los TCS II		Mismo material	
12/11	Interacciones medicamentosas I		Maudsley, cap. 11, págs. 731-753	
1/8/25	Interacciones medicamentosas II		Mismo material	
1/15	Trastornos de la personalidad (TP), especialmente TP límite		Maudsley, págs. 757-761	
1/29	Agitación aguda en la manía y la esquizofrenia		Maudsley, págs. 56-66	
2/5	Medicamentos para el TDAH en adultos		Ansari y Osser, págs. 231-266	
2/12	Medicamentos en el embarazo y la lactancia, parte 1		Maudsley, págs. 679-722	
2/19	Medicamentos en el embarazo y la lactancia, parte 2		Mismo material	
3/5	Medicamentos en el embarazo y la lactancia, parte 3		Se distribuirá una presentación de diapositivas	
3/12	Trastornos de la alimentación		Maudsley, págs. 761-766	
3/19	Trastorno del espectro autista, psicofarmacología de los síntomas centrales en adultos		Gannon y Osser (cap. 14 de este libro)	Se enviará un documento PDF
3/26	T. de ansiedad generalizada		Maudsley, págs. 423-450	
4/2	T. obsesivo-compulsivo		Por anunciarse	
4/16	Trastorno de ansiedad social		Maudsley, págs. 423-450	
4/23	T. de estrés postraumático		Por anunciarse	
4/30	Doce prácticas frecuentes que *no concuerdan* con la evidencia I		Se enviarán diapositivas	
5/7	Doce prácticas frecuentes que no concuerdan con la evidencia II		Igual que el anterior	
5/21	Insomnio I		Fármacos para el insomnio crónico. *Med Lett Drugs Ther.* 2023;65:1-6	Se enviará un documento PDF
5/28	Insomnio II		Igual que el anterior	
6/4	Insomnio III		Gottlieb DJ, Punjabi NM. *JAMA* 2020; 323(14):1389-1400	Se enviará un documento PDF

Fecha	*Tema*	*Presentador*	*Lecturas previas a la clase*	*Comentario*
6/11	Influencia indebida de las compañías farmacéuticas en las evidencias y la educación psicofarmacológicas		Osser DN. Cleaning up evidence-based psychopharmacology. *Psychopharm Rev.* 2008;43(3):19-25	Se enviará un documento PDF

«Curso de algoritmos de psicofarmacología PGY-III»

Detalles del curso: PGY III, Año Académico 2024-2025, 1:30 a 2:20 PM

Intención del curso: Este curso proporcionará un estudio de los algoritmos psicofarmacológicos actualizados, revisados por expertos y respaldados por la evidencia. Las lecturas del curso se extraerán del libro: *Psychopharmacology Algorithms: Clinical Guidance from the Psychopharmacology Algorithm Project at the Harvard South Shore Psychiatry Residency Program*, Wolters Kluwer 2021, escrito por David N. Osser con muchos colaboradores en cada algoritmo. Ya han recibido sus ejemplares.

Objetivos del curso: Se trata de un curso avanzado para residentes que hayan realizado el curso básico de psicofarmacología impartido en el año PGY-II. El tratamiento farmacológico de los diferentes trastornos del *Manual diagnóstico y estadístico de los trastornos mentales* (DSM) se delinea en algoritmos, teniendo en cuenta las comorbilidades importantes con afecciones psiquiátricas y médicas que pueden cambiar el algoritmo básico. Todas las secuencias del tratamiento se explican para que el residente comprenda la ciencia detrás del razonamiento. El objetivo es continuar con el énfasis del curso básico en la comprensión y el uso del sustento en la evidencia para tomar decisiones clínicas, pero ahora se revisan en profundidad las pruebas comparativas sobre la eficacia y la seguridad de las distintas opciones para pacientes con distintos grados de resistencia al tratamiento o comorbilidad complicada. El análisis crítico de los estudios pertinentes es otro énfasis importante.

Formato del curso: Conferencias en PowerPoint, la mayoría de ellas extraídas del modelo de currículo integral para Psicofarmacología (afiliado a la *Journal of Clinical Psychopharmacology*), 12.ª edición, 2023, y actualizadas para este curso. Las estrategias de enseñanza incluyen explicar los datos que contribuyen a los algoritmos recomendados y dar ejemplos clínicos de la práctica para ayudar a retener el material. Otros profesores actuarán como comentaristas.

Hitos: Este curso aborda elementos de PC5, MK5 y PBLI1.

Evaluación del aprendizaje: Esto ocurrirá a lo largo del curso: la mayoría de las conferencias tienen de 5 a 10 preguntas de opción múltiple que se presentan antes y al final de cada conferencia para determinar si se ha comprendido el contenido clave.

Agenda:

Fecha	*Tema*	*Presentador*	*Lecturas previas a la clase*
7/24/24	Introducción al curso y revisión de las pruebas que sustentan el valor de los algoritmos psicofarmacológicos basados en la evidencia	Osser u otros	Págs. viii-xii y 1-6
7/31	Algoritmo de la depresión bipolar parte I		7-41
8/7	Depresión bipolar II		Igual que la semana pasada
8/14	Depresión bipolar III		Mismo material
8/21	Manía e hipomanía bipolares parte I		42-79
8/28	Manía e hipomanía bipolares parte II		Mismo material
9/11	Depresión mayor (no bipolar, no psicótica) parte I		80-117
9/18	Psicofarmacología de la agitación aguda en los pacientes psicóticos o maniacos hospitalizados		(Documento que ahora es el capítulo 7 de este libro)
10/2	Síntomas conductuales en la demencia		(Documento que ahora es el capítulo 13 de este libro)
10/9	TDAH en adultos		Faraone SV et al. *Neurosci Biobehav Rev*. 2021. Se enviará el material
10/16	Depresión mayor parte II, incluida la depresión resistente al tratamiento		Igual que el 11 de septiembre
10/23	Depresión mayor III		Mismo material
11/6	Depresión mayor con rasgos psicóticos I		118-136
11/13	Depresión mayor con rasgos psicóticos II		Mismo material
11/20	Esquizofrenia, parte I		137-182
12/4	Esquizofrenia, parte II		Mismo material
12/11	Esquizofrenia, parte III		Mismo material
1/8	Trastorno de ansiedad generalizada (TAG)		183-210
1/15	TAG en adultos mayores		(Documento que ahora es el capítulo 9 de este libro)
1/29	Trastorno de ansiedad social, tipo generalizado		211-224
2/5	Trastorno de estrés postraumático		(Documento que ahora es el capítulo 11 de este libro)
2/12	Trastorno del espectro autista, síntomas principales		(Documento que ahora es el capítulo 14 de este libro)
2/19	Trastorno obsesivo-compulsivo		262-282
3/5	Algoritmo para dejar el hábito tabáquico		Por anunciarse
3/12	Reunión final: preguntas y respuestas generales sobre el tratamiento de otros trastornos no cubiertos por estos algoritmos		Por anunciarse

«Psicofarmacología clínica avanzada PGY-IV»

Detalles del curso: PGY IV, Año Académico 2024-2025, miércoles de 10:00 a 10:50 AM

Profesorado del curso: Dr. David N. Osser y Dra. Anne Dantzler

Intención del curso: Este curso consta de 18 reuniones celebradas entre julio y diciembre. El contenido consistirá en revisiones bibliográficas y discusiones de casos. Se seleccionarán trabajos que puedan alterar las recomendaciones en algoritmos que usted aprendió en el curso de psicofarmacología PGY-III. Los trabajos serán presentados por los residentes, que los comentarán, y el profesorado añadirá sus comentarios. Algunas de las reuniones consistirán en presentaciones de casos por parte de la Dra. Osser procedentes de teleconsultas de trastorno bipolar y otras procederán de casos tratados por residentes. Se invitará a los residentes a proponer sus propias recomendaciones y a cotejarlas con las realizadas por el profesorado.

Objetivos del curso: Mejorar las habilidades de lectura de bibliografía y aumentar la capacidad para evaluar casos diagnósticos complejos y hacer recomendaciones de tratamiento basadas en la evidencia para dichos casos.

Formato del curso: Las sesiones tendrán una duración de 45 min. Se seleccionarán los trabajos a medida que avancen los meses en lugar de elegirlos todos ahora mismo. Los residentes asignados a una ponencia deberán obtener una copia de esta y distribuirla entre los asistentes.

Hitos: PC5: Competencia en terapias somáticas: Psicofarmacología, TEC, otras terapias de neuroestimulación y otras terapias somáticas.

MK5: Psicofarmacología y otras terapias somáticas.

MK6: 4.3/C y PBLI1. Desarrollo y ejecución del aprendizaje permanente a través de la autoevaluación constante, incluida la evaluación crítica de la investigación y las pruebas clínicas, y demostrando capacidad para aprender a buscar e integrar nueva información sobre la práctica de la psiquiatría, logrando competencia para realizar evaluaciones de la utilidad y la calidad de la investigación publicada.

Evaluación del aprendizaje: Se basará en la participación en los debates en clase y en las presentaciones.

Agenda:

Fecha	*Ponencia o presentación de un caso*	*Presentador residente*	*Documento asignado para que todos lo lean*	*Observaciones*
7/3	Presentación del caso por el Dr. Osser			El Doctor dialogará con los presentes sobre el caso, formulará preguntas y se asegurará de que los asistentes comprendan el razonamiento de cómo se evaluaron los casos y se hicieron las recomendaciones

(*continúa*)

Fecha	*Ponencia o presentación de un caso*	*Presentador residente*	*Documento asignado para que todos lo lean*	*Observaciones*
7/10	Debate de la literatura médica	Nombres de los presentadores eliminados en esta versión	Miola A et al. Current status and treatment of rapid cycling bipolar disorder. *J Clin Psychopharmacol.* 2024:44(2):86-88	
7/17	Literatura médica		Chen PH et al. Mood stabilizers and risk of all-cause, natural, and suicide mortality in bipolar disorder. *Acta Psychiatr Scand.* 2023:147(3):234-247	
7/31	Literatura médica		Kaul I et al. Efficacy and safety of xanomeline-trospium chloride in schizophrenia. *JAMA Psychiatry.* 2024.10.1001/-0785	
8/7	Presentación del caso por el Dr. Osser			*Véanse* los comentario del 3 de julio
8/14	Literatura médica, Anne Dantzler será la ponente		Baum ML et al. Pharmacogenomic clinical support tools for the treatment of depression. *Am J Psychiatry*. 2024; doi.org/10.1176/20230657	
8/21	Literatura médica		Liebowitz MR et al. Phenelzine vs atenolol in social phobia: a placebo-controlled comparison. *Arch Gen Psychiatry*. 1992;49(4):290-300	
8/28	Literatura médica		Back SE et al. A double-bllind randomized controlled trial of doxazosin for co-occurring PTSD and alcohol use disorder in veterans. *J Clin Psychiatry.* 2023;84(2):14367	
9/11	Presentación del caso por el Dr. Osser			
9/18	Literatura médica		Raskind MA et al. A randomized controlled clinical trial of prazosin for alcohol use disorder in active duty soldiers: predictive effects of elevated cardiovascular parameters. *Alcohol Clin Exp Res*. 2023. doi:10.1111/acer.14989	

Fecha	*Ponencia o presentación de un caso*	*Presentador residente*	*Documento asignado para que todos lo lean*	*Observaciones*
10/2	Literatura médica. Bradford Lewis será el ponente		Aaronson ST et al. A pilot study of TMS for bipolar depression. *J Clin Psychiatry*. 2024;85(2):23m15056	
10/16	Literatura médica		Taipale H et al. Real-world effectiveness of antidepressants, antipsychotics and their combination in maintenance tx of psychotic depression. *World Psychiatry*. 2024;23:276-284	
10/23	Presentación del caso por el Dr. Osser			
11/6	Literatura médica. Bradford Lewis será el ponente		Sheline Y et al. aiTBS for treatment-resistant bipolar depression. *JAMA Psychiatry*. 2024;81(9):936-941	
11/13	Literatura médica		Naguy A et al. Ondansetron and other meds for treatment-resistant OCD. *World J Biol Psychiatry*. 2023;24(2):162-177	
11/20	Literatura médica		Kahn RS et al. Amisulpride and olanzapine followed by clozapine in first-episode schizophrenia. *Lancet Psychiatry*. 2018;5:797-807	
12/4	Presentación del caso por el Dr. Osser			
12/11	Nuevos medicamentos (encuesta); conferencia del Dr. Osser			

ÍNDICE ALFABÉTICO DE MATERIAS

Nota: Los folios seguidos de una *f* o una *t* indican figuras y tablas, respectivamente.

U

V

Y

Z